AF348290

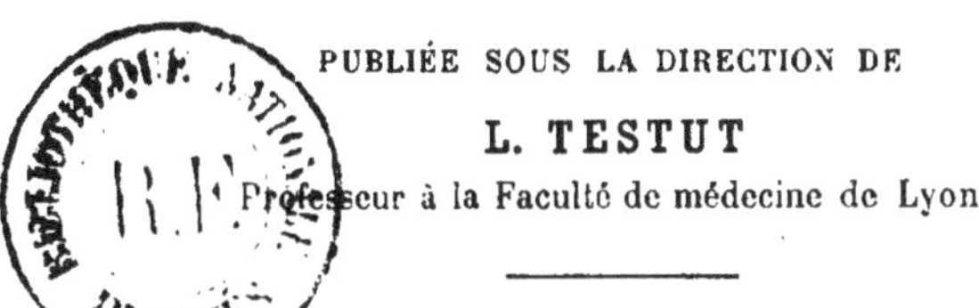

PATHOLOGIE INTERNE

TOME I

PRÉFACE

Il ne manque pas de Traités de pathologie interne; il en est même d'excellents, ou qui parurent tels au moment de leur publication. Et, cependant, le besoin de livres nouveaux est incontestable. C'est que la médecine subit une incessante évolution, et que, chaque année, de nouveaux progrès transforment quelques points de la pathologie.

Je ne suis pas de ceux qui pensent que la notion du neurone doive fatalement bouleverser la nosologie du système nerveux ; mais le fait que les connexions intercellulaires se réduisent à de simples contacts, quel que soit d'ailleurs le mode précis de ce contact, me paraît de nature à éclairer la pathogénie des maladies nerveuses sans lésions matérielles visibles.

L'analyse chimique du contenu stomacal a déjà permis d'entreprendre l'étude scientifique des dyspepsies. L'application des rayons de Rœntgen à l'examen des organes thoraciques va compléter l'œuvre de Laennec. Enfin nous apprenons à connaître le rôle pathogène d'une foule de poisons sécrétés par les microbes ou par les cellules de notre organisme, de sorte que la doctrine du professeur Bouchard sur la toxicité envahit la pathologie tout entière.

Il fallait un livre nouveau pour introduire dans l'enseignement classique ces vérités nouvelles, et pour les présenter aux élèves d'une manière méthodique, élégante, scientifique et cependant élémentaire. Il fallait aussi, tout en étant moderne, se garder d'être trop novateur, car la médecine d'aujourd'hui, malgré l'intervention presque révolutionnaire de Pasteur, n'est que le simple perfectionnement de la médecine de nos maîtres immédiats ; de même que leur œuvre, malgré le labeur immense du XIXe siècle, n'est que le développement, longtemps poursuivi à travers les âges, de celle de Galien et de l'École de Cos.

Le livre de M. Collet remplit ces conditions. Aussi sera-t-il aussi bien accueilli par les élèves, auxquels il s'adresse, que favorablement apprécié par ceux qui savent combien il est difficile d'écrire un bon ouvrage didactique.

R. LÉPINE.

AVANT-PROPOS

DE LA DEUXIÈME ÉDITION

Le succès obtenu, en France et à l'étranger, il y a moins de deux ans, par la première édition de cet ouvrage, m'imposait le devoir de l'améliorer. Cette nouvelle édition, bien qu'elle ne soit pas très volumineuse, comporte beaucoup de changements.

Les additions ont porté principalement sur les *maladies du tube digestif* et les *maladies infectieuses*. Les articles *végétations adénoïdes, dyspepsies, troubles de la sécrétion gastrique, rétrécissement du pylore, gastralgie, crises gastriques, hématémèse, occlusion intestinale, cirrhoses hypertrophiques, splénomégalie, neurasthénie, méningite cérébro-spinale, fièvre jaune, peste, trichinose,* sont entièrement nouveaux. Les autres ont bénéficié des plus récentes acquisitions et le lecteur y trouvera des indications bibliographiques datant de quelques mois à peine. Je citerai parmi ceux qui ont été le plus remaniés les articles *méningite tuberculeuse, lésions de la protubérance, angines aiguës, ulcère et cancer de l'estomac, entérites aiguës, cirrhoses, ictères, néphrites aiguës, hémoglobinurie, pleurésies purulentes, épanchements pleurétiques,*

choléra, *rage*, et l'article *paludisme*, dû à la plume com-
pétente de M. le médecin-major BERNARD.

Une place à part a été faite aux *troubles vaso-moteurs
et trophiques des extrémités*, aux troubles des *sécrétions
internes*, et aux maladies du *pancréas*. J'ai exposé, à
propos des maladies thoraciques, quelques courtes notions
de *radioscopie*, qui auront au moins le mérite d'appeler
l'attention des étudiants sur ce mode d'exploration, précieux entre tous. Une table alphabétique, qu'apprécieront
certainement les débutants, termine l'ouvrage.

J'ai ajouté des tableaux synoptiques et quelques figures,
et maintenu les schémas pour les maladies du cœur et du
système nerveux, qu'on m'a dit fort utiles.

Ainsi, pour les myélites systématisées, les lésions sont
localisées sur une coupe transversale, où un trait pointillé
représente les limites des divers faisceaux médullaires
à l'état normal. Cette manière de faire gravera la topographie des lésions dans l'esprit de l'élève qui, en cas d'hésitation, n'aura qu'à se reporter à la figure d'anatomie
normale qui ouvre le volume. De plus, après avoir représenté en coupe transversale les dégénérescences des différents faisceaux, j'ai schématisé leur parcours en hauteur :
ces derniers schémas complètent les premiers, et offrent
l'avantage de faciliter beaucoup l'exposition de la théorie
des neurones.

La physiologie pathologique et les signes physiques
des lésions valvulaires constituent aussi un écueil
redouté des débutants. La localisation des souffles cardiaques à tel ou tel foyer d'auscultation est chose relativement aisée à retenir, mais il est plus difficile à
l'élève de se rappeler à quel temps de la révolution car-

diaque se produisent ces souffles. C'est pour obvier à cet inconvénient que j'ai utilisé le schéma de CHAUVEAU et MAREY, bien connu de tous nos étudiants, et clairement expliqué dans tous les livres de physiologie. J'ai figuré au-dessous de ce schéma, sur une ligne spéciale, les souffles, roulements et dédoublements des bruits du cœur, en regard de la période de la révolution cardiaque à laquelle chacun d'eux se produit, et procédé ainsi pour chacune des lésions valvulaires : l'élève retiendra du même coup la place occupée par le souffle dans la révolution cardiaque, et son mécanisme. Quelques tracés cardiographiques et de nombreux tracés sphygmographiques, choisis parmi les meilleurs de ma collection, accompagnent aussi la description des maladies du cœur et des vaisseaux.

En écrivant ce Précis, je ne me suis pas proposé de condenser en deux volumes toute la pathologie interne, mais d'en présenter avec simplicité les notions fondamentales. J'ai eu la constante préoccupation d'être aussi clair que possible, d'éliminer toutes les incertitudes, tout en faisant la part des travaux récents. Au point de vue de la longueur des développements, les considérations théoriques ont toujours été sacrifiées à la description des symptômes : j'ai seulement, à propos de chacun d'eux, expliqué sa pathogénie, parce qu'il est plus facile de retenir un signe clinique et d'en comprendre l'importance quand on sait pourquoi il se produit.

Ce petit livre, qu'on a dit avec beaucoup de bienveillance être le manuel du candidat à l'agrégation plutôt que celui du candidat à l'externat, s'adresse avant tout aux étudiants : *il est écrit pour eux*. Les lettres que j'ai reçues

de jeunes lecteurs, inconnus et lointains, me remerciant
de leur avoir appris ce qu'ils s'étaient jusque-là vainement
efforcés d'apprendre ailleurs, me montrent que je n'ai pas
manqué mon but.

F.-J. COLLET.

Lyon, février 1901.

NOUVELLE BIBLIOTHÈQUE

DE

L'ÉTUDIANT EN MÉDECINE

PUBLIÉE SOUS LA DIRECTION

DE

L. TESTUT

Professeur à la Faculté de médecine de Lyon.

PAR MM. LES PROFESSEURS ET AGRÉGÉS

ARNOZAN (de Bordeaux), AUGAGNEUR (de Lyon), BOISSON (de Lyon),
BORDIER (de Lyon), BOURSIER (de Bordeaux), CASSAËT (de Bordeaux),
COLLET de (Lyon), COURMONT (de Lyon), DUBREUILH (de Bordeaux),
FLORENCE (de Lyon), FORGUE (de Montpellier), GANGOLPHE (de Lyon),
HÉDON (de Montpellier), HEIM (de Paris), HERRMANN (de Toulouse),
HUGOUNENQ (de Lyon), LAGRANGE (de Bordeaux), LANDE (de Bordeaux),
LANGLOIS (de Paris), LANNOIS (de Lyon), LE DANTEC (de Bordeaux),
MAYGRIER (de Paris), DE NABIAS (de Bordeaux), PAVIOT (de Lyon), PIC (de Lyon),
PIÉCHAUD (de Bordeaux), M. POLLOSSON (de Lyon), POUSSON (de Bordeaux),
ROUX (de Lyon), J. TELLIER (de Lyon), TESTUT (de Lyon), THOINOT (de Paris),
TOUBERT (de Paris), TOURNEUX (de Toulouse),
VALLAS (de Lyon), VIALLETON (de Montpellier), WEILL (de Lyon).

Cette bibliothèque est destinée avant tout, comme son nom l'indique, aux étudiants en médecine : elle renferme toutes les matières qui, au point de vue théorique et pratique, font l'objet de nos cinq examens du doctorat.

Les volumes sont publiés dans le format in-18 colombier (grand in-18), avec cartonnage toile et tranches de couleur. Ils comporteront de 400 à 900 pages et seront illustrés de nombreuses figures en noir ou en couleurs.

Le prix des volumes variera de 6 à 10 francs.

La Nouvelle Bibliothèque de l'Étudiant en Médecine comprend actuellement (le nombre pourra en être augmenté dans la suite) quarante-trois volumes, qui se répartissent comme suit :

PREMIER ET DEUXIÈME EXAMENS

Précis d'Anatomie descriptive, par L. Testut, professeur d'anatomie à la Faculté de médecine de Lyon. . . . . 1 vol.

Précis d'Histologie, par F. Tourneux, professeur d'histologie à la Faculté de médecine de Toulouse . . . . 1 vol.

Précis d'Embryologie, par F. Tourneux, professeur d'histologie à la Faculté de médecine de Toulouse. 1 volume de 450 pages, avec 156 figures dans le texte, dont 35 tirées en couleurs. . . . 7 fr.

Précis de Technique histologique et embryologique (Guide de l'étudiant aux travaux pratiques d'histologie), par L. Vialleton, professeur d'histologie à la Faculté de médecine de Montpellier, 1 volume de 440 pages, avec 118 figures dans le texte, dont 35 tirées en couleurs . . . . 8 fr.

Précis de Physiologie, par L. Hédon, professeur de physiologie à la Faculté de médecine de Montpellier, 2e édition, 1 volume de 640 pages, avec 180 figures dans le texte. . . . . 7 fr.

Précis de Chimie physiologique et pathologique, par L. Hugounenq, professeur de chimie à la Faculté de médecine de Lyon, 1 volume de 612 pages, avec 111 figures dans le texte, dont 14 tirées en couleurs, et une planche chromolithographique hors texte . 8 fr.

Précis de Physique biologique, par H. Bordier, professeur agrégé à la Faculté de médecine de Lyon, 1 volume de 640 pages, avec 278 figures dans le texte, dont 20 tirées en couleurs, et une planche chromolithographique hors texte. . . . . 8 fr.

TROISIÈME ET CINQUIÈME EXAMENS

Précis de Pathologie générale, par J. Courmont, professeur agrégé, chef des travaux de pathologie expérimentale à la Faculté de médecine de Lyon . . . . 1 vol.

Précis de Pathologie externe, par E. Forgue, professeur de clinique chirurgicale à la Faculté de médecine de Montpellier. . 2 vol.

Précis d'Anatomie topographique, par L. Testut, professeur d'anatomie à la Faculté de médecine de Lyon. . . . . 1 vol.

Précis de Médecine opératoire (Manuel de l'Amphithéâtre), par M. Pollosson, professeur de médecine opératoire à la Faculté de médecine de Lyon, 1 volume de 400 pages, avec 140 figures dans le texte. . . . . 6 fr.

Précis de Pathologie chirurgicale générale, par M. Vallas, professeur agrégé à la Faculté de médecine de Lyon, chirurgien des hôpitaux . . . . 1 vol.

Précis de Pathologie interne, par F. Collet, professeur agrégé à la Faculté de médecine de Lyon, 2e édition, 2 volumes formant 1425 pages, avec 180 figures dans le texte, dont 30 tirées en couleurs . . . . 16 fr.

Précis de Pathologie exotique, par A. Le Dantec, professeur agrégé à la Faculté de médecine de Bordeaux, professeur à l'École de Santé de la Marine, 1 volume de 920 pages, avec 98 figures dans le texte, dont une partie tirées en couleurs et 4 planches chromolithographiques hors texte . . . . 10 fr.

Précis de Chirurgie d'armée, par J. Toubert, professeur agrégé au Val-de-Grâce, 1 volume de 550 pages, avec 234 graphiques ou figures dans dans le texte, dont 104 tirés en couleurs. . . . 8 fr.

Précis d'Auscultation et de Percussion, par E. Cassaët, professeur agrégé à la Faculté de médecine de Bordeaux, médecin des hôpitaux, 1 volume de 700 pages, avec 158 figures dans le texte, dont 97 tirées en couleurs. . . . . 9 fr.

Précis d'Anatomie pathologique, par G. Herrmann, professeur à la Faculté de médecine de Toulouse . . . . 1 vol.

Précis de Diagnostic médical, par Paviot, professeur agrégé à la Faculté de médecine de Lyon. . . . . 1 vol.

Précis des Opérations d'urgence, par M. Gangolphe, professeur agrégé à la Faculté de médecine de Lyon, chirurgien en chef de l'Hôtel-Dieu. 1 volume de 450 pages, avec 138 figures en noir et en couleurs dans le texte. . . . . 7 fr.

Précis de Bactériologie, par J. Courmont, professeur d'hygiène, médecin des hôpitaux, à la Faculté de médecine de Lyon, 1 volume de 500 pages, avec 235 figures en noir et en couleurs dans le texte. . . . . 7 fr.

Précis de Parasitologie humaine (parasites animaux et végétaux, bactéries exceptées), par G. Roux, professeur agrégé à la Faculté de médecine de Lyon . . . . 1 vol.

Précis de dermatologie, par W. Dubreuilh, professeur agrégé à la Faculté de médecine de Bordeaux, médecin des hôpitaux, 1 volume de 520 pages, avec figures dans le texte. . . . . 7 fr.

Précis des Maladies vénériennes, par V. Augagneur, professeur à la Faculté de médecine de Lyon, chirurgien en chef de l'Antiquaille . . . . 1 vol.

Précis d'Ophtalmologie, par F. Lagrange, professeur agrégé à la Faculté de médecine de Bordeaux, chirurgien des hôpitaux, 1 volume de 700 pages, avec 228 figures en noir et en couleurs dans le texte et 4 planches en chromolithographie hors texte. .. 8 fr.

Précis des Maladies du larynx, du nez et des oreilles, par R. Lannois, professeur agrégé à la Faculté de médecine de Lyon, médecin des hôpitaux . . . . 1 vol.

Précis des Maladies des voies urinaires, par A. Pousson, professeur agrégé à la Faculté de médecine de Bordeaux, chirurgien des hôpitaux, chargé du cours complémentaire des maladies des voies urinaires, 1 volume de 850 pages, avec 206 figures dans le texte dont 25 tirées en couleurs . . . . 9 fr.

Précis de Médecine infantile, par E. Weill, professeur agrégé et chargé du cours complémentaire des maladies des enfants à la Faculté de médecine de Lyon, médecin des hôpitaux, 1 volume de 700 pages, avec 77 figures dans le texte . . . . 8 fr.

Précis de Chirurgie infantile, par T. PIÉCHAUD, professeur de clinique des maladies des enfants à la Faculté de médecine de Bordeaux, chirurgien des hôpitaux, 1 volume de 850 pages, avec 224 figures originales dans le texte . . . . 9 fr.

Précis des maladies des vieillards, par A. PIC, professeur agrégé de la Faculté de médecine de Lyon, médecin des Hôpitaux. 1 vol.

Précis d'Obstétrique, par CH. MAYGRIER, professeur agrégé à la Faculté de médecine de Paris, accoucheur de la Charité . 1 vol.

Précis de Gynécologie, par A. BOURSIER. professeur de clinique des maladies des femmes à la Faculté de médecine de Bordeaux, chirurgien des hôpitaux. . . . . 1 vol.

Précis d'Hydrologie médicale, par A. FLORENCE, professeur à la Faculté de médecine de Lyon . . . . 1 vol.

Précis des Maladies des Dents et de la Bouche, par J. TELLIER, ancien chef de clinique de la Faculté de médecine de Lyon. 1 vol.

QUATRIÈME EXAMEN

Précis de Thérapeutique, par X. ARNOZAN, professeur de thérapeutique à la Faculté de médecine de Bordeaux, médecin des hôpitaux. 2 volumes formant 1 200 pages, avec figures dans le texte. Prix de souscription . . . . 15 fr.

Le tome I est paru ; le tome II sera remis aux souscripteurs dans le courant d'avril 1901.

Précis d'Hygiène publique et privée, par J.-P. LANGLOIS. professeur agrégé à la Faculté de médecine de Paris, 2e édition, 1 volume de 625 pages, avec 78 figures dans le texte. . . . . 8 fr.

Précis de Médecine légale, par L. LANDE, professeur agrégé et chef des travaux de médecine légale à la Faculté de médecine de Bordeaux, médecin expert des tribunaux. . . . . 1 vol.

Précis d'Histoire naturelle, appliquée à l'hygiène, à la médecine légale et à la toxicologie, par F. HEIM, professeur agrégé à la Faculté de médecine de Paris. . . . . 1 vol.

Précis de Matière médicale, par DE NABIAS, professeur de matière médicale à la Faculté de médecine de Bordeaux . . . . . 1 vol.

Précis de Déontologie médicale, par L. THOINOT, professeur agrégé à la Faculté de médecine de Paris . . . . 1 vol.

Précis de Législation et d'Administration militaires, par le docteur A. BOISSON, médecin-major à l'Ecole du service de santé militaire à Lyon . . . . 1 vol.

Les volumes pour lesquels il n'y a pas d'indication de prix ne sont pas parus, mais sont en cours de rédaction ou d'impression (mars 1901).

ÉVREUX, IMPRIMERIE DE CHARLES HÉRISSEY

PRÉCIS

DE

PATHOLOGIE INTERNE

LIVRE PREMIER

MALADIES DU SYSTÈME NERVEUX

Les maladies du système nerveux comprennent : les maladies de la moelle, du bulbe et de l'isthme de l'encéphale ; les maladies du cerveau ; les maladies des méninges ; les maladies des nerfs périphériques ; certains syndromes à lésion anatomique inconnue ou incertaine, connus sous le nom de névroses.

CHAPITRE PREMIER

MALADIES DE LA MOELLE

Avant de procéder à l'étude de chacune des maladies de la moelle, il nous paraît indispensable, pour plus de clarté, d'exposer d'abord brièvement l'anatomie normale des faisceaux médullaires et la topographie de leurs principales altérations.

Nous étudierons ensuite :

1° Les affections systématisées (tabes dorsal spasmodique,

tabes, maladie de Friedreich, poliomyélites aiguës et chroniques).

2° Les affections diffuses (sclérose en plaques, syringomyélie, etc.).

ARTICLE PREMIER

ANATOMIE PATHOLOGIQUE GÉNÉRALE

DES MALADIES DE LA MOELLE ÉPINIÈRE

Les maladies de la moelle ou myélites se divisent en *myélites diffuses* et *myélites systématisées*. Les premières atteignent indistinctement tous les éléments de la moelle (sclérose en plaques,

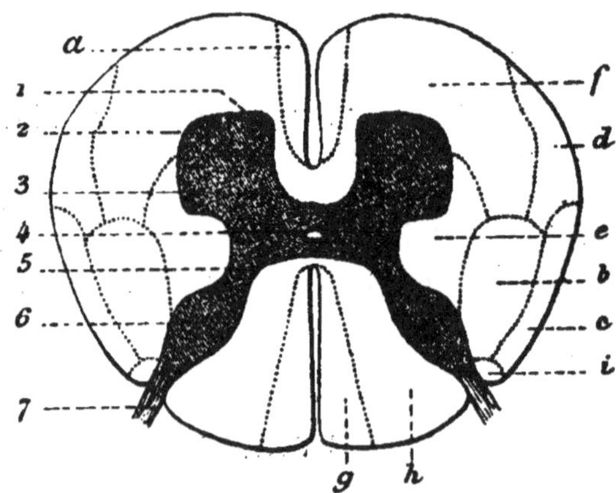

Fig. 1.

Schéma d'une coupe de moelle normale.

1, groupe antéro-interne des cellules de la corne antérieure. — 2, groupe antéro-externe. — 3. groupe postéro-externe. — 4, canal épendymaire. — 5, colonne de Clarke. — 6, corne postérieure. — 7, racine postérieure.

a, faisceau de Türck ou faisceau pyramidal direct. — b, faisceau pyramidal croisé. — c, faisceau cérébelleux direct. — d, faisceau de Gowers. — e, faisceau latéral profond. — f, faisceau fondamental antérieur. — g, cordon de Goll. — h, faisceau de Burdach. — i, zone de Lissauer.

compressions, myélite transverse). Les secondes affectent une remarquable prédilection pour les neurones d'un système déterminé : elles intéresseront par exemple les cordons postérieurs, ou les faisceaux pyramidaux, ou les cellules des cornes antérieures de la moelle, etc., etc., en respectant les autres éléments ; c'est d'elles seulement que nous allons nous occuper dans cet article. Nous nous attacherons surtout à montrer comment la *théorie des neurones* permet de grouper et d'interpréter les résultats obtenus [1].

§ 1. — SYSTÈME MOTEUR

Les éléments nerveux de la moelle se divisent en deux grands groupes : les neurones moteurs ou centrifuges et les neurones sensitifs ou centripètes ; c'est ce qu'on exprime encore au point de vue physiologique, en disant que la moelle se compose d'une voie motrice et d'une voie sensitive, toutes deux parcourues par un influx nerveux de direction différente.

1° Résumé d'anatomie normale. — La voie motrice se compose de deux neurones articulés entre eux, ou plutôt de deux séries d'innombrables neurones. L'un de ces neurones est dit central, l'autre périphérique (voy. fig. 2).

Le *neurone central* a son corps cellulaire dans l'écorce cérébrale de la région motrice ou rolandique ; ses prolongements protoplasmiques se ramifient dans cette écorce ; son prolongement cylindraxile traverse le centre ovale, la capsule interne, la protubérance, le bulbe où il franchit la ligne médiane pour passer du côté opposé, descendre dans le faisceau pyramidal croisé et aboutir à une cellule de la corne antérieure de la moelle, autour de laquelle il se ramifie. Quelques-uns de ces neurones ne franchissent pas la ligne médiane au niveau du bulbe : ils restent du même côté, où ils descendent dans le *faisceau pyramidal direct*, et ne la franchissent que plus bas, dans la commissure antérieure de la moelle, mais leur terminaison autour des cellules des cornes antérieures est la même.

[1] Lire sur ce sujet la thèse de GEREST (Lyon, 1897).

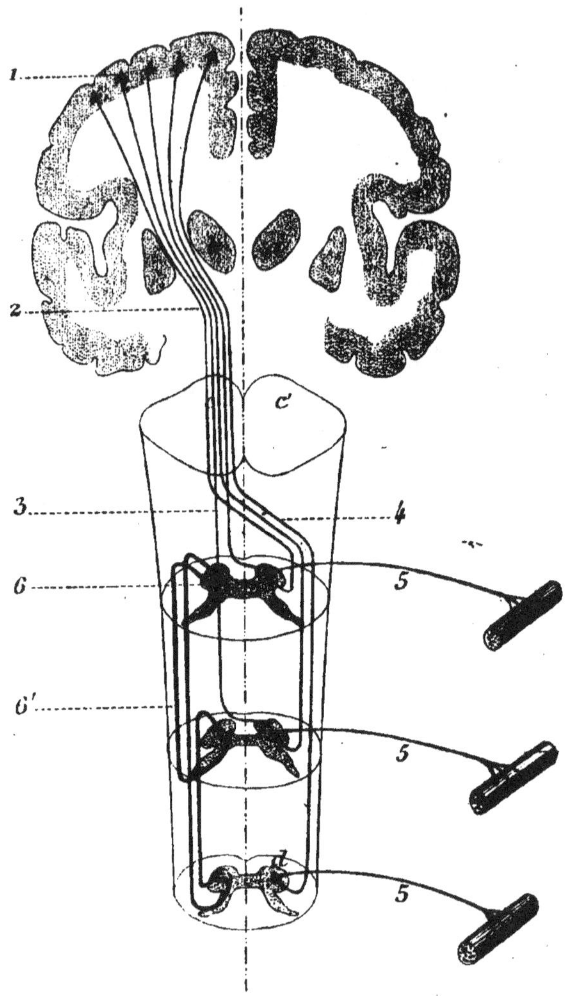

Fig. 2.

Système moteur.

(En rouge, les neurones centraux ; en noir, les neurones périphériques ;
en bleu, les neurones intercalaires.)

1, cellules d'origine du faisceau pyramidal. — 2. faisceau pyramidal. — 3, faisceau
pyramidal direct. — 4, faisceau pyramidal croisé. — 5, nerf moteur. — 6. 6', neurones intercalaires ou d'association.

Le *neurone périphérique* a son corps cellulaire dans les

cornes antérieures de la moelle : ses prolongements protoplasmiques s'articulent avec les extrémités du prolongement
cylindraxile du neurone central ; quant à son prolongement
cylindraxile, il sort par les racines antérieures et va aboutir
aux muscles en passant par les nerfs moteurs.

Ce n'est pas tout : les divers étages des cornes antérieures
sont reliés entre eux par des neurones, dits *neurones interca-*

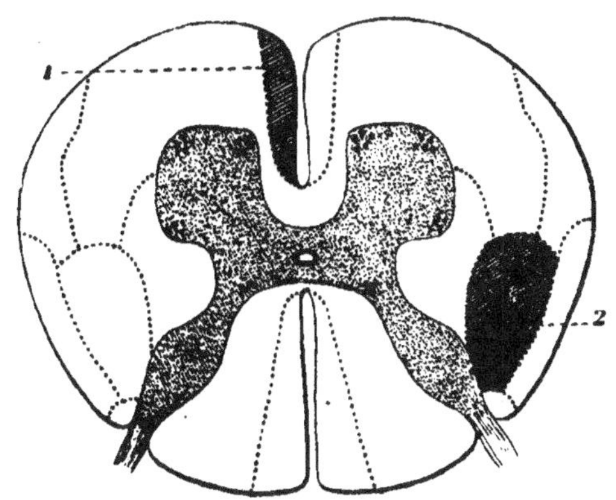

Fig. 3.
Dégénérescence secondaire du faisceau pyramidal
chez un hémiplégique.

1, faisceau pyramidal direct. — 2, faisceau pyramidal croisé.

laires, qui jouent probablement un grand rôle dans l'association des mouvements et dans la production des mouvements
complexes ; leur corps cellulaire occupe la base des cornes
antérieures, leur prolongement cylindraxile descend dans le
cordon latéral, puis, un peu plus bas, rentre dans la substance
grise et s'épanouit alors autour du corps cellulaire d'un ou de
plusieurs neurones périphériques : ainsi s'établit entre les
éléments moteurs des divers étages de la moelle une sorte de
synergie fonctionnelle (fig. 2, 6 et 6').

2° Applications pathologiques. — Les neurones qui font
partie de l'une quelconque de ces trois catégories peuvent
être pris à l'exclusion des autres.

1.

Le *neurone central* intéressé par une hémorragie ou un

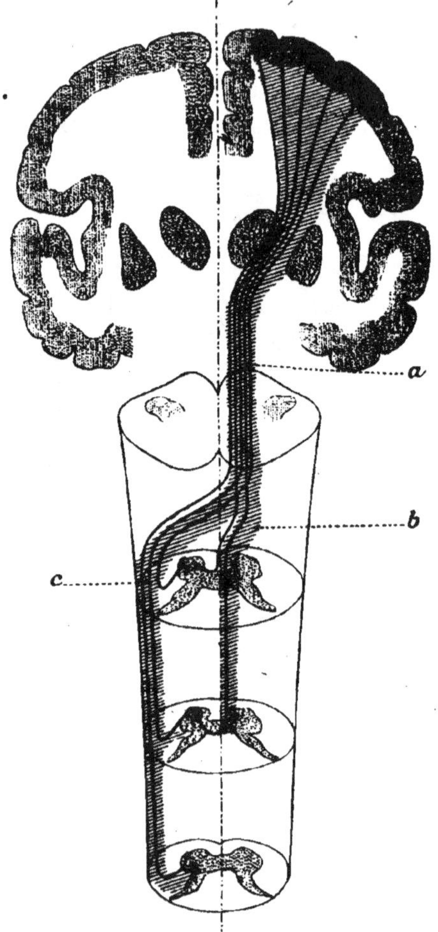

Fig. 4.

Dégénérescence du neurone moteur central.

a, faisceau pyramidal. — *b*, faisceau pyramidal direct. — *c*, faisceau
pyramidal croisé.

ramollissement cérébral verra dégénérer son prolongement
cylindraxile, qui constitue le faisceau pyramidal. Telle est la

dégénérescence secondaire des hémiplégiques, qui constitue une véritable maladie médullaire surajoutée à la maladie cérébrale.

La dégénérescence bilatérale et primitive de ce même neurone central paraît être la meilleure explication du tabes dorsal spasmodique ; de même que son arrêt de développement explique la maladie de Little.

La lésion isolée du *neurone périphérique* explique les poliomyélites aiguës et chroniques : paralysie spinale infantile, paralysie spinale aiguë de l'adulte, atrophie musculaire progressive du type Aran-Duchenne.

La sclérose latérale amyotrophique, caractérisée par une lésion portant à la fois sur les faisceaux pyramidaux et sur les cornes antérieures a été attribuée à la lésion simultanée du neurone central et du neurone périphérique ; mais MARIE, se basant sur la diffusion des lésions dans presque tout le cordon latéral, pense qu'il faut incriminer les *neurones intercalaires* plutôt que le neurone central (voy. fig. 2).

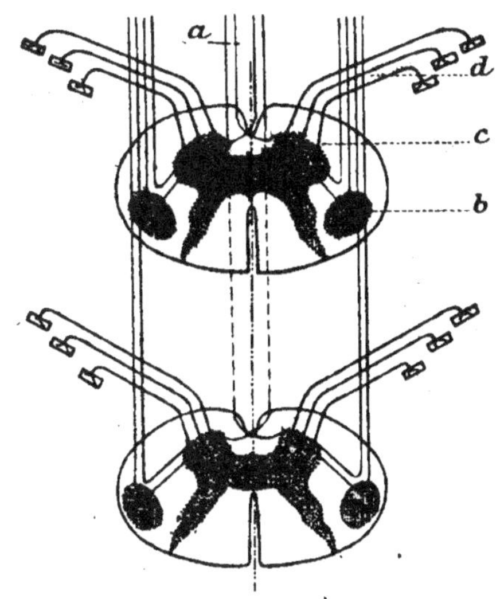

Fig. 5.

Les poliomyélites.

(Lésion du neurone moteur périphérique, figuré en noir).

a, faisceau pyramidal direct. — *b*, faisceau pyramidal croisé. — *c*, *d*, neurone moteur périphérique allant des cornes antérieures aux muscles.

Enfin on voit quelquefois survenir de l'atrophie musculaire chez de vieux hémiplégiques ; on en conclut que la lésion du neurone central dégénéré a retenti peu à peu sur les prolongements protoplasmiques des neurones périphériques, en y déterminant un trouble fonctionnel, suivi plus tard de dégénérescence : c'est là ce qu'on appelle la *dégénérescence interneurotique*.

En règle générale, la destruction du neurone central se traduit par la paralysie avec contracture, la destruction du neurone périphérique par la paralysie avec atrophie musculaire.

§ 2. — Système sensitif

Le système sensitif, ou voie sensitive, se compose également de deux neurones articulés entre eux.

1° Résumé d'anatomie normale. — Le *neurone périphérique* ou *protoneurone centripète* a son corps cellulaire dans les ganglions spinaux ; son prolongement protoplasmique va former les nerfs périphériques, son prolongement central ou cylindraxile traverse les racines postérieures et avec elles pénètre dans la moelle où il se ramifie ; de ces divisions les unes s'épanouissent autour des cellules de la corne postérieure, les autres remontent à travers les cordons de Goll et de Burdach, jusqu'aux noyaux de même nom, où ils se terminent. Or, les cellules de ces noyaux et des cornes postérieures de la moelle sont précisément les corps cellulaires des neurones centraux : c'est donc là que se fait l'articulation du neurone sensitif central et du neurone périphérique.

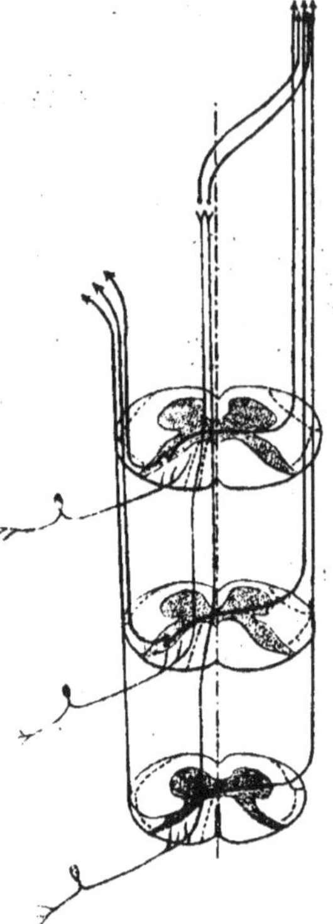

Fig. 6.

Voies sensitives de la moelle.

En bleu, le protoneurone centripète ; en noir, les neurones centraux (faisceau cérébelleux direct, faisceau de Gowers et ruban de Reil).

Le *neurone sensitif* central ou *cérébral*, né des noyaux de Goll et de Burdach, envoie son prolongement cylindraxile jusque dans l'écorce cérébrale ou les noyaux du cerveau. Ceux de ces neurones qui naissent de la corne postérieure remontent également au cerveau, mais par la voie du faisceau de Gowers.

Enfin les cellules de la colonne de Clarke sont l'origine d'une autre série de neurones centraux, les *neurones cérébelleux*, qui passent dans le faisceau cérébelleux direct du même côté et vont aboutir à l'écorce ou aux noyaux du cervelet.

2° Applications pathologiques. — Les uns ou les autres de ces neurones ne sont pas touchés aussi exclusivement que les neurones moteurs, aussi doit-on s'en tenir à des formules plus confuses.

BRISSAUD et son élève DE MASSARY considèrent le *tabes dorsal* comme caractérisé par la lésion du protoneurone centripète. On leur a avec raison objecté que le tabes ne se limitait pas à ce neurone, et que d'autre part il ne l'altérait pas dans sa totalité, puisque les cellules des ganglions spinaux sont respectées : il n'en est pas moins vrai que le tabes est surtout une affection du protoneurone centripète et que cette conception est au moins jusqu'ici la plus satisfaisante.

Aù contraire, la *maladie de Friedreich* est une lésion du neurone cérébelleux : il est ici touché dans son corps cellulaire (colonne de Clarke) et dans son prolongement cylindraxile (faisceau cérébelleux direct) ; mais les lésions ne frappent pas exclusivement ce neurone : le neurone périphérique est aussi intéressé, ainsi qu'en témoigne la sclérose des cordons postérieurs.

ARTICLE II

TABES DORSAL SPASMODIQUE

En 1875 et 1876, ERB et CHARCOT, à quelques semaines de distance, décrivaient séparément une entité morbide nouvelle dont voici les caractères : paraplégie spasmodique avec raideur généralisée survenant progressivement chez des *adultes*, accompagnée d'exagération des réflexes tendineux et de trépidation épileptoïde (voy. p. 166). Cette affection, chronique dans sa marche, reçut d'ERB le nom de *paraplégie spinale spastique* et de CHARCOT celui de *tabes dorsal spasmodique*. CHARCOT lui assigna pour substratum anatomique une dégénérescence symétrique de la portion médullaire des faisceaux pyramidaux. Mais les autopsies ne donnèrent pas raison tout d'abord à cette hypothèse : à l'examen anatomique des cas cliniquement diagnostiqués tabes dorsal spasmodique, on reconnut l'existence soit d'une sclérose en plaques, d'une myélite transverse ou d'une sclérose latérale amyotrophique, soit d'une dégénérescence descendante des faisceaux pyramidaux *consécutive* à une compression médullaire (cal osseux, exostose du rachis, etc.) ; quant à la dégénérescence primitive et isolée des faisceaux pyramidaux, elle n'était aucunement constatée.

Cependant les autopsies plus récentes de MINKOWSKY, BERNHARDT, STRUMPELL, DÉJERINE, SCHULTZE, ne laissent plus aujourd'hui de doute sur son existence, quoiqu'il s'agisse de faits exceptionnellement rares. Dans quelques cas même, la sclérose primitive des cordons latéraux constituait une maladie héréditaire et familiale (STRUMPELL).

ARTICLE III

MALADIE DE LITTLE

Ce nom paraît devoir être réservé à la paraplégie spasmodique congénitale des enfants nés avant terme, décrite pour la première fois par un chirurgien anglais, LITTLE, en 1846 ; il ne s'agit pas d'une dégénérescence, mais d'un défaut de développement des faisceaux pyramidaux (BRISSAUD [1]). On sait en effet que le faisceau pyramidal, surtout la partie de ce faisceau qui naît dans l'écorce du lobule paracentral et se termine aux

[1] BRISSAUD, *Leçons sur les maladies nerveuses*, pages 111 et suivantes.

membres inférieurs, a un développement très tardif pendant les dernières semaines de la vie intra-utérine. Si l'enfant naît avant terme, alors que la formation de ce faisceau est à peine ébauchée, elle ne pourra s'achever que très lentement à cause des conditions nouvelles que crée à l'organisme la vie extra-utérine, et restera toujours imparfaite.

Il s'agit donc d'enfants nés au 6e ou 7e mois de la gestation : il n'est pas rare que les grossesses antérieures aient été terminées par des avortements. Cette naissance avant terme, de même que les avortements, est souvent, mais non toujours, le fait de la syphilis des parents.

C'est lorsque l'enfant commence à tenter ses premiers pas, que les troubles de la démarche sont remarqués, bien que la maladie soit congénitale. Il ne peut se tenir debout immobile ; s'il n'est soutenu, ses jambes fléchissent et s'entre-croisent. S'il essaie de marcher, on voit les cuisses en adduction forcée comme collées l'une à l'autre, les genoux sont demi-fléchis, les pieds en varus-équin, la pointe en dedans ; à chaque pas, les pointes se touchent et raclent le sol, les genoux frottent l'un contre l'autre. Les membres sont rigides : on le constate en essayant de leur imprimer des mouvements ou en faisant asseoir le petit malade : on voit alors les membres inférieurs, raidis tout d'une pièce, ne pas toucher le sol.

Les mouvements des membres supérieurs sont lents et maladroits : les réflexes tendineux y sont exagérés. Au fur et à mesure que l'enfant se développe ces troubles moteurs s'atténuent, et à l'âge de 6 ou 8 ans la marche devient à peu près normale.

Dans certains cas plus graves la rigidité n'envahit pas seulement les membres inférieurs, mais aussi les supérieurs : c'est une *rigidité généralisée*.

L'arrêt de développement du faisceau pyramidal n'est peut-être pas toujours l'unique cause de la rigidité paraplégique ou généralisée : il n'est pas impossible que les difficultés de l'accouchement, entraînant l'asphyxie du nouveau-né *à terme* aient pour conséquence des altérations des centres nerveux aboutissant à la dégénérescence du faisceau pyramidal. D'après MARIE, cette étiologie devrait être réservée à d'autres manifestations symptomatiques, par exemple à la chorée congénitale et à l'athétose double. FREUD [1], de Vienne, admet au contraire que rigidité, chorée, athétose sont des symptômes relevant de causes identiques (naissance avant terme, lenteur de l'accouchement, asphyxie) agissant sur le faisceau pyramidal ou ses origines, et qu'ils peuvent d'ailleurs se combiner de façon variable chez le même malade. CESTAN [2] dans un récent travail arrive à des conclusions analogues.

ARTICLE IV

TABES

On appelle tabes dorsal ou simplement tabes (du latin *tabes*, consomption) une maladie nerveuse caractérisée surtout cliniquement par de l'incoordination et des troubles sensitifs, et anatomiquement par une sclérose des cordons postérieurs de la moelle.

Ces lésions ont été vues par CRUVEILHIER, par JACOBY (1842) et FRORIEP ; mais la maladie n'a été isolée cliniquement que par ROMBERG (1851) et surtout par DUCHENNE (1858) qui l'a décrite sous le nom d'ataxie locomotrice progressive en découvrant son principal symptôme, l'incoordination. Plus tard la topographie des lésions a été précisée par CHARCOT et PIERRET. CHARCOT s'est attaché à l'étude des manifestations viscérales et des formes frustes. FOURNIER (1880) a décrit et vulgarisé les symptômes de la période préataxique et a été un des premiers à mettre en lumière le rôle étiologique de la syphilis.

§ 1. — ÉTIOLOGIE

Le tabes débute d'ordinaire entre 30 et 40 ans. Avant ces der-

[1] Voyez ROSENTHAL, *Les diplégies cérébrales de l'enfance.* Thèse de Lyon. 1892, écrite sous l'inspiration de FREUD.

[2] CESTAN. *Le syndrome de Little.* Th. de Paris, 1899.

nières années on n'invoquait comme cause du tabes que l'hérédité nerveuse, l'action du froid humide, les excès génésiques. Aujourd'hui on accorde à la syphilis une place prépondérante. Certaines statistiques (Erb, Fournier, Quinquaud) ont montré qu'on la retrouvait presque toujours dans les antécédents des ataxiques. Pour quelques auteurs la syphilis ne fait que préparer le terrain ; elle agit comme cause prédisposante (Charcot) ; pour d'autres elle est bien la cause directe du tabes : Fournier le considère comme une affection *parasyphilitique*, Strumpell comme dû à l'action de la toxine de l'agent encore inconnu qui produit la syphilis alors que les lésions de la syphilis médullaire (voy. p. 204) relèveraient de cet agent lui-même. Enfin beaucoup d'auteurs regardent le rôle de la syphilis comme tout à fait accessoire et inconstant, et quelques-uns le nient absolument. — On a décrit un tabes traumatique (Bernhardt).

Le tabes affecte une parenté remarquable avec la paralysie générale progressive, affection réputée aussi comme d'origine syphilitique. Ces deux maladies combinent quelquefois leurs symptômes de telle façon qu'on a admis qu'il pouvait bien s'agir d'une seule et même affection se présentant avec une symptomatologie variable (Raymond).

§ 2. — Description d'ensemble

Cliniquement le tabes évolue en 3 périodes : la période préataxique, la période d'incoordination ou d'ataxie, la période paralytique.

Il débute par des douleurs dans les membres (douleurs fulgurantes, lancinantes) et par des douleurs en ceinture. Les viscères ne sont pas à l'abri de ces phénomènes douloureux qui reviennent sous forme de crises : crises gastriques, vésicales, rectales. Dès cette période on constate l'abolition du réflexe rotulien. Le sens génital, quelquefois exagéré au début, s'émousse et disparaît. La pupille rétrécie ne réagit plus à la lumière. Enfin on peut observer toute une série de troubles dans le domaine des organes des sens, troubles du goût, de l'audition, de la *vue* surtout, désignés sous le nom de symptômes céphaliques.

La 2e période est caractérisée par une abolition progressive de la coordination des mouvements. L'ataxique n'est pas paralysé, mais il n'est plus maître de la direction, de l'étendue de ses mouvements : cette incoordination, cette ataxie est due à un trouble du *sens musculaire,* aussi augmente-t-elle encore dans l'obscurité lorsque manque le contrôle de la vue. La *démarche* du malade est caractéristique : il lance les jambes et laisse violemment le talon retomber sur le sol ; il ne sait plus mesurer la force de ses mouvements et les proportionner exactement au but à atteindre. La sensibilité cutanée est aussi troublée, diminuée ou pervertie : les sensations tactiles ou douloureuse ne sont perçues qu'avec un retard d'une ou plusieurs secondes.

Le malade entre, après des années, dans la 3e période ou période paralytique. Il est alors confiné au lit. Les muscles des membres inférieurs sont atrophiés. Il se cachectise et dépérit jusqu'à ce qu'il soit enlevé, soit par une affection intercurrente des voies respiratoires, soit par des phénomènes bulbaires, soit encore par une complication infectieuse à laquelle la paralysie vésicale ou l'eschare fessière auront servi de porte d'entrée.

§ 3. — ANALYSE DES SYMPTOMES

Nous diviserons les symptômes du tabes en troubles moteurs, sensitifs, sensoriels, trophiques et viscéraux.

1° Troubles de la motilité. — Avant DUCHENNE les ataxiques étaient considérés comme des paraplégiques : en réalité il n'y a là qu'une apparence ; les paralysies sont très rares chez les ataxiques.

Ce qui est caractéristique de leur affection, c'est l'incoordination des mouvements. La force musculaire est parfaitement conservée, tous les mouvements sont possibles, mais le malade n'est plus maître de leur direction ou de leur étendue, parce qu'il manque de cette sensibilité spéciale qu'on appelle le sens musculaire.

Qu'est-ce donc que le sens musculaire ?

C'est cette sensibilité spéciale qui nous rend compte de toutes les phases de la *contraction* d'un muscle et de son raccourcissement, qui fait qu'à chaque instant nos centres nerveux sont renseignés sur la résistance vaincue, sur le poids des objets, sur le chemin parcouru ; — c'est lui qui permet de mesurer exactement l'effort qui reste encore à faire et de le proportionner à la résistance. GERDY l'a défini : *sens de l'activité musculaire.*

Nous pouvons donc faire, même les yeux fermés, des mouvements délicats et parfaitement coordonnés. Les organes périphériques de ce sens musculaire sont d'après GOLGI des corpuscules disséminés dans l'intérieur des muscles et à leur union avec les faisceaux tendineux.

Or, ce sens musculaire est profondément troublé chez l'ataxique.

a. *Troubles de la station.* — Chez lui, l'équilibre, la coordination ne peuvent s'effectuer que par un phénomène de suppléance qu'exercent l'œil, le labyrinthe, etc., etc.

Les yeux ouverts il peut se tenir debout, car si les renseignements qui lui sont donnés sur l'état de contraction des muscles nécessaires à la station verticale font défaut, il peut y suppléer par la vue ; mais dès qu'on lui fait tenir les pieds rapprochés en lui fermant les yeux, il chancelle, décrit une oscillation et tombe s'il n'est retenu : c'est le *signe de Romberg.* Même phénomène si on lui place un écran devant les yeux. Enfin il arrive parfois que l'ataxique sent brusquement ses jambes se dérober sous lui.

b. *Mouvements des membres supérieurs.* — Si l'ataxique veut saisir un objet il hésite un instant en approchant du but. La préhension des objets est défectueuse. Les mouvements sont maladroits, indécis, surtout ceux qui exigent une certaine précision. L'occlusion des yeux augmente cette incoordination. Des mouvements simples, comme celui qui consiste à porter rapidement l'index sur la pointe du nez deviennent alors impossibles, le doigt manque le but.

c. *Mouvements des membres inférieurs*. — Lorsque le malade est couché, qu'on lui ferme les yeux et qu'on lui ordonne de faire avec les membres inférieurs un mouvement déterminé, par exemple de porter le talon droit sur le dos du pied gauche, ou d'élever ce pied à 10, 20 centimètres au-dessus du plan du lit, il manque ou dépasse le but.

La *démarche* de l'ataxique est caractéristique. Il élève les jambes trop haut, les lance en avant ou bien les projette en dehors et les laisse violemment retomber en frappant le sol du talon. Il étend les bras comme un balancier pour maintenir son équilibre. Il regarde ordinairement ses jambes; la démarche devient encore plus difficile sans le contrôle de la vue qui supplée à l'impuissance des renseignements fournis par le sens musculaire, par exemple dans l'obscurité.

Lorsque les troubles de la marche sont encore peu prononcés, on peut les faire apparaître par divers procédés recommandés par Fournier : on ordonne au malade de s'arrêter brusquement, ou de se retourner; il est rare alors qu'il ne perde pas un instant l'équilibre. L'incoordination devient aussi apparente lorsqu'on lui dit de descendre un escalier, ou de sauter sur un pied.

— L'ataxique est également incapable de marcher les genoux à demi fléchis, parce que cette attitude nécessite une appréciation très exacte de l'état de contraction des muscles triceps cruraux.

Tels sont les troubles de la marche chez les ataxiques.

Et cependant les membres inférieurs ne sont pas paralysés, car si vous voulez leur imprimer malgré le malade des mouvements passifs, ils résisteront avec force. La motricité est intacte. L'impossibilité de marcher à reculons est un signe précoce d'ataxie. La sensibilité cutanée n'est pas davantage en jeu, car on peut voir une démarche normale chez des hystériques qui ont de l'anesthésie plantaire.

Il n'y a qu'un trouble du sens musculaire.

Reste à déterminer pourquoi le sens musculaire est ainsi troublé chez l'ataxique; vraisemblablement parce que les fibres qui conduisent les sensations musculaires sont intéressées dans les cordons de Goll et de Burdach et qu'il y a ainsi interception des renseignements qu'elles apportent aux centres nerveux.

d. *Perte de la notion de position des membres.* — Placez un des membres inférieurs dans une position déterminée, sur le bord du lit par exemple, après occlusion des yeux, et demandez au malade de préciser sa situation. Dans la plupart des cas il sera incapable de répondre exactement. Comme le fait remarquer Brissaud, ce n'est plus ici le sens de l'activité musculaire qui est en défaut, puisqu'il s'agit de mouvements passifs, c'est la sensibilité profonde, aponévrotique, articulaire, tendineuse, qui nous met au courant des glissements des parties molles les unes sur les autres dans les changements de position des membres, et qui se trouve, elle aussi, très souvent en défaut chez les ataxiques.

e. *Autres troubles moteurs.* — Les autres troubles moteurs du tabes ont beaucoup moins d'importance. Les ataxiques éprouvent quelquefois des secousses musculaires, ou des mouvements lents des extrémités, mouvements athétosiformes qui dépendent vraisemblablement d'une lésion concomitante des cordons latéraux et que Grasset considère comme une manifestation de l'ataxie du tonus.

f. *Paralysies.* — Nous décrirons à part celles de l'œil, vu leur importance. L'hémiplégie est permanente ou transitoire et dans ce dernier cas souvent de nature hystérique (Debove). Les ataxiques peuvent encore présenter une paraplégie à début brusque et des paralysies limitées, notamment de la paralysie radiale, faciale, etc.

2° Troubles sensitifs. — Ils sont subjectifs, c'est-à-dire accusés par le malade, ou objectifs, c'est-à-dire révélés par l'examen :

A. Troubles subjectifs de la sensibilité. — Les phénomènes douloureux sont très précoces dans le tabes, mais peuvent se prolonger fort longtemps à la période d'état. Ils revêtent plusieurs formes :

Douleurs *fulgurantes*, dans les membres, inférieurs surtout, décrivant le trajet d'un nerf qu'elles traversent comme un éclair, et que les malades comparent à une étincelle électrique; douleurs *lancinantes;* douleurs *térébrantes* avec sensation de torsion, comme si les chairs étaient perforées par une vrille ; douleurs *ardentes,* avec sensation de brûlure.

La coexistence des douleurs avec les troubles trophiques est très remarquable dans quelques cas.

Toutes ces douleurs sont passagères. D'autres ont un remarquable caractère de fixité : ce sont des douleurs constrictives. Il semble au malade que son thorax, ses membres sont comme serrés dans un étau. La plus commune est la douleur en ceinture. Viennent ensuite les douleurs en cuirasse, en brodequin, en bracelet. Les névralgies de la face ne sont pas rares.

D'autres fois les malades éprouvent par accès une sensation de brisement, de contracture musculaire, comme s'ils avaient été battus ou soumis à un violent exercice (PITRES).

Enfin les viscères (estomac, vessie, rectum, etc.), peuvent être le siège d'accès très douloureux (crises viscérales) (voy. p. 30).

Les ataxiques peuvent éprouver encore d'autres sensations anormales moins douloureuses : engourdissements, fourmillements, etc.

B. TROUBLES OBJECTIFS DE LA SENSIBILITÉ. — Ces troubles comprennent les paresthésies et les anesthésies.

a. *Paresthésies.* — La plus typique d'entre elles est le *retard* des perceptions tactiles et douloureuses. Si on touche avec la tête ou la pointe d'une épingle la surface cutanée, il s'écoulera une ou plusieurs secondes entre le moment précis du contact et celui où il est accusé par le malade. C'est aux membres inférieurs et à mesure qu'on se rapproche des extrémités que ce phénomène est le plus appréciable.

D'autres malades ne peuvent localiser leurs sensations (ils n'indiquent pas avec exactitude le point touché), ni les définir exactement : ils confondront une piqûre avec un contact ou une sensation de chaleur. On peut même observer une véritable dissociation de la sensibilité : ce sera par exemple la sensibilité thermique ou douloureuse qui disparaîtra, alors que les autres formes de la sensibilité resteront intactes (voy. *Syringomyélie*, p. 97).

L'hyperesthésie est un phénomène très fréquent : une piqûre, une pression légère, le contact d'un cheveu provoqueront des douleurs atroces tout à fait disproportionnées à l'intensité de l'excitant.

Lannois a vu le contact d'une plaque de cuivre provoquer de la douleur (aphalgésie).

b. *Anesthésie.* — Elle s'observe sous forme de plaques, ne concordant pas forcément avec la distribution de troncs nerveux déterminés. Souvent l'anesthésie n'est pas absolue : il ne s'agit que d'une diminution de la sensibilité. Elle siège sur la face, sur le tronc, beaucoup plus souvent sur les membres, surtout sur les membres inférieurs ; il est rare que chez un ataxique la sensibilité de la surface plantaire soit intacte.

Enfin il y a aussi des troubles de la sensibilité profonde (muscles, os, etc.). On a voulu faire jouer à cette anesthésie un certain rôle dans la production des arthropathies.

3° Troubles des organes des sens. — La vision, le goût, l'odorat, l'audition, peuvent être atteints chez l'ataxique :

A. Troubles visuels. — Ils peuvent porter sur toutes les parties constituantes de l'appareil optique, nerfs, pupille, muscles.

a. *Nerf optique.* — L'atrophie du nerf optique est caractérisée par sa dégénérescence grise, c'est-à-dire que les fibres dégénérées ne disparaissent pas et que leur gaine persiste.

Elle se révèle cliniquement par une diminution progressive de la vision, sans rétrécissement du champ visuel et sans scotomes [1], ce qui s'explique bien anatomiquement, puisque cette névrite optique est une lésion diffuse et généralisée. Le champ visuel est rétréci pour certaines couleurs ; c'est le vert qui est le plus mal perçu ; viennent ensuite le rouge, le jaune, le bleu.

---

[1] On désigne sous le nom de scotomes les lacunes qui existent dans le champ visuel ; ils sont dus le plus souvent aux lésions *limitées* de la rétine ou du nerf optique.

Le rétrécissement du champ visuel pour le blanc ne se manifeste que lorsque la vision centrale est déjà très atteinte. A l'*ophtalmoscope*, la papille se montre décolorée, blanche, quelquefois bleuâtre ou nacrée, au lieu de conserver sa teinte blanc rosé. habituelle. Les vaisseaux sont comme étouffés par la sclérose du tissu nerveux. La papille n'est pas affaissée, ses limites sont nettes, elle est intéressée en totalité et non par îlots disséminés comme dans la sclérose en plaques ou certaines amblyopies toxiques.

L'atrophie du nerf optique est un signe quelquefois très précoce du tabes et a de ce chef une grande importance diagnostique. C'est un symptôme de la période préataxique et on a eu souvent l'occasion de noter que, lorsqu'il apparaissait, l'incoordination motrice arrêtait ses progrès ou même faisait défaut, ce qui est loin d'ailleurs d'être un fait constant. La lésion demande de deux à trois ans pour aboutir à la cécité complète. — Elle est ordinairement double ; si elle est quelquefois unilatérale au début, au bout de peu d'années l'autre œil se prend à son tour.

b. *Pupille*. — On sait que normalement le sphincter pupillaire se contracte : *a*) à la lumière, *b*) dans la vision de près, *c*) sous l'influence de la douleur ; qu'il se dilate au contraire dans l'obscurité et pour la vision des objets éloignés ; enfin, qu'en dehors de toute influence extérieure, il présente une série d'oscillations (30 à 60 par minute), alternatives de contraction et de relâchement, désignées sous le nom d'hippus physiologique. Or dans le tabes, la pupille peut encore se contracter ou se dilater suivant que l'objet fixé se rapproche ou s'éloigne (persistance du réflexe à l'accommodation), mais elle ne réagit plus à la lumière ou à la douleur. On appelle cette dissociation : *Signe d'Argyll-Robertson*. — Il y a aussi abolition de l'hippus physiologique. — La pupille est le plus souvent contractée et le *myosis* est un signe important du tabes (LEYDEN). La mydriase est beaucoup plus rare et passagère. Il peut y avoir encore de l'inégalité pupillaire.

c. *Muscles*. — Le sphincter pupillaire n'est pas le seul muscle intéressé : la musculature extrinsèque de l'œil peut être aussi atteinte. Ces paralysies sont fréquentes dans la période pré-ataxique. Leur principal caractère est d'être *fugaces* (ne durant souvent que quelques jours, ou variant d'un jour à l'autre) et *dissociées*, c'est-à-dire qu'elles ne portent pas sur tous les muscles innervés par un même nerf, mais peuvent les atteindre isolément (*paralysies parcellaires* de Fournier). Le droit externe, le droit interne sont les muscles le plus souvent pris et leur paralysie se traduit par de la diplopie et du strabisme. La paralysie du releveur de la paupière supérieure, fréquemment combinée à celle du droit interne, amène le ptosis. On n'est pas fixé sur l'origine nucléaire ou névritique de ces paralysies dissociées de la période prodromique. Dans la période du tabes confirmé, les paralysies oculaires tendent à perdre leur caractère de dissociation et deviennent beaucoup plus étendues.

Ces modifications du côté du nerf optique, de l'iris et des muscles sont très fréquentes. Les symptômes qui suivent ont moins d'importance.

On a noté le larmoiement qui peut être produit par un trouble sécrétoire ou par la paralysie du muscle de Horner, la diminution de tension du globe oculaire (hypotonie), l'exophtalmie, et d'autres fois le rétrécissement de la fente palpébrale, enfin une sorte de trémulation ou de sautillement des paupières.

B. TROUBLES DU GOUT ET DE L'ODORAT. — Ces troubles sont peu connus. Les sensations olfactives et gustatives sont quelquefois abolies, ou très diminuées, plus souvent perverties et peuvent constituer ainsi une cause d'hallucinations et de délire. J'ai souvent trouvé une abolition à peu près complète de l'odorat chez des ataxiques qui n'avaient aucun symptôme de paralysie générale. KLIPPEL [1] qui a récemment étudié ces troubles a constaté des lésions de névrite de l'olfactif, du glossopharyngien ou des altérations du ganglion d'ANDERSCH.

C. TROUBLES AUDITIFS. — Les troubles auditifs sont très fréquents, mais souvent légers.

[1] KLIPPEL, *Archives de Neurologie*, 1897.

Ils consistent en une *surdité* progressive dont la marche est quelquefois très rapide (FOURNIER) et s'accompagne de bruits subjectifs intenses (bourdonnements, sifflements, bruit de cascade), intéressants parce que leur persistance peut être le point de départ d'hallucinations de l'ouïe et de troubles psychiques revêtant la forme d'un délire de persécution.

Un autre trouble fonctionnel est le *vertige de Menière*, c'est-à-dire le vertige d'origine auriculaire décrit par PIERRET chez les ataxiques. Il peut être presque continu ou bien se présenter sous forme d'accès vertigineux qui s'annoncent par un sifflement intense, par des douleurs dans la face et les oreilles. Le malade voit tourner tous les objets autour de lui, il croit tourner, être entraîné, et perd quelquefois l'équilibre au point de tomber sur le sol.

A quoi sont dus ces troubles auditifs? Les autopsies de PIERRET, STRUMPELL, OPPENHEIM et SIEMERLING ont montré l'atrophie du nerf auditif et de ses noyaux bulbaires. HABERMANN a poursuivi son altération jusque dans le limaçon et constaté la disparition des cellules glanglionnaires (ganglion de Rosenthal) qui constituent le premier relai placé sur le trajet des voies acoustiques.

Dans beaucoup de cas on ne trouve que des lésions banales de l'oreille moyenne souvent sans rapport avec le tabes ou produites par l'intermédiaire d'une lésion du trijumeau, nerf trophique de l'oreille, souvent intéressé dans cette affection.

4° État des réflexes. — Nous étudierons successivement les réflexes tendineux et les réflexes cutanés.

A. RÉFLEXES TENDINEUX. — Si chez un sujet normal, assis les jambes pendantes, on percute doucement le tendon rotulien on voit se produire immédiatement un brusque mouvement d'extension de la jambe sur la cuisse par contraction réflexe du quadriceps fémoral. C'est ce qu'on appelle le réflexe rotulien ou phénomène du genou. Dans le cas où ce réflexe est diminué il est bon de distraire l'attention du malade pour éviter qu'il ne se raidisse, en lui faisant tirer ses mains par exemple (procédé de Jendrassik).

L'abolition du réflexe rotulien, désignée sous le nom de *signe de* Westphal, est un des symptômes les plus précoces et les plus constants du tabes. Il est causé par une lésion occupant la région de la bandelette externe de l'étage dorso-lombaire de la moelle (voy. p. 37). Ceci explique pourquoi les réflexes rotuliens persistent dans le tabes cervical, pourquoi ils ne disparaissent que tardivement dans le tabes descendant. — Le réflexe du tendon d'Achille est également aboli ; plus rarement ceux du biceps et du triceps brachial. — Il y a en somme dans le tabes une abolition ou tout au moins une diminution des réflexes tendineux.

Qu'est-ce donc physiologiquement, qu'un réflexe tendineux ? Prenons pour exemple le réflexe rotulien ou phénomène du genou.

Il n'est pas dû, comme on l'avait tout d'abord pensé, à l'excitation mécanique du muscle triceps tiraillé par la percussion de son tendon (tendon rotulien). En effet la méthode graphique montre que le triceps se contracte en bloc et non progressivement de la rotule vers son insertion iliaque. Brissaud a même pu mettre en évidence sur les tracés deux soulèvements, le premier très léger, dû à l'extension du muscle ou à son irritation directe, le deuxième plus fort, représentant la contraction réflexe du muscle. Tout réflexe nécessite la participation d'une fibre nerveuse centripète (nerf sensitif), d'une cellule ou centre réflexe et d'une fibre nerveuse centrifuge qui en émane (nerf moteur). Or, chez les animaux, la section du crural (nerf conducteur) abolit le phénomène du genou ; la compression de l'aorte, la chloroformisation l'abolissent aussi par action sur la substance grise de la moelle (centre réflexe) ; la strychnine l'exagère parce qu'elle est un excitant de cette même substance grise. Les mêmes lois nous expliquent pourquoi le réflexe rotulien manque dans la paralysie infantile (lésion des cellules des cornes antérieures), dans les névrites périphériques, etc.

Reste à déterminer quel est le point de départ du réflexe.

Ce ne peut être la peau, car le réflexe existe chez des hystériques dont les téguments du genou sont anesthésiés, et chez des hystériques hémianesthésiques ; ce ne peut être l'os, car on n'obtient pas le réflexe en percutant le tibia —; c'est le tendon lui-même. Les tendons ont en effet une sensibilité spéciale bien qu'ils ne sentent pas des impressions douloureuses, les brûlures par exemple. Ils sont sensibles à l'électrisation, sensibles surtout à la *distension*. Les corpuscules de Golgi disséminés à la surface des tendons et au point d'union de la

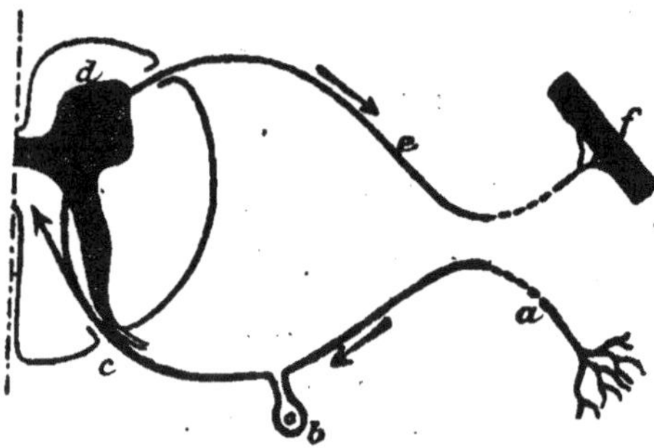

Fig. 7.

Schéma d'un réflexe.

a, fibre nerveuse sensitive. — *b*, cellule du ganglion spinal situé sur la racine postérieure. — *c*, entrée de la fibre nerveuse sensitive dans la moelle : une de ses ramifications collatérales par la voie du faisceau collatéral réflexe de Kolliker aboutit à *d*, cellule nerveuse des cornes antérieures. — *e*, fibre nerveuse motrice qui en émane. — *f*, fibre musculaire.

fibre musculaire et de la fibre tendineuse sont les organes de cette sensibilité.

Ces considérations physiologiques peuvent s'appliquer à tous les autres réflexes tendineux.

B. RÉFLEXES CUTANÉS. — Ils restent ordinairement normaux. On voit cependant quelquefois le réflexe plantaire aboli, mais bien après la disparition des réflexes tendineux.

Le réflexe anal (contraction du sphincter quand on excite la muqueuse anale) disparaît d'après ROSSOLIMO quand le tabes se complique d'une affection viscérale du bassin (vessie, rectum).

Le réflexe crémastérien (rétraction du testicule par pince-ment de la peau de la face interne de la cuisse) et le réflexe bulbo-caverneux (durcissement du périnée par contraction de ses muscles lorsqu'on excite le gland) indiquent, par leur absence, l'impuissance génitale.

5° Troubles trophiques. — Ils intéressent : 1° la peau et ses annexes ; 2° les muscles ; 3° les os ; 4° les articulations.

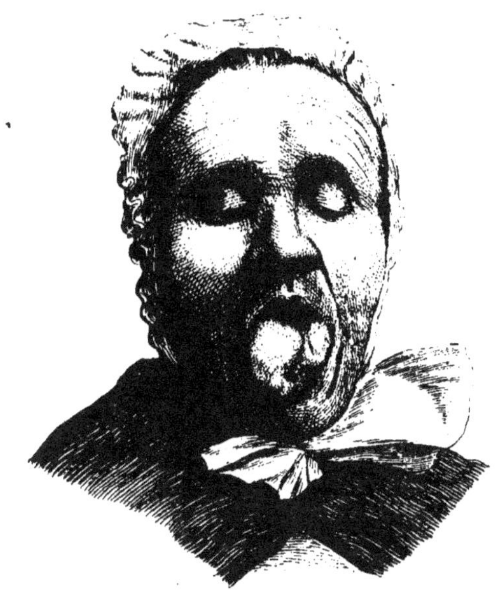

Fig. 8.
Hémiatrophie de la langue (d'après Raymond).

A. PEAU. — On observe fréquemment des *éruptions* cutanées diverses : ichtyose, pityriasis, vitiligo, zona. Les *eschares* fes-sières sont un trouble trophique de la dernière période. Mais dès le début on peut voir survenir le *mal perforant* plantaire : à la face inférieure du gros ou du petit orteil de préférence, il se forme une ulcération indolente qui se creuse de plus en plus, décolle les téguments et arrive jusqu'à l'articulation sous-jacente.

Les ongles sont striés. déformés, friables et tombent spontanément.

On a noté aussi la *chute spontanée des dents* avec atrophie des rebords maxillaires, sans périostite, et des ulcérations buccales pouvant aboutir à la perforation de la voûte palatine (*mal perforant palatin* de LETULLE).

B. MUSCLES. — Les muscles des membres inférieurs s'atrophient à une période avancée, lentement, sans contractions fibrillaires ni réaction de dégénérescence, et le poids des couvertures tend alors à mettre le pied en varus-équin, en raison de sa flaccidité absolue. Plus rarement on observe des atrophies précoces limitées à quelques muscles, par exemple au moignon de l'épaule ou à une moitié de la langue (hémiatrophie linguale).

C. Os. — Les os subissent des modifications spéciales caractérisées chimiquement par la diminution des substances minérales qui entrent dans leur composition et anatomiquement par l'amincissement de la substance compacte, la dilatation du canal médullaire et des canaux de HAVERS et la décalcification des travées osseuses. Ils deviennent cassants, et, sous l'influence de la moindre cause à l'occasion d'un mouvement, pendant que le malade s'habille par exemple, se produisent les *fractures spontanées*. Elles sont quelquefois indolentes au point de passer inaperçues et d'être une trouvaille d'autopsie.

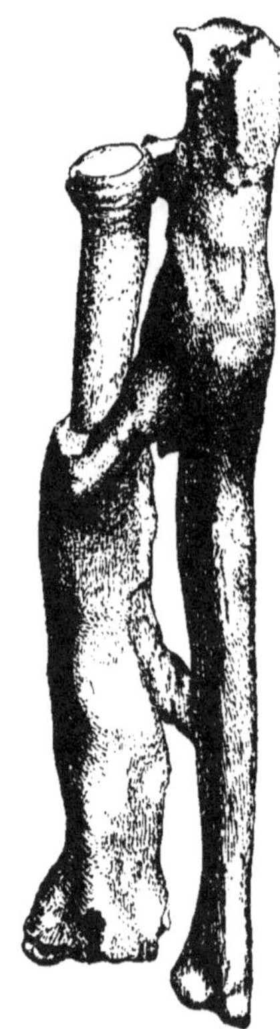

Fig. 9.

Radius et cubitus d'un ataxique, fractures avec cal exubérant (CHARCOT).

Plus souvent le trouble fonctionnel qui en résulte les met en évidence. D'ordinaire elles se consolident rapidement et on peut constater qu'elles se réparent par un cal exubérant : il est des cas cependant où en raison de l'atrophie osseuse elles aboutissent à la pseudarthrose.

D. Articulations (arthropathies, pied tabétique). — Les arthropathies des ataxiques ont été découvertes par Charcot. Elles intéressent par ordre de fréquence le genou, le pied, la hanche, l'épaule. Accident de la fin de la période préataxique, quand débute l'incoordination, elles surviennent souvent sans cause occasionnelle, et les traumatismes fréquents chez les ataxiques, dont on a voulu faire leur cause principale, sont loin d'être constants.

Le début de l'arthropathie est souvent annoncé par un redoublement des douleurs fulgurantes, puis du jour au lendemain apparaît un énorme gonflement de l'articulation, qui se couvre de varicosités bleuâtres[1] et ne s'accompagne d'aucun mouvement fébrile. Ce gonflement est indolore. Tout le voisinage de l'articulation est le siège d'un empâtement considérable, et la ponction de cet œdème très dur, pseudo-éléphantiasique, donne issue à un liquide séreux quelquefois sanguinolent.

En raison de la distension énorme de la capsule articulaire par le liquide épanché, les extrémités osseuses sont éloignées l'une de l'autre, et permettent des déplacements articulaires étendus. Après ce début brusque, l'arthropathie tabétique a une évolution excessivement lente. Dans les formes bénignes le liquide se résorbe assez rapidement. Dans les formes malignes cette résorption ne s'effectue qu'à la longue, et en même temps qu'elle s'effectue se produisent des lésions irréparables des extrémités osseuses ; la tête de l'humérus ou du fémur, les condyles fémoraux s'atrophient et disparaissent peu à peu : on assiste à une véritable *fonte des épiphyses* (Brissaud). La diaphyse flotte dans la capsule articulaire (Brissaud) et en raison de la laxité de l'articulation le membre devient ballant (membre de polichinelle).

[1] On l'a comparée à un ostéosarcome, ou au ventre d'un enfant ascitique (Brissaud).

Telle est la forme commune, atrophique. Dans la forme hypertrophique, les ligaments, les tendons et toutes les parties molles périarticulaires sont envahies par des stalactites osseuses qui restreignent de plus en plus les mouvements. Des subluxations se produisent. Les déformations sont portées à leur comble.

Ces arthropathies des tabétiques considérées par VOLKMANN comme traumatiques, par STRUMPELL comme des arthrites

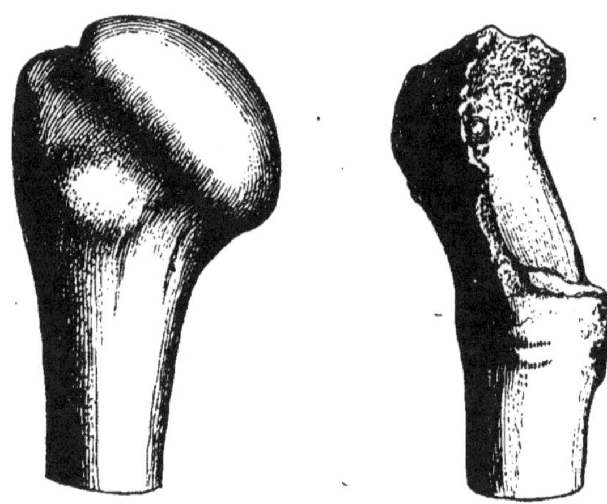

Fig. 10.
Arthropathie tabétique (CHARCOT).
(A gauche, tête d'un humérus sain ; à droite, tête humérale atrophiée.)

syphilitiques, par VIRCHOW comme une variété d'arthrite sèche déformante, reconnaissent en réalité une origine nerveuse : leur pathogénie est identique à celle des autres troubles trophiques du tabes.

Le *pied tabétique*, bien étudié par LÉPINE et BOYER, CHARCOT et FÉRÉ (1883) est constitué par une série d'ostéoarthropathies avec empâtement des parties molles et caractérisé par une triple déformation : saillie du bord interne du pied, saillie de la face dorsale due surtout au premier cunéiforme qui est comme énucléé en haut, affaissement de la plante qui porte tout entière sur le sol (pied plat) au lieu d'appuyer seulement par son bord externe. Cette déformation est très nette sur des empreintes qu'on peut recueillir facilement en faisant marcher le malade sur une feuille de papier noirci à la fumée : on constate alors l'élargissement de la bande antéro-postérieure qui réunit l'empreinte du talon à celle des articulations méta-tarso-phalangiennes. De plus le vide qui existe normalement entre la pulpe du gros orteil et le reste de la surface plantaire est comblé par l'empâtement des parties molles. Ces troubles trophiques du squelette du pied s'accompagnent de troubles vasomoteurs et sécrétoires : la température locale est élevée; la sudation est facile, elle se produit en quelques secondes après injection de pilocarpine.

E. Pathogénie des troubles trophiques. — Nous venons de comprendre toutes les complications dont l'étude précède sous le nom de troubles trophiques. Qu'est-ce qu'un trouble trophique?

Physiologiquement la nutrition des tissus est maintenue dans cet équilibre, qui constitue l'état normal, par l'action régulatrice du système nerveux.

Indépendamment des nerfs vasomoteurs qui règlent le calibre des artérioles et, par leur intermédiaire, l'apport des matériaux sanguins, il existe des filets nerveux qui règlent les échanges : ces nerfs, régulateurs de la nutrition, sont les nerfs trophiques. Par exemple, le nerf trophique de la cornée est le trijumeau. Vient-on à le sectionner, la cornée s'ulcère et se perfore. Ces nerfs trophiques sont eux-mêmes en relation avec des centres trophiques échelonnés dans la masse des centres nerveux. La suppression anatomique de ces centres, comme celle des conducteurs nerveux qui en émanent, produit des troubles profonds dans la nutrition des tissus qui en dépendent.

On reconnaît depuis Charcot que tous les accidents que nous venons de décrire sous le nom de troubles trophiques du tabes sont d'origine nerveuse ; c'est dans une lésion du système nerveux qu'il faut chercher leur pathogénie. Quelle est cette lésion ? — Ce ne peut être la lésion des cordons postérieurs :

3.

ce doit être une lésion des centres nerveux qui président à la nutrition des tissus, ou des nerfs qui en émanent.

CHARCOT localisait cette lésion dans les cornes antérieures de la moelle : il avait noté, dans un cas d'atrophie musculaire peu étendue chez un ataxique, la disparition des cellules des cornes antérieures.

PIERRET, PITRES et VAILLARD, DÉJERINE, admettent que la névrite périphérique joue un grand rôle dans les troubles trophiques ; ils ont trouvé notamment des altérations des nerfs périphériques dans plusieurs cas d'ostéoarthropathies avec intégrité des centres. Reste à savoir si ces lésions des nerfs ne sont pas elles-mêmes sous la dépendance d'altérations dynamiques des centres nerveux, inaccessibles à nos procédés d'investigation : c'est une hypothèse qui tend à se faire jour depuis quelque temps.

En effet, pour que ces troubles se manifestent, une altération *anatomique* des centres trophiques n'est nullement nécessaire. Comme les centres moteurs ou vasomoteurs, les centres trophiques exercent sur les tissus une action constante sorte de *tonus* trophique, mais pour cela, ils sont sous l'influence des excitations constantes qui leur sont transmises de la périphérie par les nerfs sensitifs : ainsi se réalise l'équilibre trophique. Une lésion des nerfs sensitifs pourra donc produire par réflexe, des troubles trophiques. Nous avons mentionné dans l'ataxie, leur coexistence fréquente avec les douleurs fulgurantes.

6° Troubles viscéraux. — Très fréquents dans la période préataxique, les troubles viscéraux ont une importance diagnostique de premier ordre à cause de leur analogie clinique avec les diverses affections organiques des viscères qu'ils peuvent simuler. Cette confusion devient surtout possible dans les formes frustes de l'ataxie, mais c'est aussi dans ces cas que leur constatation permet de porter un diagnostic précoce.

Parmi ces manifestations viscérales du tabes, les unes sont permanentes (troubles de la sensibilité, paralysies laryngées, vésicales, etc.), les autres intermittentes et caractérisées surtout par l'adjonction de phénomènes douloureux : c'est à ces dernières qu'on donne le nom de *crises* (crises gastriques, laryngées, etc.). Ces deux ordres de manifestations ne s'excluent pas réciproquement sur le même sujet ou le même organe.

A. PHARYNX. — On note très souvent chez les ataxiques des altérations de la *sensibilité* de la muqueuse pharyngienne. On peut la chatouiller avec une plume sans provoquer de réflexe nauséeux. Plus rarement cette sensibilité est exagérée.

Ces troubles de la sensibilité du pharynx, et de celle du larynx sur laquelle nous aurons à revenir, nous expliquent pourquoi certains ataxiques présentent une déglutition défectueuse ; ils « avalent de travers ».

CHARCOT a signalé dans le tabes le syndrome glossolabiolaryngé dont la paralysie du pharynx n'est qu'un symptôme.

OPPENHEIM a décrit sous le nom de *crises pharyngées* des mouvements de déglutition excessivement nombreux ; se reproduisant toutes les deux ou trois secondes, pendant une dizaine de minutes.

COURMONT a observé un ataxique qui présentait d'une façon intermittente un spasme insurmontable de la musculature du pharynx, au point que, pendant toute sa durée, la déglutition. même des liquides, était impossible, et n'aboutissait qu'au reflux nasal.

B. LARYNX. — On désigne sous le nom de laryngisme tabétique, toute une série de phénomènes : 1° paralysies laryngées ; 2° ataxie des cordes vocales ; 3° crises laryngées.

a. *Paralysies.* — Elles atteignent de *préférence* les muscles dilatateurs de la glotte c'est-à-dire les deux *crico-aryténoïdiens postérieurs.* C'est la paralysie laryngée tabétique par excellence.

Les cordes vocales ne peuvent plus s'écarter pendant la respiration, comme le montre l'examen laryngoscopique ; l'air ne rentre plus dans la poitrine qu'à la filière. Le moindre mouvement produit de la dyspnée et du cornage. Par contre la phonation reste ordinairement normale.

Le stade du tabes auquel surviennent ces manifestations

laryngées est très variable, mais il est des cas comme ceux de
LHOSTE et de FOURNIER où elles ont été précoces et ont fait faire
le diagnostic. Leur début est lent et progressif ; on l'a cru
subit, mais en réalité c'est le premier accès de suffocation qui
en impose : quand il se produit, la paralysie existe depuis
plus ou moins longtemps, par exemple dans ce cas de ORD et
SEMON où la paralysie fut découverte accidentellement dans un
examen laryngoscopique et où le premier accès de dyspnée
se montra plusieurs mois après. — A l'inverse des paralysies
oculaires, leur marche est progressive et il n'y a pas de guérison.

On observe fréquemment des troubles de la sensibilité du
larynx, de l'hyperesthésie plus souvent que de l'anesthésie.
Ces paralysies laryngées s'accompagnent souvent d'autres manifestations du côté du vague et du spinal : crises cardiaques et
gastriques, accélération du pouls, paralysie du trapèze et du
sterno-cléido-mastoïdien, douleur à la pression entre ce muscle
et le larynx. ARONSOHN a trouvé le pouls accéléré dans tous les
cas de paralysie laryngée tabétique.

b. *Ataxie des cordes vocales.* — Par moments l'ataxique ne
peut plus parler, sa voix devient fausse et il présente comme
des lacunes vocales (FOURNIER). D'après KRAUSE qni a fait le
premier l'examen laryngoscopique dans les cas de ce genre on
voit les cordes, qui se rapprochaient pour l'émission du son,
s'arrêter brusquement dans une position intermédiaire : c'est
comme un nystagmus laryngien.

c. *Crises laryngées*[1]. — Tout d'un coup, sans prodromes,
l'ataxique éprouve une sensation pénible de constriction à la
gorge ou de chatouillement laryngé, et il est pris d'un accès
de toux convulsive. La reprise inspiratoire se fait avec peine ;
il y a du tirage ; l'air qui passe à grand'peine entre les
cordes vocales produit un cornage perceptible à distance. La
dyspnée et l'angoisse sont extrêmes, la face se cyanose.
L'asphyxie est imminente ; elle aboutit enfin à la perte de

---

[1] CHERCHEWSKI, *Crises laryngées du tabes.* Revue de médecine,
1881.

connaissance et à la chute du malade qui ne tarde pas à revenir à lui.

Telle est la forme moyenne. On a décrit une forme légère caractérisée par un simple accès de toux précédée d'un chatouillement à la gorge, et une forme foudroyante où la perte de connaissance et la chute du malade sont presque immédiates.

La crise laryngée est due à la contracture des adducteurs des cordes vocales qui se juxtaposent sur la ligne médiane et ne permettent plus l'entrée de l'air à travers la glotte spasmodiquement fermée.

Cette occlusion spasmodique de la glotte est un phénomèn. réflexe déchaîné par une excitation du laryngé supérieure KRISHABER a pu en effet provoquer sous le laryngoscope la crise laryngée, chez des ataxiques qui y étaient sujets, en touchant avec une sonde la muqueuse laryngée ; et certaines crises laryngées à leur début avortent par un badigeonnage à la cocaïne. Ce phénomène paraît donc lié à des troubles de la sensibilité de la muqueuse laryngée. — Mais la contracture des constricteurs de la glotte n'est pas seule en jeu, comme le prouve cette observation de KRISHABER où les crises persistèrent après la trachéotomie : l'asphyxie d'origine glottique ne pouvait plus se produire, mais il y avait de la tétanisation du diaphragme.

Dans les cas mortels l'anatomie pathologique a montré des lésions bulbaires, portant surtout sur les noyaux du pneumogastrique et du spinal, et sur la bandelette solitaire de Stilling (colonne ascendante de Clarke).

C. POUMON. — On a vu des hémoptysies accompagner les douleurs en ceinture ou annoncer leur disparition.

D. APPAREIL CARDIO-VASCULAIRE. — Les lésions aortiques ne sont pas rares chez les ataxiques. Ils peuvent présenter des crises analogues à celles de l'angine de poitrine et que LEYDEN attribue à la névrite du plexus cardiaque. TEISSIER signale chez eux la perforation des valvules sigmoïdes aortiques qui paraît résulter d'un trouble trophique. Dans quelques cas le tabes se complique des signes du goitre exophtalmique. Lorsque ces signes existent au complet il est légitime de conclure avec JOFFROY et BALLET à l'évolution parallèle, sur le même malade, de deux affections distinctes. Au contraire, s'il n'y en a que quelques-uns, on admet plutôt qu'ils résultent de l'extension du processus tabétique aux noyaux bulbaires.

E. ESTOMAC. — Les *crises gastriques* débutent brusquement, sans troubles gastriques antérieurs, sans prodromes, par une douleur violente, ardente, au creux épigastrique. En même temps se produit une hypersécrétion qui s'accompagne de vomissements très abondants d'un liquide aqueux. L'état général paraît très grave : ces crises s'accompagnent d'une dépression nerveuse extrême ; les malades tombent dans le collapsus.

La crise dure plusieurs heures, quelquefois plusieurs jours. Puis, après cette période de vomissements incessants, elle disparaît aussi brusquement qu'elle avait débuté. Certains tabétiques présentent des crises gastriques quotidiennes.

L'analyse des matières vomies a montré qu'il y avait une quantité excessive d'acide chlorhydrique [1].

Il y a donc une grande analogie entre les crises gastriques du tabes et celles de la maladie de Reichmann caractérisée par l'hypersécrétion gastrique. — Chez tout sujet présentant des troubles gastriques intermittents il faut chercher méthodiquement les signes du tabes incipiens.

F. INTESTIN. — Des selles impérieuses, survenant sans cause appréciable, sans coliques, constituent la diarrhée des tabétiques et dérivent probablement d'un trouble vasomoteur et sécrétoire. L'antipyrine, médicament nervin, en agissant favorablement sur cet accident, nous permet de le distinguer d'une diarrhée de cause banale survenant chez un ataxique.

Les *crises rectales*, excessivement douloureuses, s'accompagnent

---

[1] Dans certains cas cependant cette hyperacidité fait défaut et on observe plutôt une diminution de HCl.

souvent de la sensation de corps étranger, elles sont quelquefois
terminées par une hémorragie anale.

G. APPAREIL GÉNITO-URINAIRE. — L'impuissance ou la dépression génitale est un des premiers signes du tabes. Il n'est pas
rare qu'elle soit précédée d'une exaltation du sens génésique
que quelques auteurs ont prise pour une des causes du tabes.
Chez la femme on a signalé l'existence de spasmes voluptueux
(crises clitoridiennes ou vulvo-vaginales).

D'après BITOT et SABRAZÈS, l'*analgésie testiculaire*, c'est-à-dire
l'insensibilité des testicules à la pression, est excessivement fréquente dans le tabes à la période d'ataxie. Elle est proportion-
nelle au degré d'affaiblissement des fonctions génitales ; mais,
par contre, elle n'affecte pas de rapport avec la disparition du
réflexe crémastérien. Les nerfs des cordons spermatiques ne
présentent pas de lésion appréciable, mais le testicule présente
une sclérose péricanaliculaire très accentuée, et une desquamation en masse de l'épithélium des tubes séminifères.

Des crises néphrétiques et vésicales excessivement douloureuses, peuvent simuler par leur intensité la migration d'un
calcul. Plus souvent il y a d'une façon continue des troubles de
la miction reconnaissant une origine nerveuse, spasmes ou paralysie. Le début de la miction est difficile : le malade est obligé
de *pousser* ; ou bien une fois commencée elle est *entrecoupée*
par un spasme de l'urèthre. D'autres fois il y a plutôt incontinence d'urine.

La paralysie vésicale est une complication tardive ; mais dès
la période préataxique il peut arriver que le malade laisse
échapper par instants un jet d'urine dans son pantalon.

§ 4. — ÉVOLUTION ET PRONOSTIC

L'évolution générale du tabes en trois périodes (période préataxique, période d'incoordination, et période paralytique) a déjà
été indiquée en tête de la symptomatologie (voy. p. 13).

Dans quelques cas, le tabes pendant une longue période se

manifeste uniquement par des troubles bulbaires : des crises viscérales, des paralysies oculaires, des troubles sensoriels, du vertige de Ménière ; on désigne ces formes sous le nom de *tabes céphalique* (PIERRET). Le plus souvent, le tabes a un début mixte, c'est-à-dire qu'il s'annonce à la fois par des symptômes médullaires et des symptômes bulbaires.

En général, son évolution est très longue, comprenant des années, et fréquemment interrompue par des périodes d'arrêt, pendant lesquelles la maladie ne progresse plus. L'atrophie du nerf optique arrête généralement ou atténue l'évolution de la maladie.

La *mort* est causée dans l'immense majorité des cas par la tuberculose pulmonaire, la pneumonie ou la broncho-pneumonie, la septicémie consécutive à l'infection de l'eschare sacrée, la cystite purulente ; en somme les ataxiques succombent presque toujours à une affection intercurrente, souvent contractée dans le milieu hospitalier. Plus rarement ils succombent à la paralysie générale qui vient compliquer le tabes, à l'asphyxie par paralysie des muscles respiratoires ou à l'arrêt du cœur.

Dans quelques cas la mort est due à la paralysie glosso-labio-laryngée.

Le pronostic *quoad vitam* est en somme favorable ; mais l'affection est incurable et constitue une infirmité qui aboutit à la paralysie et à la déchéance de la plupart des fonctions de la vie de relation. Les troubles respiratoires, cardio-vasculaires, laryngés, et la paralysie de la vessie aggravent beaucoup le pronostic.

§ 5. — ANATOMIE PATHOLOGIQUE

Le tabes n'est pas une maladie exclusivement médullaire ; mais il est incontestable que les lésions médullaires sont les plus importantes.

1° Moelle. — La principale lésion est la sclérose des cordons postérieurs : ils tranchent déjà à l'œil nu par leur teinte grisâtre.

Dans les cas avancés (fig. 11) la sclérose dépasse en dehors les racines postérieures et envahit un peu les cordons latéraux dans la région appelée *zone de Lissauer*, point de pénétration des fibres des racines postérieures. Dans les cas récents (tabes incipiens) les cordons postérieurs ne sont pas pris dans leur totalité ; la lésion débute dans le cordon de Burdach, dans son tiers externe, dans le point appelé par PIERRET *bandelette externe*

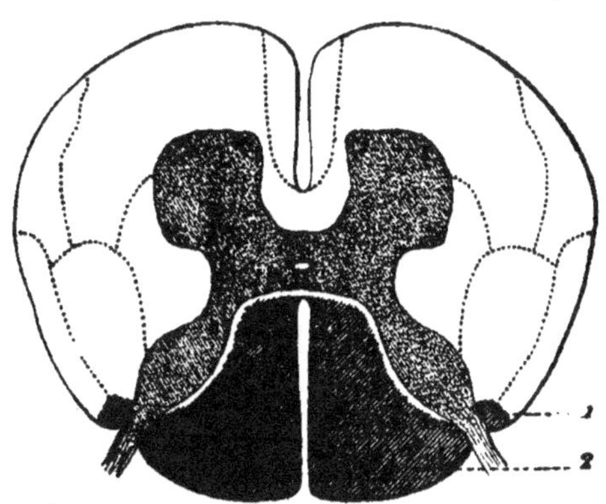

Fig. 11.

Tabes avancé.

1, zone de Lissauer. — 2, cordons postérieurs.

(fig. 12). Le cordon de Goll est toujours moins atteint que le cordon de Burdach et, de plus, la sclérose respecte une mince zone de substance blanche qui tapisse la substance grise des cornes postérieures et que les auteurs désignent sous le nom de zone cornu-commissurale. Par contre elle affecte une certaine prédilection pour la zone qui avoisine le sillon médian de la moelle (zone médiane de Flechsig) : cette lésion réunie à celles des bandelettes externes par de fins tractus de sclérose figure un **M** assez caractéristique dans quelques cas de tabes incipiens. Il paraît y avoir un parallélisme entre les lésions du tabes et l'ordre de myélinisation chez le fœtus des faisceaux de fibres qui entrent dans la constitution des cordons postérieurs : ce sont les faisceaux les derniers myélinisés qui sont les premiers atteints : zone médiane, bandelettes externes, zone de Lissauer (Flechsig).

L'anatomie normale nous permet d'interpréter cette systématisation. Les fibres centripètes qui forment les racines postérieures et pénètrent dans la moelle traversent immédiatement la zone de Lissauer et peuvent se diviser en trois catégories (Singer et Munzer) ; les unes, fibres courtes, se ramifient presque immédiatement autour des cellules de la corne postérieure après avoir traversé la zone cornu-radiculaire ; les autres *fibres moyennes*, remontent dans la partie du cordon de Burdach appelée bandelette externe et, après un trajet plus ou moins long, pénètrent à leur tour dans la corne postérieure ; d'autres enfin, *fibres longues*, remontent beaucoup plus haut, et, progressivement refoulées vers la ligne médiane, forment le cordon de Goll qui remonte jusqu'au bulbe. — Or, ce sont les fibres moyennes qui sont les premières dégénérées dans le tabes (dégénérescence de la bandelette externe) ; les fibres courtes le sont plus tard (dégénérescence de la zone cornu-radiculaire et de la zone de Lissauer) ; les fibres longues ne dégénèrent que dans un tabes déjà ancien (cordon de Goll). En somme, ces altérations des *fibres radiculaires* des cordons postérieurs, si on les rapproche des lésions des racines et des lésions fréquentes des nerfs sensitifs, montrent bien que le tabes est surtout une altération du neurone sensitif périphérique ou protoneurone centripète (Brissaud et de Massary) ; mais ces lésions ne sont pas les seules : la dégénérescence du centre ovale de Flechsig correspond à d'autres systèmes de fibres, qui n'ont aucun rapport avec les racines postérieures (*fibres endogènes*).

On a trouvé encore des lésions des cordons latéraux (tabes

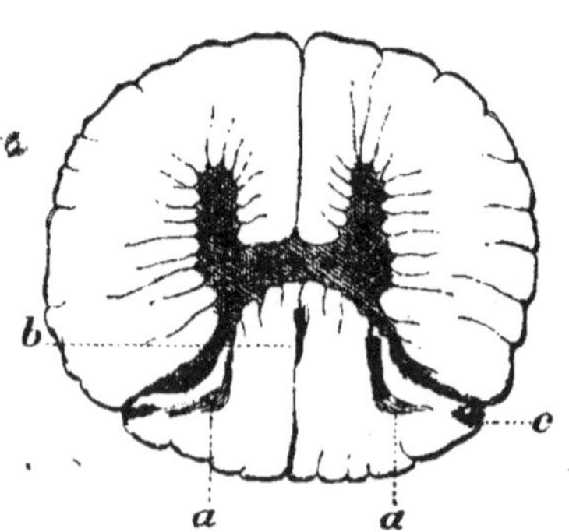

Fig. 12.

Lésions du tabes incipiens
(Pierret).

a, bandelettes externes. — *b*, sclérose avoisinant la ligne médiane. — *c*, entrée des racines postérieures.

combiné) ou des cellules des cornes antérieures expliquant l'atrophie musculaire.

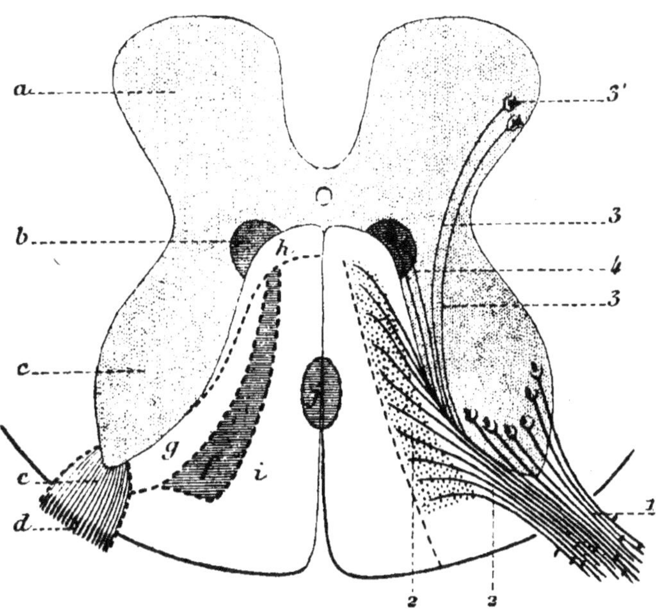

Fig. 13.

Systématisation des lésions des cordons postérieurs
dans le tabes.

a, corne antérieure. — *b*, colonne de Clarke. — *c*, corne postérieure. — *d*, racine postérieure. — *e*, zone de Lissauer. — *f*, bandelette externe (PIERRET). — *g*, zone cornu-radiculaire. — *h*, zone cornu-commissurale. — *i*, cordon de Goll. — *j*, centre ovale de Flechsig.

1, fibres radiculaires courtes. — 2, fibres radiculaires moyennes. — 3, collatérales longues formant le faisceau collatéral réflexe qui va aboutir à 3' le groupe postéro-latéral de la corne antérieure. — 4, collatérales moyennes allant aboutir à la colonne de Clarke.

2° Racines rachidiennes. — Elles sont grises, amincies, transparentes ; leurs altérations ne dépassent pas les ganglions spinaux et manquent d'ailleurs dans le tabes incipiens.

3° Ganglions spinaux. — On a constaté une sclérose des ganglions spinaux avec altérations des cellules nerveuses, pigmentation anormale, ratatinement, état vacuolaire du protoplasma. Cette sclérose est surtout marquée dans la partie des ganglions la plus voisine de la moelle ; ce fait semble indiquer qu'il ne s'agit pas d'une altération primitive des ganglions, amenant par suite une dégénérescence des racines et des cordons postérieurs, mais d'un processus de sclérose ayant son origine dans les cordons postérieurs et se propageant par les racines postérieures à la partie du ganglion la plus voisine.

4° Méninges spinales. — La méningite qui envahit la partie postérieure de l'arachnoïde et de la pie-mère, en contact avec les cordons de Goll et de Burdach, fut quelques temps considérée comme la lésion primitive, cause du tabes. En réalité c'est une altération inflammatoire secondaire tout à fait inconstante.

5° Bulbe et protubérance. — Dans les cas de tabes céphalique on a vu des lésions de la bandelette longitudinale postérieure, de divers noyaux bulbo-protubérantiels (trijumeau, acoustique, moteurs oculaires) et de la bandelette de Stilling (MENDEL).

6° Cerveau. — Des lésions de l'écorce cérébrale ont été mises en évidence par JENDRASSIK ; on trouve aussi quelquefois celles de la paralysie générale.

7° Nerfs périphériques. — Leurs altérations bien étudiées par DÉJERINE peuvent rendre compte en partie des troubles sensitifs et des troubles trophiques. L'atrophie du nerf optique et celle du nerf auditif expliquent quelquefois les troubles sensoriels correspondants.

§ 6. — PATHOGÉNIE

Reste à expliquer les lésions des cordons postérieurs.

On considérait autrefois les cordons de Goll et de Burdach comme des fibres commissurales à long parcours unissant entre eux différents étages des cornes postérieures de la moelle.

Les recherches récentes tendent à les faire considérer comme le cylindraxe d'un neurone dont le corps cellulaire est représenté par une cellule des ganglions rachidiens, alors que les nerfs périphériques forment le prolongement protoplasmique de ce neurone. Le centre trophique des cordons postérieurs est donc dans les cellules des ganglions spinaux.

On a été ainsi amené à considérer la lésion des cordons postérieurs dans le tabes, comme une dégénérescence secondaire.

CARRE, BABINSKI ont pensé que la lésion primitive était une altération des ganglions spinaux, qui constituent les corps cellulaires des neurones dont les cordons postérieurs ne sont que les prolongements. Mais ces lésions sont le plus souvent peu prononcées ou inconstantes : on est donc forcé d'admettre qu'il s'agit d'une lésion purement dynamique, et on se trouverait ainsi en pleine hypothèse.

Pour DÉJERINE l'altération doit être cherchée dans les nerfs périphériques.

Pour MARIE plus loin encore, dans les cellules nerveuses ganglionnaires périphériques.

§ 7. — DIAGNOSTIC

Le principal symptôme du tabes est *l'incoordination*, et, avant même qu'elle apparaisse, à la période préataxique, son diagnostic est généralement rendu facile par *l'abolition des réflexes rotuliens*, le *signe de Romberg*, le *myosis et le signe d'Argyll-Robertson*, les *paralysies oculaires*, les *troubles de la sensibilité* et les *douleurs fulgurantes*, *l'atrophie de la papille*, *les troubles urinaires*.

Ces symptômes empêcheront de le confondre :

1b *Avec les affections viscérales* simulées par les crises tabétiques : ulcère de l'estomac, vertige stomacal, coliques hépatique et néphrétique ;

2º *Avec la maladie de Friedreich* (voy. son diagnostic, p. 44).

3º *Avec l'ataxie cérébelleuse;*

4º *Avec la syringomyélie* à type tabétique.

5º *Avec les pseudo-tabes;* on appelle ainsi des maladies qui simulent l'ataxie par quelques-uns de leurs signes et qui sont dues soit à des lésions médullaires, soit à des lésions des nerfs périphériques soit à des névroses : on décrit ainsi un pseudo-tabes alcoolique, diabétique, arsenical, hystérique, etc. Dans ces différents cas :

a. L'incoordination fait généralement défaut, c'est plutôt de la parésie (voy. p. 246, *Névrites alcooliques*) ; ainsi la parésie des extenseurs du pied dans la névrite alcoolique simule grossièrement l'incoordination de l'ataxique.

b. Les symptômes bulbaires ne sont qu'ébauchés alors qu'ils sont très importants dans le tabes, et très précoces, se montrant dès la période préataxique.

c. On peut constater des symptômes tout à fait insolites dans le tabes et qui appartiennent à l'affection causale.

§ 8. — TRAITEMENT

Dans tous les cas où on a des doutes sur le diagnostic et où l'on soupçonne une syphilis médullaire, il faut essayer pendant trois semaines le traitement spécifique à haute dose (frictions mercurielles, six grammes d'iodure de potassium). On admet généralement qu'il est inutile de le continuer dans le cas de tabes confirmé ; on peut toutefois l'appliquer au début.

Les meilleurs traitements paraissent être ceux qui agissent mécaniquement sur la moelle :

a. La suspension.

b. La flexion forcée du tronc par la méthode de Bonuzzi.

c. La flexion progressive au moyen de poulies mouflées (G. DE LA TOURETTE).

Ces modes de traitement améliorent beaucoup les douleurs fulgurantes et l'incoordination.

On est arrivé aussi à diminuer l'incoordination en pratiquant systématiquement la rééducation du sens musculaire chez les ataxiques (FRENKEL, RAYMOND).

Dans le cas de crises viscérales ou de douleurs fulgurantes il faut recourir aussi peu que possible à la morphine ; l'antipyrine, l'acétanilide ($0^{gr},50$ à $1^{gr},50$) sont préférables. Contre l'atrophie du nerf optique on essaiera sans grand espoir les injections de strychnine et l'électrisation.

Les crises laryngées nécessitent rarement la trachéotomie.

ARTICLE V

MALADIE DE FRIEDREICH

Considérée d'abord comme une forme de tabes (*tabes hérédi-taire*) par FRIEDREICH en 1861, puis comme une variété de la sclérose en plaques, parce qu'elle a quelques symptômes communs avec ces deux affections, c'est en réalité une maladie qui mérite une place spéciale. Nous aurons à nous préoccuper plus loin de ses rapports avec l'hérédo-ataxie cérébelleuse.

1° Étiologie. — La maladie de Friedreich frappe plusieurs enfants, frères ou sœurs, d'une même famille (maladie familiale); elle débute dans l'enfance ou la puberté. Ses causes sont inconnues, bien qu'on ait incriminé dans quelques cas la syphilis ou l'alcoolisme des parents et diverses maladies infectieuses.

2° Symptômes. — La symptomatologie de la maladie de Friedreich se rapproche par certains côtés de celle du tabes et par certains autres de celle de la sclérose en plaques.

a. *Troubles moteurs*. — Ils consistent dans une incoordination motrice assez analogue à celle du tabes, mais beaucoup moins prononcée, et à laquelle se joint un élément nouveau : *la titubation*. Le malade lance les jambes; il marche les jambes écartées, la tête baissée et oscillante et dévie à droite et à gauche : c'est la *démarche tabétocérébelleuse* (CHARCOT). Les membres supérieurs présentent aussi un certain degré d'incoordination.

Dans la station debout le malade est obligé, pour ne pas perdre l'équilibre, d'élargir sa base en écartant les jambes, ou même de changer continuellement les pieds de place : c'est l'*ataxie statique* (FRIEDREICH). L'occlusion des yeux n'augmente guère ces troubles de la station : le signe de Romberg n'est donc pas constant. Les membres sont animés de *mouvements choréiformes* ou plus rarement athétosiques (voy. p. 184, *Athétose*). Les membres supérieurs présentent à l'occasion des mouvements volontaires un tremblement assez analogue à celui de la sclérose en plaques (*tremblement intentionnel*).

b. *Troubles sensitifs et sensoriels*. — La perte du sens musculaire, les anesthésies, les douleurs fulgurantes, si fréquentes dans le tabes sont ici inconstantes ou à l'état d'ébauche.

Les yeux ne présentent ni atrophie papillaire, ni signe d'Argyll-Robertson (voy. p. 20), ni paralysies des muscles extrinsèques avec strabisme (car. dist. d'avec le tabes); mais par contre un *nystagmus*, ou tremblement des globes oculaires, marqué surtout dans la fixation des objets.

c. *Troubles trophiques et vasomoteurs*. — Une scoliose à convexité droite le plus souvent, un pied bot caractérisé par l'équinisme et l'extension exagérée du gros orteil, s'observent assez fréquemment. On a noté quelquefois de la diarrhée ou des sueurs profuses.

d. *Troubles de la parole*. — La parole est lente, traînante et par moments précipitée, comme un balbutiement; elle n'est pas sans analogies avec celle de la sclérose en plaques.

e. *Troubles des réflexes*. — Les réflexes tendineux sont abolis.

3° Évolution. — La maladie dure de longues années (dix, quinze ans et plus). Le début s'opère par les troubles moteurs des membres inférieurs, qui atteignent progressivement les membres supérieurs. A la période ultime de l'affection les malades sont confinés au lit. La mort survient du fait d'une maladie intercurrente.

4° Diagnostic. — La maladie de Friedreich se différencie :
a. *Du tabes* : 1° Par l'absence du signe de Romberg, des douleurs fulgurantes et des anesthésies, des troubles génito-urinaires

des troubles trophiques, du signe d'Argyll-Robertson, de l'atrophie de la papille et des paralysies oculaires ; 2° par la présence des troubles de la parole, du nystagmus, de la titubation, des mouvements choréiformes et la fréquence de la scoliose.

C'est une affection familiale, précoce, alors que le tabes se montre surtout vers quarante ou cinquante ans ; de plus elle n'affecte aucun rapport avec la syphilis. Les seuls caractères communs consistent dans l'abolition du réflexe rotulien et les troubles de la coordination.

b. *De la sclérose en plaques* par l'abolition du réflexe rotulien et l'incoordination. Les caractères communs sont nombreux : tremblement intentionnel, nystagmus, troubles de la parole, et quelquefois titubation lorsque la sclérose en plaques présente la démarche dite cérébello-spasmodique.

c. *De la chorée* et de *l'athétose* par l'ensemble de ses symptômes (ataxie, nystagmus, etc.).

d. *De l'atrophie cérébelleuse* par l'abolition des réflexes tendineux, exagérés dans cette maladie, par la présence des troubles de la vision d'ailleurs inconstants, de la scoliose et du pied bot.

5° Anatomie pathologique. — La moelle est *grêle;* le cervelet participe quelquefois légèrement à cette diminution de volume.

La sclérose porte sur les cordons postérieurs (FRIEDREICH) dont elle intéresse surtout la partie médiane (cordons de Goll). Elle porte aussi sur les cordons latéraux (RUTIMEYER) : le faisceau cérébelleux direct et le faisceau de Gowers (BLOCQ et MARINESCO) sont les plus atteints, et la colonne de Clarke qui représente leur origine médullaire dans la corne postérieure est dégénérée. Les faisceaux pyramidaux croisés sont bien moins atteints (voy. fig. 14 et 15).

Les racines postérieures et les nerfs périphériques ne présentent que des altérations discutées, par opposition avec ce qu'on observe dans le tabes.

Histologiquement, d'après DÉJERINE et LETULLE, la sclérose ne

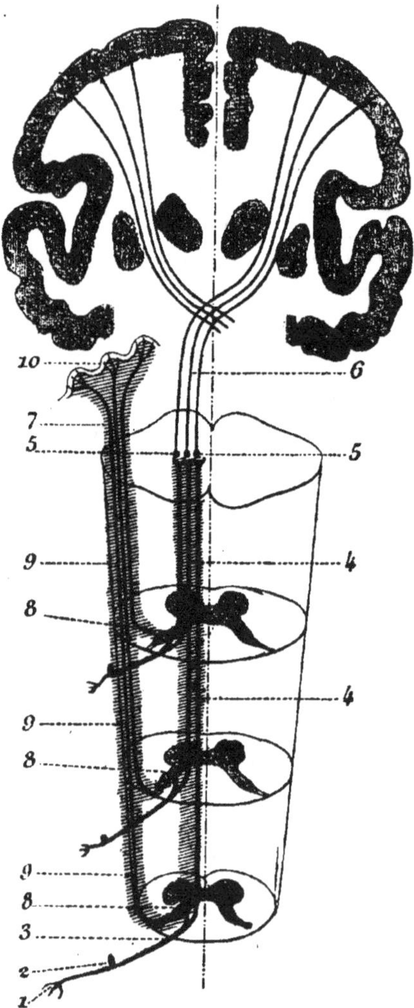

Fig. 14.

Maladie de Friedreich.

1, 1', fibre d'un nerf sensitif. — 2, cellule du ganglion spinal auquel elle aboutit, — 3, racine postérieure. — 4, cordons postérieurs (Goll et Burdach). — 5, noyaux de Goll et de Burdach leur aboutissant : c'est là que se termine le protoneurone centripète. — 6, neurone central (voie principale ou cérébrale), *il est intact.* — 7, neurone central (voie secondaire ou cérébelleuse). *il est lésé.* — 8, son origine dans les cellules de la colonne de Clarke. — 9, son passage dans le faisceau cérébelleux direct. — 10, sa terminaison dans l'écorce et les noyaux centraux du cervelet.

serait pas partout identique : dans les cordons latéraux il s'agirait d'une sclérose banale, conjonctivo-vasculaire, mais dans les cordons postérieurs ce serait une sclérose *névroglique*. Cette prolifération exagérée de la névroglie, et la gracilité de la moelle ont fait considérer la maladie de Friedreich comme une *maladie de développement* due à une anomalie du feuillet externe du

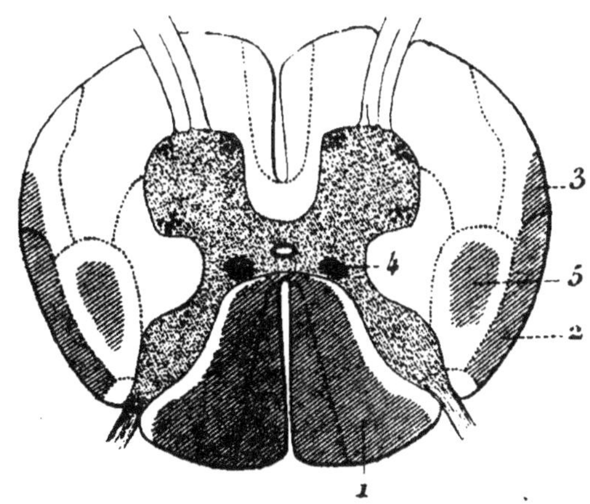

Fig. 15.

Lésions médullaires de la maladie de Friedreich
(cas de Blocq et Marinesco).

1, sclérose des cordons postérieurs. — 2, sclérose du faisceau cérébelleux direct se prolongeant en avant de lui dans le faisceau de Gowers (3). — 4, atrophie des cellules de la colonne de Clarke. — 5, légère sclérose des faisceaux pyramidaux.

blastoderme, qui donne naissance à la fois aux éléments nerveux et à la névroglie.

En somme, la maladie de Friedreich est une sclérose combinée remarquable par la lésion des faisceaux à terminaison cérébelleuse (faisceau cérébelleux direct et faisceau de Gowers). Senator la considère comme une affection à point de départ cérébelleux. Dans ces derniers temps, on s'est préoccupé de ses rapports avec l'*hérédo-ataxie cérébelleuse*. Celle-ci paraît avoir pour substratum anatomique une atrophie considérable du cervelet, inconstante ou peu marquée dans la maladie de Friedreich : les lésions des deux maladies sont donc bien différentes; dans un cas c'est le cervelet qui est atrophié et sclérosé; dans l'autre ses voies nerveuses afférentes, ce qui pourrait expliquer les analogies symptomatiques. Il existe d'ailleurs des cas intermédiaires où on constate à la fois des altérations cérébelleuses et médullaires (MENZEL). Les analogies ne sont donc pas toujours purement cliniques.

6° Traitement. — On peut appliquer le traitement du tabes.

ARTICLE VI

PARALYSIE SPINALE INFANTILE

Signalée par HEINE, puis RILLIET, bien étudiée au point de vue symptomatique par DUCHENNE, ses lésions ont été aperçues pour la première fois par PRÉVOST.

1° Étiologie. — On a surtout invoqué l'influence du froid et de la dentition.

La paralysie infantile survient souvent pendant la convalescence d'une maladie infectieuse; alors même qu'elle est primitive elle se présente parfois sous une forme épidémique (épidémie de Sainte-Foy relatée par CORDIER). Ces raisons tendent à la faire considérer comme une maladie infectieuse dont la localisation au niveau de la moelle serait, il est vrai, favorisée par une prédisposition névropathique héréditaire qu'on retrouve dans la plupart des cas en étudiant les antécédents des malades.

C'est pendant la première enfance que cette affection atteint son maximum de fréquence; mais on l'observe plus tard aussi, quoique plus rarement, et l'affection connue sous le nom de paralysie spinale aiguë de l'adulte lui est certainement assimilable.

2° Symptomatologie. — Il convient, dans la symptomatologie de la paralysie spinale infantile, de distinguer deux périodes, la période d'invasion et la période de régression.

a. *Première période ou période d'invasion.* — La paralysie spinale infantile a un début brusque : elle s'annonce par des convulsions dans les membres, des phénomènes cérébraux, des contractures passagères. En même temps la température s'élève : cette fièvre initiale dure de un à huit jours, soit continue, soit entrecoupée de remissions. La paralysie apparaît du jour au lendemain ; elle atteint *d'emblée tous les muscles* qu'elle doit envahir : elle n'est donc nullement progressive à l'inverse de celle des myélites chroniques. Sa distribution est très variable : il existe une forme généralisée, une forme paraplégique. c'est-à-dire limitée aux deux membres inférieurs, une forme monoplégique, limitée à un membre, une forme hémiplégique plus rare. (Déjerine et Huet) ; enfin les muscles dépendant de nerfs bulbaires peuvent être atteints.

Cette paralysie est flaccide sans contractures ; elle ne s'accompagne pas de troubles de la sensibilité, à part quelques fourmillements : il n'y a ni eschare sacrée, ni paralysie des sphincters. A la fin de la première semaine la contractilité faradique des muscles paralysés diminue et disparaît.

Telle est la première période de la maladie caractérisée par une paralysie musculaire plus ou moins étendue atteignant d'emblée son summum, par une diminution rapide de la contractilité faradique, par l'absence de troubles du côté des sphincters et de la sensibilité, et de troubles trophiques.

a. *Deuxième période ou période de régression.* — La deuxième période ou période de régression (Charcot) commence au bout de quelques semaines : elle est caractérisée par la localisation de la paralysie ; c'est-à-dire qu'*un certain nombre des muscles paralysés récupèrent leur contractilité* électrique et volontaire, tandis que les autres restent paralysés et subissent une *atrophie progressive.* Il est rare en effet que la guérison soit complète et totale : le deltoïde, les extenseurs du pied et des orteils. les péroniers sont généralement les muscles voués à la paralysie persistante et à l'atrophie. Les muscles qui sont encore paralysés au bout de huit ou dix mois le resteront définitivement (Charcot).

Cette atrophie musculaire débute au bout d'un mois environ, rarement au bout de quelques jours ; elle est quelquefois masquée par le développement du tissu adipeux interstitiel ; l'atrophie des os l'accompagne fréquemment, mais sans qu'il y ait entre elles un rapport obligé ; SEELIGMULLER a même noté dans un cas l'allongement des os. Le membre qui reste partiellement ou totalement paralysé a ses artères retrécies ; sa température locale est plus basse que celle du côté sain : il est cyanosé et présente quelquefois des ulcérations de la peau ou des callosités. Enfin des déformations durables s'établissent : un pied bot paralytique ordinairement varus équin, une laxité des ligaments qui permet à l'articulation intéressée des mouvements trop étendus, la rend ballante dans tous les sens et peut même provoquer des subluxations. Lorsque ces déformations atteignent les membres inférieurs elles les rendent absolument impropres à la station : les malades sont obligés de marcher sur les genoux ou de se traîner comme des culs-de-jatte.

CHARCOT attribue les déformations telles que le pied bot, à la prédominance d'action des muscles restés sains privés de leurs antagonistes ; d'autres auteurs ont fait jouer un plus grand rôle à la contracture, aux ruptures fibrillaires, aux rétractions tendineuses aidées par le poids des couvertures.

3° Évolution et pronostic. — La paralysie infantile nous apparaît donc comme une paralysie musculaire à développement rapide, qui, d'abord très étendue, se localise au bout de quelques semaines dans certains muscles qui seront destinés à s'atrophier progressivement. Mais cette évolution schématique est quelquefois modifiée. Ainsi le mouvement fébrile du début peut être intense et prolongé (CHARCOT); il peut manquer au point que la paralysie semble constituer le premier symptôme ; la paralysie peut arriver lentement et non d'emblée à son apogée, elle peut rétrocéder sans laisser de traces, elle peut reparaître pendant la période de régression, ou remonter jusqu'au bulbe et déterminer ainsi la mort.

Le pronostic est toujours grave, puisque, lorsque la maladie guérit, elle laisse d'ordinaire après elle une paralysie localisée qui fera du malade un infirme. Il est encore assombri par la possibilité du retour d'accidents paralytiques à longue échéance. Ballet et Dutil[1] qui ont fait une étude particulière de ces accidents les divisent en quatre groupes : tantôt il s'agit d'une paralysie subite et de courte durée attribuable à une simple poussée congestive, tantôt le malade est frappé d'une poliomyélite antérieure aiguë, analogue à la première atteinte, dans le troisième cas se développe une paralysie généralisée à marche subaiguë, dans le quatrième une atrophie musculaire progressive à évolution chronique. Charcot et Raymond ont aussi observé cette récidive de la paralysie aiguë après des années. D'après Rémond de Metz elle frappe avec prédilection les groupes musculaires intéressés au début de la première atteinte mais épargnés par l'atrophie. Ce réveil tardif des altérations spinales sous l'influence du surmenage, du traumatisme ou de causes qui nous échappent n'est qu'un cas particulier du réveil des affections anciennes des centres nerveux qu'il s'agisse de lésions du cerveau (hémiplégie spasmodique infantile), ou de lésions de la moelle (paralysie spinale infantile). Trois théories se proposent d'expliquer ces faits[2].

Ballet et Dutil, Hayem pensent qu'une lésion limitée de la substance grise est une épine irritative qui peut devenir le point de départ d'une myélite aiguë; Seeligmuller, Déjerine admettent une prédisposition héréditaire qui rend particulièrement susceptibles les cellules des cornes antérieures; d'autres auteurs convaincus de la nature microbienne de la paralysie infantile croient au réveil d'une infection microbienne ancienne ou à une nouvelle atteinte de cette infection.

4° Diagnostic. — Il présente des difficultés différentes à la période d'invasion et à la période d'atrophie.

a. *Période d'invasion.* — Les myélites diffuses aiguës se distinguent de la paralysie infantile par les douleurs, la paralysie

---

[1] Ballet et Dutil. *Revue de médecine*, 1884.

[2] Pauly, *Du réveil des affections anciennes des centres nerveux* Thèse de Lyon, 1894.

de la vessie et du rectum, l'apparition précoce des eschares au sacrum, aux fesses, aux talons : il s'agit en effet d'une lésion diffuse de la moelle, et non limitée aux cornes antérieures. Les névrites périphériques, l'ostéomyélite, le décollement aigu des épiphyses peuvent s'accompagner de paralysie ; mais les douleurs sont très vives, et même caractéristiques par leur siège.

b. *Période d'atrophie.* — L'hémiplégie cérébrale infantile s'accompagne de contracture et d'ailleurs elle ne pourrait être confondue qu'avec la forme hémiplégique, rare, de la paralysie spinale.

Les myopathies primitives ont une évolution progressive, l'atrophie est absolument symétrique, et s'accompagne souvent de pseudo-hypertrophie.

5° Anatomie pathologique. — Les muscles atrophiés sont amincis et pâles comme dans l'atrophie musculaire progressive ; la fibre musculaire est remplacée par du tissu scléreux ; il y a en certains points accumulation de tissu graisseux.

Les os ont leurs contours et leurs saillies diminuées par suite de l'atrophie des muscles qui s'y insèrent. Ces altérations musculaires et osseuses ne sont que *secondaires ;* elles dépendent d'une altération primitive du système nerveux, qui occupe les cornes antérieures de la moelle (PRÉVOST, CHARCOT et CORNIL) (voy. fig. 16).

Cette altération constitue un foyer de myélite aiguë au niveau duquel le tissu nerveux plus ou moins détruit ne laisse voir que des corps granuleux, des vaisseaux dilatés avec multiplication des noyaux des gaines vasculaires, des cellules nerveuses privées de leurs prolongements et en voie de désintégration. Les racines antérieures sont atrophiées. Lorsque les lésions sont très anciennes, toute la moitié correspondante de la moelle est atrophiée, aussi bien dans sa substance blanche que dans sa substance grise et l'hémisphère cérébral opposé est diminué de volume (voy. fig. 17).

Quelle est donc la nature et la cause de ces lésions médullaires ? CHARCOT considérait la lésion des cellules nerveuses ganglionnaires comme primitive, la sclérose névroglique qu'on

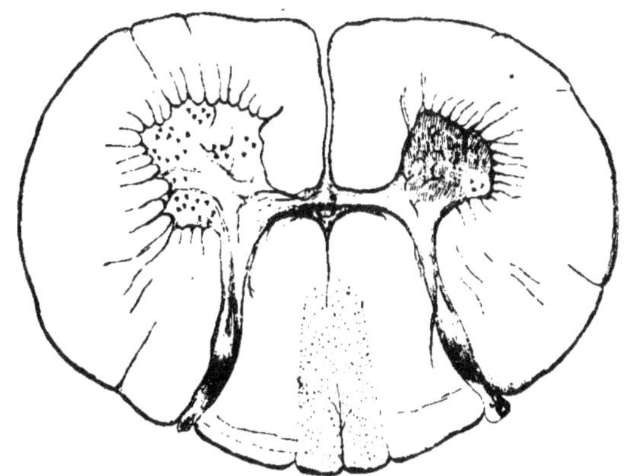

Fig. 16.
Lésion de la moelle dans la paralysie infantile.

observe autour d'elle comme un fait secondaire ; la localisation
fréquente de la myélite au noyau le plus externe de la corne

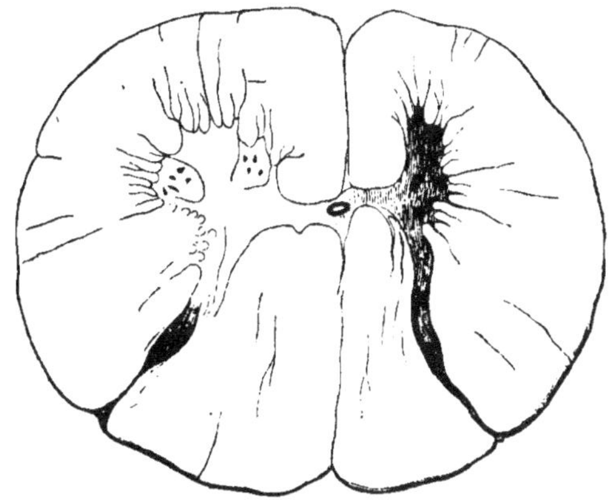

Fig. 17.
Coupe de la moelle cervicale dans un cas de paralysie spinale infantile
du membre supérieur droit datant de 40 ans (Charcot).

antérieure plaide encore en faveur de l'hypothèse d'une lésion
systématisée. Damaschino pensait au contraire que la lésion de

5.

la névroglie était le fait primitif, et ne retentissait que secondairement sur les cellules nerveuses. Marie fait remarquer que la myélite occupe surtout le groupe antéro-externe de cellules de la corne antérieure, mais empiète aussi sur la substance blanche contiguë, or ce territoire correspond précisément à la zone de distribution des artères radiculaires antérieures. Le groupe antéro-interne, irrigué par l'artère sulco-commissurale, branche de la spinale antérieure, est au contraire relativement respecté. Il en conclut que la paralysie infantile n'est pas une lésion systématisée, au sens strict du mot, mais que les vaisseaux jouent un rôle dans sa localisation.

Les allures cliniques de la paralysie infantile, le mouvement fébrile qui accompagne son début, les petites épidémies quelquefois observées (Cordier) tendent à la faire considérer comme une maladie infectieuse. Les constations bactériologiques ne sont pas encore probantes, mais Roger par l'inoculation du streptocoque, Thoinot et Masselin par celle du staphylocoque doré et du coli-bacille sont arrivés à reproduire expérimentalement une amyotrophie à marche rapide accompagnée de lésions des cornes antérieures.

6° Traitement. — Pendant la période d'invasion et de paralysie on se borne à l'expectation. Plus tard le massage, l'électrisation, un traitement chirurgical approprié remédient dans une certaine mesure à l'atrophie et aux déformations. Lorsqu'un membre inférieur inerte et ballant rend la station et la marche impossibles, il peut être indiqué de recourir à l'amputation (Poncet).

ARTICLE VII

PARALYSIE SPINALE AIGUE DE L'ADULTE

La paralysie spinale aiguë de l'adulte, beaucoup plus rare que la paralysie infantile, offre absolument les mêmes symptômes : mouvement fébrile de la période d'invasion, paralysie musculaire étendue, suivie d'une phase de régression à la suite de laquelle certains muscles s'atrophient. Mais on n'observe pas en pareil cas le raccourcissement d'un membre, l'atrophie osseuse si fréquente chez l'enfant, où la maladie frappe un organisme en voie de croissance. Cliniquement les deux affections sont donc assimilables; anatomiquement leur identité est plus discutée. Certains auteurs considèrent la paralysie spinale aiguë de l'adulte comme due à une poliomyélite antérieure aiguë, tout comme la paralysie infantile; mais en réalité cette hypothèse ne repose jusqu'ici que sur trois autopsies, celles relatées par GOMBAULT, EISENLOHR, et IMMERMANN, encore considère-t-on ce dernier cas comme se rapportant à la maladie de LANDRY. DÉJERINE [1], examinant la moelle d'un sujet qui avait eu, dix-huit ans avant sa mort, une paralysie spinale aiguë de l'adulte, n'a trouvé aucune lésion médullaire, mais par contre une névrite très accusée des nerfs intra-musculaires avec intégrité des nerfs cutanés et atrophie simple des faisceaux primitifs des muscles. Il pense que si l'origine médullaire de la paralysie infantile est bien prouvée, celle de l'adulte est très discutable, car dans le cas de GOMBAULT il y avait aussi des lésions des nerfs périphériques et les lésions cellulaires se bornaient à la diminution de nombre et à la pigmentation des cellules, fait dont l'importance a été niée par WESTPHAL.

ARTICLE VIII

ATROPHIE MUSCULAIRE PROGRESSIVE
(SYNDROME D'ARAN-DUCHENNE)

L'atrophie musculaire progressive du type Aran-Duchenne débute par les muscles de la main, puis se généralise en remontant peu à peu vers la racine du membre et finit par intéresser après plusieurs années les muscles de la respiration dont la

---

[1] DÉJERINE, *Archives de physiologie*, 1890.

paralysie entraîne alors la mort par asphyxie. Cette maladie a pour substratum anatomique une atrophie des cellules des cornes antérieures de la moelle.

Elle a été cliniquement décrite par Duchenne et Aran, en 1849; Cruveilhier montra l'atrophie des racines antérieures de la moelle, et Luys (1860) celle des cornes antérieures, qui est la lésion primitive. L'existence de cette entité morbide a été mise en doute depuis quelques années, et on s'est demandé si les cas ainsi diagnostiqués n'étaient pas des syringomyélies ou des scléroses latérales amyotrophiques méconnues. Cela peut être vrai dans un grand nombre de cas, aussi décrivons-nous cette maladie comme un syndrome, mais cependant la maladie de Duchenne doit être cliniquement et anatomiquement maintenue : l'existence de ses lésions propres a été mise hors de doute par J.-B. Charcot.

1° Étiologie. — L'atrophie musculaire progressive frappe le plus souvent les adultes, par opposition aux myopathies primitives qui surviennent chez les enfants. — L'hérédité, une ancienne affection aiguë de la moelle, par exemple une paralysie infantile guérie depuis des années, constituent une prédisposition; on l'a vue coïncider avec la paralysie générale (Schuster). Parmi les causes immédiates on a incriminé le froid, les traumatismes, les infections[1]. Le surmenage musculaire a une action beaucoup mieux prouvée : certaines professions fournissent à ce sujet des statistiques démonstratives, notamment celles de forgeron, d'ajusteur de tisseur, etc. Lorsque le surmenage s'exerce sur un groupe musculaire circonscrit, on constate souvent que les muscles les plus fatigués sont les premiers atteints. Rosenthal a observé le début par les muscles du pouce et de l'index chez une ouvrière qui lançait la navette, Raymond le début par l'épaule droite chez un rubanier obligé de lever et de baisser alternativement les bras.

[1] Rappelons que Roger a pu reproduire expérimentalement chez l'animal une atrophie musculaire progressive portant surtout sur les membres inférieurs, avec atrophie des grandes cellules des cornes antérieures, par l'injection de vieilles cultures de streptocoque.

La maladie commence ordinairement du côté droit ; mais c'est l'inverse chez les gauchers.

2° Symptomatologie. — Nous allons étudier successivement : 1° la marche et la distribution de l'atrophie musculaire ; 2° les caractères de cette atrophie.

a. *Marche et distribution de l'atrophie musculaire*. — La maladie débute du côté droit et par le muscle le plus superficiel de l'éminence thénar, le court abducteur du pouce. Dès lors le pouce ne peut plus être opposé aux autres doigts, pour tenir une plume par exemple ; il est au contraire attiré en arrière et en dehors par suite de l'action prédominante du long abducteur ; en même temps l'éminence thénar tout entière s'atrophie ; la saillie normale de ses muscles est remplacée par un méplat. Ces diverses modifications donnent à la main humaine l'aspect d'une *main de singe* : chez le malade affecté d'amyotrophie du type Aran-Duchenne la préhension ne peut plus s'effectuer, comme chez cet animal, que par la flexion des doigts dans la paume de la main.

Les muscles interosseux se fondent à leur tour ; leur disparition laisse trois profonds sillons entre les métacarpiens ; les mouvements d'écartement et de rapprochement des doigts deviennent impossibles. De plus, ces muscles avaient pour fonction de fléchir la première phalange des doigts et d'étendre les deux autres ; lorsqu'ils s'atrophient les fléchisseurs privés de leurs antagonistes déterminent la position inverse : flexion des deux dernières phalanges avec extension de la première sur le métacarpe ; on donne à cette attitude le nom de *main en griffe*.

L'atrophie envahit ensuite les fléchisseurs superficiels et profonds, puis les extenseurs ; à cette période la griffe disparaît : la main a pris un aspect squelettique et la face dorsale des avant-bras est aplatie comme une planchette.

Les muscles du bras, le deltoïde, la moitié inférieure du trapèze disparaissent à leur tour : les membres supérieurs, ballants, pendent absolument inertes : les pectoraux laissent à leur place une excavation ; par suite de la disparition du grand dentelé, l'omoplate ne reste plus collé à la paroi thoracique, mais s'en écarte comme une aile. Les muscles fléchisseurs et extenseurs du tronc s'atrophient ; la colonne vertébrale exagère ses courbures ; la tête a perdu toute stabilité par suite de la disparition des muscles du cou.

Cette atrophie très étendue, qui rend toute la moitié supérieure du corps analogue à un squelette, contraste avec l'intégrité des membres inférieurs.

b. *Caractères de l'atrophie musculaire*. — L'atrophie musculaire est ici le fait primordial ; la paralysie lui est corrélative : le muscle se contracte en raison directe du nombre des faisceaux qui restent. Le diaphragme cependant est paralysé plutôt qu'atrophié. Fonctionnellement la paralysie se traduit d'abord par une fatigue rapide, par la gêne des mouvements, puis par leur disparition complète. L'amyotrophie est précédée et accompagnée de *contractions fibrillaires*, sorte de frémissement des faisceaux musculaires qu'on voit se contracter successivement sous la peau comme autant de cordelettes brusquement tendues. L'excitation mécanique, par exemple la percussion, les exagère. Il ne faut pas les chercher sur les muscles complètement atrophiés, mais sur les muscles *en voie d'atrophie*.

Les réflexes tendineux sont abolis aux membres supérieurs. Les griffes sont dues à la prédominance d'action des muscles antagonistes livrés à eux-mêmes.

La disparition de la contractilité faradique est très lente ; elle persiste tant qu'il reste quelques faisceaux musculaires. La température locale est abaissée au niveau des muscles atrophiés : les mains sont violacées.

La sensibilité et les sphincters sont absolument intacts.

3° Évolution et pronostic. — La maladie se complète souvent par l'apparition progressive du syndrome glosso-labio-laryngé (voy. p. 104), par la paralysie des muscles intercostaux et du diaphragme. La mort survient soit du fait d'une affection intercurrente, soit par asphyxie due à la paralysie des muscles respiratoires, soit au milieu des symptômes bulbaires qui terminent le syndrome glosso-labio-laryngé. La durée de la maladie est très longue : elle dure jusqu'à dix et vingt ans, entrecoupée quelquefois par des rémissions prolongées ; on l'a même vue s'arrêter définitivement. Le pronostic est cependant ordinairement fatal ; mais c'est, on le voit, à longue échéance.

4° Diagnostic. — L'atrophie musculaire progressive du type Aran-Duchenne est caractérisée par son début progressif, sa très lente évolution, son extension de l'éminence thénar à l'épaule et au tronc, sa symétrie, la présence des contractions fibrillaires. À ces signes positifs il faut ajouter l'absence de douleur, de troubles sensitifs, de troubles des sphincters, de contractures et l'intégrité des membres inférieurs.

1° La *syringomyélie* s'en distingue par la thermo-analgésie ou dissociation syringomyélique (voy. p. 100) ; à cela près ses symptômes se confondent parfois avec ceux de la maladie d'Aran-Duchenne : nombre de malades étudiés par ce dernier auteur ont été reconnus plus tard comme syringomyéliques.

2° La *sclérose latérale amyotrophique* s'accompagne d'exagération des réflexes rotuliens, de contractures des membres inférieurs. Elle a une évolution beaucoup plus rapide : la mort survient après trois ans environ.

3° Les *myopathies primitives* débutent dans le jeune âge, s'observent souvent chez des enfants de la même famille, frères ou sœurs, ont une marche et une distribution différentes (voy. les différents types, p. 70) et ne s'accompagnent pas de contractions fibrillaires.

4° La *paralysie du nerf cubital*, d'ailleurs unilatérale, s'accompagne bien de griffe par paralysie des interosseux et de gêne des mouvements d'opposition du pouce ; mais l'atrophie est bien moindre, et la paralysie des fléchisseurs n'intéresse que l'annulaire et le petit doigt.

5° La *paralysie saturnine* affecte les extenseurs ; quand elle affecte le deltoïde, le biceps, le brachial antérieur (type brachial supérieur), elle simule certains cas d'atrophie musculaire progressive dont le début se fait par les muscles de l'épaule : mais elle est ordinairement unilatérale. Il faut alors s'enquérir des antécédents du malade (profession, coliques de plomb) et chercher les signes du saturnisme (liséré gingival, tremblement, anémie, dureté du pouls, etc.).

5° Anatomie pathologique. — Les lésions portent sur la moelle, les racines rachidiennes et les muscles.

a. *Moelle.* — La lésion qui produit l'atrophie musculaire progressive est une *poliomyélite antérieure* ; c'est-à-dire qu'elle intéresse les cornes antérieures de la substance grise de la moelle

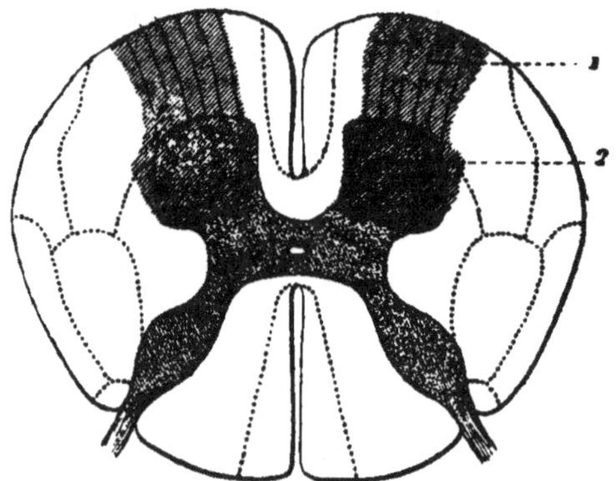

Fig. 18.
Atrophie musculaire progressive.

1. sclérose intéressant le pourtour de la corne antérieure et les racines antérieures.
2, cornes antérieures privées de leurs cellules nucléaires.

(πολιος. *gris cendré*). Macroscopiquement on constate l'atrophie, la diminution de volume de ces cornes (LUYS). Les cordons latéraux sont intacts.

Histologiquement les grandes cellules motrices de ces cornes présentent une dégénérescence granuleuse. Elles perdent leurs prolongements arborisés, diminuent de volume, se chargent de granulations pigmentaires ; les cellules rondes prolifèrent autour d'elles (CLARKE, CHARCOT, VULPIAN, PIERRET).

Ces grandes cellules sont trophiques des muscles ; la maladie vient-elle à les supprimer, les muscles correspondants dégénèrent. Il y a corrélation absolue entre les muscles atrophiés et le siège de la lésion spinale ; aux muscles du membre supérieur correspondent les grandes cellules du renflement cervical, aux muscles du dos celles de la moelle dorsale, aux muscles de la langue et des lèvres les noyaux bulbaires du facial et de l'hypoglosse, etc.

L'atrophie des muscles de la main est produite par une lésion qui s'étend de la 7° paire cervicale à la 1ʳᵉ dorsale (PRÉVOST, HAYEM).

b. *Racines antérieures.* —Les racines antérieures sont également atrophiées (CRUVEILHIER) ; elles sont grises et grêles ; la myéline est altérée, et il se développe une sclérose intrafasciculaire.

c. *Muscles*. — Les muscles amincis, semi-transparents, sont pâles, et offrent une coloration feuille-morte, qui les a fait comparer à des muscles de grenouille ou de poisson. L'atrophie musculaire est *individuelle* (CHARCOT) : c'est-à-dire qu'à côté de muscles ou de faisceaux musculaires atrophiés, les muscles voisins conservent leurs caractères normaux, leur coloration rose. Au microscope on constate une atrophie pure et simple : la fibre musculaire diminue de volume, mais en conservant sa striation, qui persiste jusqu'à la fin ; les noyaux du sarcolemme se multiplient ; le tissu conjonctif prolifère. La diminution de volume est quelquefois masquée par un certain degré d'infiltration graisseuse.

6° Traitement. — Il se résume dans le massage et l'application des courants continus.

ARTICLE IX

SCLÉROSE LATÉRALE AMYOTROPHIQUE

Ce type, isolé par CHARCOT en 1875 [1], est constitué, comme son

[1] Une observation antérieure de CORNIL et LÉPINE (*Soc. de biologie*, 1873) avait déjà montré la coexistence de ce syndrome avec la lésion. Cette observation se trouve avec détails additionnels dans la thèse d'agrégation d'Hallopeau (*Des paralysies bulbaires*, 1875, p. 76).

nom l'indique, par la combinaison d'une amyotrophie avec des symptômes de sclérose des cordons latéraux.

1° Étiologie. — L'affection paraît plus fréquente chez la femme que chez l'homme. On note ici encore l'influence prépondérante de l'hérédité. L'action du froid, surtout du froid humide, celle des traumatismes, n'est signalée que d'une façon inconstante et tout à fait accessoire. En somme même incertitude, touchant les causes immédiates, que pour la plupart des autres myélopathies.

2° Symptomatologie. — Suivant la description classique de CHARCOT, nous diviserons l'évolution de la sclérose latérale amyotrophique, en quatre périodes :

a. *Période de début.* — Sans fièvre, sans malaise appréciable l'affection débute par les membres supérieurs. Après quelques fourmillements ou une sensation d'engourdissement, surviennent de la faiblesse et de l'incertitude dans les mouvements délicats. L'examen objectif pratiqué à cette période montre déjà de l'atrophie musculaire, de l'émaciation. Il s'agit d'une atrophie plus généralisée, moins élective que celle du type Aran-Duchenne, c'est une *atrophie en masse* (CHARCOT). Elle est cependant prédominante au niveau des extrémités et s'accompagne d'une griffe analogue à celle de l'atrophie musculaire progressive. On l'a vu commencer par les muscles des bras et des épaules (BLOCQ). Elle s'accompagne de contractions fibrillaires. La contractilité faradique reste longtemps intacte. La réaction de dégénérescence n'est que passagère et exceptionnelle.

b. *Période des déformations des membres supérieurs.* — Elles sont dues à l'action de certains muscles antagonistes moins touchés et surtout à des phénomènes spasmodiques. Le bras est collé au tronc, l'avant-bras fléchi sur le bras, et la main sur l'avant-bras ; les doigts fléchis dans la paume de la main. Le membre supérieur est rigide dans cette position ; si on l'en écarte il y revient dès qu'on l'abandonne à lui-même. A l'occasion des mouvements volontaires qui restent encore possibles malgré l'atrophie, le membre tout entier présente une *trémulation*. Chez quelques malades la tête est fixée dans la rectitude par la contraction des muscles de la nuque. Lorsque l'émaciation devient extrême, ces phénomènes de rigidité spasmodique s'atténuent progressivement. En quelques mois les mêmes symptômes s'accusent sur le membre supérieur du côté opposé, réalisant le tableau de la paraplégie cervicale.

c. *Apparition de la contracture des membres inférieurs.* — Au bout de six à neuf mois au plus, les membres inférieurs se prennent à leur tour.

Le malade y ressent des fourmillements, puis survient de la parésie motrice, mais *sans atrophie*. Les jambes lui paraissent lourdes, difficiles à détacher du sol. Cette rigidité s'exagère encore lorsque le malade essaie de marcher ; dans ces accès de rigidité temporaire les membres inférieurs se rapprochent dans l'extension et l'adduction ; le pied lui-même se met en flexion plantaire (attitude du varus-équin), de telle sorte que sa face dorsale continue celle de la jambe et que sa pointe racle le sol : il en résulte une démarche sautillante (*démarche spasmodique*).

Bientôt cette rigidité en extension devient permanente, même lorsque le malade est couché, pour ne diminuer qu'à une phase fort avancée de la maladie lorsque l'atrophie envahit les membres inférieurs.

Dès cette troisième période, et en opposition avec l'intensité de ces troubles moteurs, on est frappé de l'absence des troubles de la sensibilité, de la trophicité ou des sphincters, si fréquents dans les autres myélites : pas de paralysie de la vessie ou du rectum, pas d'eschare sacrée, pas de troubles sensitifs.

Les réflexes cutanés sont normaux. Les réflexes tendineux sont exagérés (tendon rotulien, tendon du triceps brachial, tendon d'Achille). En relevant brusquement la pointe du pied on provoque une série d'oscillations décrites sous le nom de clonus du pied ou *trépidation épileptoïde*.

d. *Période des phénomènes bulbaires.* — Elle est « obligatoire ». C'est la règle, la terminaison ordinaire de la sclérose latérale amyotrophique. Alors se trouve réalisé le tableau de

la paralysie glosso-labio-laryngée que nous décrirons plus loin
(voy. p. 105), c'est-à-dire la paralysie de la langue, du voile du
palais, du larynx, de l'orbiculaire des lèvres, entraînant des
troubles correspondants de la déglutition, de la phonation, de
l'articulation, de l'expression faciale, etc. L'aspect des malades
à cette période est des plus misérables : la bouche est élargie
et entr'ouverte, les sillons naso-labiaux accusés, ce qui donne à
la physionomie un air pleurard ; ils ne peuvent s'alimenter qu'avec
la plus grande difficulté, obligés de ramener avec les doigts
leurs aliments sous les arcades dentaires ; leur salive s'écoule
incessamment, leurs boissons ressortent en partie par le nez.

Les origines du pneumogastrique sont intéressées à leur tour ; le
pouls s'accélère et la mort survient par arrêt du cœur ou au milieu
de troubles respiratoires. La maladie évolue en deux ou trois ans.

3° Anatomie pathologique. — Les symptômes qui précè-

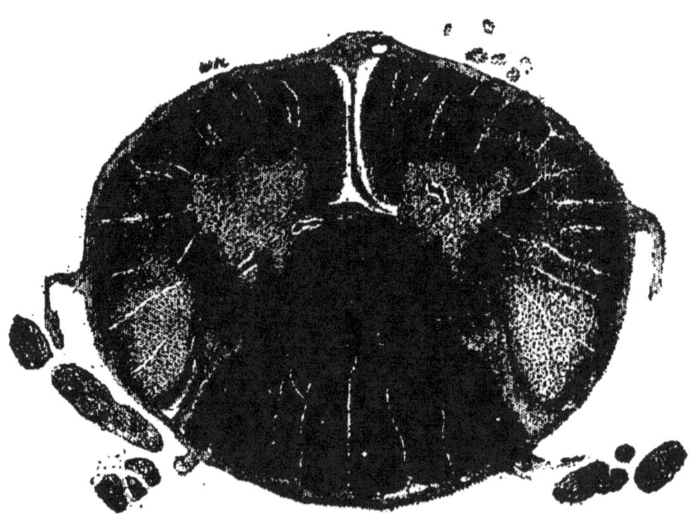

Fig. 19.

Sclérose latérale amyotrophique (Raymond). Coloration par la méthode
de Pal. Les zones claires correspondent aux parties dégénérées.

dent, combinaison de phénomènes spasmodiques et d'amyotrophie, sont absolument superposables aux lésions anato-

miques : 1° dégénérescence des grandes cellules motrices des cornes antérieures de la moelle ; 2° sclérose des cordons latéraux (faisceaux pyramidaux).

Le faisceau pyramidal direct qui se trouve compris dans le cordon antérieur est intéressé au même titre que le faisceau pyramidal croisé. La sclérose du cordon latéral ne se borne pas au faisceau pyramidal : elle s'étend en avant de lui, en

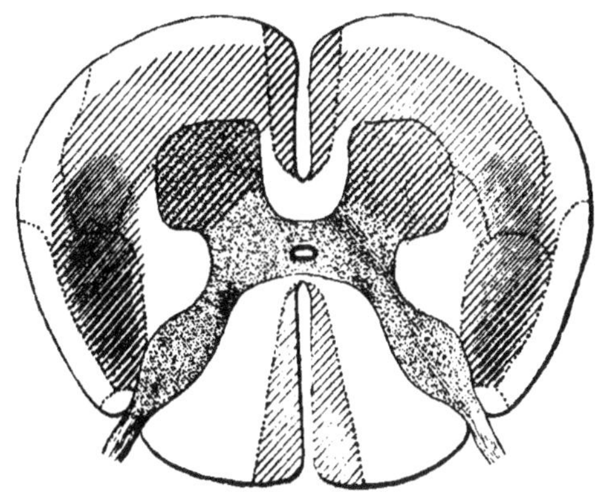

Fig. 20.

Sclérose latérale amyotrophique.

La lésion occupe les cornes antérieures et les faisceaux pyramidaux elle s'étend aussi dans la partie antérieure du cordon latéral et intéresse à un faible degré les cordons de Goll.

s'atténuant progressivement ; elle est donc bien différente de la dégénérescence qu'on observe après une hémiplégie et qui se limite strictement au faisceau pyramidal. Le cordon de GOLL présente une sclérose peu accentuée ; d'après NONNE (de Hambourg), cette dernière n'a aucune importance : il faut l'attribuer à l'extrême fragilité du cordon de Goll qui est atteint dans la plupart des myélites.

De même que les symptômes de la sclérose latérale amyotrophique ne sont pas exclusivement médullaires, mais bulbo-médullaires, de même les lésions : dans le bulbe on note la lésion du noyau ventriculaire de l'hypoglosse, celle du noyau moteur du trijumeau, du facial, du pneumogastrique. Par contre, les lésions de la substance blanche deviennent moindres et plus inconstantes à mesure qu'on remonte vers les origines cérébrales du faisceau pyramidal, à travers le bulbe, la protubérance et le pédoncule. Marie et Kochewnikow ont cependant trouvé des corps granuleux dans le centre ovale, la capsule interne et l'écorce cérébrale.

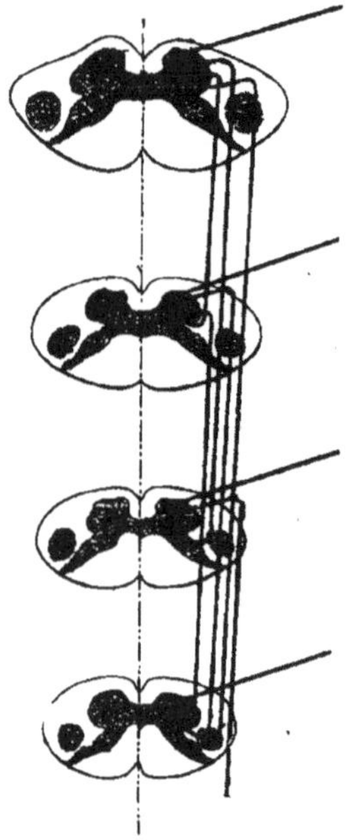

D'après cet exposé sommaire on peut considérer la sclérose latérale amyotrophique comme une affection systématique des faisceaux pyramidaux avec dégénérescence indirecte des cellules des cornes antérieures de la moelle auxquelles aboutit ce faisceau. Le faisceau pyramidal forme bien en effet un *système* au sens embryologique du mot : sa myélinisation tardive se traduit chez le nouveau-né par une teinte grisâtre qui tranche sur la coloration du reste de la substance blanche. La sclérose latérale amyotrophique montre qu'il n'est pas individualisé seulement par sa date de développement, mais encore par ses aptitudes pathologiques.

Fig. 21.

La sclérose latérale amyotrophique : lésion du neurone moteur périphérique (en noir), et du neurone moteur intercalaire (en rouge).

Dans ces derniers temps on a fait remarquer que cette manière de voir était en contradiction avec deux constatations : 1° la *discontinuité des lésions*, interrompue au niveau de l'isthme de l'encéphale : nous venons de voir en effet que les pyramides bulbaires, la protubérance et la capsule interne sont à peu près indemnes ; 2° la *topographie des lésions* médullaires plus étendues en surface que le faisceau pyramidal lui-même ; et on s'est demandé si des fibres courtes, commissurales, interposées aux fibres pyramidales ne seraient pas lésées en même temps, ou même ne seraient pas les premières lésées : la dégénérescence du faisceau pyramidal ne se ferait que par voisinage, par contiguïté (BRISSAUD). Dans cette hypothèse la sclérose latérale amyotrophique serait une maladie des cellules des cordons et des fibres commissurales courtes qui en émanent (*neurones intercalaires* formant le système d'association des centres des mouvements complexes). Quoi qu'il en soit de ces hypothèses, les symptômes sont susceptibles de l'interprétation suivante : 1° l'atrophie musculaire avec les contractions fibrillaires qui la caractérisent s'explique par la lésion des grandes cellules motrices des cornes antérieures de la moelle ; 2° les phénomènes spasmodiques (exagération des réflexes, clonus du pied, contractures) et en partie les phénomènes parétiques s'expliquent par la lésion des cordons latéraux tout comme la contracture des hémiplégiques (voy. p. 6).

4° Diagnostic — La sclérose latérale amyotrophique se distingue :

a. De la *syringomyélie* par l'absence des troubles trophiques de la peau et des ongles et par l'absence de la dissociation syringomyélique (voy. p. 99 et 100).

b. De *l'atrophie musculaire* du type Aran-Duchenne et des autres amyotrophies par la contracture des membres inférieurs et l'exagération des réflexes.

c. De la *sclérose en plaques* et du *tabes dorsal spasmodique* par l'atrophie des membres supérieurs.

5° Traitement. — Il se borne à la révulsion et à l'électrisation.

ARTICLE X

ATROPHIE MUSCULAIRE PROGRESSIVE
DU TYPE CHARCOT-MARIE

Cette amyotrophie survient le plus souvent dans l'enfance et frappe des membres d'une même famille (frères ou sœurs) ;

elle débute par les petits muscles des pieds, pour se propager aux muscles des jambes ; elle n'envahit les membres supérieurs où elle débute également par l'extrémité, que plusieurs années après. La conservation des muscles de la racine des membres est tout à fait caractéristique. L'atrophie musculaire s'accompagne de réaction de dégénérescence et de contractions fibrillaires.

Les muscles de la face, du pharynx, du larynx ne sont jamais envahis et ces malades ne meurent pas de phénomènes bulbaires tels que la paralysie du cœur ou du diaphragme, mais d'une affection intercurrente.

L'*autopsie* montre des lésions médullaires portant : 1° sur les cordons postérieurs où elles rappellent absolument celles du tabes ; 2° sur les cornes antérieures de la moelle à la partie inférieure de la région cervicale (centre d'innervation de la main) et à la région lombaire (innervation des membres inférieurs) ; d'après Marinesco, la lésion cervicale porte uniquement sur les groupes interne et moyen des cellules des cornes antérieures, le groupe postéro-externe restant intact. Les racines antérieures sont intactes, mais les nerfs périphériques présentent des lésions de névrite surtout interstitielle.

ARTICLE XI

MYOPATHIES PRIMITIVES

Les atrophies musculaires progressives consécutives à une lésion des cornes antérieures de la moelle ou des nerfs périphériques ne sont pas les seules : il y a encore une classe d'atrophies musculaires dans lesquelles on n'a pas jusqu'ici découvert de lésions nerveuses ; on les désigne sous le nom de *myopathies primitives*, voulant indiquer par là que la lésion musculaire est le fait primordial. Nous plaçons cependant ici leur étude pour ne pas les séparer des autres atrophies musculaires.

1º Symptomatologie. — Ces myopathies affectent différents *types* que nous décrirons successivement, mais nous allons d'abord énumérer les caractères communs à toutes les myopathies primitives.

A. CARACTÈRES GÉNÉRAUX. — Ces myopathies primitives se distinguent des autres atrophies musculaires progressives par un certain nombre de caractères étiologiques et cliniques.

1º Elles frappent des enfants ou des jeunes gens.

2º Souvent elles revêtent la forme familiale ; tantôt elles sont héréditaires, tantôt sans être héréditaires elles frappent les membres d'une même famille, frères ou sœurs.

3º Les muscles en voie d'atrophie ne présentent *pas de contractions fibrillaires ;* ces petits tressaillements des faisceaux musculaires visibles à travers la peau dans les atrophies myélopathiques font ici défaut.

4º La *réaction de dégénérescence* (voy. p. 241), qui souvent il est vrai n'est qu'ébauchée dans les atrophies de cause médullaire, fait ici totalement défaut.

5º Le *début* de l'atrophie est également différent ; elle ne commence pas par les extrémités, c'est-à-dire par les petits muscles des mains, mais au contraire par les muscles des épaules, des bras, du dos et des cuisses.

6º La *distribution* de l'atrophie une fois constituée est assez caractéristique. Les muscles des extrémités sont respectés ; la disparition des muscles des cuisses ou des lombes donne aux malades une attitude spéciale et provoque des déformations (incurvation du tronc en arrière, etc.).

7º La *participation de la face* s'observe quelquefois.

8º L'atrophie musculaire peut s'accompagner surtout aux membres inférieurs d'une *surcharge graisseuse* assez considérable pour donner l'aspect d'une hypertrophie musculaire (type pseudo-hypertrophique).

9º Il n'y a ni exagération des réflexes, comme dans la sclérose latérale amyotrophique, ni accélération du pouls, ni paralysie du voile du palais, en un mot absence de troubles bulbaires.

B. Principaux types de myopathies primitives. — Ce sont le type Leyden-Mœbius, le type juvénile d'Erb, le type Landouzy-Déjerine et le type pseudo-hypertrophique.

a. *Type Leyden-Mœbius.* — Le type Leyden-Mœbius débute dans le jeune âge, de sept à quatorze ans, par une faiblesse progressive des muscles des masses lombaires, extenseurs du tronc. L'atrophie se limite à ces muscles et aux muscles des cuisses, épargnant ceux des jambes et des mollets ; d'où un aspect tout à fait caractéristique. Si les membres supérieurs se prennent à leur tour, c'est par l'épaule que se fait le début. La marche de la maladie est excessivement lente.

b. *Type juvénile d'Erb.* — Le type juvénile d'Erb débute par les muscles de l'épaule et du bras ; les muscles de l'avant-bras sont respectés : le segment central des membres est donc seul intéressé.

c. *Type Landouzy-Déjerine.* — Le type Landouzy-Déjerine est caractérisé par la parésie et l'atrophie des muscles de la face, de l'épaule et des bras : d'où son nom de type facio-scapulo-huméral.

Cette myopathie survient généralement dans l'enfance, mais parfois dans l'adolescence ou même plus tard. Le début se fait ordinairement par les muscles de la face, plus rarement par les muscles de la ceinture scapulaire.

Le malade ne peut plus plisser ni rider son front ; il lui est impossible d'arrondir la bouche par la contraction de l'orbiculaire ; s'il essaie de siffler, l'air s'échappe des lèvres en soufflant. L'occlusion des paupières est également impossible ; elles s'abaissent seulement et ne couvrent l'œil que d'une façon incomplète, laissant entre elles une fente (*lagophtalmie*). Les lèvres sont pendantes, et la fente buccale comme élargie par un rire triste.

Par suite de la paralysie ou de la parésie de tous ces muscles qui concourent à la mimique, la face est sans expression ; on donne à cet aspect hébété le nom de *facies myopathique*. Par contre le releveur de la paupière, les muscles de la langue, du pharynx, du larynx et les muscles moteurs du globe oculaire, si souvent atteints dans les atrophies d'origine centrale, sont ici absolument indemnes.

Du côté des épaules la saillie du deltoïde est remplacée par un méplat, à travers lequel on perçoit souvent la tête humérale plus ou moins subluxée par suite du relâchement de l'articulation ; puis les grands pectoraux, les trapèzes, les grands dentelés, les sterno-cléido-mastoïdiens finissent par disparaître à leur tour et leur disparition contraste avec l'intégrité des muscles de l'avant-bras et des éminences thénar et hypothénar.

Parfois les muscles des cuisses se prennent aussi.

En résumé la prédominance de la paralysie sur les muscles de la racine des membres et l'envahissement de la face sont les traits distinctifs de cette amyotrophie qu'un examen même **superficiel ne permet pas** de confondre avec une atrophie d'origine médullaire compliquée de paralysie glosso-labiée par **lésion bulbaire.**

d. *Type pseudo-hypertrophique.* — Le type pseudo-hypertrophique (Duchenne) plus précoce que les précédents, frappe surtout de jeunes enfants. Il débute par de la parésie des membres inférieurs et des muscles lombaires, mais la disparition des éléments musculaires s'accompagne d'une énorme accumulation de graisse qui la masque complètement et simule une hypertrophie.

Ces petits malades ont des jambes et des cuisses énormes, jambes de colosse dont le volume contraste avec leur extrême faiblesse : ils peuvent à peine se tenir debout et sont obligés de marcher les jambes écartées ; en même temps la faiblesse des muscles des lombes, extenseurs du tronc, les oblige à se tenir fortement renversés en arrière ; leur démarche dandinante est alors tout à fait caractéristique (*démarche de canard*). Lorsqu'ils ont par hasard penché le corps en avant ou se sont mis à genoux et veulent se relever, ils ne peuvent y parvenir par la simple contraction des masses sacro-lombaires : ils sont obligés de prendre successivement avec les membres supérieurs un point d'appui sur leurs jambes, sur leurs genoux, puis sur leurs cuisses, de grimper sur leurs membres inférieurs pour ainsi dire.

A la longue, les membres supérieurs finissent par s'atrophier en commençant par leur racine et leur aspect contraste avec

l'hypertrophie des membres inférieurs. En somme, l'amyotrophie et la faiblesse progressent de bas en haut : les muscles
des membres inférieurs sont les seuls envahis par la surcharge
graisseuse, encore cette pseudo-hypertrophie n'est-elle que passagère, ces membres finissant à leur tour par maigrir et s'atrophier.

Les divers types que nous venons de décrire ne sont pas
séparés par des limites infranchissables : on observe entre eux
de nombreux cas de transition décrits comme autant de types
secondaires.

2° Évolution et pronostic. — Les myopathies primitives
finissent par aboutir à l'impotence généralisée : leur évolution
est fort lente, durant des dizaines d'années, mais d'autant
moins, cependant, que la maladie a débuté plus tôt. La mort
survient du fait d'une affection intercurrente, généralement
pulmonaire : pneumonie ou phtisie. La marche de la maladie
est donc bien différente de celle des atrophies musculaires
d'origine centrale, qui se terminent presque toujours par des
phénomènes bulbaires : arrêt de la respiration ou paralysie
du cœur.

3° Anatomie pathologique et pathogénie. — Les fibres
musculaires perdent leur striation, prennent un aspect hyalin et
se fragmentent même par places ; les noyaux du sarcolemme
se multiplient. Le tissu conjonctif interstitiel se multiplie
également ; c'est l'énorme augmentation de nombre de ses
cellules adipeuses qui constitue les formes pseudo-hypertro-
phiques (fig. 22). Les vaisseaux et les nerfs sont habituellement
intacts ; on a cependant trouvé dans quelques cas de l'endartérite, de la périartérite et des lésions des cylindraxes. Quant aux
troncs nerveux, aux racines rachidiennes antérieures et aux
cornes antérieures de la moelle, on n'y trouve aucune altération.
Comment donc interpréter cette atrophie musculaire progressive, en l'absence de toute lésion des centres trophiques ou des
conducteurs qui en émanent ? On est obligé d'admettre soit une
maladie d'emblée musculaire (d'où le nom de *myopathie pri-*

mitive), soit un trouble purement fonctionnel ou dynamique des centres nerveux trophiques, analogue à celui qui produit les amyotrophies hystériques. Il pourrait se faire aussi que l'atrophie musculaire fût la conséquence d'une lésion centrale guérie sans laisser de traces (LÉPINE).

Quoi qu'il en soit, la symétrie habituelle des lésions est peu favorable à l'hypothèse d'une maladie primitivement musculaire.

4° Diagnostic. — Les myopathies primitives se distinguent des autres amyotrophies par leurs caractères généraux énumérés page 69 : début dans le jeune âge, étiologie familiale, distribution spéciale de l'atrophie, absence de contractions

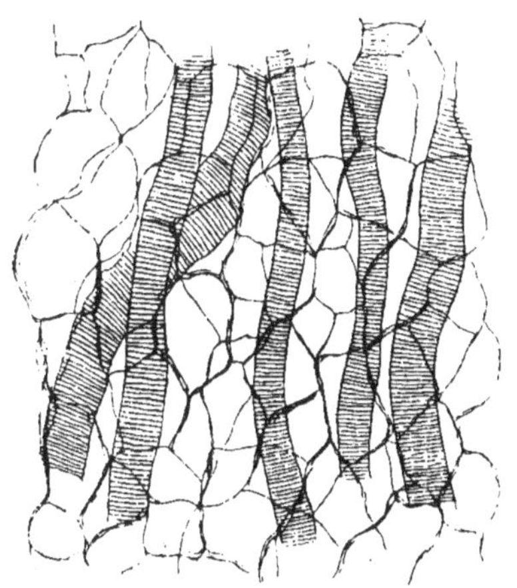

Fig. 22.

Fibres musculaires dans la paralysie pseudo-hypertrophique (CHARCOT).

fibrillaires et de réaction de dégénérescence, absence d'exagération des réflexes et de troubles bulbaires tels que la tachycardie, la paralysie du voile du palais, les accès de suffocation, etc.

5° Traitement. — Il se résume dans le massage et les courants continus.

<h2 style="text-align:center">ARTICLE XII</h2>

<h1 style="text-align:center">MYÉLITES AIGUES DIFFUSES</h1>

Nous désignons sous ce titre celles qui atteignent indistinctement tous les éléments de la moelle au lieu de se localiser aux cornes antérieures comme la paralysie infantile ou la paralysie spinale aiguë de l'adulte.

1° Étiologie et pathogénie. — Ces myélites surviennent tantôt en dehors de tout état morbide antérieur (myélites primitives), tantôt au cours d'un traumatisme, d'une infection ou d'une intoxication (myélites secondaires).

a. La plupart des myélites aiguës diffuses sont des *myélites infectieuses ;* elles surviennent *secondairement* à une maladie infectieuse générale ; les mieux connues sont celles de la variole, de la syphilis (WESTPHAL, AUCHÉ et HOBBS, ŒTTINCER et MARINESCO, WIDAL), de la diphtérie (VULPIAN, ŒRTEL), de la pneumonie (JOFFROY et ACHARD), de la dysenterie (LAVERAN), de la rougeole (BARLOW), de la grippe (LAVERAN et LEYDEN), de la blennorrhagie (DUFOUR), de la fièvre typhoïde (EBSTEIN, CURSCHMANN), de l'érysipèle, du rhumatisme aigu [1]. Souvent aussi elles constituent une infection *primitive*, plus ou moins déguisée et méconnue : c'est le cas pour nombre de myélites aiguës qu'on rapporte au froid, aux efforts musculaires violents ou aux traumatismes rachidiens, qui n'ont agi que comme cause occasionnelle. Celles qui succèdent à l'irritation des nerfs périphériques, par le mécanisme de la névrite ascendante (VULPIAN, HAYEM) rentrent probablement aussi dans la classe des myélites infectieuses.

b. La myélite aiguë peut aussi relever d'une *intoxication*, par exemple de l'alcoolisme (ACHARD et SOUPAULT), et du saturnisme.

2° Bactériologie. — Les myélites infectieuses aiguës surviennent quelquefois pendant le cours, généralement pendant la convalescence des infections. Faut-il attribuer la myélite à l'action des microbes eux-mêmes ou de leurs toxines ? Sont-ce les agents spécifiques de chaque infection qu'il faut incriminer, ou bien les agents vulgaires de la suppuration (streptocoques, staphylocoques, coli-bacille), sont-ils seuls en cause? Voilà deux questions auxquelles il est difficile de répondre actuellement

---

[1] CHEVREAU, Th. de Paris, 1889. — Consulter au sujet des myélites infectieuses le Rapport de GRASSET au 2ᵉ Congrès de médecine interne (Bordeaux, 1895).

...le que la réponse ne doit pas être la même ... myélites infectieuses aiguës. Quelquefois on ne trouve pas de microbes dans la moelle : le plus souvent on y rencontre ceux que nous venons d'énumérer, mais sont-ils la cause véritable de la myélite ou bien n'ont-ils fait que pénétrer secondairement par l'eschare sacrée qui entraîne si fréquemment la mort ?

Cette remarque enlève une grande partie de leur valeur aux constatations bactériologiques *post-mortem ;* le rôle des microbes est toutefois indiscutable et prouvé expérimentalement.

3° Expérimentation. — L'injection intra-veineuse de cultures microbiennes a pu provoquer une myélite aiguë ou subaiguë, soit *diffuse,* soit limitée à la substance grise des cornes antérieures et réalisant une poliomyélite infectieuse.

Ces résultats ont été obtenus par ROGER avec le streptocoque, par GILBERT et LION avec le coli-bacille, par BOURGES avec le streptocoque, par VINCENT avec le bacille d'Eberth associé à un autre microbe. Enfin, THOINOT et MASSELIN [1] ont repris ces expériences avec le coli-bacille et le staphylocoque doré. Tantôt l'animal succombait rapidement, tantôt il présentait de la paralysie et de l'amyotrophie généralisée ou limitée aux membres inférieurs ; à l'autopsie on trouvait la moelle virulente (elle contenait le microbe injecté) et des lésions portant sur la substance grise et la substance blanche.

4° Anatomie pathologique. — A un premier stade la moelle est seulement rougeâtre et congestionnée ; la lésion peut se borner là : mais souvent elle se ramollit, et sur une étendue de plusieurs centimètres, peut être réduite à l'état de bouillie rouge ou jaunâtre ; le microscope ne montre que des détritus granuleux, des globules rouges, et des tronçons de tubes nerveux. — La myélite aiguë peut être aussi suppurative.

---

[1] THOINOT et MASSELIN, *Revue de médecine,* juin 1894.

Au niveau des points moins atteints, on peut mieux apprécier la dilatation vasculaire, la prolifération de la névroglie et les différentes phases de la dégénérescence des éléments nerveux : tuméfaction trouble des cellules des cornes antérieures, apparition de vacuoles dans leur protoplasma, atrophie de leurs prolongements, segmentation de la myéline des fibres nerveuses. Au début les lésions prédominent autour des vaisseaux, dans leurs gaines lymphatiques ; là les corps granuleux forment des manchons remarquablement épais (ACHARD et GUINON) attribués à la prolifération des éléments fixes des gaines périvasculaires.

Il n'est pas rare de constater encore à l'autopsie des lésions suppuratives de la vessie et du rein (pyélonéphrite ascendante), des eschares avec vaste décollement et fusées purulentes, de la broncho-pneumonie, etc., etc.

5° Symptomatologie. — Il est rare que la myélite aiguë ait un début brusque, foudroyant, et qu'elle s'annonce par une paraplégie (myélite apoplectiforme d'Hayem) comme l'hématomyélie. Elle commence ordinairement par de la rachialgie, des douleurs en ceinture, des irradiations douloureuses et des engourdissements dans les membres inférieurs, auxquels fait rapidement suite la paralysie au bout de quelques jours. Ce début coexiste avec un malaise général, des frissons, de l'élévation thermique.

a. L'impotence motrice, généralisée ou le plus souvent limitée aux membres inférieurs (paraplégie) est absolue ou incomplète. Dans ce dernier cas le malade peut mouvoir ses jambes pendantes au bord du lit, ou les soulever légèrement au-dessus du plan du lit ; mais les mouvements de faible étendue sont les seuls qu'il puisse accomplir : la marche est impossible.

b. La paralysie intéresse presque toujours aussi la *vessie et le rectum*. Elle se traduit par l'incontinence d'urine (miction par regorgement) et des matières fécales.

c. Les *troubles de la sensibilité* sont surtout subjectifs (engourdissements, élancements, fourmillements dans les membres paralysés) ; les troubles objectifs (anesthésie) sont moins marqués, il n'y a qu'une simple diminution de la sensibilité.

d. Le *réflexe rotulien* est aboli lorsque le foyer de myélite siège au niveau du renflement lombaire.

e. Parmi les *troubles trophiques* les plus importants sont *l'amyotrophie*, qui est excessivement rapide et réalise en quelques jours la fonte des masses musculaires, et les *eschares*. Ces ulcérations de décubitus ne consistent pas seulement dans la vaste eschare sacrée, favorisée par le contact de l'urine et des matières, mais elles se produisent dans les cas graves partout où les téguments reposant sur le lit recouvrent un plan osseux résistant, aux talons, aux malléoles, etc., elles débutent par une simple plaque érythémateuse, à laquelle succède bientôt une phlyctène ; en quelques jours, en quelques heures elle fait place à une excoriation qui va s'étendre progressivement en largeur et en profondeur. A son pourtour les téguments sont décollés et le pus fuse à une grande distance ; on l'a vu pénétrer jusque dans le canal rachidien.

f. Les *troubles vaso-moteurs et sécrétoires*, taches érythémateuses, anémie ou œdème des régions paralysées, sueurs abondantes ou sécheresse de la peau, cyanose avec abaissement de la température locale, s'observent aussi.

g. L'*état général* est grave : la fièvre persiste. Lorsqu'elle offre de grandes oscillations caractéristiques de la suppuration, et coexiste avec l'anorexie, les sueurs profuses, l'amaigrissement progressif et tout le tableau de l'hecticité, elle présage une terminaison fatale à bref délai.

6° Évolution. — La guérison est rare ; la mort survient habituellement par broncho-pneumonie, par pyélonéphrite ou par infection consécutive aux eschares.

7° Formes cliniques. — Nous avons pris pour type de la description qui précède la myélite dorso-lombaire, la plus commune. A d'autres localisations répondent des symptômes quelque peu différents, ainsi :

a. La *myélite cervicale* se traduit par de la paralysie des

7.

quatre membres ou même par la paralysie isolée des membres supérieurs, par des douleurs à la nuque et des irradiations dans les membres supérieurs, par du hoquet, de la dyspnée, de la dysphagie, du ralentissement du pouls, des vomissements.

b. La *myélite cervico-dorsale* s'accompagne des mêmes troubles du côté des membres supérieurs et de troubles pupillaires (dilatation d'abord, puis myosis).

c. La *myélite bornée aux parties périphériques* du cylindre médullaire (myélite annulaire) et respectant les parties centrales serait caractérisée par des phénomènes de contracture dus à la lésion des faisceaux pyramidaux et par l'absence de troubles sensitifs trophiques ou de troubles du côté des sphincters. Par contre à la *myélite centrale* correspondrait une atrophie musculaire rapide, avec troubles trophiques cutanés et troubles sensitifs affectant parfois la dissociation syringomyélique.

d. La *paralysie ascendante aiguë* ou *de Landry* est une forme de myélite aiguë à évolution rapide et à marche ascendante. Elle débute par un affaiblissement des membres inférieurs, aboutissant en un jour ou deux à la paralysie complète avec troubles du côté des sphincters. Puis les muscles du tronc, du thorax, les membres supérieurs, se paralysent à leur tour. Enfin apparaissent les phénomènes bulbaires : paralysie de la langue et du pharynx, du larynx, accélération du pouls, dyspnée, qui terminent la scène.

La mort survient par paralysie du diaphragme. L'évolution totale de la maladie ne dépasse pas 5 à 10 jours.

Cette affection succède le plus souvent à des maladies infectieuses, mais peut être aussi primitive. L'autopsie montre une myélite diffuse portant sur les cellules et les cylindraxes (SCHULZE, HOFFMANN). BAYLEY et EWING [1] ont récemment examiné la moelle par la méthode de Nissl dans un cas de paralysie de Landry. Ils ont vu des lésions prédominant sur les cellules des cornes antérieures et caractérisées par une absence partielle ou complète des corps chromophiles ; lorsque cette disparition

---

[1] BAYLEY et EWING, *New York Med. journal*, 1896.

n'était que partielle, elle frappait surtout le centre de la cellule où on ne trouvait plus qu'une fine poussière bleue. La membrane nucléaire était peu distincte; le nucléole fragmenté ou absent. MARINESCO a signalé la rupture des prolongements cellulaires.

Le syndrome de Landry ne relève pas toujours d'une myélite aiguë : la moelle peut être saine et il dépend alors de lésions des nerfs périphériques (PITRES et VAILLARD).

8° Diagnostic. — La myélite diffuse aiguë doit être distinguée : 1° des polynévrites (irrégularité de la paralysie, intégrité habituelle des sphincters) ; 2° de la poliomyélite antérieure aiguë ; 3° de la paraplégie hystérique (voy. p. 302) : 4° de l'hématomyélie ou hémorrhagie intramédullaire qui a un début subit ; 5° de la paralysie survenant brusquement au cours du tabes, de la maladie de Basedow ou de la sclérose en plaques (absence de fièvre, symptômes propres à ces affections).

9° Traitement. — La révulsion ne doit être appliquée qu'avec une très grande prudence à cause des troubles trophiques de la peau qu'elle peut favoriser. Il faut instituer le traitement mixte (onctions mercurielles, dose quotidienne de 4 à 8 grammes d'iodure de potassium), alors même que la syphilis n'est pas en cause (GRASSET) ; ce traitement agit comme un résolutif puissant. BROWN-SÉQUARD a conseillé l'ergotine.

Il faut prévenir les complications : *a*) faire le cathétérisme *aseptique* si la vessie se vide mal ; si elle est infectée on pratiquera des lavages antiseptiques de la vessie, on administrera à l'intérieur 2 à 4 grammes de salol ou du benzoate de soude ; *b*) prévenir la formation de l'eschare sacrée par une propreté scrupuleuse, et surveiller son apparition. Dès que l'érythème se montrera au sacrum, il sera très prudent de laver plusieurs fois par jour, *sans frotter*, la région qui en sera le siège : ce lavage se fera avec de l'eau boriquée faible ou de l'eau blanche étendue, on séchera ensuite délicatement et saupoudrera de talc ou d'amidon. Si malgré ces précautions, l'eschare apparaît, elle doit être traitée antiseptiquement, saupoudrée de salol ou de

sous-nitrate de bismuth, et le siège doit reposer sur un coussin
à air.

ARTICLE XIII

MYÉLITES CHRONIQUES DIFFUSES
ET COMPRESSION DE LA MOELLE

On désigne sous le nom de myélites chroniques diffuses celles
qui atteignent également tous les éléments de la moelle, substance grise et substance blanche, par opposition aux myélites
systématisées que nous venons d'étudier et qui intéressent soit
la substance grise, soit les faisceaux pyramidaux, soit les cordons postérieurs, etc., etc.

Les myélites chroniques diffuses tantôt succèdent à une myélite
aiguë, et reconnaissent alors les mêmes causes, tantôt sont dues
à une compression de la moelle avec ou sans pachyméningite,
tantôt enfin sont chroniques d'emblée (sclérose en plaques, la
plupart des cas de syphilis médullaire, etc.). Nous décrirons à
part en raison de leur importance la syringomyélie, la sclérose
en plaques et la syphilis médullaire (voy. p. 92 et 207).

La compression de la moelle peut être traumatique (fracture
ou luxation de la colonne) ; plus souvent elle est due au mal de
Pott, aux pachyméningites de diverse nature, à la généralisation d'un cancer à la colonne vertébrale. Exceptionnellement
la moelle est comprimée par une tumeur (fibrome, endothé-
liome, etc.) développée dans le canal rachidien aux dépens des
méninges.

Dans cet article, uniquement consacré à la symptomatologie,
j'étudierai successivement la myélite transverse, le syndrome de
BROWN-SÉQUARD et les lésions médullaires à différentes hau-
teurs.

1° **Myélite transverse**. — Elle intéresse tout un segment de
la moelle à une hauteur déterminée. Le plus souvent elle siège
au niveau du renflement dorso-lombaire ; mais elle peut siéger

ailleurs, par exemple au niveau du renflement cervical, produisant alors la paralysie des deux membres supérieurs (paraplégie cervicale). Nous prendrons pour type la myélite dorso-lombaire. Elle se caractérise par la paraplégie et les troubles des sphincters.

a. *Paraplégie.* — La paraplégie est la paralysie des membres inférieurs. A un faible degré il n'y a que quelques troubles de la démarche ; plus tard le sujet est confiné au lit ; enfin si la paralysie est complète, il ne peut même plus mouvoir ses jambes dans son lit.

b. *Troubles des sphincters.* — La vessie et le rectum sont paralysés. Il y a d'abord rétention d'urine, probablement parce que le corps de la vessie est seul paralysé à l'exclusion du col, puis incontinence, lorsque la paralysie de ce viscère est complète.

A ces deux principaux symptômes viennent s'ajouter, suivant les cas, des douleurs, des anesthésies (lésions concomitantes des racines postérieures et des cordons postérieurs), de la contracture des membres inférieurs, avec exagération des réflexes et trépidation épileptoïde (lésion des cordons latéraux), de l'atrophie musculaire et enfin une eschare fessière qui finit par entrainer la mort.

2° Syndrome de Brown-Séquard. — Causé par une lésion, (traumatisme, compression, tumeur, etc.), qui intéresse seulement une moitié latérale de la moelle, le syndrome de Brown-Séquard est caractérisé par de la paralysie siégeant du côté de la lésion et de l'hémianesthésie siégeant du côté opposé. Si la lésion siège à la région cervicale droite par exemple, il y a paralysie de la jambe et du bras droits, avec anesthésie du bras gauche, de la jambe gauche et de la moitié gauche du thorax et de l'abdomen. Si la lésion siège à la région dorsale, la paralysie intéresse le membre inférieur seul et l'anesthésie frappe l'autre membre inférieur sans remonter au-dessus de l'abdomen.

A la limite supérieure de la région anesthésiée, existe une bande d'hyperesthésie large de quelques centimètres. Du côté de la paralysie motrice, on trouve une bande d'anesthésie entre deux zones d'hyperesthésie (voy. fig. 23). Cette hyperesthésie a été attribuée à l'irritation de la substance grise ; il est plus probable qu'elle dépend de l'excitation des racines sensitives qui ne sont pas complètement détruites (voy. fig. 24).

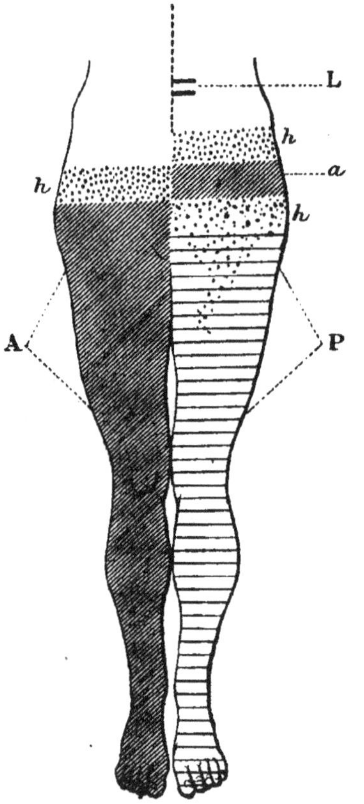

Le syndrome de Brown-Séquard peut être réalisé expérimentalement par une *hémisection* de la moelle à une hauteur déterminée. La paralysie motrice du même côté s'explique bien puisque le faisceau pyramidal que tranche l'hémisection médullaire a déjà subi son entre-croisement dans le bulbe et se rend aux muscles du même côté. La même expérience montre que les fibres sensitives, en pénétrant dans la moelle par les racines postérieures, franchissent la ligne médiane et remontent dans la substance blanche médullaire du côté opposé. Leur décussation s'effectue donc dans toute la hauteur de la moelle et on comprend ainsi qu'une lésion unilatérale produise des troubles de la sensibilité dans la moitié du corps opposée.

Mais comment faire cadrer cette interprétation avec les données anatomiques qui nous montrent qu'après la section des racines postérieures les

Fig. 23.

Syndrome de Brown-Séquard.

1, lésion atteignant la moitié gauche de la moelle dorsale. — *h, h, h,* bandes ou zones d'hyperesthésie. — *a,* bande d'anesthésie du côté de la lésion entre deux bandes d'hyperesthésie. — A, anesthésie du membre inférieur du côté opposé à la lésion. — P, paralysie motrice du membre inférieur du côté de la lésion.

fibres dégénérées occupent les cordons postérieurs *du côté de la section?* (HORSLEY, TOOTH.) Voici une explication. Les fibres dégénérées qu'on trouve dans le cordon postérieur du même côté, après section des racines postérieures, sont les fibres terminales des racines postérieures ; les fibres collatérales de ces

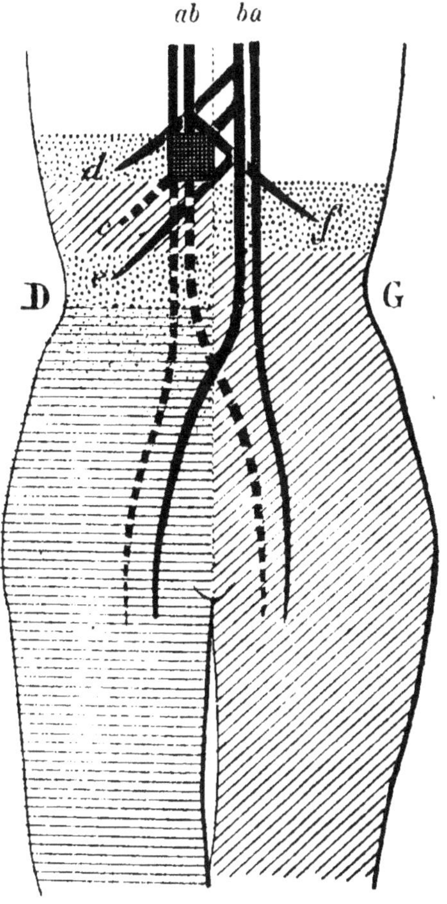

Fig. 24.

(La lésion intéressant la moitié droite de la moelle dorsale sectionne le faisceau moteur, le faisceau sensitif et des fibres radiculaires sensitives) (modifié d'après Brissaud).

a, faisceau moteur sectionné (paralysie). — *b*, faisceau sensitif sectionné (anesthésie du côté opposé). — *c*, racine sensitive sectionnée (bande d'anesthésie). — *d, e*. racines sensitives voisines irritées (bandes d'hyperesthésie). — *f*, fibres sensitives provenant du côté opposé, irritées (bande d'hyperesthésie).

racines, beaucoup plus nombreuses, s'épuisent dans la corne postérieure ; de sa substance grise partent de nouvelles fibres. non dégénérées puisqu'elles font partie d'un second neurone qui se décussent à travers la commissure et passent dans le cordon latéral du côté opposé. Ce sont elles qui constituent en réalité la plus grande partie des fibres sensitives, et c'est leur lésion qui coopère à la production du syndrome de Brown-Séquard. Les fibres des cordons postérieurs au contraire sont surtout en rapport avec la sensibilité profonde et le sens musculaire.

3° Diagnostic en hauteur des lésions médullaires[1]. — Une lésion médullaire comprime les racines motrices ou sensitives à leur entrée dans la moelle ; elle comprime aussi les faisceaux médullaires moteurs ou sensitifs ; elle abolit les réflexes en détruisant leurs centres ou les racines motrices ou sensitives qui s'y rendent ; elle les exagère si elle siège au-dessus de ces centres. La paralysie, l'anesthésie, les troubles réflexes servent donc à préciser le siège d'une lésion médullaire.

Dans les cas de compression de la moelle, il faut encore se guider sur les signes extérieurs de la compression : douleur localisée, gibbosité, déformation angulaire, traces de traumatisme, etc.

Nous allons étudier les lésions des différents étages médullaires en procédant de bas en haut.

a. *Lésions du cône terminal.* — Le cône terminal est l'extrémité inférieure de la moelle : il précède donc immédiatement le *filum terminale.* Il répond en avant au corps de la deuxième vertèbre lombaire. Il donne naissance aux trois dernières paires sacrées (3°, 4° et 5°) et aux nerfs coccygiens. Par elles il innerve les muscles du périnée, il donne la sensibilité à la peau du sacrum et du coccyx, à l'anus, au périnée, aux organes génitaux. Il comprend le centre du réflexe du tendon d'Achille et les centres d'innervation de la vessie et du rectum.

Une lésion du cône terminal se traduira donc par la constipation ou l'incontinence des matières fécales, par la rétention ou l'incontinence d'urine, par l'anesthésie ou l'hypoesthésie ano-périnéo-scrotale, par l'anaphrodisie, l'absence d'érections, l'impuissance génitale. La percussion du tendon d'Achille ne provoquera plus l'extension du pied.

[1] Consulter GRASSET, *Diagnostic des maladies de la moelle,* 1899.

b. *Lésions du reste de la moelle sacrée.* — Ce segment de moelle donne naissance aux deux premières paires sacrées. Par elles il innerve les fléchisseurs du pied et des orteils et les petits muscles des pieds ; il donne la sensibilité à la face postérieure de la cuisse, à la face externe de la jambe et au bord externe du pied. Il renferme le centre du réflexe plantaire.

Sa lésion entraîne la chute du pied et la perte de la plupart de ses mouvements. L'anesthésie occupe la partie postérieure de la cuisse et de la jambe, la face antéro-externe de celle-ci et le bord externe du pied. Le chatouillement ou la piqûre de la plante du pied ne détermine plus la flexion plantaire des orteils sur le métatarse (perte du réflexe plantaire).

Le tableau synoptique suivant (*schéma de* Starr) résume les fonctions de la moelle sacrée.

RACINES	MUSCLES	TERRITOIRES SENSITIFS	RÉFLEXES
Ire et IIe paires sacrées.	Fléchisseurs du pied et des orteils. Petits muscles des pieds.	Face postérieure de la cuisse. Face externe de la jambe. Bord externe du pied.	Réflexe plantaire.
IIIe, IVe et V^e paires sacrées (naissent du cône terminal).	Muscles du périnée.	Téguments du sacrum. Anus, périnée. Organes génitaux.	Tendon d'Achille. Centres d'innervation de la vessie et du rectum.

c. *Lésions de la moelle lombaire.* — La moelle lombaire donne naissance aux cinq paires de racines lombaires.

Parmi les muscles des membres inférieurs elle innerve les extenseurs de la jambe sur la cuisse (triceps fémoral), les fléchisseurs de la jambe sur la cuisse et de la cuisse sur le bassin, le crémaster, la partie inférieure des muscles de l'abdomen. Elle donne la sensibilité à la face antéro-interne de la jambe, à la cuisse, sauf sa face postérieure, à la partie inférieure de l'abdomen. Elle contient les centres du réflexe crémastérien et du réflexe rotulien. Sa lésion entraîne la paraplégie complète avec anesthésie remontant jusqu'au voisinage de l'ombilic ; elle s'accompagne de troubles des sphincters anal et vésical, dont les centres sont situés au-dessous. L'eschare sacrée n'est pas rare. Le pincement de la peau de la face interne de la cuisse ne détermine plus la brusque rétraction du testicule vers l'anneau inguinal (réflexe crémastérien, dont le centre occupe les deux premiers segments lombaires). La percussion du tendon rotulien ne détermine plus la brusque extension de la jambe (réflexe rotulien, dont le centre est en rapport avec les 2e, 3e et 4e racines lombaires). Par contre le réflexe du tendon d'Achille dont le centre, situé dans la moelle sacrée, est soustrait à l'influence modératrice du cerveau, se trouve normal ou exagéré : l'abolition du réflexe rotulien coexiste avec la trépidation épileptoïde (GRASSET). Parfois la lésion n'atteint qu'une moitié de la moelle et les symptômes sus-énoncés n'existent pas symétriquement des deux côtés : le syndrome de Brown-Séquard se trouve ainsi réalisé.

d. *Lésions de la moelle dorsale.* — La moelle dorsale s'étend de la 2e à la 9e vertèbre dorsale. Elle donne naissance aux racines dorsales, de la 2e à la 12e paire [1]. Elle innerve les muscles des parois abdominales, les intercostaux et quelques autres muscles des parois thoraciques. Elle donne la sensibilité aux téguments du tronc qu'on peut décomposer par la pensée en une série de tranches horizontales ou un peu obliques, correspondant chacune à une paire dorsale ; toutefois chacune de ces tranches ne reçoit pas sa sensibilité d'une source unique, mais aussi de la racine qui est au-dessus et de celle qui est au-dessous ; seule la section de ces trois racines superposées produit une tranche d'anesthésie (SHERRINGTON). La moelle dorsale contient le centre du *réflexe abdominal*, compris entre la 9e et la 12e paire de racines.

Une lésion de la moelle dorsale entraîne la paraplégie, avec anesthésie à limite d'autant plus élevée que la lésion l'est elle-même davantage. Les réflexes dont les centres sont situés au-dessous sont généralement exagérés : il y a donc exagération du réflexe rotulien, du réflexe crémastérien et trépidation épileptoïde, presque toujours du priapisme. Par contre le réflexe ab-

---

[1] A l'exemple de GRASSET, je trouve préférable, pour la clarté de la description, de ne pas comprendre ici la 1re paire dorsale, qui, réunie aux 5e, 6e, 7e et 8e cervicales, préside à l'innervation du membre supérieur. Le segment de moelle d'où naissent ces 5 racines mérite d'être individualisé sous le nom de *moelle brachiale.*

dominal est supprimé : la percussion ou un frottement rapide de la peau du ventre ne produisent plus la rétraction des parois abdominales.

Les lésions de la moelle dorsale s'accompagnent souvent de zona du tronc (voy. p. 278) et de douleurs névralgiques : ces deux symptômes qui existent au niveau de la lésion ou dans son voisinage permettent de préciser son siège. La lésion unilatérale d'une tranche de la moelle dorsale réalise le syndrome de Brown-Séquard.

c. Lésions de la moelle brachiale. — Elle donne naissance aux 5°, 6°, 7° et 8° paires cervicales, et à la 1re dorsale. Comme situation elle s'étend de la 4e vertèbre cervicale à la 2e dorsale.

Elle donne la motricité et la sensibilité au membre supérieur; elle contient les centres des réflexes tendineux du membre supérieur et le centre dilatateur de la pupille (centre cilio-spinal) dont les fibres sortent de la moelle par la 8e cervicale et la 1re dorsale.

Une lésion de la moelle brachiale se traduira donc par de la paralysie et de l'anesthésie avec ou sans douleurs, occupant tout ou partie des membres supérieurs, par l'abolition du réflexe du radial, du cubital, etc. De plus, si la lésion sectionne les faisceaux moteurs et sensitifs destinés aux étages inférieurs de la moelle, il y aura paralysie avec anesthésie plus ou moins complète des membres inférieurs, et, le plus souvent, exagération de leurs réflexes (rotulien, du tendon d'Achille, etc.).

Mais il est possible de préciser davantage le siège de la lésion en se basant sur les fonctions de chaque racine.

On distingue ainsi deux types de paralysies : le type supérieur, correspondant aux 5e et 6e paires cervicales, est caractérisé par la paralysie du deltoïde, du biceps, du brachial antérieur et du long supinateur; le grand pectoral et les sus et sous-épineux sont atteints d'une façon moins constante. L'anesthésie occupe la face externe du membre supérieur sous la forme d'une longue bande qui s'étend depuis l'épaule jusqu'au pouce.

Le type inférieur, correspondant aux 7e et 8e paires cervicales et à la première dorsale, est caractérisé par la paralysie des muscles innervés par le médian et le cubital, et par des troubles pupillaires consistant en mydriase ou en myosis.

f. *Lésions de la moelle cervicale.* — Ce qui reste de la moelle cervicale répond aux corps des trois premières vertèbres cervicales et donne naissance aux quatre premières paires de racines rachidiennes.

Ce segment médullaire préside aux mouvements de flexion, d'extension et de rotation de la tête, et aux mouvements du diaphragme, car il comprend le centre du phrénique. Il donne la sensibilité au cou, à la région occipitale et à l'oreille.

Sa lésion se traduira par des douleurs à la nuque et à l'occiput, et le long du trajet du nerf phrénique (voy. p. 255) par l'immobilité de la tête sur le cou et par la paralysie du diaphragme : l'épigastre ne bombe plus à chaque inspiration ; il est au contraire déprimé parce que le diaphragme devenu inerte est aspiré par le vide thoracique consécutif à la contraction des muscles inspirateurs accessoires.

Une lésion complète de la moelle cervicale ne se traduit pas seulement par ces symptômes radiculaires : elle atteint les faisceaux médullaires et s'accompagne de paralysie ou de parésie des quatre membres avec exagération habituelle des réflexes et troubles sensitifs. Si elle est unilatérale elle réalise une variété de syndrome de Brown-Séquard : hémiplégie portant sur les membres d'un côté, hémianesthésie portant sur les membres du côté opposé et sur la région correspondante du tronc.

4° Traitement. — Il faut rechercher si les symptômes de myélite ne sont pas dus à une compression médullaire : auquel cas une intervention chirurgicale peut être indiquée. En dehors de cette indication étiologique le traitement se borne à la *médication spécifique* qui doit toujours être tentée (iodure à 4 ou 6 grammes par jour et frictions mercurielles), à la révulsion et à l'électrisation.

ARTICLE XIV

SCLÉROSE EN PLAQUES

Cette affection mentionnée anatomiquement pour la première fois par CRUVEILHIER (1835-1842), étudiée par VULPIAN et CHARcot[1] et par LEUBE, est caractérisée par la dissémination dans les centres nerveux de plaques ou îlots de sclérose, d'où le nom de *sclérose multiloculaire* que lui donnent aussi les auteurs allemands.

1° Étiologie. — La sclérose en plaques est plus commune chez les femmes que chez les hommes. C'est une maladie de la jeunesse ou de la première moitié de l'âge adulte; elle est exceptionnelle dans l'enfance (LEUBE, MARIE). Son début se fait rarement après 30 ans (CHARCOT). On incrimine habituellement le froid humide, le surmenage, les chagrins, mais il est un facteur étiologique qui paraît jouer un grand rôle dans la production de la sclérose multiloculaire; ce sont les maladies infectieuses antérieures, surtout la fièvre typhoïde et la variole (BOUVERET, CLÉMENT, PICK, MARIE). La syphilis ne paraît pas jusqu'ici figurer dans son étiologie.

2° Anatomie pathologique. — Nous allons étudier successivement l'aspect microscopique des lésions et leur histologie.

a. *Anatomie macroscopique*. — L'affection est caractérisée par des îlots scléreux disséminés dans les centres nerveux (moelle, bulbe, protubérance, cerveau, cervelet) et saillants à leur surface où ils dessinent des plaques grisâtres. Il ne s'agit donc pas d'une lésion purement superficielle; les centres nerveux sont aussi intéressés dans leur profondeur, notamment le cerveau et le cervelet. Dans le bulbe et la protubérance c'est la face antéro-inférieure qui est la plus atteinte : les plaques peuvent aussi siéger sur les nerfs craniens (optique, olfactif, trijumeau) et sur les racines médullaires.

Elles sont grises, mais prennent au contact de l'air une coloration rosée. Elles ne forment qu'une faible saillie à la surface des centres nerveux; les plus anciennes sont au contraire déprimées. En tout cas, elles paraissent trancher nettement à l'œil nu sur le tissu sain.

[1] CHARCOT, *Leçons sur les maladies du système nerveux*, t. Ier, p. 189, 6°, 7° et 8° Leçons.

b. *Anatomie microscopique.* — Dans toute l'étendue de la plaque de sclérose on constate la prolifération de la névroglie, des altérations vasculaires, des corps granuleux et la disparition de la myéline des tubes nerveux. Par contre les cylindraxes sont respectés, il n'en disparaît qu'un très petit nombre (CHARCOT). Cette persistance des cylindres au sein des foyers de sclérose nous explique l'absence des dégénérescences secondaires dans la sclérose en plaques (BABINSKI)[1], puisque la continuité des tubes nerveux n'est pas interrompue. Elle nous montre aussi que la pro-

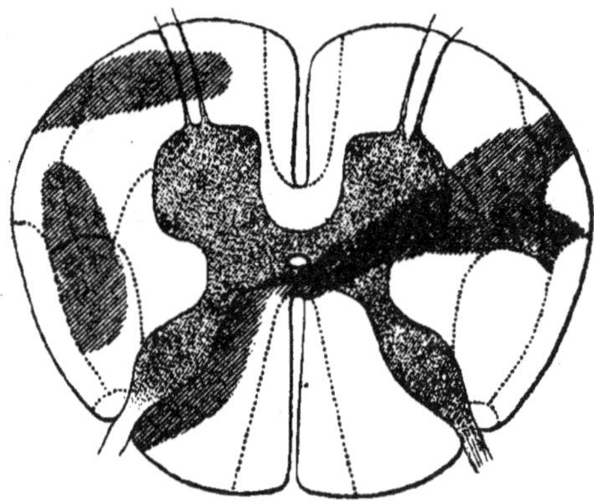

Fig. 25.

Sclérose en plaques.

On voit que les îlots de sclérose n'affectent aucune systématisation.

lifération névroglique est le fait primitif et la lésion des fibres nerveuses, le fait secondaire[2] ; mais, d'après BABINSKI, la disparition de la myéline ne serait pas un phénomène purement mécanique résultant de sa compression par le tissu conjonctif hypertrophié : elle serait due aux cellules lymphatiques qui en effectueraient la fragmentation et la résorption.

Il est probable enfin que les lésions vasculaires précèdent les lésions névrogliques, qui ne seraient que la conséquence des premières.

[1] BABINSKI, Th. Paris, 1885.

[2] Contrairement à ce qu'on observe dans les myélites systématisées, le tabes par exemple.

3° Symptomatologie. — L'affection nous présente à étudier des symptômes spinaux et des symptômes céphaliques ; les uns et les autres en rapport avec la localisation des plaques de sclérose.

A. Symptômes spinaux. — Les principaux sont le tremblement, la parésie musculaire avec rigidité, et les troubles de la démarche.

a. *Tremblement.* — Le plus typique est le tremblement. Voici

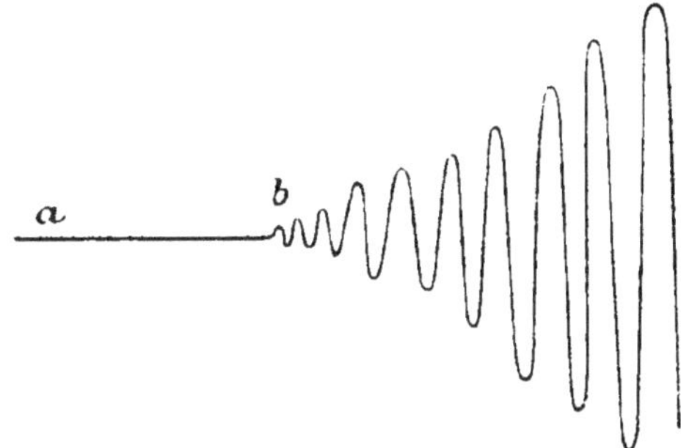

Fig. 26.

Schéma du tremblement de la sclérose en plaques (d'après Charcot).

a, *b*, repos ; en *b*, le mouvement commence et avec lui le tremblement qui augmente progressivement d'amplitude.

ses caractères : il n'existe pas au repos, mais apparaît à l'occasion des mouvements volontaires, d'où son nom de tremblement intentionnel ; les oscillations augmentent à mesure que le mouvement se continue. De plus il intéresse la totalité du membre : c'est un tremblement massif (Marie). Pour le faire apparaître il suffit d'ordonner au malade de porter le doigt sur son nez ou un verre à ses lèvres. Alors le tremblement apparaît, augmente progressivement et « à l'instant où le but est atteint, les dents sont choquées avec violence par les parois du verre et le liquide projeté au loin » (Charcot).

Ce tremblement est moins marqué dans les mouvements de faible étendue lorsque le malade se livre à de menus ouvrages comme la couture ou l'écriture : celle-ci est cependant nettement tremblée.

Ce tremblement est bien différent de celui de la paralysie agitante qui persiste pendant le repos pour s'atténuer au contraire pendant les mouvements volontaires, qui siège surtout aux mains et respecte la tête. Il offre par contre de grandes analogies avec le tremblement mercuriel qui s'en distingue seulement par ce caractère qu'il ne disparaît pas complètement au repos. On ne le confondra pas non plus avec l'incoordination de l'ataxique ou les grands mouvements désordonnés de la chorée qui se montrent d'ailleurs inopinément.

Il occupe surtout les membres supérieurs, mais peut aussi agiter les membres inférieurs, et le tronc pendant la marche; à la tête c'est un tremblement à grandes oscillations, bien différent par conséquent du tremblement sénile.

Charcot attribue le caractère tout spécial du tremblement, son apparition à propos des mouvements volontaires, à la persistance des cylindraxes dépouillés de leur myéline au sein des foyers de sclérose; la transmission de l'influx nerveux s'opérerait encore « par la voie de ces cylindraxes dénudés, mais elle aurait lieu d'une façon irrégulière, saccadée, et ainsi se produiraient les oscillations qui troublent l'exécution des mouvements intentionnels. »

b. *Parésie.* — La parésie, inégalement répartie, ne manque jamais : il y a toujours un certain degré de faiblesse musculaire.

c. *Rigidité musculaire.* — La rigidité musculaire affecte les membres inférieurs; ils sont immobilisés dans l'extension; si on essaie de les fléchir on éprouve une certaine résistance.

Cette contracture s'accompagne d'exagération des *réflexes rotuliens* et de *trépidation épileptoïde* du pied. Pour mettre en évidence ce dernier phénomène, il suffit de fléchir brusquement le pied à angle droit sur la jambe qu'on a laissée sur le plan du lit; on détermine ainsi dans le membre inférieur une série de mouvements convulsifs dus aux alternatives d'extension et de flexion du pied. Cette trépidation peut durer plusieurs minutes. On peut la faire cesser tout d'un coup par la flexion forcée du gros orteil (Brown-Séquard). La contracture permanente que nous venons de décrire est entrecoupée de paroxysmes ou accès de contracture, pendant lesquels la rigidité augmente encore : les membres inférieurs sont alors serrés l'un contre l'autre, immobilisés dans l'extension et l'adduction forcée ; on ne peut les fléchir, ni les écarter l'un de l'autre, leurs masses musculaires sont saillantes et durcies. Il est rare que cette rigidité spasmodique se propage aux membres supérieurs. Elle dure quelques heures et quelquefois plusieurs jours.

d. Les *troubles de la démarche* comprennent d'après Charcot trois formes : la *démarche cérébelleuse* caractérisée surtout par l'incertitude ; le malade zigzague et titube comme un homme ivre (démarche ébrieuse) ; la *démarche spasmodique* due à l'adduction et à l'extension des pieds dans l'attitude du varus-équin à tel point que la pointe racle le sol, comme si le membre inférieur ne pouvait en être détaché ; enfin la démarche *cérébello-spasmodique*, la plus fréquente, qui réunit les caractères des deux précédentes.

e. Les *troubles de la sensibilité* sont rares : il y a quelquefois des douleurs fulgurantes lorsque les plaques de sclérose intéressent les racines postérieures ou leurs prolongements intramédullaires.

f. Les *troubles trophiques* sont également exceptionnels (altérations des ongles, amyotrophies). L'eschare fessière est par contre fréquente à la période cachectique.

g. Les *troubles viscéraux* consistent en crises gastriques signalées quelquefois depuis Charcot et en troubles urinaires beaucoup plus fréquents.

B. Symptômes céphaliques. — Ce sont les troubles oculaires, les troubles de la parole et de la phonation et les vertiges.

a. Troubles oculaires. — Ils portent sur les muscles du globe oculaire, la pupille et le nerf optique :

Le *nystagmus* n'existe pas en permanence ; mais il apparaît dès que le malade veut fixer un objet : on voit alors le globe oculaire agité d'oscillations horizontales.

Du côté des muscles oculaires, on observe encore assez souvent des paralysies : mais ce ne sont que des paralysies incomplètes ou parésies, portant surtout sur les mouvements associés, par exemple lorsque les deux yeux regardent à droite ou à gauche (Parinaud); la diplopie n'apparaît que dans ces conditions.

Les pupilles sont inégales : leur réaction à la lumière persiste.

On a observé une dyschromatopsie assez analogue à celle des hystériques, en différant cependant par une meilleure perception du bleu et du jaune (Charcot).

L'examen ophtalmoscopique montre quelquefois de l'atrophie papillaire ; mais cette atrophie n'est pas uniforme et généralisée comme celle du tabes : la papille présente seulement des taches ou des segments blanchâtres comme si la névrite était irrégulière (Uthof).

b. *Troubles de la parole et de la phonation.* — Le tremblement de la langue est quelquefois très apparent ; mais l'embarras de la parole peut exister fort bien, indépendamment de ce phénomène. Elle est lente, traînante, monotone et *scandée*, c'est-à-dire que le malade fait une pause comme si la prononciation de chaque syllabe nécessitait un effort, et de fait l'émission des mots est parfois précédée d'une légère contraction, comme convulsive, des lèvres (Charcot). Elle ne doit pas être confondue avec la parole empâtée des paralytiques généraux, qui escamotent ou redoublent les syllabes ; mais cette distinction, facile dans les cas typiques, devient quelquefois impossible.

Ces troubles de la parole relèvent pour une part d'une articulation défectueuse, pour une part aussi de troubles de la phonation c'est-à-dire de troubles laryngés : inspirations sonores, singultueuses, interrompant la parole, impossibilité de filer longtemps une même note, raucité de la voix, etc.

Ces divers phénomènes sont attribuables à un état spasmodique des cordes vocales ou à leur parésie. — Le laryngoscope a permis de constater dans un certain nombre de cas un tremblement des cordes vocales, qui apparaît seulement au moment de la phonation et revêt par conséquent les caractères d'un tremblement intentionnel.

c. *Vertiges.* — Le vertige indique une localisation cérébelleuse, et se traduit par la titubation ébrieuse dont nous avons parlé plus haut pour ne pas scinder l'étude des troubles de la démarche.

Les *crises de tachycardie*, la *glycosurie* doivent trouver place ici, car ce sont des phénomènes qui reconnaissent une origine bulbaire. — Le plus souvent il ne s'agit que de glycosurie alimentaire (voy. p. 475) qu'on obtient avec une dose de sucre plus faible qu'à l'état normal. Les *troubles intellectuels*, rares, consistent en une dépression marquée avec diminution de la mémoire et de toutes les facultés. On a observé le rire et le pleurer spasmodiques.

On peut au point de vue de la localisation des symptômes, distinguer une *forme cérébrale*, une *forme spinale* et une *forme mixte* ou cérébro-spinale: c'est cette dernière qui est la plus fréquente.

En résumé, la sclérose en plaques est cliniquement caractérisée par une intégrité relative de la sensibilité, alors que le système moteur est fortement frappé : il n'y a cependant pas une prédilection anatomique des lésions pour le système moteur, puisque les plaques sont disséminées partout. Cette contradiction apparente entre l'anatomie et la clinique tient probablement à ce que la sensibilité peut se rétablir par des voies détournées.

4° Évolution. — La maladie a une durée de six à dix ans et comprend d'après CHARCOT[1] trois périodes.

La *période de début* se caractérise le plus habituellement par de la parésie des membres inférieurs. PITRES a récemment étudié avec soin ce début à forme paraplégique. Mais d'autres fois ce sont les symptômes céphaliques (vertige, diplopie passagère) qui ouvrent la scène ; l'embarras de la parole, le nystagmus, ne tardent pas à s'y ajouter en attendant que le tremblement et la parésie des membres fassent leur apparition. Rarement ce sont des phénomènes viscéraux, comme les crises gastriques, qui marquent le début de l'affection.

Ce début est ordinairement lent et progressif, mais il peut être soudain : ainsi on verra le vertige, la diplopie, s'installer brusquement et se compléter en quelques jours par la titubation ou bien une attaque apoplectiforme sera le premier phénomène

---

[1] CHARCOT, *Leçons sur les maladies du système nerveux*, t. Ier, 1875.

appréciable. Par.contre les longues rémissions, les intermissions même, sont fréquentes et peuvent durer plusieurs années.

Les attaques apoplectiformes débutent par une perte de connaissance subite, aboutissant à un coma profond, mais se distinguent de l'hémorragie cérébrale par une élévation considérable de la température jusqu'à 40 et 41°. Elles guérissent au bout de quelques heures ou d'un jour ou deux, laissant à leur suite une hémiplégie passagère, flaccide, mais peuvent aussi aboutir à la formation d'une eschare et se terminer par la mort. Il est rare qu'elles s'accompagnent de convulsions (attaques épileptiformes). Semblables ictus s'observent dans la paralysie générale, dans les anciens foyers de ramollissement ou d'hémorragie du cerveau : on les désigne sous le nom de *poussées congestives ;* mais l'autopsie ne montre en général dans les centres nerveux aucune trace de congestion récente (CHARCOT), aussi cette explication est-elle notoirement insuffisante. Les attaques apoplectiformes peuvent s'observer à toutes les périodes de la maladie.

La *deuxième période,* période d'état ou de paralysie, se caractérise par l'établissement de la plupart des symptômes et par la rigidité des membres inférieurs. En raison de cette contracture spasmodique les malades sont confinés au lit ou sur un fauteuil.

La *troisième période* comprend un affaiblissement graduel de toutes les fonctions organiques ; les sphincters sont paralysés, la parole n'est plus qu'un grognement inintelligible. La cystite purulente, les eschares sont les causes habituelles de la mort, lorsqu'elle ne résulte pas de la tuberculose pulmonaire, d'une bronchopneumonie ou d'une paralysie bulbaire emmenant le malade dans un accès de dyspnée.

5° Diagnostic. — Les symptômes les plus importants, à la recherche desquels l'attention doit immédiatement se porter sont : le tremblement intentionnel, le nystagmus, la contracture avec exagération des réflexes rotuliens, l'embarras de la parole, les troubles de la démarche. Le diagnostic doit être fait :

a. Avec la plupart des affections nerveuses qui s'accompagnent de *tremblement* (paralysie agitante, intoxication mercurielle, maladie de Basedow, etc.).

b. Avec la *paralysie générale progressive* : les troubles de la parole sont quelquefois très analogues à ceux de la sclérose en plaques, il y a de la parésie et de l'exagération des réflexes ; mais la rigidité des membres inférieurs est beaucoup moins prononcée quand elle existe, et par contre les troubles intellectuels le sont beaucoup plus : les malades ont des idées délirantes (hypocondrie, délire des grandeurs) au lieu de la simple débilité intellectuelle de la sclérose en plaques.

c. Avec les *tumeurs cérébrales*, surtout avec les tumeurs cérébelleuses : dans ce cas, les troubles de la démarche et l'incoordination peuvent être identiques, mais il y a des signes de compression du cerveau (céphalée, vomissement cérébral) et l'ophtalmoscope montre l'œdème de la papille.

d. Avec l'*atrophie cérébelleuse*, affection assez rare. C'est un diagnostic le plus souvent impossible, car la plupart des signes sont communs aux deux affections ; le début par les troubles de la station est un signe favorable à l'atrophie cérébelleuse.

e. La *maladie de Friedreich* a été longtemps confondue avec la sclérose en plaques, elle s'en distingue, ainsi que le tabes, par l'abolition des réflexes rotuliens.

6° Traitement. — La plupart des médicaments employés (chlorure d'or, phosphure de zinc, nitrate d'argent) ont le grave inconvénient d'augmenter la contracture ; on a recours d'ordinaire au bromure de potassium et aux courants continus, mais sans espoir de succès.

ARTICLE XV

SYRINGOMYÉLIE

La syringomyélie, ainsi appelée par OLLIVIER D'ANGERS (σύριγξ, *tube* et μυελός *moelle*) est caractérisée anatomiquement par la formation d'une cavité dans la substance médullaire.

1° Anatomie pathologique. — A l'ouverture du canal

rachidien on constate l'aplatissement de la moelle, comme ruba-
née. Sur une coupe transversale on voit qu'elle est occupée par
une *cavité*.

Cette cavité n'est pas due à l'élargissement et à l'hydropisie
du canal central, comme le croyait SIMON, car elle débute en
arrière du canal épendymaire, dans la commissure postérieure
et ne se fusionne avec lui qu'ultérieurement. Elle peut même
en rester absolument indépendante pendant tout son développement ; de son siège primitif qui occupe ordinairement la région
cervicale, la cavité s'étend en longueur et en largeur plus ou
moins irrégulièrement dans la substance grise, dans les cornes

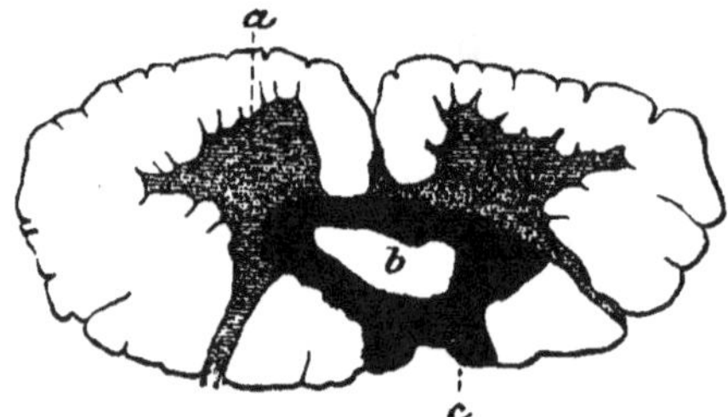

Fig. 27.

Syringomyélie (d'après WESTPHAL).

a, corne antérieure. — *c*, tissu gliomateux. — *b*, cavité creusée au sein de ce tissu.

antérieures ou postérieures. — Ses parois ne sont pas revêtues
par les cellules cylindriques à cils vibratiles qui tapissent normalement le canal de l'épendyme : on n'en retrouve des traces
qu'à sa partie tout à fait antérieure là où a pu avoir lieu la fu-
sion avec le canal central.

Les parois de la cavité sont formées par un tissu fibrillaire
onduleux, très ténu, avec prolifération des cellules de la névroglie. A cause de son analogie avec les tumeurs formées de névroglie ou gliomes, beaucoup d'auteurs la considèrent comme de la
gliomatose médullaire. Dans cette hypothèse, il s'agirait d'une
véritable tumeur qui par son ramollissement donnerait la cavité.
Au contraire, HALLOPEAU, JOFFROY, et ACHARD pensent plutôt qu'il
s'agit d'une myélite banale, péri-épendymaire, qui doit à cette
localisation spéciale les particularités de son évolution. Pour eux

la syringomyélie ne saurait être un processus spécifique : c'est bien plutôt un processus banal pouvant exister isolément, ou compliquer diverses lésions médullaires et méningées, notamment comme l'a montré BRISSAUD, la pachyméningite cervicale hypertrophique. La présence de deux artères situées symétriquement en arrière et en dehors du canal central et dont l'obstruction produira rapidement la nécrobiose et le ramollissement des territoires nerveux qu'elles irriguent, nous explique pourquoi cette myélite péri-épendymaire devient une myélite cavitaire.

En dehors de la substance grise, la substance blanche périphérique est refoulée et sclérosée ; les faisceaux pyramidaux et les cordons postérieurs sont les premiers atteints en raison de leur situation anatomique et présentent, suivant la direction de leurs fibres au-dessus ou au-dessous du foyer de la lésion, des dégénérations secondaires ascendantes ou descendantes.

2° Symptomatologie. — Elle est très variable, comme la localisation des lésions anatomiques. Les troubles trophiques et les troubles de la sensibilité sont les plus caractéristiques.

a. *Troubles trophiques*. — Ils intéressent les muscles des membres supérieurs, en commençant par leurs extrémités et réalisent une atrophie musculaire progressive du type Aran-Duchenne (voy. p. 55). C'est sous ce masque qu'évoluent, au moins au début, la plupart des cas de syringomyélie et c'est sur des malades ainsi catégorisés qu'ont été faites en France les premières recherches sur la syringomyélie.

Les troubles trophiques intéressent aussi la peau qui peut présenter des ulcérations limitées ou revêtir sur une grande étendue un aspect lisse, comme aminci (*glossy skin* des auteurs anglais) ; ils intéressent aussi les ongles ou les extrémités des doigts aboutissant parfois à une véritable mutilation (fig. 28).

Les arthropathies syringomyéliques qui affectent surtout le membres supérieurs, contrairement aux arthropathies tabétiques·

et la scoliose fréquemment observée, sont également l'expression de troubles trophiques.

b. *Troubles de la sensibilité.* — Les sensations tactiles sont conservées ; mais les sensations thermiques et douloureuses sont abolies. Le syringomyélique sent le contact, mais il ne perçoit ni le froid, ni une brûlure, ni la piqûre d'une épingle : il a de la thermo-analgésie. Ce phénomène découvert par KAHLER et

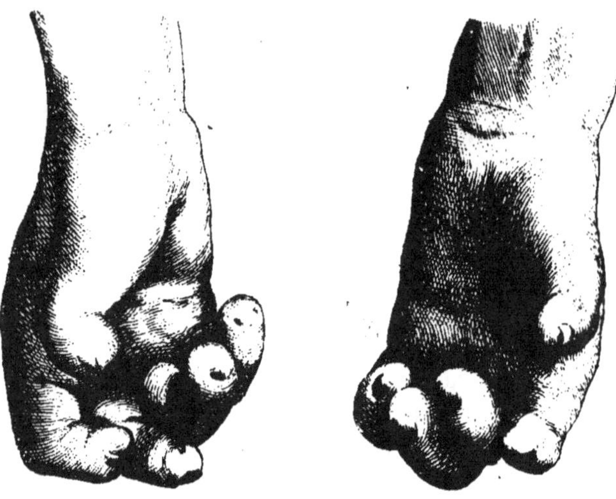

Fig. 28.
Troubles trophiques de la syringomyélie (d'après RAYMOND).

SCHULTZE et à peu près pathognomonique porte le nom de *dissociation syringomyélique.*

Les anesthésies des syringomyéliques présentent cette particularité qu'elles ne correspondent pas à la distribution d'un nerf mais sont disposées par segments de membres, comme celles des hystériques, affectant la forme d'un gant, d'un caleçon, d'une manche de veste. Cette disposition est à peu près spéciale aux anesthésies d'origine médullaire.

Les syringomyéliques accusent souvent une sensation de froid dans les membres inférieurs et peuvent présenter des troubles vaso-moteurs.

La lésion de la substance blanche produit, si les faisceaux pyramidaux (cordons latéraux) sont intéressés, des phénomènes spasmodiques, de l'exagération des réflexes, de la trépidation épileptoïde, de la contracture, troubles moteurs qui joints à l'amyotrophie simulent cliniquement la sclérose latérale amyotrophique.

Si les cordons postérieurs sont intéressés, il y a de l'abolition des réflexes, des troubles de la sensibilité tactile, etc. (forme tabétique, simulant le tabes).

Lorsque le processus se propage vers le bulbe, la syringomyélie se complique de symptômes spéciaux : atrophie ou hémiatrophie de la langue, troubles de la sensibilité de la face, paralysie d'une corde vocale, etc.

En somme, les signes sont : 1º la dissociation syringomyélique ; 2º des troubles trophiques et des symptômes très variés dépendant de la *localisation* des lésions. L'évolution est excessivement lente et la mort survient ordinairement du fait d'une affection intercurrente.

3º Diagnostic. — Le diagnostic avec le tabes, la sclérose latérale amyotrophique, l'atrophie musculaire du type Aran-Duchenne, se fera surtout par la constatation de la dissociation syringomyélique. Il est bon toutefois de savoir qu'elle peut s'observer dans l'hystérie et certaines myélites chroniques.

Le panaris analgésique décrit par MORVAN (de Lanilis) se distinguerait de la syringomyélie par des troubles de la sensibilité *tactile*, par des troubles trophiques plus prononcés aboutissant, sans douleur, spontanément, à la mutilation et à la chute des phalanges. Mais une autopsie de JOFFROY et ACHARD a montré la syringomyélie dans un cas diagnostiqué maladie de Morvan.

De même ZAMBACO a récemment soutenu l'identité de la lèpre et de la syringomyélie qui n'en serait qu'une forme atténuée, correspondant à la lèpre anasthésique de DANIELLSEN. Enfin le bacille de Hansen (bacille de la lèpre) a été trouvé par PITRES dans un nerf cutané d'un syringomyélique, ce qui semble indiquer que le tableau clinique des deux affections est quelquefois très voisin. On admet toutefois généralement que la lèpre anesthésique se caractérise cliniquement par des troubles de la sensibilité sur le trajet des nerfs et anatomiquement par des lésions des troncs nerveux (léprômes) quelquefois percepbles à travers la peau sur le vivant.

4° Traitement. — Il est à peu près nul ; on se borne à l'administration de l'iodure de potassium. La révulsion peut être dangereuse à cause des troubles trophiques.

CHAPITRE II

MALADIES DU BULBE

DE L'ISTHME DE L'ENCÉPHALE ET DU CERVELET

Nous nous bornerons à étudier :

1º La paralysie glosso-labio-laryngée, affection systématisée des noyaux moteurs bulbaires.

2º Les ophtalmologies nucléaires, affections des noyaux moteurs oculaires.

3º Les principales lésions protubérantielles, surtout au point de vue de leurs symptômes.

4º Les tumeurs du cervelet.

ARTICLE PREMIER

PARALYSIE GLOSSO-LABIO-LARYNGÉE

On désigne sous ce nom une paralysie progressive de la langue, du voile du palais, des lèvres et du larynx avec atrophie des muscles correspondants. Ce syndrome est *ordinairement* causé par une atrophie progressive des noyaux d'origine de l'hypoglosse, du facial inférieur, du pneumogastrique, etc., échelonnés dans le bulbe. C'est cette paralysie glosso-labiée *bulbaire* que nous aurons spécialement en vue dans ce chapitre, nous réservant d'étudier plus loin le syndrome glosso-labié *pseudo-bulbaire*, causé par des lésions de l'écorce cérébrale ou des corps optostriés (voy. p. 147, *Maladies du cerveau*), qui présente de grandes analogies cliniques avec celui-ci.

La paralysie glosso-labiée, cliniquement décrite par DUCHENNE

en 1860, a été étudiée anatomiquement par CLARKE, CHARCOT, JOF-
FROY qui ont constaté l'atrophie des cellules motrices du bulbe.
La paralysie pseudo-bulbaire a été décrite par LÉPINE en 1877.

1° Étiologie. — La paralysie glosso-labiée survient d'ordinaire à l'âge moyen de la vie. Le froid, le surmenage des
muscles de la face et de la langue (souffleurs de verres, joueurs
d'instruments à vent) ont été signalés comme causes occasionnelles. On se rappelle que pareille influence a été invoquée pour
expliquer l'atrophie musculaire progressive du type **Aran-
Duchenne**.

Les rapports de la paralysie glosso-labiée avec les **autres
maladies médullaires**, aussi obscures qu'elle dans leur étiologie,
sont mieux connus. Elle complique le plus souvent la *sclérose
latérale amyotrophique* et constitue la terminaison habituelle de
la maladie. C'est au point que certains auteurs ne pouvaient les
concevoir isolément. Cependant elle vient compliquer aussi,
mais plus rarement, l'atrophie musculaire progressive, la syringomyélie, le tabes (CHARCOT), et la sclérose en plaques. Ces affections intéressent, les unes toujours, les autres fréquemment, la
substance grise des cornes antérieures de la moelle ; il n'est
donc pas surprenant que la substance grise des noyaux bulbaires
qui en est la continuation directe, soit intéressée par le même
processus. De même la paralysie glosso-labiée coïncide quelquefois avec l'ophtalmoplégie nucléaire, paralysie oculaire causée
par l'atrophie des noyaux protubérantiels des muscles des yeux.
Ce sont là, en somme, des maladies identiques ne différant que
par leur localisation.

On a encore observé la paralysie glosso-labiée dans le goitre
exophtalmique. Exceptionnellement la maladie revêt un caractère héréditaire ou familial ; elle frappe alors de jeunes sujets.
FAZIO (cité par MARIE) l'observa chez un enfant de sept ans dont
la mère avait été atteinte elle-même cinq mois avant l'accouchement.

2° Symptomatologie. — Le début est *lent* et insidieux ; il
se fait sans prodromes ; on a signalé tout au plus de la dyspnée

et quelques douleurs à la nuque. Les mouvements de la langue sont un peu gênés, la parole un peu moins bien articulée, le *sifflement* est impossible, les mouvements réflexes du voile du palais sont diminués et ces troubles vont s'accentuant de jour en jour, avec une grande régularité. Lorsque au bout de quelques mois le syndrome est constitué, il se caractérise par les signes objectifs et fonctionnels suivants portant sur la langue, les lèvres, le voile du palais et le larynx.

A. LANGUE. — a. *Examen objectif.* — Elle est atrophiée, diminuée de volume, ridée, comme si son enveloppe muqueuse était devenue trop large pour le contenu musculaire atrophié. On voit à sa surface des contractions fibrillaires. Ses *mouvements* sont défectueux, s'opérant avec lenteur et faiblesse. Elle ne peut être tirée au dehors, portée en haut ou latéralement ni creusée en gouttière. Le meilleur moyen d'apprécier son atrophie est encore de la saisir. Si on la saisit entre le pouce et l'index on n'a pas la sensation vermiculaire que donne une langue normale ; mais elle s'aplatit comme un corps inerte.

b. *Troubles fonctionnels.* — α. Gène particulière de la *prononciation* portant sur les linguales (*i, r, l*) surtout ; parole épaisse et embarrassée aboutissant plus tard à l'anarthrie absolue.

β. Gène de la mastication et du premier temps de la déglutition : la langue ne peut ni ramener incessamment les aliments broyés sous les arcades dentaires, de telle sorte que les doigts doivent y suppléer, ni se creuser en gouttière pour la déglutition des liquides ; aussi le malade est-il obligé de porter vivement la tête en arrière.

B. LÈVRES. — a. *Examen objectif.* — L'atrophie est souvent marquée par de la lipomatose, mais on peut observer des contractions fibrillaires. Par suite de la paralysie de l'orbiculaire et de la contraction prédominante des antagonistes (grand zygomatique, etc.), la bouche a de la tendance à s'élargir transversalement, les sillons naso-labiaux s'accentuent, ce qui simule un rictus caractéristique ou donne à la physionomie un air pleurard.

b. *Troubles fonctionnels*. — Les mouvements de la plupart des muscles des lèvres sont gênés, ceux de l'orbiculaire surtout. Le malade serre faiblement les lèvres, et ne peut ni faire la moue, ni souffler, ni siffler.

Parmi les voyelles, l'*o* et l'*u* qui nécessitent la contraction de l'orbiculaire et le rétrécissement en goulot de l'ouverture buccale (caisse de résonance) sont les plus mal prononcés. Au contraire l'*a* persiste. Parmi les consonnes, les labiales qui résultent du passage de l'air à travers les lèvres serrées (*f*) ou de son brusque échappement (labiales explosives : *b, p*), disparaissent aussi.

Les aliments tendent tous à s'accumuler entre les joues et les arcades dentaires, et la mastication ne peut se faire sans l'aide des doigts. Parfois même les aliments et surtout la salive s'échappent de la cavité buccale. Ce ruissellement continu de la salive s'explique par la paralysie des lèvres, par la déglutition défectueuse qui laisse accumuler la salive dans la cavité buccale et peut-être aussi par des lésions du centre salivaire du quatrième ventricule.

C. VOILE DU PALAIS. — a. *Examen objectif*. — A l'examen de la gorge on voit qu'il pend inerte, laissant un vide entre sa face postérieure et la colonne vertébrale ; ce rideau est à peine agité par la colonne d'air expiratoire. Si on l'excite en le touchant avec une cuillère, si on essaie de le faire relever en ordonnant au malade d'émettre un son (dire *a*), il ne se redresse pas ou ne le fait qu'incomplètement.

A la rhinoscopie antérieure on ne voit pas, pendant l'émission des voyelles ou pendant la déglutition, le voile se relever et former comme un prolongement au plancher nasal comme cela doit avoir lieu normalement. Dans le cas où cette paralysie est incomplète on peut même évaluer directement le degré de parésie du voile en adaptant un manomètre à une fosse nasale et en mesurant directement la hauteur de la colonne de liquide nécessaire pour vaincre la résistance du voile du palais (méthode de HARTMANN).

b. *Troubles fonctionnels*. — α. La voix est nasonnée ; le voile

ne peut plus se relever pour intercepter ou tout au moins rétré-
cir la communication entre le pharynx buccal et nasal. Les
vibrations vocales trouvent donc dans celui-ci une vaste caisse
de résonance ; c'est ce que Kussmaul appelait la rhinolalie
ouverte. L'ensemble des troubles produits par la paralysie des
lèvres, de la langue et du voile du palais réalise la *parole bulbaire, monotone, mal articulée et nasonnée.*

β. La paralysie du voile et celle souvent concomitante d'autres
muscles du pharynx, entraînent des troubles de la déglutition.
Les malades « avalent de travers » : leurs aliments, surtout
liquides, peuvent refluer par les fosses nasales, seulement si le
pharynx a encore une puissance contractile suffisante, ou tomber
dans le larynx en produisant des accès de suffocation. L'infection des voies respiratoires par ces corps étrangers peut être le
point de départ d'une broncho-pneumonie qui emportera le
malade [1].

D. LARYNX. — On est mal fixé sur le début de sa paralysie :
on sait seulement que dans la grande majorité des cas les muscles phonateurs sont pris les premiers. Dans les cas plus avancés
le laryngoscope montre les cordes vocales dans une position
intermédiaire à l'adduction et à l'abduction (voy. t. II, fig. 37,
Position cadavérique de ZIEMSSEN), les cordes vocales ne peuvent
s'affronter pour vibrer, et la colonne d'air expiratoire « coule »
dans leur intervalle sans pouvoir les mettre en vibration.
L'aphonie est absolue. Plus souvent dans les cas moins avancés
les cordes vocales peuvent encore se rapprocher, mais leur tension est défectueuse et par suite le malade n'a à sa disposition
qu'un petit nombre de sons, la voix est monotone ; c'est plutôt
oligotonie qu'il faudrait dire.

Contrastant avec la multiplicité et l'intensité de tous ces phénomènes moteurs on remarquera l'intégrité de la sensibilité
générale et des organes des sens. L'abaissement de l'acuité
auditive reconnaît une cause purement mécanique : par suite

[1] Pneumonie de déglutition des auteurs allemands (*Schluck
pneumonie*).

de la paralysie des péristaphylins qui prennent leurs insertions à la fois sur le voile et l'embouchure de la trompe d'Eustache, celle-ci ne peut plus s'ouvrir à chaque mouvement de déglutition, pas plus que le voile ne se relève, et l'aération de l'oreille moyenne devient défectueuse.

3° Évolution. — A cette période la mort peut survenir par le fait d'une maladie intercurrente, surtout d'une affection aiguë des voies respiratoires dont la gravité est augmentée par les phénomènes paralytiques (difficulté de la toux et de l'expectoration). Sinon, la maladie entre dans sa *deuxième phase*, caractérisée par *l'envahissement des muscles masticateurs*. La paralysie du masséter et du ptérygoïdien interne (masséter interne), ne permet plus le rapprochement des mâchoires. Celle du **ptérygoïdien externe**, muscle diducteur, ne permet plus les mouvements de latéralité.

L'aspect du malade arrivé à cette période est lamentable. La face a un air pleurard. La mastication est devenue impossible; la déglutition très difficile amène des accès d'étouffement. La parole n'est plus qu'un grognement inintelligible, et de la bouche toujours ouverte s'échappe un flot de salive. L'émaciation est extrême.

La lésion du pneumogastrique, nerf modérateur du cœur, se traduit par une accélération permanente du pouls, et des accidents cardiaques aboutissant à une *syncope mortelle*. La paralysie de la glotte rend la toux et l'expectoration impossibles. Les muscles thoraciques affaiblis n'arrivent pas à chasser l'air, aussi la moindre *affection bronchique* entraine-t-elle l'asphyxie. Dans une troisième catégorie de cas, la mort résulte de la *paralysie du diaphragme*.

La maladie évolue en dix-huit mois environ, quelquefois beaucoup plus rapidement. Elle commence par la langue, pour envahir successivement les lèvres, le voile du palais, le larynx et les muscles masticateurs.

Sa marche est régulièrement progressive, son pronostic fatal.

4° Anatomie pathologique. — Les lésions portent sur les

nerfs craniens, leurs noyaux et les muscles qu'ils innervent. —
1° Les *muscles* ont subi une atrophie simple ; ils sont jaunâtres
et non rouges comme des
muscles normaux. Là où
la lésion est très avancée
on ne trouve plus que des
gaines vides avec de nom-
breux noyaux ; là où elle
est en voie d'évolution on
constate la diminution de
volume des fibres, la disparition de leur striation
et leur dégénérescence granuleuse. Ces altérations
sont surtout visibles au
niveau de la pointe de la
langue.

2° Les racines des *nerfs*
craniens intéressés sont
amincies et atrophiées,
mais cette altération n'est

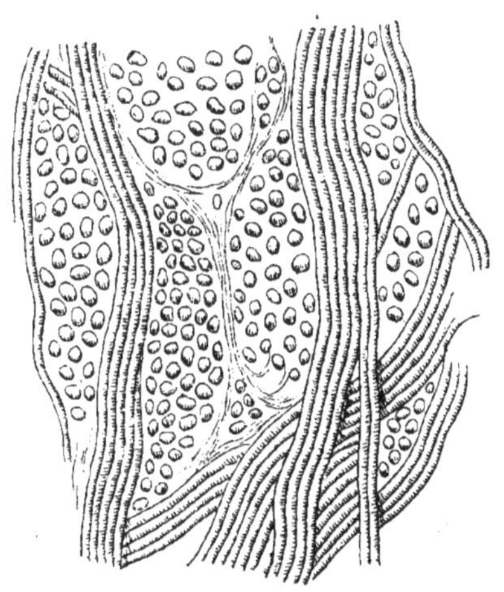

Fig. 29.

Atrophie des fibres musculaires de
la langue dans la paralysie glosso-
labiée (Charcot).

que secondaire à la lésion des cellules nucléaires qui constituent
leurs origines réelles. Cette atrophie porte sur les noyaux
moteurs de la moitié inférieure du bulbe : hypoglosse, vago-
spinal, glosso-pharyngien, facial, trijumeau.

Le facial est relativement le moins altéré ; aussi certains
auteurs (Clarke, Turner) ont-ils admis que les lèvres tiraient
en partie leur innervation d'autres noyaux bulbaires, notamment de l'hypoglosse ; on a même supposé des fibres anastomo-
tiques entre ces deux nerfs.

La plupart des cellules de ces noyaux sont parsemées de granulations pigmentaires ; elles perdent leurs prolongements protoplasmiques et prennent une forme globuleuse. A un stade
plus avancé le noyau seul est reconnaissable ; puis la cellule
disparue ne laisse plus à sa place comme trace qu'un amas de
granulations pigmentaires.

Il va sans dire qu'on trouve encore les lésions du tabes, de la sclérose latérale amyotrophique, etc., que le syndrome glosso-labiolaryngé était venu compliquer.

5° Diagnostic. — La paralysie glossolabiée bulbaire que nous venons de décrire est caractérisée par son début insidieux, son évolution progressive, l'atrophie des muscles paralysés, la réaction de dégénérescence, les contractions fibrillaires, la participation du pneumogastrique et du trijumeau (accélération du pouls et troubles de la mastication), la coexistence fréquente avec la sclérose latérale amyotrophique ou l'atrophie musculaire progressive, l'absence habituelle d'hémiplégie et de troubles intellectuels.

Ces caractères la différencient nettement :

a. De la *paralysie pseudo-bulbaire*[1] de Lépine (paralysie glosso-labiée cérébrale), qui succède le plus souvent à des *ictus apoplectiques*, ne présente ni atrophie musculaire, ni réaction de dégénérescence, ni contractions fibrillaires, etc., mais s'accompagne habituellement d'*hémiplégie* ou de *monoplégie*, de *troubles intellectuels*, de *rire ou de pleurer spasmodiques*. De plus très souvent la paralysie n'est pas symétrique; par exemple on note un peu de déviation de la face dont les plis sont plus marqués d'un côté. On dit aussi que les réflexes, par exemple celui du voile du palais, abolis dans la paralysie bulbaire, persistent dans la pseudo-bulbaire, mais cela n'a rien d'absolu. En somme, entre ces deux affections les différences sont les mêmes qu'entre une hémiplégie vulgaire et une poliomyélite antérieure (Halipré).

b. De la *paralysie bulbaire aiguë*, qui a la même rapidité d'évolution qu'une myélite aiguë, et s'accompagne de fièvre.

c. Des *hémorragies ou ramollissements bulbaires* qui ont un début subit et qui s'accompagnent de vomissements, de hoquet, de glycosurie, de polyurie, d'irrégularités du pouls et de la respiration.

d. De la *compression du bulbe* (tumeur, mal de Pott sous-occipital), des *méningites* et *tumeurs* de la base du cerveau qui

---

[1] Elle est étudiée en détail. p. 147.

se distinguent : 1° par des signes de tumeur cérébrale (voy. p. 189), de méningite ou d'arthrite cervicale; 2° par une symétrie moins absolue des lésions; 3° par une participation fréquente des nerfs oculaires ou des rameaux sensitifs du trijumeau.

e. Des *névrites périphériques* qui s'accompagnent de troubles sensitifs et de névrites localisées ailleurs.

6° Traitement. — L'application de courants continus sur la nuque, le phosphure de zinc, la révulsion n'empêchent pas l'évolution de la maladie.

ARTICLE II

LÉSIONS DE LA PROTUBÉRANCE

Dans cet article nous nous bornerons à étudier les principales lésions de la protubérance et leurs caractères généraux.

1° Caractères généraux des lésions protubérantielles. — L'*hémiplégie alterne* est le principal caractère des lésions protubérantielles; mais elle ne se produit que lorsqu'une lésion unilatérale occupe la partie *inférieure* de la protubérance. Elle consiste dans la paralysie des membres du côté opposé à la lésion et dans la paralysie de la face du même côté que la lésion. Cette variété d'hémiplégie porte encore le nom de *syndrome* de Millard-Gubler. En voici l'explication (fig. 30). A la partie inférieure de la protubérance, le faisceau pyramidal qui commande aux membres d'une moitié du corps n'a pas encore franchi la ligne médiane pour passer dans le cordon latéral de la moelle du côté opposé et se terminer dans les cornes antérieures : il ne la franchira que beaucoup plus bas, dans le bulbe au niveau de la décussation des pyramides. Au contraire, le faisceau géniculé qui commande aux muscles d'une moitié de la face a déjà effectué sa décussation et s'est terminé dans le noyau protubérantiel, origine du nerf facial. On comprend donc qu'une lésion siégeant en ce point puisse intéresser les fibres déjà entre-croisées, destinées aux muscles faciaux du même côté, et le faisceau pyramidal, pas encore entre-croisé, destiné aux muscles des membres du côté opposé ; telle est l'origine de

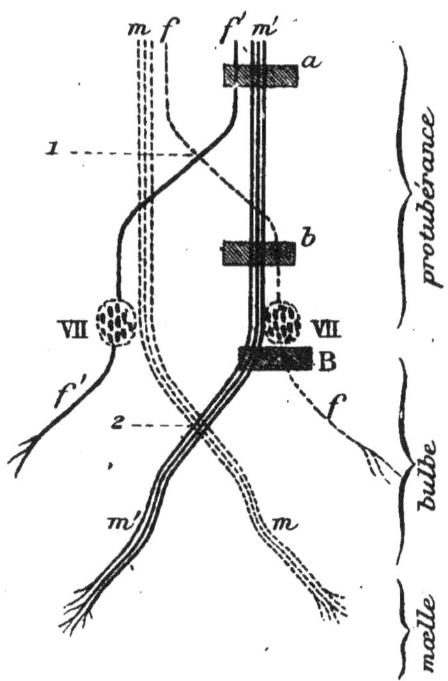

Fig. 30.

Schéma de l'hémiplégie alterne (syndrome MILLARD-GÜBLER).

f, f', faisceau moteur de la face, droit et gauche. — *m, m'*, faisceau moteur des membres, droit et gauche. — VII, noyau du facial. (Les faisceaux nés de l'hémisphère gauche sont en trait plein, les faisceaux nés de l'hémisphère droit en trait pointillé.)
1, décussation du faisceau moteur de la face (dans la protubérance). — 2, décussation du faisceau moteur des membres (dans le bulbe). — Une lésion *a*, située à la partie supérieure de la protubérance sectionne le faisceau moteur de la face et celui des membres nés du même hémisphère cérébral. — Une lésion *b* ou B, située à la partie inférieure de la protubérance sectionne le faisceau moteur des membres qui n'a pas encore effectué sa décussation et le faisceau moteur de la face, *né de l'hémisphère opposé* (pointillé) qui a déjà effectué sa décussation et va constituer le nerf facial (*hémiplégie alterne*).

l'hémiplégie alterne (voy. fig. 30). Ainsi une telle lésion siégeant à gauche produira une paralysie faciale gauche et une paralysie des membres du côté droit.

Au contraire, une lésion cérébrale, capsulaire, pédonculaire, ou occupant la partie supérieure de la protubérance, c'est-à-dire un point où aucun des conducteurs nerveux moteurs (ni le faisceau pyramidal, ni le faisceau géniculé) ne sont encore entre-croisés, et siégeant aussi à gauche, intéresserait ces deux faisceaux et entrainerait la paralysie de toute la moitié *droite* de la face et du corps (hémiplégie vulgaire ou croisée).

Paralysie faciale totale du côté de la lésion, paralysie des membres du côté opposé, telle est donc l'hémiplégie alterne dans sa forme la plus simple. Elle peut se compliquer.

Ainsi la paralysie faciale peut s'accompagner : *a*) de paralysie du moteur oculaire externe ; *b*) de paralysie du moteur oculaire externe et de l'hypoglosse ; *c*) de paralysie du moteur oculaire externe et du masticateur (BRISTOWE) ; *d*) de paralysie du moteur oculaire externe, du masticateur et de l'hypoglosse (JOLLY) ; *e*) de paralysie du moteur oculaire externe et d'hémiatrophie de la langue, ce qui indique que la lésion atteint le noyau de l'hypoglosse et non pas seulement ses fibres radiculaires (RAYMOND); *f*) de troubles de la sensibilité dans les membres du côté paralysé. Ainsi prennent naissance une foule de syndromes dont la liste n'est pas épuisée et qu'expliquent bien les figures 31 et 32.

L'*hémiplégie alterne sensitive* (RAYMOND) est caractérisée par l'anesthésie du trijumeau du côté de la lésion et l'anesthésie des membres du côté opposé. Cela tient à ce que les fibres sensitives de la face s'entre-croisent plus haut que les fibres sensitives des membres et du tronc, à l'instar des fibres motrices.

La *déviation conjuguée de la tête et des yeux* n'est pas soumise aux mêmes lois que celle qui résulte d'une lésion cérébrale (voy. p. 164) : elle se fait du côté opposé à la lésion nerveuse, comme si le malade se détournait de sa lésion protubérantielle (DESNOS) ; elle se fait cependant de ce côté si la lésion produit une excitation.

La *paralysie d'un moteur oculaire externe* se traduit par la déviation en dedans (strabisme interne) de l'œil correspondant quand la lésion frappe *le nerf* lui-même ; mais quand elle frappe son *noyau d'origine* il y a déviation conjuguée des yeux et perte du mouvement associé qui porte les deux yeux du même côté dans la direction latérale du regard ; c'est-à-dire que le droit externe du côté paralysé et le droit interne du côté sain ne se contractent plus quand on sollicite le regard du côté de la lésion (Parinaud) : il y a paralysie de l'*hémi-oculo-moteur*

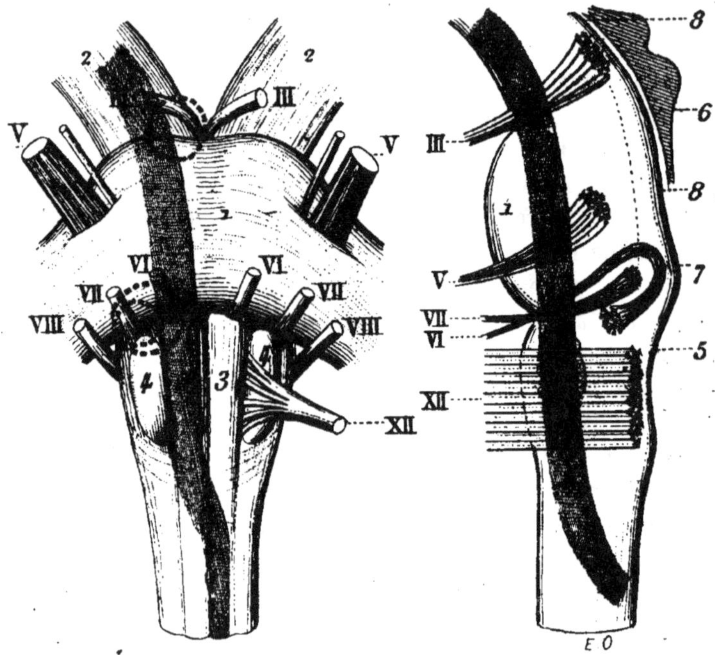

Fig. 31.   Fig. 32.

Bulbe et protubérance avec les origines des nerfs craniens.

A gauche, vue antérieure ; à droite, vue de profil et supposée par transparence.

Le cercle pointillé supérieur indique la lésion qui produit le syndrome de Weber ou hémiplégie alterne supérieure. — Les deux cercles inférieurs indiquent la lésion qui produit le syndrome de Gübler (hémipl. alt. inf.) dans ses deux formes les plus habituelles. — 1, protubérance. — 2-2, pédoncules cérébraux.— 3-3, pyramides.— 4-4, olives. — III, V, VI, etc., nerfs craniens.

1, protubérance. — 2, pédoncule cérébral. — 3, faisceau pyramidal. — 4, olive. — 5, plancher du 4e ventricule. — 6, tubercules quadrijumeaux. — 7, genou du facial. — 8, aqueduc de Sylvius.

(Grasset). Cela est dû à ce que le noyau du moteur oculaire externe donne naissance : 1° à des fibres qui vont au droit externe correspondant ; 2° à des fibres qui vont au droit interne du côté opposé et agissent synergiquement avec les premières dans la direction latérale du regard. Associée à la paralysie du facial du même côté et des membres du côté opposé, cette paralysie de l'hémi-oculo-moteur réalise le *syndrome de Foville* [1].

L'*hémiplégie alterne supérieure* ou *syndrome de Weber* caractérisée dans sa forme habituelle par la paralysie du nerf moteur oculaire commun du côté de la lésion et la paralysie des membres du côté opposé est réalisée par les lésions du pédoncule cérébral ou de la partie supérieure de la protubérance, car la 3ᵉ paire naît aux confins de ces deux régions : je n'en parle donc ici que pour mémoire (voy. p. 139).

Les *divers nerfs d'origine bulbo-protubérantielle :* moteurs oculaires, hypoglosse, trijumeau, auditif, glosso-pharyngien, traduisent leur lésion isolée ou combinée par les troubles spéciaux variant avec chacun d'eux.

2° Principales lésions de la protubérance. — Les principales lésions capables d'intéresser la protubérance sont : le ramollissement par thrombose ou embolie, les tumeurs et l'hémorragie.

a. *Ramollissement*. — Le ramollissement est dû, le plus souvent, à une thrombose du tronc basilaire consécutive à l'athérome ou à l'artérite syphilitique ; lorsqu'il est dû à une embolie, on s'explique mal comment un caillot, après avoir traversé une des artères vertébrales peut s'arrêter dans le tronc basilaire, qui est beaucoup plus large : l'anatomie pathologique montre qu'en pareil cas l'embolie s'est effectuée dans une des vertébrales et que le tronc basilaire n'est occupé que par le prolongement du caillot.

b. *Tumeurs*. — Les tumeurs sont : des gommes syphilitiques, des tubercules, des gliomes, et exceptionnellement des cancers ou des kystes.

c. *Hémorragies*. — Outre les caractères généraux des lésions protubérantielles énumérés plus haut, l'hémorragie se distingue par sa soudaineté, par l'absence d'athérome artériel, par l'hyper-

[1] GRASSET, *Revue neurologique*, 15 juillet 1900.

trophie du cœur et par l'hypertension artérielle; les tumeurs s'accompagnent de céphalalgie, de vomissements, de vertiges, d'accès épileptiformes, souvent de polyurie ou de glycosurie ; leur évolution est plus lente et les phénomènes paralytiques alternent parfois avec des contractures.

ARTICLE III

OPHTALMOPLÉGIE NUCLÉAIRE

On distingue sous ce nom les paralysies oculaires qui relèvent d'une lésion des noyaux moteurs des muscles des yeux.

1° Innervation motrice de l'œil (résumé anatomique et physiologique). — Trois nerfs concourent à l'innervation des muscles oculaires : 1° le *moteur oculaire commun* qui innerve le muscle ciliaire et le sphincter pupillaire, le releveur de la paupière supérieure, les muscles droit interne, droit supérieur, droit inférieur et le petit oblique ; 2° le *moteur oculaire externe* qui innerve le muscle droit externe ; 3° le *pathétique* qui innerve le muscle grand oblique.

Ces trois nerfs ont leur origine réelle dans la région bulboprotubérantielle. Les deux derniers ont chacun un noyau spécial. Le moteur oculaire commun pénètre dans le pédoncule cérébral et ses filets radiculaires, formant un éventail, vont aboutir à une série de petits noyaux échelonnés le long de l'aqueduc de Sylvius et sous le plancher du 4ᵉ ventricule. Des recherches anatomiques et physiologiques ont assigné à chacun de ces amas cellulaires une fonction déterminée : chacun d'eux correspond à un muscle. D'après HENSEN et VOLKERS, le noyau du moteur oculaire commun comprendrait d'avant en arrière, les centres suivants : muscle ciliaire, sphincter irien, droit interne, droit supérieur, relevant de la paupière, droit inférieur petit oblique. Ce premier schéma a été modifié par KAHLER et

Pick qui admettent la distribution suivante : le muscle ciliaire et le sphincter pupillaire répondent aux deux centres antérieurs ; mais les centres qui suivent ne sont plus échelonnés sur une seule ligne droite, celui du droit interne et du droit inférieur touchent la ligne médiane, les autres occupent la partie latérale du noyau.

En résumé, ce qu'il faut retenir c'est la *separation en deux groupes : l'antérieur, destiné à la musculature intrinsèque (muscle ciliaire et iris) et situé sous le plancher du 3º ventricule ;*

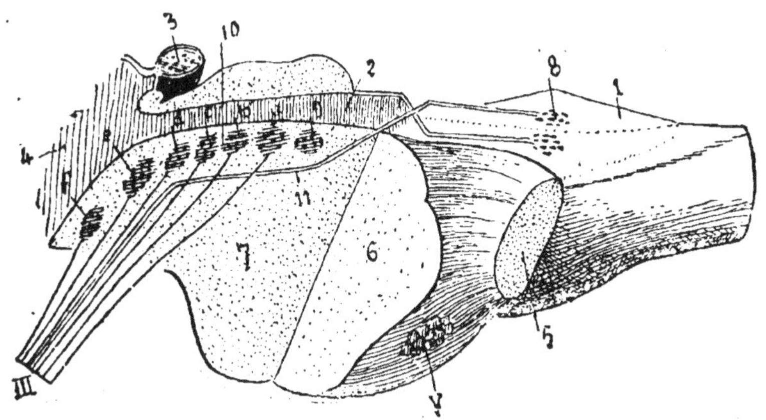

Fig. 33.

Noyaux d'origine des nerfs moteurs oculaires échelonnés le long de l'aqueduc de Sylvius (Testut).

1, plancher du 4e ventricule. — 2, aqueduc de Sylvius. — 3, glande pinéale. — 4, 3e ventricule. — 7, pédoncule cérébral. — 8, noyau du moteur oculaire externe. — 9, noyau du pathétique. — 10, noyaux du moteur oculaire commun. — 11, fibres envoyées par le moteur oculaire externe au moteur oculaire commun du côté opposé. *a, b, c, d,* groupes cellulaires du moteur oculaire commun préposés à l'innervation des muscles extrinsèques. — *e,* noyau préposé à l'innervation de la pupille. — *f,* noyau préposé à l'innervation du muscle ciliaire (accommodation).

le postérieur, destiné à la musculature (muscle droit, etc.), et situé sous l'aqueduc de Sylvius. Cette division nous explique l'indépendance réciproque de l'ophtalmoplégie intérieure et de l'ophtalmoplégie extérieure. Tous ces noyaux occupent la calotte du pédoncule cérébral, au-dessous des tubercules quadrijumeaux qui constituent un centre de coordination des mouvements des yeux.

Les fibres radiculaires issues des multiples centres d'origine du moteur oculaire commun sont, pour la plupart, des fibres directes, c'est-à-dire qu'elles ne franchissent pas la ligne médiane; quelques-unes seulement sont des fibres croisées.

BACH [1] de Würzburg a récemment étudié par la méthode de NISSL les altérations qui surviennent dans les petits centres du noyau moteur oculaire commun à la suite de la section expérimentale des divers muscles oculaires et a pu ainsi contrôler les notions admises sur la topographie de ces centres : il a confirmé l'existence des fibres croisées, mais il a fait remarquer que la séparation des différents groupes cellulaires n'est pas aussi nette qu'on l'avait cru jusqu'ici. Aussi, dans ce court exposé, nous en sommes-nous tenus à ce qu'il y a d'absolument certain.

Le noyau du pathétique (grand oblique) et celui du moteur oculaire externe (muscle droit externe) sont bien postérieurs; on admet que ce dernier noyau envoie des fibres croisées à l'oculo-moteur commun du côté opposé pour innerver le muscle droit interne dans les mouvements associés (DUVAL et LABORDE).

2° Symptômes. — On décrit une ophtalmoplégie extérieure, une ophtalmoplégie intérieure et une ophtalmoplégie mixte ou totale.

a. *Ophtalmoplégie extérieure*. — Les paupières sont tombantes et cachent presque complètement les globes oculaires ; pour apercevoir les objets, le malade est obligé de renverser la tête en arrière et de contracter fortement le muscle frontal pour relever les sourcils et remédier un peu à la chute de la paupière supérieure. L'expression de la physionomie qui en résulte est connue sous le nom de *facies d'Hutchinson*. Si on découvre les globes oculaires on les voit immobiles et comme figés dans de la cire (BENEDIKT) ; ordonne-t-on au malade de suivre des yeux un objet, on voit qu'ils se déplacent à peine.

Malgré la chute des paupières supérieures, le muscle releveur n'est pas cependant en général totalement paralysé.

---

[1] BACH, Congrès d'ophtalmologie de Heidelberg. août 1897.

b. *Ophtalmoplégie intérieure.* — L'ophtalmoplégie intérieure se traduit par la paresse et l'abolition des mouvements de la **pupille** qui ne réagit plus à la lumière ou lorsqu'on fait fixer au malade un objet qu'on éloigne et rapproche alternativement. Il

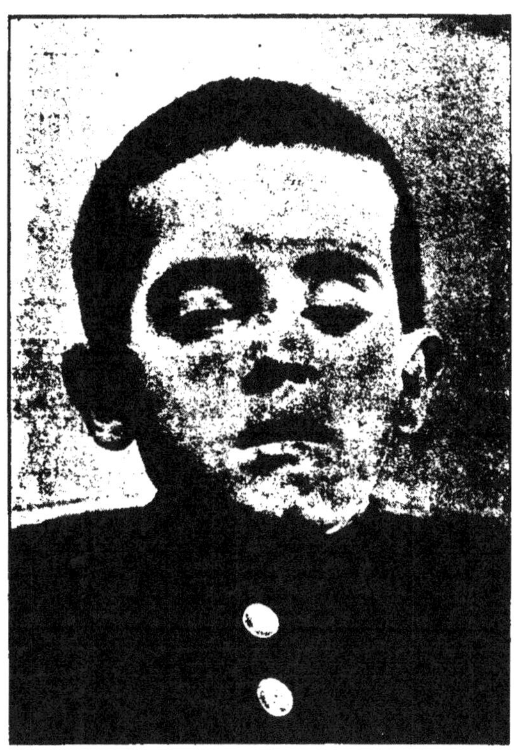

Fig. 34.
Facies d'Hutchinson (RAYMOND).

y a en même temps paralysie de l'*accommodation*, c'est-à-dire que la vision des objets rapprochés est indistincte : la lecture d'un journal, par exemple, devient impossible.

c. *Ophtalmoplégie mixte ou totale.* — L'ophtalmoplégie mixte ou totale est constituée par la réunion de ces deux ordres de symptômes : paralysie des muscles intrinsèques (muscle ciliaire et sphincter pupillaire) et des muscles extrinsèques.

3° Étiologie, évolution. — L'*ophtalmoplégie aiguë* évolue en quelques semaines, s'accompagne d'une tendance irrésistible au sommeil et finit par aboutir à la mort. L'autopsie montre un ramollissement hémorragique de la substance grise du plancher du 3ᵉ ventricule et de l'aqueduc de Sylvius. La lésion s'étend parfois jusqu'aux tubercules quadrijumeaux. Les causes de cette affection sont inconnues.

L'*ophtalmoplégie subaiguë* comporte un pronostic moins sombre ; elle est susceptible de régression, notamment à la suite de la paralysie infantile. Elle vient compliquer des maladies infectieuses (diphtérie, fièvre typhoïde, pneumonie, scarlatine) ou des intoxications (alcool, plomb, nicotine, oxyde de carbone). Elle accompagne parfois la paralysie infantile.

L'*ophtalmoplégie chronique* est tantôt une maladie primitive, tantôt secondaire à une autre affection : tabes, poliomyélite antérieure, syphilis, diabète, etc. Elle peut évoluer isolément pour son propre compte ou bien le processus finit par envahir les autres noyaux de substance grise : elle se complique alors de glycosurie, de paralysie des nerfs masticateurs, d'atrophie musculaire progressive, de paralysie glosso-labio-laryngée, et la mort survient par paralysie du diaphragme ou par arrêt du cœur. Les altérations anatomiques des noyaux, des racines, des nerfs, des muscles, sont les mêmes que dans les poliomyélites avec une localisation différente (s'y reporter).

ARTICLE IV

TUMEURS DU CERVELET

Les tumeurs du *cervelet* offrent les mêmes symptômes fonctionnels diffus que les autres tumeurs de l'encéphale (voy. p. 189). Elles se distinguent :

1° Par la précocité et l'intensité des symptômes diffus : céphalée ayant son siège à l'*occiput* ou à la *nuque*, vomissements, œdème de la papille et convulsions. Ces convulsions

sont souvent très caractéristiques ; ce sont des accès de contracture tétanique des muscles du tronc et des extrémités, avec
raideur de la nuque et renversement de la tête en arrière
(opisthotonos).

2° Par la compression rapide des parties voisines (bulbe et

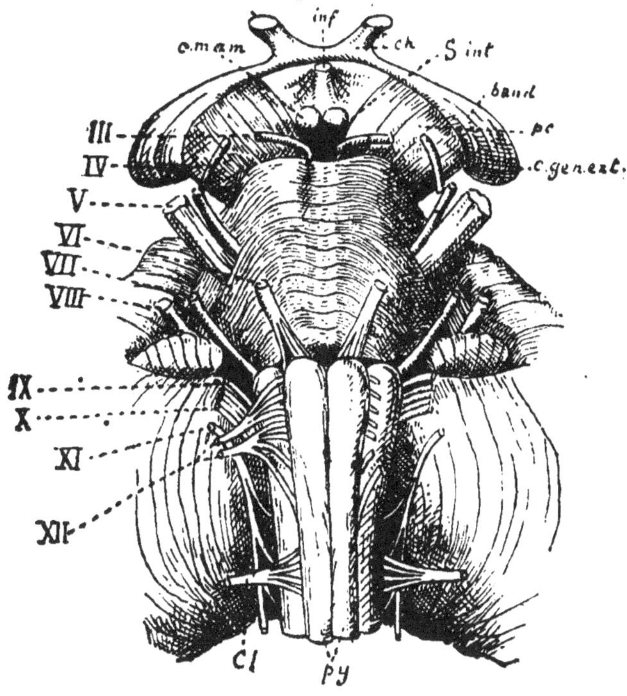

Fig. 35.

Base du cerveau avec les origines apparentes des nerfs craniens
(d'après RAYMOND).

protubérance, nerfs craniens). Ces symptômes de compression
peu marqués dans les cas de tumeurs de la face supérieure
ou postérieure de l'organe, sont portés à leur maximum lorsque
la tumeur occupe sa face inférieure. Parmi les nerfs craniens,
le facial et l'auditif (bourdonnements d'oreille, surdité unilatérale) sont le plus souvent intéressés (voy. fig. 35) ; aussi la constatation d'une lésion unilatérale de ces nerfs a-t-elle une grande

valeur diagnostique, lorsqu'elle s'accompagne d'état vertigineux ou d'œdème papillaire.

3° Par l'apparition de l'ataxie et du vertige cérébelleux, se traduisant par une démarche en zigzag, ébrieuse et titubante. Elle serait d'après Nothnagel le propre des lésions du vermis ; les hémisphères montreraient une remarquable tolérance.

Les tumeurs du *pédoncule cérébelleux moyen* rappellent les symptômes des tumeurs cérébelleuses et de celles de la protubérance : les mouvements de rotation autour de l'axe longitudinal du corps constituent un signe tout à fait inconstant.

CHAPITRE III

MALADIES DU CERVEAU

Nous commençons cette étude par un chapitre spécial sur les localisations cérébrales.

Nous étudions ensuite :

1° Les *syndromes* répondant à des lésions bien définies et sur lesquels repose la doctrine des localisations cérébrales (*épilepsie jacksonnienne, hémiplégie, hémianesthésie, hémianopsie, paralysie glosso-labiée pseudo-bulbaire. aphasie*).

2° Les *processus* qui produisent ces divers syndromes (*hémorragie et ramollissement cérébral, abcès, encéphalites, tumeurs, syphilis*, etc.).

3° La *paralysie générale progressive.*

ARTICLE PREMIER

LOCALISATIONS CÉRÉBRALES

Toutes les parties de l'écorce cérébrale ne sont point équivalentes au point de vue fonctionnel ; la surface du cerveau est divisée en territoires distincts préposés à des fonctions distinctes : innervation motrice (du membre inférieur. du gros orteil, de la face, etc.), vision. audition. langage articulé, etc.

Chacune de ces fonctions s'opère dans un centre, toujours le même, dans un ensemble de circonvolutions dont nous connaissons la situation anatomique avec assez d'exactitude pour pouvoir dans bien des cas, préciser la lésion qui donne naissance à un symptôme cliniquement constaté. Ainsi nous savons que le centre du langage parlé est dans le pied de la troisième circonvolution frontale, que le centre de la vision est dans le cunéus, etc., etc. Ce sont ces diverses localisations que nous allons exposer.

1° Méthodes employées. — On est parvenu par deux voies différentes, et pour ainsi dire parallèles, à la détermination des localisations cérébrales : par l'expérimentation et par la méthode anatomo-clinique. La doctrine des localisations doit beaucoup encore aux résultats des interventions chirurgicales.

A. MÉTHODE EXPÉRIMENTALE. — On croyait depuis FLOURENS à l'équivalence des divers points de la surface cérébrale et à son homogénéité, lorsque FRITSCH et HITZIG (1870) en Allemagne, puis FERRIER en Angleterre, démontrèrent, par leurs expériences sur le chien et le singe, qu'on peut mettre en évidence, par l'excitation électrique, des centres spécialement destinés à l'innervation motrice. Ils siègent dans le gyrus sigmoïde, l'analogue des circonvolutions rolandiques de l'homme.

Ces travaux furent vulgarisés en France par LÉPINE.

La méthode expérimentale procède de deux façons.

1° *Par l'excitation des centres,* elle détermine des contractions dans les muscles correspondants : l'écorce grise est en effet excitable. Mais il ne faut pas croire, comme l'avait d'abord supposé FERRIER, que les divers centres moteurs sont séparés les uns des autres par des limites nettement tranchées : entre un centre et le centre voisin, il y a une zone mixte (zone de confusion) dont l'excitation produit la combinaison de deux mouvements. Le passage d'un centre à l'autre se fait donc par une transition insensible.

2° *Par la destruction des centres,* elle détermine la paralysie des départements musculaires correspondants. Il est à remarquer toutefois que cette paralysie n'est pas inguérissable, et qu'au bout de quelques semaines ou de quelques mois, elle se répare progressivement, non qu'il se fasse une suppléance par l'hémisphère opposé resté intact, mais plutôt à cause de l'intervention des corps optostriés, relais moteurs qui peuvent jusqu'à un certain point suppléer chez les animaux l'écorce cérébrale. La méthode expérimentale a donné les mêmes résultats pour l'étude de certains centres sensoriels : ainsi la destruction d'un des lobes occipitaux produit l'hémianopsie.

B. MÉTHODE ANATOMO-CLINIQUE. — C'est celle qui, mettant à profit les expériences spontanément réalisées sur l'homme par la maladie *consiste à comparer le symptôme constaté pendant la vie avec la lésion trouvée à l'autopsie.* Elle utilise les mêmes données que la méthode expérimentale, puisqu'elle étudie : 1º des lésions destructives; 2º des lésions irritatives.

Les lésions destructives de l'écorce, celles qui résultent d'un ramollissement cérébral par exemple, se traduisent pendant la vie par une paralysie plus ou moins étendue, hémiplégie, monoplégie brachiale, etc., par l'aphasie, par l'hémianopsie, etc.

Les lésions irritatives d'autre part, comme les tumeurs cérébrales, excitent l'écorce des circonvolutions à l'instar d'un courant électrique et produisent des crises d'épilepsie jacksonnienne (voy. p. 132). Or, cette épilepsie jacksonnienne débute assez ordinairement par les muscles dont le centre cortical correspond à la tumeur; il suffit donc d'observer avec soin ce mode de début (convulsions du pouce ou du gros orteil, etc.), cette convulsion initiale (*signal-symptôme de Seguin*), et de la comparer ensuite avec la lésion cérébrale que l'autopsie fait découvrir. Il faut reconnaître toutefois que ces lésions irritatives et les convulsions qu'elles produisent nous fournissent des renseignements beaucoup moins précis que les paralysies résultant des lésions destructives.

Les atrophies limitées de l'écorce, consécutivement à l'amputation très ancienne d'un membre, fournissent des renseignements confirmatifs de la doctrine des localisations, mais moins précis encore.

C. INTERVENTIONS CHIRURGICALES. — Les interventions chirurgicales pratiquées depuis quelques années dans les affections du système nerveux, ont complété ces données en combinant, pour ainsi dire, les procédés anatomo-cliniques et expérimentaux.

11.

Par exemple, dans un cas d'épilepsie jacksonnienne consécutive à une cicatrice par traumatisme du crâne, la trépanation montrera une lésion limitée dans le point que le début des convulsions faisait prévoir, et l'excision de la cicatrice supprimera cette épilepsie jacksonnienne. Enfin, dans quelques cas, on a pratiqué au cours de l'opération l'excitation électrique de l'écorce et constaté des convulsions dans les muscles correspondant au centre excité. Les résultats ainsi obtenus ont été réunis par Lamacq[1] dans un important mémoire que résume la figure 36.

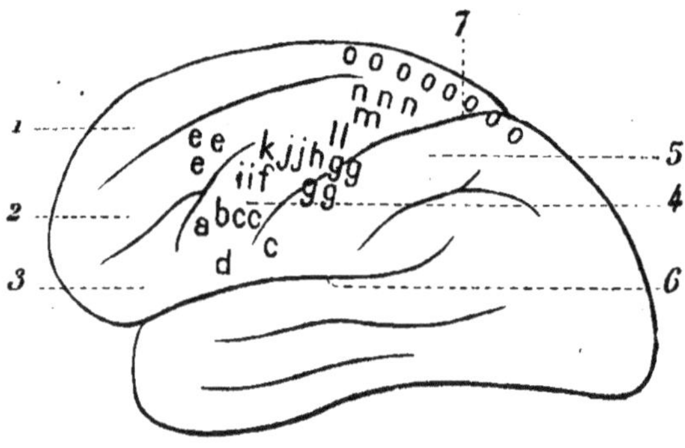

Fig. 36.

Les centres moteurs corticaux chez l'homme (d'après Lamacq).

1, première circonvolution frontale. — 2, deuxième frontale. — 3, troisième frontale. — 4, frontale ascendante. — 5, pariétale ascendante. — 6, première temporale. — 7, sillon de Rolando.

a, angle de la bouche. — *b*, sourcils. — *c*, paupières, front. — *d*, mâchoire inférieure. — *e*, mouvement conjugué de la tête et des yeux du côté opposé. — *f*, zone souvent inexcitable au-devant du genou du sillon de Rolando. — *g*, pouce. — *h*, index. — *i*, extension des doigts. — *j*, flexion des doigts. — *k*, séparation des doigts. — *l*, poignet. — *m*, coude. — *n*, épaule. — *o*, membre inférieur.

Cet auteur conclut que la zone motrice se trouve surtout localisée sur la frontale ascendante, sauf le centre du pouce dont une partie siège d'une façon constante sur la pariétale ascendante. Cependant la pariétale ascendante est quelquefois excitable; dans des cas bien plus rares elle l'est, alors que la frontale ascendante ne l'est pas. Enfin il y a en pleine zone motrice nombre de points inexcitables qui l'interrompent : ils séparent

[1] Lamacq, *Archives cliniques de Bordeaux*, 1897.

probablement des centres distincts. La disposition des centres est d'ailleurs sujette à d'assez grandes variations suivant chaque individu.

Telles sont les méthodes qui ont conduit à la détermination exacte des localisations motrices. Les *localisations sensorielles* ont été étudiées surtout par la méthode anatomo-clinique. La méthode expérimentale a pu, cependant, rendre des services, notamment dans la détermination du centre visuel par les lésions destructives des lobes occipitaux.

Les *localisations sous-corticales*, c'est-à-dire le trajet des fibres nerveuses motrices ou sensitives dans le centre ovale, dans la capsule interne, etc., ont été précisées soit par des destructions expérimentales faites au moyen d'un instrument spécial, le trocart de Vayssière, soit surtout par l'examen de cas cliniques suivis d'autopsie.

2° Résultats obtenus. — Nous allons maintenant énumérer les principales localisations. On voudra bien compléter ces notions par la lecture des pages 192-194 (symptômes de foyer des tumeurs cérébrales).

A. CENTRES MOTEURS. — Ils sont bilatéraux et leur action est croisée : c'est-à-dire que leur destruction entraine une paralysie des membres ou des muscles du côté opposé.

1° Les *centres moteurs du membre inférieur* occupent le *quart supérieur* des circonvolutions frontale et pariétale ascendantes et le lobule paracentral (CHARCOT et PITRES).

2° Les *centres moteurs du membre supérieur* occupent les *deux quarts moyens* des circonvolutions frontale et pariétale ascendantes (CHARCOT et PITRES).

3° Les *centres du facial inférieur et de l'hypoglosse* occupent le *quart inférieur* des circonvolutions frontale et pariétale ascendantes et l'opercule rolandique (CHARCOT et PITRES).

L'exactitude des trois propositions qui précèdent a été maintes fois vérifiée ; les localisations qui suivent et qui visent des points de détail ne sont pas aussi universellement acceptées

4° Le *centre de la phonation*, bilatéral, occupe le pied de la

3ᵉ frontale et de la frontale ascendante (GAREL et DOR) ou le pied de la frontale ascendante (SEMON et HORSLEY). Mais pour les uns, l'action de ces centres est croisée, c'est-à-dire que le centre gauche innerve la corde vocale droite et vice versa; pour les autres (SEMON et HORSLEY) l'action de chaque centre est bila-

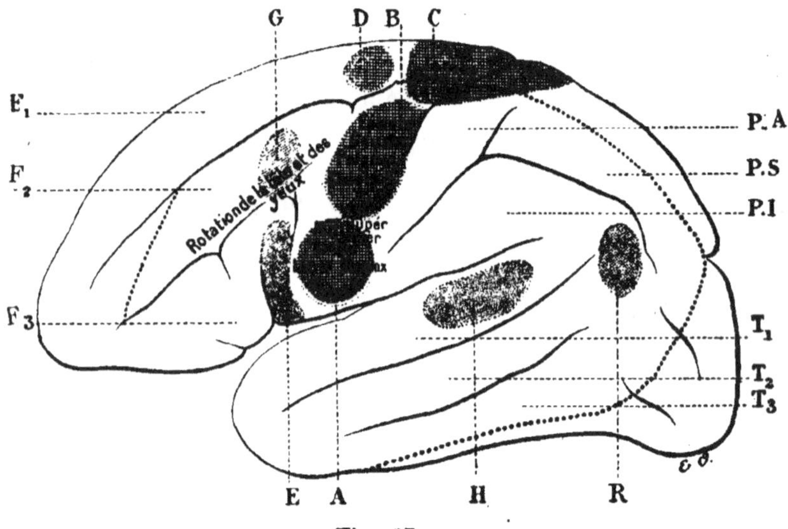

Fig. 37.

Localisations cérébrales (face externe de l'hémisphère gauche).

A, centre des muscles de la face, de la langue, du pharynx et du larynx. — B, centre moteur du membre supérieur. — C, du membre inférieur. — D, des muscles du tronc et du cou. — E, centre moteur du langage parlé (sa lésion entraîne l'aphasie motrice). — G, centre de l'écriture (EXNER, CHARCOT). — H, centre dont la lésion entraîne la surdité verbale. — F₁, F₂, F₃, première, deuxième et troisième circonvolutions frontales. — FA et PA, frontale et pariétale ascendantes. — PS, pariétale supérieure. — PI, pariétale inférieure. — R, pli courbe, centre dont la lésion produit la cécité verbale. — T₁, T₂, T₃, première, deuxième et troisième temporales.

Le trait pointillé supérieur sépare le domaine de l'artère sylvienne du domaine de la cérébrale antérieure, le trait pointillé inférieur le sépare du domaine de la cérébrale postérieure.

En rouge, les centres moteurs.

térale, c'est-à-dire que le centre gauche innerve à la fois les deux cordes vocales et le centre droit également.

5° Le *centre masticateur* occupe le pied de la frontale ascendante (BEEVOR, HORSLEY).

6° Le *centre des mouvements de la langue* occupe l'extrémité inférieure de la frontale ascendante (RAYMOND et ARTAUD).

7º Le *centre des mouvements de la face* occupe le pied de la pariétale ascendante; sa lésion produit une hémiplégie faciale droite.

EXNER et PANETH ont expérimentalement localisé le centre du facial supérieur dans le pli courbe. LANDOUZY et GRASSET localisent le centre du mouvement d'élévation de la paupière supérieure dans le pli courbe, mais des observations plus récentes semblent le placer immédiatement au-dessus du centre facial.

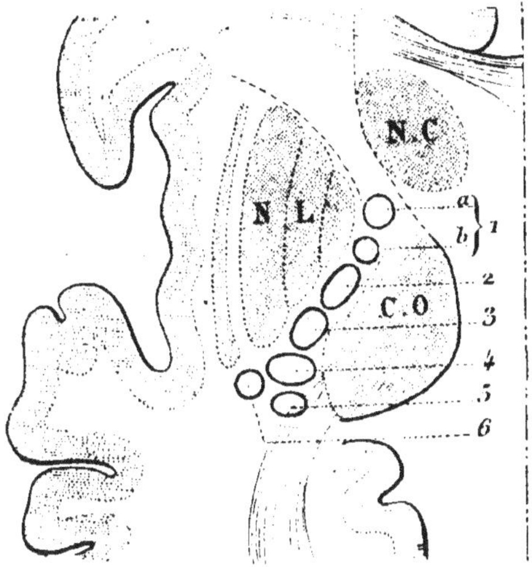

Fig. 38.

Schéma des localisations fonctionnelles dans la capsule interne.

NC, noyau caudé. — NL, noyau lenticulaire. — CO, couche optique.
1, faisceau géniculé (*a*, faisceau moteur de la face ; *b*, faisceau moteur de la langue). — 2, faisceau moteur du membre supérieur. — 3, faisceau moteur du membre inférieur. — 4, faisceau sensitif. — 5, lésion produisant l'hémianopsie par section des radiations optiques. — 6, fibres auditives.

Le centre de la déviation conjuguée de la tête et des yeux est placé par GRASSET dans le pli courbe, par LANDOUZY dans le lobule pariétal inférieur, par FERRIER dans la 2ᵉ frontale. WERNICKE, se basant sur trois observations, localise les centres des mouvements des yeux dans les lobules pariétaux inférieurs dont la lésion bilatérale produirait une ophtalmoplégie totale pseudo-nucléaire.

8° Le *centre des muscles rotateurs de la tête* occupe d'après les expériences de CARVILLE et DURET, le pied de la 1re frontale.

9° Le *centre des muscles du tronc* est localisé par MUNK dans le lobe frontal, par HORSLEY et SCHÆFER à la face interne de la 1re frontale.

Le membre inférieur n'est pas commandé par un centre unique, mais par une série de centres secondaires échelonnés de bas en haut et présidant aux mouvements de la hanche, du genou, de la cheville, du gros orteil.

Les centres du membre supérieur se décomposent en une série de centres secondaires échelonnés de haut en bas et présidant aux mouvements de l'épaule, du coude, du poignet, de l'index et du pouce.

Les *fibres de projection* issues de ces divers centres moteurs constituent le faisceau pyramidal; avant de se rendre, les unes dans les noyaux moteurs du bulbe ou de la protubérance, les autres dans les cornes antérieures de la moelle, elles traversent le centre ovale et la capsule interne. Les fibres qui iront innerver la langue et la face occupent le genou de la capsule (faisceau géniculé); celles des membres occupent le segment postérieur et sont disposées d'avant en arrière dans l'ordre suivant : épaule, coude, poignet, doigts, pouce, tronc, hanche, genou, cheville, orteils (voy. fig. 38).

B. CENTRES DE LA SENSIBILITÉ GÉNÉRALE ET FAISCEAU SENSITIF. — Les fibres sensitives passent par la partie la plus postérieure de la capsule interne, en arrière des fibres motrices; à quel point de l'écorce vont-elles aboutir? Cette question des localisations sensitives est plus difficile à résoudre que celle des localisations motrices, car après des destructions étendues de l'écorce les troubles sensitifs ne persistent pas, probablement parce qu'il s'établit rapidement des suppléances par d'autres points de la surface du cerveau. On admet que le plus grand nombre de ces fibres se rend aux circonvolutions rolandiques où elles s'enchevêtrent avec les fibres motrices (TRIPIER). La zone motrice et la zone sensitive seraient donc confondues, auraient les mêmes limites.

Mais à cette question des localisations sensitives s'en rattache une autre beaucoup plus importante : HITZIG et MUNK ont prétendu que les centres *moteurs* que nous avons énumérés précédemment n'étaient pas moteurs au sens propre du mot, que c'étaient des centres de la sensibilité tactile et musculaire, des centres de représentation des mouvements, et que la paralysie consécutive à leur destruction résultait seulement des altérations de tous les modes de la sensibilité. On a même admis une superposition dans l'écorce des centres moteurs et sensitifs, de telle sorte que la sensibilité tactile occuperait les couches les plus superficielles, la sensibilité musculaire les couches intermédiaires et la motricité les couches profondes, correspondant aux cellules dites grandes pyramides. Ces considérations théoriques n'ont qu'un intérêt secondaire. En France on admet avec Fr. FRANCK et PITRES, que les circonvolutions ascendantes renferment de vrais centres *moteurs*, ainsi que le pense FERRIER.

C. LOCALISATIONS SENSORIELLES. — Le *centre de l'audition* occupe la partie postérieure de la première circonvolution temporale (localisation démontrée expérimentalement par FERRIER, cliniquement par RENVERS).

Le *centre visuel* occupe la face interne des lobes occipitaux : le *cuneus*. La lésion d'un seul centre produit non pas l'amblyopie du côté opposé, mais une hémianopsie latérale homonyme (voy. p. 146). Quelques auteurs anglais admettent encore dans le pli courbe un centre hautement différencié correspondant à la vision centrale, à la *macula* (GOWERS) ; mais cette opinion n'est pas généralement adoptée. La destruction des deux lobes occipitaux, par un ramollissement par exemple, entraîne la cécité absolue (BOUVERET).

Les centres de l'*odorat* sont multiples : ils occupent la face inférieure du lobe frontal, la corne d'AMMON et la circonvolution de l'hippocampe.

D. CENTRES DU LANGAGE. — Le centre de la *mémoire motrice d'articulation* est situé dans le pied de la 3e frontale gauche (centre de Broca). Ce n'est pas un centre moteur, car il ne donne pas naissance comme ceux-ci à des fibres de projection dans le bulbe et il n'innerve pas lui-même les muscles de la langue et des lèvres ; c'est plutôt un *centre coordinateur qui agit sur les centres moteurs* de la langue et des lèvres situés dans le pied des circonvolutions ascendantes (Pitres). Sa destruction donne lieu à l'aphasie.

Le centre de l'*écriture* occupe le pied de la 2e circonvolution

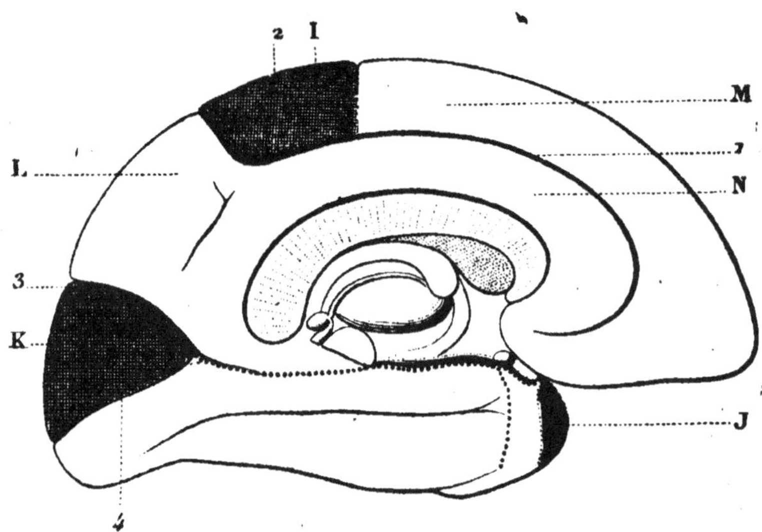

Fig. 39.

Localisations cérébrales (face interne de l'hémisphère gauche).

1, sillon calloso-marginal. — 2, extrémité supérieure du sillon de Rolando. — 3, sillon perpendiculaire interne. — 4, scissure calcarine.
I, lobule paracentral (centre moteur du membre inférieur). — J, centre présumé de l'olfaction et de la gustation. — K, centre de la vision (cunéus du lobe occipital). — L, précunéus. — M, face interne de la première frontale. — N, circonvolution du corps calleux. Au-dessus de la ligne pointillée est le domaine de la cérébrale antérieure, au-dessous d'elle le domaine de la cérébrale postérieure, en avant du trait pointillé vertical, le domaine de la sylvienne ou cérébrale moyenne.

frontale gauche (Charcot, Exner) : c'est encore un centre coordinateur spécial agissant par l'intermédiaire des centres moteurs du membre supérieur droit. Sa destruction entraîne l'agraphie (voy. p. 154).

Le centre *auditif verbal* occupe la 1re circonvolution temporale gauche. Sa destruction entraîne la surdité verbale : le malade entend, mais ne comprend pas la parole, n'en saisit pas le sens.

Le centre de la *lecture* occupe le pli courbe : sa lésion entraîne la cécité verbale.

On verra à l'article « aphasie » quels troubles entraîne la lésion des conducteurs qui relient ces différents centres.

ARTICLE II

ÉPILEPSIE JACKSONNIENNE

Nettement décrite par BRAVAIS[1] dans sa thèse, elle a été très complètement étudiée par HUGHLINGS JACKSON, d'où le nom d'épilepsie bravais-jacksonnienne.

1° Étiologie. — Elle est causée par une lésion circonscrite du cerveau, et traduit l'excitation de la substance corticale. Les tumeurs cérébrales de toute nature (gliomes, tubercules, parasites, etc.) surtout celles qui subissent un accroissement rapide ou de brusques modifications, les tumeurs des méninges ou du crâne, les lésions traumatiques de la voûte cranienne, les méningites, sont susceptibles de lui donner naissance, à condition qu'elles intéressent la *zone motrice*. Cette condition n'est pas toutefois absolument indispensable, car 1° la zone rolandique peut être excitée *à distance,* par une lésion siégeant en dehors d'elle ; 2° on cite de même quelques cas d'épilepsie jacksonnienne, causée par une tumeur du centre ovale sans connexions avec l'écorce (DUFLOCQ) ; mais de tels faits sont exceptionnels.

En résumé, dans la règle, l'épilepsie jacksonnienne relève d'une

[1] BRAVAIS, *Recherches sur les symptômes et le traitement de l'épilepsie hémiplégique*. Th. de Paris, 1837.

lésion de l'écorce motrice de la région rolandique, c'est-à-dire d'une lésion corticale de la zone motrice. Des intoxications (alcool, absinthe), des lésions périphériques (brûlures, cicatrices douloureuses, etc.) peuvent accessoirement l'occasionner.

2° Symptomatologie. — La crise est ordinairement précédée d'une aura, signe avertisseur, toujours le même pour chaque malade.

L'*aura motrice*, la plus ordinaire, est une sorte de trémulation, ou une contracture brusque (flexion du gros orteil, adduction du pouce) qui va être suivie à bref délai des convulsions. Elle mérite à peine d'être séparée de la crise, dont elle est un symptôme précurseur immédiat, et pour ainsi dire *un symptôme initial*.

L'*aura sensitive* consiste en une douleur fugace traversant le membre comme un éclair, en fourmillements, etc. On sait depuis GALIEN que la ligature du membre intéressé, pratiquée dès l'apparition de l'aura, peut faire avorter la crise.

L'*aura sensorielle* peut être gustative, auditive, visuelle, olfactive ; ce dernier cas s'est quelquefois rencontré dans des lésions de la corne d'Ammon ou de l'hippocampe.

L'*aura psychique* consiste en hallucinations et peut donner lieu à des actes impulsifs.

Dans tous les cas il y a une très courte phase de convulsion tonique ne durant que quelques secondes et immédiatement suivie des convulsions cloniques ; la phase tonique peut même manquer, notamment dans le type facial.

L'épilepsie partielle débute dans un groupe musculaire isolé ; les convulsions *peuvent y rester circonscristes ;* mais le plus souvent elles s'étendent graduellement, progressivement, aux muscles voisins, peuvent envahir toute la moitié du corps correspondante (épilepsie hémiplégique) ou même se généraliser. Cette épilepsie n'est alors partielle qu'à son origine. Le malade assiste à cet envahissement progressif dont il a pleine conscience, et ne perd connaissance que lorsque les convulsions se sont déjà étendues à un grand nombre de muscles, notamment aux muscles de la face. La perte de connaissance peut même manquer complètement, quand les convulsions sont très limitées et épargnent la face.

L'épilepsie jacksonnienne est donc bien différente de l'épilepsie vulgaire où la perte de connaissance est immédiate, constituant avec le cri un phénomène initial, et où les convulsions sont d'emblée généralisées.

Cette généralisation est sujette à certaines règles. Le début et la propagation des convulsions se font suivant plusieurs types :

a. *Type brachial.* — Les convulsions commencent par l'extrémité du membre supérieur (flexion et adduction du pouce, flexion des doigts, flexion et pronation de l'avant-bras), remontent vers le bras et l'épaule, le cou, la face, puis atteignent le membre inférieur.

b. *Type crural.* — Les convulsions commencent là aussi par l'extrémité du membre (flexion du gros orteil), remontent vers sa racine, atteignent le tronc, puis le membre supérieur correspondant en se propageant de sa racine à son extrémité, et enfin la face.

c. *Type facial.* — Les convulsions atteignent d'abord la face (déviation de la commissure labiale, convulsion des globes oculaires), puis le membre supérieur et enfin le membre inférieur. Ainsi que le fait remarquer BRISSAUD, cet ordre de propagation s'explique bien par la situation respective des centres corticaux de la face et des membres. L'excitation initiale se propage excentriquement sur l'écorce cérébrale, comme une onde à la surface d'une eau tranquille, et les centres moteurs sont successivement atteints suivant leur plus ou moins grand éloignement (voy. fig. 37).

La lésion cérébrale correspond précisément au centre des muscles par lesquels débutent les convulsions : ce début des phénomènes convulsifs (*signal-symptôme* de SÉGUIN) mérite donc d'être soigneusement précisé dans chaque cas, car il permet de localiser la lésion corticale cause de l'épilepsie.

Les crises à convulsions très étendues s'accompagnent de modifications circulatoires (HITZIG, LÉPINE, PITRES, FRANCK). Au début de la crise il y a ralentissement des mouvements du cœur, ensuite accélération. De même la pâleur initiale (crampe vaso-motrice) fait place à de la congestion de la face. La pression sanguine est considérablement élevée, au point qu'il peut en résulter des ruptures mortelles des vaisseaux de l'encéphale.

La crise convulsive dure d'une à cinq minutes ; il n'est pas rare qu'elle laisse après elle une impotence motrice limitée au membre ou au groupe musculaire dans lequel ont débuté les convulsions ; cette paralysie ne dure ordinairement que quelques heures, mais peut se prolonger plusieurs jours. C'est un phénomène d'épuisement ou phénomène postépileptique, d'ailleurs comparable à la dépression généralisée que laisse après elle la crise d'épilepsie vulgaire ; seulement ici il s'agit d'un phénomène d'épuisement localisé.

Dans d'autres cas il y a une paralysie persistante, invariable, qui alterne avec les accès convulsifs : elle relève alors d'une lésion destructive de l'écorce cérébrale.

Les crises convulsives peuvent être très espacées ou au contraire se répéter au point de devenir *subintrantes* (*état de mal*) et aboutir à la mort.

3° Physiologie pathologique. — L'épilepsie jacksonnienne est la manifestation d'une irritation localisée de l'écorce motrice, d'un centre moteur. Si cette excitation est très intense, elle peut dépasser les limites du centre directement intéressé et s'irradier de proche en proche, comme une traînée de poudre aux centres moteurs voisins, de façon à provoquer des convulsions de plus en plus étendues. Ce fait clinique nous montre donc : 1° que l'écorce grise est directement excitable ; 2° que tous ses points ne le sont pas également et qu'elle est subdivisée en une série de territoires différenciés en vue de fonctions distinctes, ce qui explique le début variable des convulsions.

Ces deux lois ont été posées parallèlement par l'expérimentation physiologique et par la clinique. Sous l'influence d'une irritation prolongée, la cellule nerveuse motrice se charge pour ainsi dire, jusqu'au moment où, surchargée, elle doit évacuer son trop-plein d'influx nerveux sous la forme d'une décharge nerveuse, qui est la crise convulsive. Après cette dépense exagérée de mouvements désordonnés, la dépression succède à l'excitation (paralysie postépileptique) ; puis lentement la cellule se charge de nouveau jusqu'au moment où une cause occasionnelle fera de nouveau éclater la crise.

4° Diagnostic. — C'est une épilepsie qui *débute dans un groupe musculaire circonscrit*, ou même qui y reste localisée, Elle diffère de l'*épilepsie vulgaire ;* 1° par sa cause qui est ordinairement une lésion locale intéressant directement (ou plus rarement à distance) la zone corticale motrice ; 2° par ses symptômes : convulsions limitées au moins au début, absence de perte de connaissance et de cri initial, brièveté ou absence de la phase tonique.

L'*hystérie* peut simuler les crises d'épilepsie partielle (BALLET et CRESPIN) ; il faudra dans les cas douteux, rechercher les stigmates de cette névrose (voy. p. 311).

5° Traitement. — Il doit viser à la suppression de la lésion locale cause de l'épilepsie : ce sera donc, toutes les fois que cela sera possible, un traitement chirurgical : ablation d'esquilles, d'exostoses, de tumeurs (voy. *Tumeurs cérébrales*) sauf dans les cas de lésions syphilitiques, justiciables du traitement spécifique. — Les antispasmodiques (bromures de potassium ou de sodium) ne méritent qu'une place secondaire. ,

ARTICLE III

HÉMIPLÉGIE

L'hémiplégie n'est pas une maladie, mais un symptôme ; c'est la paralysie des muscles d'une moitié du corps. Pour qu'il y ait hémiplégie il faut qu'une lésion organique intéresse les

12.

origines ou le trajet du faisceau pyramidal. On se rappelle que
ce faisceau naît dans l'écorce de la région rolandique (région
motrice), traverse le centre ovale et la capsule interne, descend
dans le pied du pédoncule cérébral, dans la protubérance,
dans le bulbe où il s'entre-croise avec celui du côté opposé

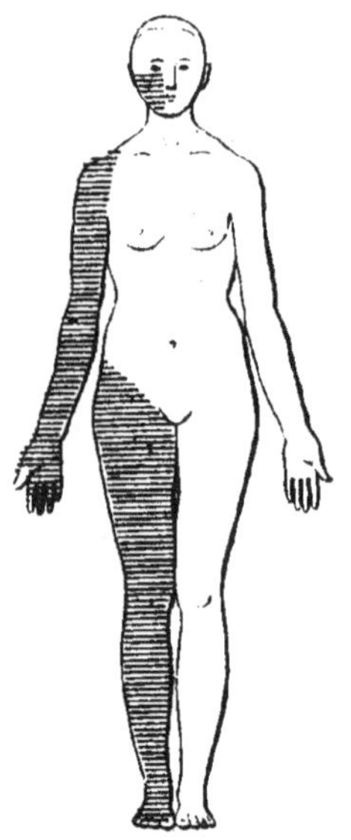

Fig. 40.
Hémiplégie d'origine cérébrale.

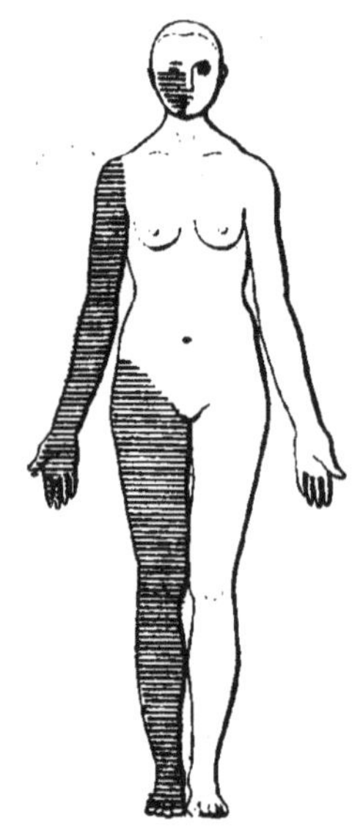

Fig. 41.
Hémiplégie pédonculaire.

(décussation des pyramides), dans la moitié opposée de la
moelle où il se termine enfin dans les cornes antérieures, origine des racines rachidiennes motrices. Par conséquent nous
avons à décrire une hémiplégie d'origine corticale, une hémiplégie capsulaire, une hémiplégie pédonculaire, une hémiplégie
protubérantielle, une hémiplégie médullaire. — L'hystérie peut
aussi s'accompagner l'hémiplégie.

1° Hémiplégie corticale. — Le *ramollissement cérébral*
par embolie ou thrombose est sa cause principale ; les tumeurs,
les gommes, les lésions des méninges, les esquilles osseuses

par fracture de la voûte du crâne agissent beaucoup plus rarement.

Cette hémiplégie, comme la suivante, débute presque toujours soudainement par un ictus apoplectique, s'accompagne de déviation conjuguée de la tête et des yeux et se complique, au

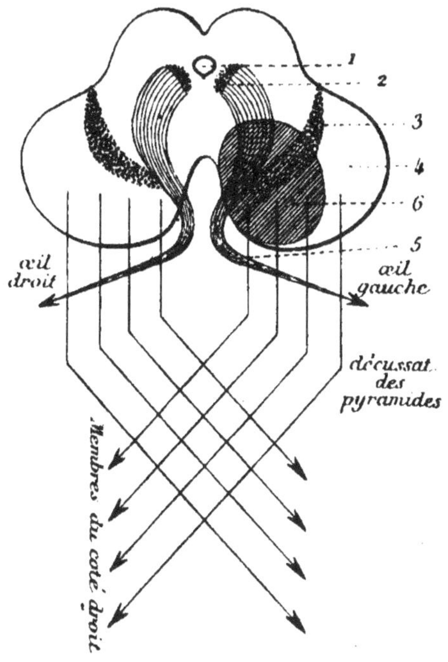

Fig. 42.

Hémiplégie alterne supérieure (syndrome de Weber).

1, coupe de l'aqueduc de Sylvius. — 2, noyau du moteur oculaire commun. — 3, locus niger. — 4, pied du pédoncule cérébral. — 5, tronc du nerf moteur oculaire commun.

La surface hachurée indique le siège de la lésion qui intéresse à la fois le pied du pédoncule et le nerf moteur oculaire commun.

bout de deux ou trois mois, de contracture des membres paralysés (voy. p. 165). Elle est souvent incomplète, à cause de la grande étendue de la région rolandique ; s'accompagne assez souvent d'aphasie et exceptionnellement de troubles persistants de la sensibilité. — Lorsque l'hémiplégie reconnaît pour cause une lésion progressive qui irrite les centres avant de les détruire, par exemple une tumeur, il n'est pas rare de voir apparaître de temps à autre des convulsions épileptiformes localisées (épilepsie jacksonnienne).

2° Hémiplégie capsulaire. — Sa cause habituelle est l'*hémorragie cérébrale*. Ses symptômes seront longuement décrits à propos de cette affection (voy. p. 165). Elle s'accompagne quelquefois d'hémianesthésie, par section des fibres sensitives de la capsule interne, et d'hémianopsie.

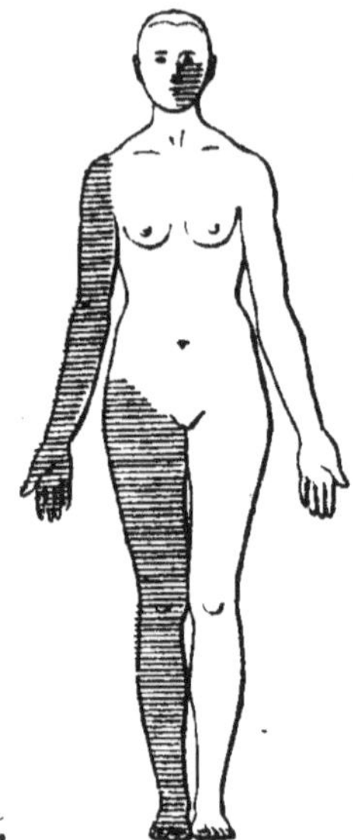

Fig. 43.

Hémiplégie
protubérantielle.

3° Hémiplégie pédonculaire. — Causée par une tumeur, un anévrysme ou une hémorragie, elle revêt souvent la forme désignée sous le nom de *syndrome de Weber* ou *hémiplégie alterne supérieure,* consistant dans la paralysie des membres du côté opposé à la lésion et la paralysie du moteur oculaire commun du même côté que la lésion. Cela tient à ce que les faisceaux radiculaires du moteur occulaire commun, traversent en éventail le pédoncule cérébral (voy. fig. 42).

4° Hémiplégie protubérantielle. — Elle se traduit, lorsque la lésion occupe le tiers inférieur de la protubérance, par l'*hémiplégie alterne inférieure* ou *syndrome de Millard-Gübler*, consistant dans la paralysie des membres du côté opposé à la lésion et la paralysie de la face du même côté : cela tient à ce que l'entre-croisement du faisceau moteur de la face (faisceau géniculé) s'opère avant celui du faisceau pyramidal destiné aux membres. Cette pathogénie a été expliquée en détail (p. 113).

5° Hémiplégie médullaire. — Réalisée par une compres-

sion, un traumatisme, une myélite transverse ou la syringomyélie, elle se traduit habituellement par le syndrome de

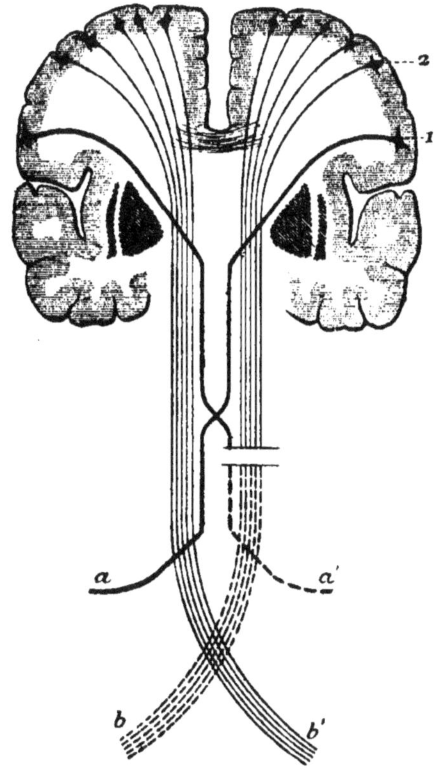

Fig. 44.
Syndrome Millard-Gübler (hémiplégie alterne).

1, centres moteurs de la face. — 2, centres moteurs des membres. — *a*, *a'*, faisceau
moteur de la face. — *b*, *b'*, faisceau moteur des membres.

Brown-Séquard (voy. p. 81) : paralysie des membres du
côté de la lésion et hémianesthésie du côté opposé ; face
intacte.

6° Hémiplégie hystérique (voy. p. 301). — Elle n'atteint
qu'exceptionnellement la face, mais coexiste assez souvent
avec un hémispasme glosso-labié du côté opposé. L'hémianes-

thésie sensitive ou sensitivo-sensorielle est fréquente. Il n'y a

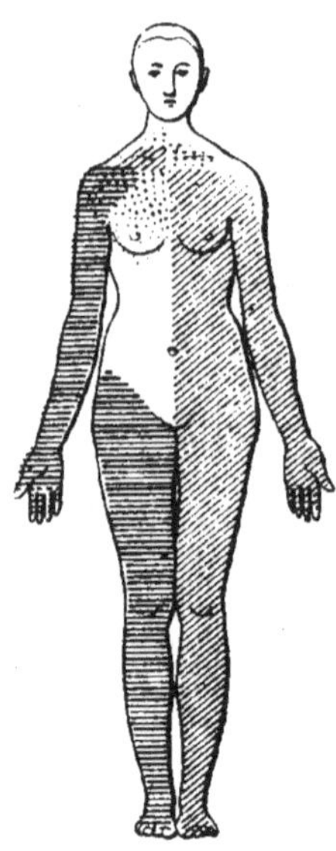 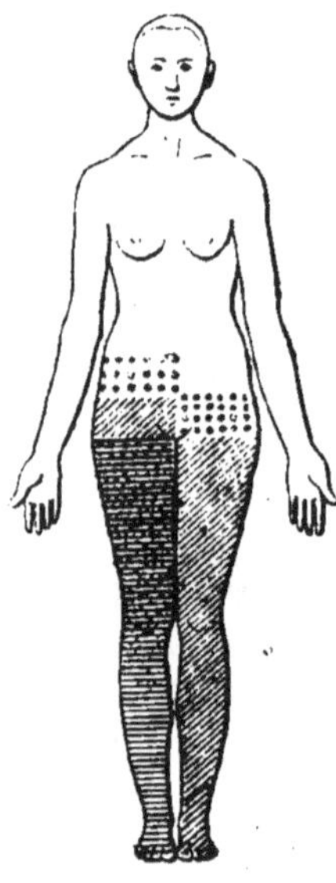 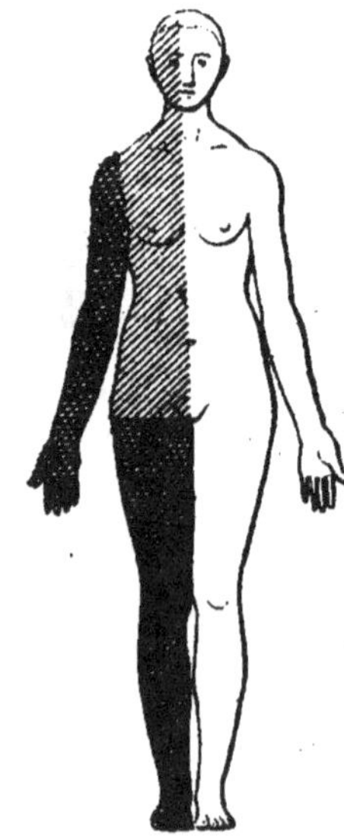

<table>
<tr><td>Fig. 45.</td><td>Fig. 46.</td><td>Fig. 47.</td></tr>
<tr><td>Hémiplégie médullaire (par lésion de la moelle cervicale).</td><td>Hémiplégie médullaire (par lésion de la moelle dorsale).</td><td>Hémiplégie hystérique.</td></tr>
<tr><td>En rouge, la paralysie motrice ; en bleu, l'anesthésie ; en pointillé, l'hypéresthésie.</td><td>En rouge, la paralysie motrice ; en bleu, l'anesthésie ; en pointillé, l'hypéresthésie.</td><td>Les traits rouges indiquent la paralysie motrice; les traits bleus l'anesthésie.</td></tr>
</table>

pas de contracture tardive des membres paralysés comme dans l'hémiplégie organique.

ARTICLE IV

HÉMIANESTHÉSIE

L'hémianesthésie ou abolition de la sensibilité dans une moitié du corps est dite *sensitive* ou *sensitivo-sensorielle* suivant qu'il y a ou non participation des organes des sens. Elle coexiste ou non avec une hémiplégie.

1° Hémianesthésie de cause cérébrale. — Elle reconnaît exceptionnellement pour cause une *lésion corticale* (méningite ou ramollissement), car cette lésion devrait être très étendue. On observe cependant quelquefois dans ces conditions une hémianesthésie passagère.

L'hémianesthésie *capsulaire* est plus fréquente : elle résulte en effet de la section du faisceau sensitif, le plus souvent par une hémorragie, à son passage dans un point très limité : la capsule interne. Elle s'accompagne d'ordinaire d'hémiplégie du même côté (c'est-à-dire du côté opposé à la lésion). Lorsqu'il y a des troubles visuels ils consistent en hémianopsie latérale homonyme.

2° Hémianesthésie de cause médullaire. — Elle reconnaît pour cause la myélite transverse, la compression ou la syringomyélie (un cas de Rossolimo). Elle n'est jamais sensorielle, respecte toujours la face et le cou, souvent même ne commence que beaucoup plus bas ; — au-dessus de sa limite supérieure on trouve une zone d'hyperesthésie. — Lorsqu'il y a en même temps hémiplégie celle-ci siège du côté opposé (syndrome de Brown-Séquard, voy. p. 81).

3° Hémianesthésie hystérique. — Elle existe souvent sans hémiplégie : lorsqu'elle est sensitivo-sensorielle, on n'observe pas d'hémianopsie, mais une amblyopie croisée.

ARTICLE V

HÉMIANOPSIE

L'hémianopsie ou hémiopie (ἥμι, αν, ὄψις) est un trouble de la vision consistant en ce que le malade ne voit que la moitié des objets : une moitié de la rétine est insensible.

1° Description. — L'hémianopsie peut être supérieure ou inférieure ; elle résulte alors d'une lésion du nerf optique. Cette variété est très rare.

Ordinairement l'hémianopsie est latérale, c'est-à-dire que si le malade fixe une bille par exemple, il n'aperçoit que sa moitié droite ou sa moitié gauche. Elle est dite homonyme lorsque c'est la même moitié de chaque rétine qui est insensible, la moitié gauche par exemple ; dans ces conditions la moitié droite des objets n'est pas vue (hémianopsie latérale, homonyme droite).

Elle est dite au contraire hétéronyme lorsque la moitié gauche d'une rétine et la moitié droite de l'autre sont insensibles ; dans ces conditions chaque œil, considéré isolément, ne voit qu'une moitié des objets et c'est précisément celle que son congénère ne voit pas. Si c'est la moitié interne de chaque rétine qui est insensible, on dit qu'il y a hémianopsie temporale, c'est-à-dire que le malade ne voit plus les objets situés dans la partie externe du champ visuel. Si c'est au contraire la moitié externe de chaque rétine qui est insensible, l'hémianopsie est dite nasale, car le sujet n'aperçoit pas les objets situés dans la moitié interne des champs visuels, du côté du nez.

Ces mots *hémianopsie droite ou gauche, hémianopsie nasale ou temporale* ne se rapportent donc pas à la moitié de la rétine qui ne perçoit pas, mais à la moitié du champ visuel *dans laquelle les objets ne sont pas perçus :* — une rétine insensible dans sa moitié droite ne voit pas la moitié gauche des objets et cela s'appelle hémianopsie gauche.

On peut étudier avec précision l'hémianopsie en déterminant les limites du champ visuel au moyen du campimètre, mais en pratique il suffit, pour la mettre en évidence, de faire fixer un point au malade, une bougie par exemple, et d'explorer le champ visuel à droite et à gauche de ce point avec une autre bougie. La vision centrale ou maculaire est ordinairement conservée dans l'hémianopsie.

Il ne faut jamais négliger d'examiner le fond de l'œil qui peut montrer de la papillo-rétinite.

La réaction de la pupille à la lumière doit aussi être examinée. Il est des cas où un faisceau lumineux tombant sur la moitié rétinienne hémiopique ne détermine pas de contraction

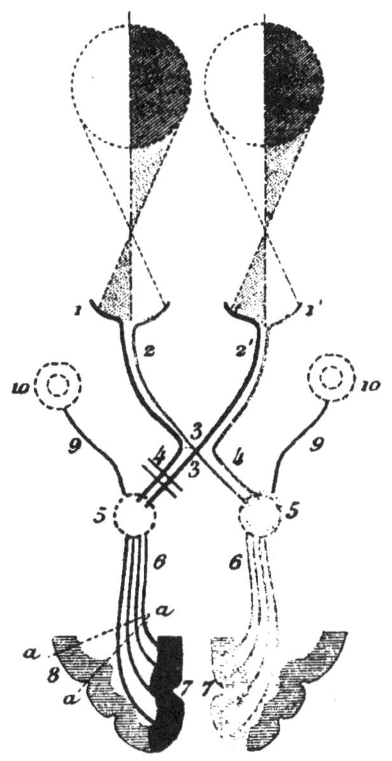

Fig. 48.

Schéma de l'hémianopsie.

1, 1, rétine gauche et rétine droite. — 2, 2, nerfs optiques. — 3. 3, chiasma. — 4, 4, bandelettes optiques. — 5, 5, couche optique et tubercules quadrijumeaux. — 6, 6, radiations optiques. — 7. 7, centres corticaux de la vision. — 8. centre dont la lésion produit la cécité verbale ; si sa lésion gagne en profondeur, elle peut atteindre et trancher les radiations optiques gauches sous-jacentes et produire en plus une hémianopsie latérale droite. — 9, 9, fibres constrictives allant des tubercules quadrijumeaux à l'iris (elles entrent en jeu dans le réflexe pupillaire à la lumière). — 10, 10, iris.

a, *a'*, *a"*, lésion produisant l'hémianopsie par section des radiations optiques. *b*, *b*, lésion produisant l'hémianopsie par section d'une bandelette optique (4).

pupillaire ; cette *réaction pupillaire hémiopique* est donnée par WERNICKE comme un signe de la lésion d'une des bandelettes optiques.

2° Valeur diagnostique. — Étudions maintenant la valeur diagnostique de chaque hémianopsie au point de vue de la localisation des lésions cérébrales (consulter la figure 48).

a. *Hémianopsie nasale hétéronyme*. — L'hémianopsie **nasale** hétéronyme (c'est-à-dire portant sur la moitié interne ou **nasale** de chaque champ visuel) est exceptionnelle : elle nécessite en effet deux lésions symétriques intéressant la partie externe du chiasma.

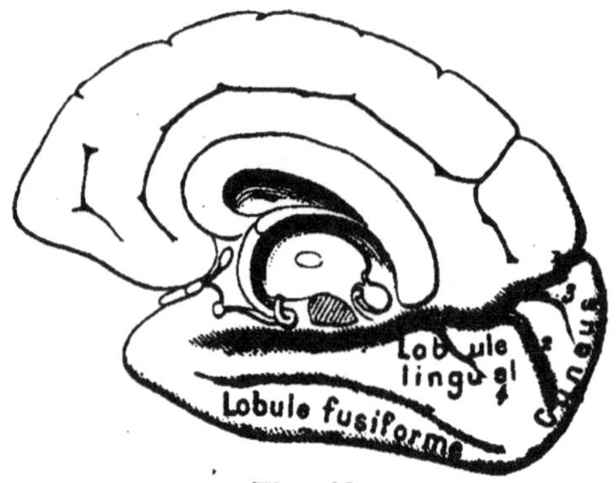

Fig. 49.

Centres corticaux de la vision et de leur vascularisation
(en partie d'après Monakow).

1, artère pariéto-occipitale. — 2, artère calcarine. — 3, artère du cunéus.
4, rameau du lobule lingual (art. temporale de Duret).

b. *Hémianopsie bitemporale*. — L'hémianopsie bitemporale est beaucoup plus fréquente. Elle indique une lésion ou compression de la partie postérieure du chiasma : dans l'acromégalie ou les tumeurs du corps pituitaire et dans l'empyème du sinus sphénoïdal.

c. *Hémianopsie latérale homonyme*. — L'hémianopsie latérale homonyme indique la lésion d'une des bandelettes optiques, de la couche optique, des fibres qui lui font suite ou du lobe occipital (cunéus) correspondant (voy. fig. 48 et 49).

α. Si la lésion siège sur la bandelette il y a en même temps le trouble pupillaire que voici : un faisceau lumineux, projeté sur la moitié insensible de la rétine ne détermine pas de contraction pupillaire réflexe.

β. Si la lésion siège au delà, elle supprime les sensations visuelles conscientes qui ont leur siège dans le lobe occipital mais ne gêne nullement les réflexes lumineux, car ces fibres réflexes se détachent des voies optiques au niveau de la couche optique et des tubercules quadrijumeaux pour aboutir au noyau du moteur oculaire commun. Ce procédé de diagnostic porte le nom de *réaction pupillaire hémiopique* de WERNICKE.

γ. Une hémianopsie latérale homonyme droite correspond à l'insensibilité de la moitié gauche des deux rétines et indique une lésion siégeant dans l'hémisphère gauche ; si elle coexiste avec la cécité verbale, c'est que la lésion corticale qui produit celle-ci, a tranché les radiations optiques gauches, en gagnant en profondeur (fig. 37, R.).

δ. Une hémianopsie latérale coexistant avec de l'athérome, des symptômes de méningite ou de ramollissement cérébral, fait présumer une lésion de cunéus lui-même, c'est-à-dire de l'écorce du lobe occipital préposée à la fonction visuelle.

ARTICLE VI

PARALYSIE GLOSSO-LABIÉE CÉRÉBRALE

Ce syndrome [1] très analogue à la paralysie glosso-labiée d'origine bulbaire (voy. les différences p. 111) est causé soit par des lésions corticales, soit par des lésions centrales. Les unes et les autres sont des altérations d'origine vasculaire relevant de la syphilis artérielle ou de l'athérome.

1° Anatomie pathologique et pathogénie. — Les lésions corticales occupent la partie inférieure de la frontale ascendante et le pied de la troisième frontale (centres des mouvements des lèvres, de la langue et de la face) ; elles sont sous la

---

[1] Consulter : LÉPINE, *Revue mensuelle de médecine et de chirurgie*, 1877 ; HALIPRÉ, Thèse de Paris, 1894.

dépendance des branches collatérales de la sylvienne. Les lésions centrales intéressent le segment interne du noyau lenticulaire et la tête du noyau caudé ; elles sont sous la dépendance

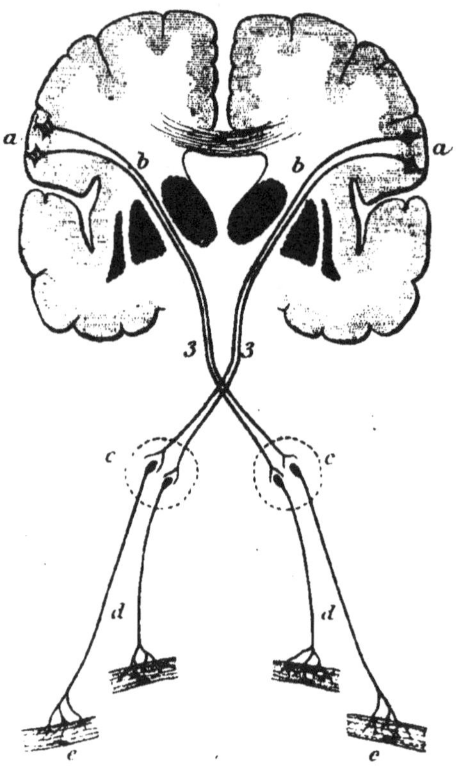

Fig. 50.

Schéma des paralysies glosso-labiées.

1, noyau lenticulaire. — 2, couche optique. — 3, capsule interne. *a*, cellules d'origine de l'hypoglosse et du facial dans l'écorce cérébrale. — *b*, passage de leurs fibres à travers la capsule interne et les noyaux gris centraux. — *c*, noyaux bulbaires de l'hypoglosse et du facial. — *d*, trajet périphérique de ces nerfs. — *e*, muscles de la face et de la langue.

des artères perforantes issues de la sylvienne. La participation de la capsule interne n'est pas nécessaire : la lésion de son segment antérieur (faisceau psychique) produit le rire et le pleurer spasmodiques.

Ces altérations sont ordinairement bilatérales. HALIPRÉ admet cependant qu'une lésion unilatérale suffit à produire le syndrome quand elle intéresse les fibres calleuses.

Le corps calleux est diminué de volume dans les cas anciens.

Le *bulbe* et ses *noyaux* sont *indemnes*. Cette intégrité a été très discutée surtout par les auteurs allemands qui se refusent à admettre l'existence de la paralysie pseudo-bulbaire : en tout cas ces altérations bulbaires sont peu importantes et exceptionnelles ; ce sont soit des lésions vasculaires dues à l'athérome avancé des artères, soit des lésions secondaires des noyaux analogues à celles qu'on trouve dans les cornes antérieures de la moelle chez les vieux hémiplégiques.

L'atrophie des muscles paralysés est nulle ou peu marquée.

La paralysie glosso-labiée s'explique facilement par les altérations des corps optostriés que nous venons d'indiquer, car ces noyaux gris de la base du cerveau sont des centres réflexes supérieurs destinés à coordonner les mouvements de la langue, des lèvres, etc., en vue de l'articulation, de la déglutition, du rire ou des pleurs. *Ces centres réflexes sont intermédiaires à l'écorce, et aux noyaux bulbaires* dont l'atrophie produit elle aussi le syndrome glosso-labié. — On comprend également que ce syndrome se produise lorsque les régions de l'écorce correspondant à l'innervation de ces divers muscles sont intéressées par un ramollissement.

2° Symptomatologie. — La maladie débute à l'inverse de la paralysie bulbaire, par un premier ictus apoplectique qui laisse à sa suite un embarras de la parole, quelques difficultés de la déglutition et une hémiplégie. Puis après des mois ou davantage, survient un deuxième ictus : les lésions sont alors bilatérales, et la maladie est constituée. Ces ictus peuvent manquer dans certains cas de ramollissement par thrombose, mais le début de la paralysie n'en est pas moins brusque.

On constate alors les symptômes suivants :

La paralysie de la langue, d'ailleurs très variable, est rarement complète ; ses mouvements se font sans précision ; le malade ne peut la creuser en gouttière, mais *elle n'est pas atrophiée* comme dans la paralysie bulbaire et ne présente pas de contractions fibrillaires. La déglutition des liquides se fait mal ; la prononciation des linguales est impossible ou défectueuse.

La face est asymétrique ; l'une des moitiés est plus paralysée que l'autre et les plis sont moins marqués de ce côté ; la bouche est élargie transversalement, ce qui donne au malade un air pleurard ; elle finit par rester constamment à moitié ouverte, laissant échapper la salive. Le malade ne peut siffler et la prononciation des labiales est défectueuse. Les muscles de la face ne présentent pas de réaction de dégénérescence. Le voile du palais est paralysé ou parésié : il pend comme un voile inerte et permet le reflux nasal des liquides. Lorsqu'on le touche il ne se relève pas. La voix est nasonnée, La parole est monotone en même temps que mal articulée : c'est ce trouble que Brissaud désigne sous le nom d'aphasie d'intonation : « Ces malades, dit-il, ont perdu la chanson du langage. »

Le rire et les pleurs spasmodiques constituent un symptôme inconstant, mais des plus caractérisques. Sous l'influence de la moindre émotion, lorsqu'on leur adresse la parole ou même sans cause appréciable, ces malades sont pris d'une envie de pleurer irrésistible ; leur demande-t-on s'ils ont un chagrin quelconque ou un motif de tristesse, ils répondent négativement. Le rire survient dans les mêmes conditions.

Les troubles intellectuels, l'affaiblissement de l'intelligence surtout, ne sont pas rares.

Indépendamment de ces symptômes il y a ordinairement une hémiplégie, une monoplégie ou de la faiblesse musculaire ; la démarche lente, à petits pas, rappelle celle de la maladie de Parkinson.

3° Évolution. — La paralysie pseudo-bulbaire ne présente pas comme l'affection systématisée des noyaux bulbaires qu'elle simule, une évolution progressive. La mort ne survient pas au milieu de phénomènes asphyxiques ou cardiaques ; elle est généralement causée par un nouvel ictus (thrombose ou hémorragie cérébrale).

4° Diagnostic. — La maladie n'est pas toujours aussi complète que cette description le laisserait supposer : les symptômes se bornent quelquefois à une légère hémiparésie faciale, avec voix nasonnée et salivation, rire et pleurs spasmodiques. Une monoplégie par thrombose, une légère hémiplégie viendront confirmer le diagnostic. Le diagnostic différentiel des paralysies bulbaires a été exposé page 110 (paralysie glosso-labiée).

Dans la paralysie pseudo-bulbaire due à une lésion des corps opto-striés, les symptômes sont plus complets, l'intelligence est mieux conservée, et il y a des pleurs spasmodiques ; la paralysie par lésion de l'écorce se caractérise par les phénomènes inverses.

ARTICLE VII

APHASIE

L'aphasie (de α *privatif* et φάσις, *parole*) est la suppression du langage articulé. On englobe toutefois sous cette dénomination les divers troubles du langage.

1° Étiologie. — Les divers centres du langage sont situés dans l'écorce cérébrale et irrigués par les branches de l'artère sylvienne : aussi est-ce leur oblitération par embolie ou thrombose, c'est-à-dire le *ramollissement cérébral*, qui constitue la principale cause de l'aphasie. Des gommes ou tumeurs cérébrales, des esquilles osseuses, des hémorragies, des méningites peuvent beaucoup plus rarement produire l'aphasie. Enfin, elle peut résulter d'un trouble fonctionnel sans lésion organique appréciable, par exemple dans l'urémie (BALLET) ou la pneumonie (MOUISSET).

2° Évolution du langage. — On a défini très heureusement le langage « une adaptation des mots aux idées » et l'aphasie résulte précisément du défaut de cette adaptation. Le langage n'est pas une faculté innée : il résulte d'un apprentissage.

Suivons donc chez l'enfant les diverses phases de cet apprentissage en prenant pour exemple le mot *cloche*, suivant le schéma proposé par CHARCOT.

L'enfant *voit* une cloche ; on l'agite devant lui et il en entend le son ; il en résulte deux impressions : l'une pour le centre visuel, l'autre pour le centre auditif commun. Il est donc fixé sur les propriétés de cet objet, sans pouvoir lui donner un nom, sans savoir comment il s'appelle ; mais si nous prononçons devant lui le mot *cloche*, si plus tard, quand il apprend à lire, nous lui présentons écrit ce mot cloche, voilà deux sensations nouvelles qui iront aboutir l'une au centre de la mémoire auditive des mots, l'autre au centre de la mémoire visuelle des mots, qui s'y graveront et désormais, quand il lira ce mot, quand il l'entendra, il se représentera l'objet qui par ses vibrations sonores, par son aspect extérieur, appelait autrefois son attention sans qu'il pût le nommer. Sous l'influence du mot, avec le réveil de la mémoire auditive ou visuelle, il y aura une évocation des propriétés, de l'apparence de l'objet.

Telle est la première phase de l'apprentissage du langage. On comprend maintenant comment, si le centre de la mémoire *auditive* des mots est détruit, par un ramollissement cérébral par exemple, les mots, même murmurés à l'oreille, ne seront pas compris : leur son sera perçu, mais leur signification sera nulle Si le centre de la mémoire *visuelle* des mots est détruit, les lettres et les mots deviennent des figures sans signification : ils n'évoquent plus l'image d'un objet quelconque. Ces troubles du langage portent le nom d'aphasies de réception.

Mais ce n'est là qu'une première phase du langage ; la deuxième consiste à parler et à écrire, c'est-à-dire à faire avec les lèvres ou avec les doigts qui tiennent la plume les mouvements nécessaires pour exprimer ou pour écrire le mot, qui sera l'évocation de l'objet, chez celui qui l'entendra ou le lira. C'est d'abord sous le contrôle des deux autres centres (centres récepteurs) que se fait cet apprentissage ; puis cette coordination se fait dans un centre spécial, qui s'affranchit peu à peu de la tutelle des centres récepteurs et finit par devenir indépendant ; nous pouvons ainsi parler sans nous entendre ou écrire les yeux fermés.

3° Diverses formes de l'aphasie. — Analysons maintenant en détail les divers troubles qui résultent de la destruction de ces centres.

A. SURDITÉ VERBALE. — Pressentie par de TRÖLTSCH et découverte par KUSSMAUL et WERNICKE, elle consiste dans l'impossibilité de comprendre la signification des mots, alors que les fonctions auditives sont cependant intactes. Ces malades entendent le son des mots, mais ne peuvent en saisir le sens. Par contre ils comprennent les questions qu'on leur adresse par écrit et peuvent y répondre oralement. Cette aphasie a d'ailleurs des nuances ; tantôt les mots sont assez bien perçus pour que les malades puissent les répéter presque correctement sans les comprendre, tantôt ils n'arrivent à l'oreille que comme un murmure confus, tantôt enfin la surdité verbale est incomplète : quelques questions simples, quelques mots peuvent être compris. Chez les polyglottes, on a vu la surdité ne porter que sur une langue étrangère alors que la langue maternelle était toujours comprise. Il est rare que ce trouble existe à l'état de pureté, avec intégrité parfaite du langage parlé. — La surdité verbale est causée par une lésion de la *première circonvolution temporale gauche*, où siège le centre auditif verbal.

B. CÉCITÉ VERBALE. — Sans aucun trouble visuel, les malades voient les lettres, mais ignorent leur signification : ils ne comprennent pas une question écrite : leur écriture est habituellement incorrecte, parce qu'elle n'est plus contrôlée par la vue ; ils ne peuvent se relire. Cette aphasie comprend deux variétés : 1° la *cécité verbale proprement dite*, dans laquelle les malades peuvent lire les lettres, mais non les mots ; 2° la *cécité littérale*, dans laquelle ils ne reconnaissent même pas les lettres (la cécité littérale *isolée*, consistant dans la lecture des mots « à leur forme » sans reconnaître individuellement les lettres, ne peut évidemment se montrer que chez des gens ayant une grande habitude de la lecture). — La cécité verbale est causée par une lésion du *pli courbe*. Elle est assez souvent associée à l'hémiplégie droite et à l'hémianopsie latérale droite, parce que la lésion du pli courbe pénètre en profondeur et va trancher les radiations optiques sous-jacentes, qui se rendent au lobe occipital gauche (fig. 37 et 48).

C. Aphasie motrice ou aphasie proprement dite ou aphémie. — C'est « l'oubli du procédé qu'il faut suivre pour articuler les mots ». La motilité des lèvres ou de la langue est parfaitement conservée ; il n'y a pas paralysie, mais perte de la mémoire des mouvements volontaires des muscles de la langue et des lèvres en vue de la parole. Les malades se représentent le mot, le lisent, l'entendent, leurs muscles ne sont pas paralysés, mais ils ne peuvent articuler ; c'est la combinaison des mouvements musculaires qui fait défaut. Cette aphasie a des degrés : tantôt ces malades ne peuvent émettre le moindre son vocal, tantôt ils ne prononcent que des voyelles, ou une syllabe (tan), ou un mot toujours le même, ou un juron, ou une imprécation, tantôt ils ne font que commencer les mots, ou répètent ceux qu'on prononce devant eux. Chez des polyglottes on a vu aussi l'aphasie motrice ne porter que sur une seule langue. — L'aphasie motrice est produite par la lésion du pied de la *troisième circonvolution frontale gauche* (Dax, Broca).

D. Agraphie. — C'est une autre aphasie motrice, « l'aphasie de la main » (Charcot) ; c'est la perte de la mémoire des mouvements nécessaires à l'écriture. Les malades entendent les questions qu'on leur pose oralement ou par écrit, ils sont capables d'y répondre oralement, mais ne peuvent écrire. Tantôt ils peuvent à peine tenir la plume, tantôt ils n'écrivent que quelques mots toujours les mêmes, ou des lettres sans signification. — D'après Exner et Charcot l'agraphie est due à une lésion de la partie inférieure de la *deuxième frontale*, au-dessus du centre de Broca (il est vrai qu'il n'existe pas de cas où cette lésion ait été rencontrée isolée ; il y a d'habitude aphasie concomitante, avec lésion de la troisième frontale).

Cette localisation a été attaquée par Wernicke et par Déjerine qui ont fait remarquer que l'écriture est une simple copie des images visuelles des lettres et des mots (qu'il ne saurait par conséquent y avoir que des agraphies sensorielles) et que d'autre part elle n'est pas uniquement fonction de la main droite, puisqu'on peut écrire avec le coude, avec la pointe du pied sur le sable, etc. Mais il n'en est pas moins vrai qu'il existe une écriture courante, de la main droite, en quelque sorte automatique et sans contrôle sensoriel. C'est elle qui a un centre spécialisé dans la deuxième frontale : la destruction de ce centre empêche l'écriture rapide, automatique, mais laisse intacte la faculté de copier les caractères, d'écrire lentement, comme l'enfant ou l'illettré ; au contraire dans l'agraphie sensorielle toute écriture est devenue impossible (PITRES)[1].

MARIE, puis BRISSAUD ont récemment[2] repris cette délicate question, et tandis que le premier pense que le langage parlé procède d'un centre cortical préformé et que le langage écrit n'en procède pas, le second estime au contraire que ces deux facultés sont soumises à la même loi d'adaptation fonctionnelle.

Tels sont, schématisés, les principaux types d'aphasie ; ils sont souvent combinés, parce qu'une lésion de ramollissement se borne rarement à un seul centre. De plus nous avons raisonné comme si les centres étaient seuls touchés ; or, en réalité ils sont réunis par des conducteurs entre eux et avec les centres moteurs proprement dits : la lésion de ces conducteurs constitue les aphasies *transcorticales* et *sous-corticales*. On a même admis quelque temps une aphasie motrice capsulaire, mais on n'a pas tardé à s'apercevoir que c'était une simple dysarthrie qui se confondait avec la paralysie glossolabiée cérébrale de LÉPINE ; le centre de Broca en effet n'envoie pas de fibres de projection dans la capsule interne ; ce n'est pas un centre moteur, c'est seulement un centre coordinateur qui n'agit sur les muscles que par l'intermédiaire du centre moteur de la langue et des lèvres situé dans la frontale ascendante. C'est de ce dernier que partent les fibres de pro-

---

[1] PITRES, *Rapport sur les aphasies*. Congrès de médecine interne, Lyon, 1894.

[2] *Presse Médicale*, janvier 1898.

jection destinées aux noyaux bulbaires du facial ét de l'hypoglosse.

ARTICLE VIII

ANÉMIE CÉRÉBRALE

Les principales *causes* de l'anémie cérébrale sont : l'anémie générale, l'insuffisance aortique, l'intoxication par l'ergotine ou la cocaïne, les hémorragies, les émotions, une douleur intense.

Les *symptômes* éprouvés par le malade consistent en vertiges, bourdonnements d'oreille et troubles de la vue, comme dans la congestion cérébrale, mais la face est pâle, le pouls filiforme, le cœur ralenti, et souvent cet état finit par aboutir à la syncope.

Le *traitement* consiste dans les inhalations de nitrite d'amyle, et la trinitrine. Le malade doit être placé aussitôt dans le décubitus dorsal, la tête pendante, et les membres élevés.

ARTICLE IX

CONGESTION CÉRÉBRALE

La congestion cérébrale est active ou passive.

Le rhumatisme cérébral, l'insolation, l'immersion dans l'eau froide, l'hypertrophie du cœur, l'alcoolisme aigu sont les principales causes de congestion active. — La congestion passive résulte au contraire de la stase veineuse : l'insuffisance tricuspide et les affections cardiaques en général arrivées à la période d'asystolie, les tumeurs du médiastin, toutes les causes de compression des jugulaires ou de la veine cave supérieure, la strangulation, la thrombose des sinus cérébraux, les efforts exagérés sont susceptibles de la provoquer.

Progressive et peu prononcée la congestion se traduit seulement par des vertiges, de l'obnubilation de la vue, des bourdonnements d'oreille, une sensation de plénitude, de l'injection des conjonctives, puis par du délire, de la somnolence ou du coma.

Brusque, elle se traduit par un ictus apoplectique suivi de coma qui persiste souvent pendant plusieurs jours. Cette forme est en somme assez rare : en effet, d'une part c'est sans preuves suffisantes qu'on a voulu expliquer par une soudaine congestion active les ictus qui se montrent au cours de la paralysie générale, de la sclérose en plaques et des tumeurs cérébrales ; d'autre part on donne trop souvent le nom de congestion cérébrale à l'apoplexie qui résulte en réalité d'une hémorragie ou d'une embolie.

Le traitement de la congestion cérébrale consiste dans la saignée générale et les purgatifs, dans l'application de sangsues aux apophyses mastoïdes et dans la réfrigération de la tête par des compresses froides ou un sachet de glace.

ARTICLE X

HÉMORRAGIE CÉRÉBRALE

L'hémorragie cérébrale est l'irruption du sang dans la substance du cerveau ou dans ses ventricules, consécutivement à la rupture d'une artériole dilatée. .

1° Etiologie. — C'est à partir de quarante ans que l'hémorragie cérébrale atteint son maximum de fréquence. Ses causes sont celles de l'anévrysme miliaire (voy. p. 158), c'est-à-dire de la lésion artérielle qui produira l'hémorragie. L'hérédité joue un grand rôle dans sa production ; le mal de Bright à cause de l'hypertension, des lésions artérielles et de l'hypertrophie du cœur qui l'accompagnent, la goutte, l'alcoolisme, l'artériosclérose, peut-être la syphilis, en sont les causes les plus importantes.

Les causes occasionnelles de l'hémorragie cérébrale sont toutes celles susceptibles d'augmenter à un moment donné la tension sanguine et de déterminer ainsi la rupture de l'anévrysme miliaire : elle survient souvent à l'occasion d'un effort, d'une émotion, pendant le coït, la défécation, un accès de toux, ou après le repas.

2° Anatomie pathologique et pathogénie. — Nous avons à étudier l'anévrysme miliaire cause de l'hémorragie, le siège de celle-ci, et les transformations successives du foyer hémorragique.

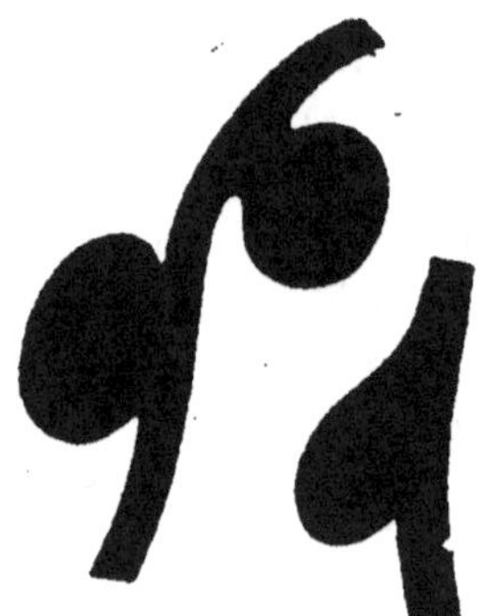

Fig. 51.
Anévrysmes miliaires.

a. *Lésion causale : l'anévrysme miliaire.* — La principale cause de l'hémorragie cérébrale réside dans les altérations du système artériel du cerveau. Il ne s'agit pas de lésions banales d'endartérite ou d'athérome, mais d'une lésion spéciale bien étudiée par Charcot et Bouchard (1868); c'est l'*anévrysme miliaire* (voy. fig. 51).

Cette lésion débute par la périartérite diffuse, se caractérise par une raréfaction des fibres musculaires de la tunique moyenne sans substitution graisseuse, et par une multiplication des noyaux de la gaine adventice. La tunique moyenne une fois atrophiée, le vaisseau perd sa résistance à l'ondée sanguine et se laisse dilater, ectasier en des points limités. Il est prêt pour la rupture. Sur la substance cérébrale les anévrysmes miliaires tranchent comme de minuscules points rouges. Ils sont *constants* chez les sujets morts d'hémorragie cérébrale. Pour bien les mettre en évidence et découvrir quelquefois celui dont la rupture a donné lieu à l'hémorragie, il suffit de laisser tomber sur le foyer hémorragique un filet d'eau qui entraîne petit à petit le sang extravasé et la pulpe cérébrale désintégrée, en ne laissant que les vaisseaux qu'on étale entre deux lames de verre et qu'on peut examiner à un faible grossissement. On voit alors l'anévrysme non pas disposé circulairement à la périphérie du vaisseau, mais appendu latéralement, comme une lente au poil qui la supporte. Ces anévrysmes qui ne siègent jamais sur les capillaires, mais toujours sur les artérioles, ont tout au plus 1 millimètre de diamètre (le plus souvent bien moins).

Il ne faut les confondre ni avec les dilatations moniliformes étudiées par Hasse et Kölliker, puis par Laborde, dans les ramollissements rouges, et qui paraissent liées à l'athérome, ni avec les anévrysmes de Pestallozzi, appelés encore à tort anévrysmes disséquants, qui sont constitués par l'épanchement du sang dans la gaine lymphatique péri-vasculaire et peuvent se rencontrer soit dans l'hémorragie soit dans le ramollissement cérébral.

Le vaisseau porteur des anévrysmes miliaires est donc tout prêt pour la rupture. Toute cause de *congestion*, qui augmentera l'afflux du sang artériel au cerveau ou gênera le retour du sang veineux, est susceptible de provoquer cette rupture en élevant passagèrement la tension sanguine : ainsi agissent la digestion, les efforts de toute nature, le coït, la défécation, etc.

A côté de ces causes occasionnelles il faut attribuer un grand rôle à l'augmentation *permanente* de la tension artérielle sous l'influence de la néphrite interstitielle chronique et de l'hypertrophie du cœur.

b. *Topographie de l'hémorragie.* — La *rupture* ne se produit pas en un point quelconque du cerveau : son siège habituel est dans les noyaux gris de l'hémisphère cérébral (couche optique, corps striés) et dans la capsule interne. Dans la grande majorité des cas en effet la rupture intéresse l'*artère lenticulo-striée* (*branche antérieure de l'artère externe du corps strié*) au point où elle rampe sur la face externe du noyau lenticulaire, entre ce noyau et la capsule externe : c'est ce vaisseau que Charcot appelait l'*artère de l'hémorragie cérébrale*. Dans d'autres cas l'hémorragie ne se fait pas en dehors du noyau lenticulaire, mais en plein dans sa substance, ou dans la couche optique, ou dans le noyau caudé, provenant alors d'autres branches des artères striées.

Le sang épanché dissocie et détruit les éléments nerveux ; il refoule et comprime la capsule interne, il se fraie souvent une route vers le ventricule latéral qu'il envahit. Cette *inondation ventriculaire* est fréquente dans les hémorragies intéressant la couche optique et le noyau caudé, qui contribuent à former la paroi du ventricule.

Le siège de l'hémorragie est donc bien différent de celui du ramollissement, qui s'opère d'ordinaire à la superficie du cerveau. Cela tient à la prédilection de l'anévrysme miliaire pour les artères striées. Reste à expliquer cette prédilection.

Elle est due à des conditions purement mécaniques.

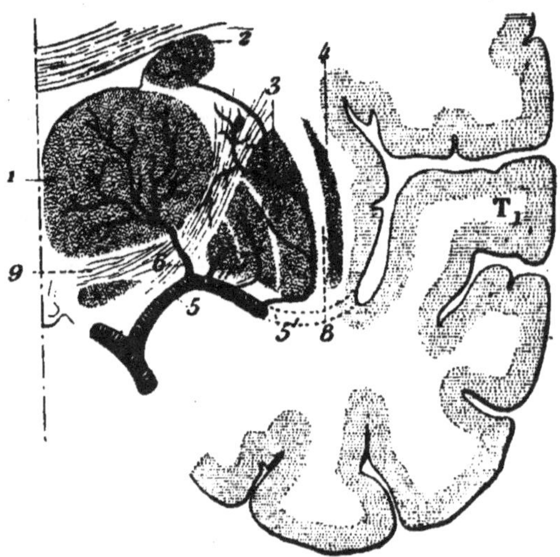

Fig. 52.

La capsule interne et sa vascularisation (coupe vertico-transversale).

1, couche optique. — 2, noyau caudé. — 3, noyau lenticulaire. — 4, avant-mur. — 5, 5', artère sylvienne. — 6, ses rameaux lenticulo-optiques. — 7, ses rameaux lenticulo-striés. — 8, capsule externe. — 9, capsule interne. — T₁, première circonvolution temporale.

Le cerveau possède deux sortes d'artères : les unes pénètrent dans sa profondeur et vont se distribuer à la substance blanche et aux corps optostriés de la base de l'hémisphère (artères striées), les autres se ramifient dans les scissures et sillons de la superficie et irriguent l'écorce et ses circonvolutions (artères corticales).

Or les artères striées sont des artères terminales (DURET, HEUB-NER), c'est-à-dire que leurs ramifications ne s'anastomosent pas entre elles ; de plus, elles naissent directement de l'hexagone de WILLIS et de ses prolongements immédiats : il s'ensuit que la pression sanguine y est presque aussi forte que dans les carotides et qu'elle est sujette à de brusques variations.

Les artères corticales au contraire prennent leur origine dans un réseau anastomotique interposé entre elles et l'hexagone de WILLIS : le réseau de la pie-mère. Elles sont bien terminales comme les artères striées, mais en raison des anastomoses de leurs origines, qui constituent une vaste nappe sanguine, la tension y est plus uniforme et en tout cas moins élevée, moins sujette à des variations que celle des artères striées. Ainsi chaque élévation de la pression dans les carotides se transmet intégralement aux artères striées : elle est au contraire considérablement amortie en arrivant aux artères corticales. C'est d'ailleurs ce que MENDEL a vérifié en plaçant un manomètre sur un appareil schématique où les artères centrales et périphériques sont représentées par des tubes de caoutchouc.

On conçoit donc que les variations brusques de la pression sanguine puissent amener facilement la rupture des anévrysmes miliaires sur les artères striées. Le développement prépondérant de ces anévrysmes sur les artères des noyaux gris tient probablement à une cause identique : à chaque systole, les artères striées subiraient une dilatation et un allongement brusques qui détermineraient à la longue l'atrophie de leur tunique musculaire (MENDEL).

Étudions maintenant le foyer hémorragique.

c. *Foyer hémorragique.* — Avant d'inciser le cerveau on constate déjà que l'hémisphère, siège d'une vaste hémorragie, présente, bien que sa surface soit absolument intacte, un étalement appréciable des circonvolutions et une fluctuation caractéristique. A la coupe, il laisse échapper d'énormes caillots rouge sombre ou noirâtres, non rétractés. On a peine à s'orienter et à reconnaître les divers territoires de la substance cérébrale.

Le sang a pu envahir le ventricule latéral, ou le ventricule moyen qu'on trouve remplis de caillots, et même passer par l'aqueduc de Sylvius dans le quatrième ventricule. Le foyer hémorragique, nettoyé par un filet d'eau qui entraîne les

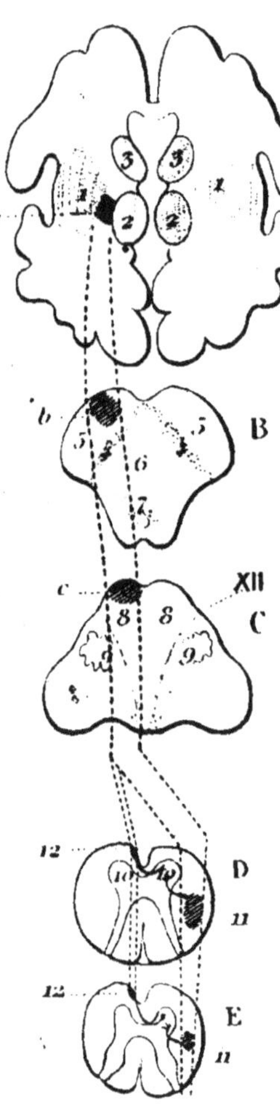

Fig. 53.

Dégénérescence descendante
du faisceau pyramidal.

A, coupe horizontale des hémisphères cérébraux. — B, du pédon-
cule cérébral. — C, du bulbe. — D, de la moelle cervicale. — E, de la moelle dorsale.
1, noyau lenticulaire. — 2. couche optique. — 3, noyau caudé. — 4, locus niger.
— 5, pied du pédoncule. — 6, sa calotte. — 7, noyaux du moteur oculaire commun.
— 8, pyramides bulbaires. — 9, olives. — 10, cornes antérieures. — 11, faisceau
pyramidal croisé. — 12, faisceau pyramidal direct.
La ligne rouge pointillée indique le trajet du faisceau pyramidal. *a*. sa dégénérescence dans la capsule. — *b*, dans le pied du pédoncule. — *c*, dans la pyramide
bulbaire.

caillots et la pulpe cérébrale, laisse à sa place une cavité à parois anfractueuses.

Lorsque l'hémorragie est beaucoup moins abondante et n'entraîne pas la mort, le foyer hémorragique subit des modifications successives : son contenu devient boueux et la matière colorante du sang, qui l'imbibe, lui communique, ainsi qu'aux parois, une coloration jaunâtre. Le microscope y met en évidence des cristaux d'hématoïdine. A la longue il n'est plus représenté que par un kyste contenant un liquide limpide ou bien ses parois s'accolent, il ne reste qu'une *cicatrice ocreuse*.

d. *Lésions secondaires*. — Lorsque l'hémorragie a intéressé la capsule interne, les faisceaux tranchés dégénèrent. C'est l'atrophie du faisceau pyramidal, qui est la plus fréquente et la plus nette. Le pied du pédoncule cérébral et la pyramide bulbaire du même côté présentent une atrophie limitée qu'on peut suivre dans le cordon latéral de la moelle du côté opposé. Nous ne pouvons qu'indiquer ces lésions, causes de la contracture (voy. fig. 53).

3° Symptômes. — L'hémorragie cérébrale débute presque toujours par une attaque d'apoplexie. C'est à ce point qu'apoplexie et hémorragie cérébrale étaient autrefois deux termes synonymes. Nous savons bien aujourd'hui que l'apoplexie peut être produite par d'autres lésions cérébrales, par exemple la thrombose, l'embolie, les tumeurs, mais il n'en est pas moins vrai que l'hémorragie est la cause la plus fréquente d'apoplexie. Dans quelques cas, surtout lorsque l'hémorragie est peu abondante, l'ictus apoplectique peut manquer ; le malade n'éprouve qu'un engourdissement dans les membres d'une moitié du corps et en peu de minutes l'hémiplégie se complète, pour ainsi dire sous ses yeux. D'autres fois c'est le matin, au réveil, qu'un individu jusque-là bien portant s'aperçoit qu'il a une moitié du corps paralysée. Mais dans l'immense majorité des cas l'hémorragie débute par un *ictus apoplectique*. Cette perte de connaissance n'est pas aussi subite que celle de l'embolie ou de l'épilepsie : le malade éprouve quelques vertiges, un brouillard obscurcit sa vue, il fait quelques pas, chancelle, puis tombe comme une masse inerte. L'apoplexie est alors constituée.

a. *Coma apoplectique*. — Le malade est immobile, totalement privé de connaissance, ou à peu près. Le pouls est plein, la respiration stertoreuse.

Les *membres* sont dans une résolution musculaire complète ; toutefois on peut déjà faire une différence entre les deux côtés du corps. Les membres du côté opposé à la lésion cérébrale, c'est-à-dire ceux qui seront plus tard paralysés, sont rectilignes, et, si on les soulève, ils retombent plus lourdement sur le plan du lit. Ils sont ordinairement plus chauds que ceux du côté sain et, si on les découvre, se refroidissent plus rapidement.

Les *traits* sont tirés du côté sain, à cause de l'action tonique des muscles de ce côté ; la commissure labiale est ainsi déviée, au contraire les lèvres et la joue du côté paralysé restent inertes, et sont soulevées à chaque expiration : c'est ce qu'on exprime en disant que le malade *fume la pipe*.

La pointe de la *langue* est déviée du côté malade, à cause de l'action du muscle génioglosse sain, qui a pour effet de tirer la langue au dehors et de la porter du côté opposé.

Souvent la tête, au lieu d'être rectiligne, est tournée latéralement ; les yeux regardent du même côté. Si on essaie de la replacer dans la rectitude on y parvient facilement, mais dès qu'on l'abandonne à elle-même elle reprend sa position primitive : on donne à ce phénomène bien étudié par Vulpian le nom de *déviation conjuguée de la tête et des yeux*.

Voyons dans quel sens se fait cette déviation.

Lorsque l'apoplexie s'accompagne d'hémiplégie flasque, la tête du malade est déviée de telle façon qu'il semble se détourner de ses membres paralysés ; elle se tourne par conséquent du côté de la lésion cérébrale ; au contraire lorsque l'hémiplégie est accompagée de contracture, produite par une lésion irritative le malade semble se détourner de sa lésion cérébrale et regarder ses membres convulsés (Grasset, Landouzy). — C'est ainsi que se fait la déviation conjuguée de la tête et des yeux, lorsque l'apoplexie et la paralysie sont dues à une lésion cérébrale ; notons en passant qu'il n'en est plus de même lorsqu'elles sont dues à une lésion protubérantielle ; les deux lois sus-énoncées se renversent alors : s'il y a une lésion irritative le malade se détourne de ses membres convulsés ; s'il y a une lésion destructive il regarde ses membres paralysés. Ces lois ont une grande importance clinique, car on voit qu'elles permettent de fixer approximativement le siège de la lésion d'après le sens de la déviation.

Les *réflexes* tendineux sont ordinairement abolis ; d'autres fois ils sont au contraire exagérés : cela s'observe surtout dans les hémorragies qui irritent les méninges et la surface du cerveau ou dans les cas d'inondation ventriculaire.

La *température centrale* d'abord abaissée ne tarde pas à s'élever ; dans les cas favorables elle redescend après quelques oscillations. Au contraire, dans les cas à terminaison fatale elle continue à s'élever et la mort survient aux environs de 40°. L'apparition d'une eschare fessière est aussi considérée comme un signe pronostique fatal (Charcot).

Au contraire, lorsque la maladie doit se terminer favorablement, le malade, après quelques heures, après un ou deux jours sort progressivement de son état comateux et on peut constater nettement son hémiplégie. Il entre dans la 2ᵉ période.

Mais comment expliquer l'ictus apoplectique ? On l'attribue généralement à l'irruption subite du sang dans le parenchyme cérébral, produisant une sorte de choc qui inhibe les éléments nerveux et suspend leur activité. Ce choc se transmettrait à tous les éléments du cerveau par les commissures qui les relient ou par l'intermédiaire du liquide céphalo-rachidien (Duret). Mendel admet plutôt que sous l'influence de la rupture d'une artériole centrale et de la fuite sanguine qui en résulte, il se fait une chute de pression dans les artères corticales, et par conséquent une ischémie comme celle qui produit la syncope.

b. *Hémiplégie.* — L'état comateux s'est dissipé, mais le malade sera un infirme pour le restant de ses jours. On constate que les membres d'un côté du corps sont paralysés : les muscles de la face sont intéressés du même côté, et par conséquent les traits déviés du côté sain. Fréquemment la parole est gênée par la paralysie de la langue, mais c'est un trouble purement moteur qu'il ne faut pas confondre avec l'aphasie, qu'on observe fréquemment dans le ramollissement cérébral.

Pendant plusieurs mois cette hémiplégie reste *flasque*, puis peu à peu, les membres paralysés ou parésiés se raidissent ; la *contracture* est constituée (voy. fig. 54).

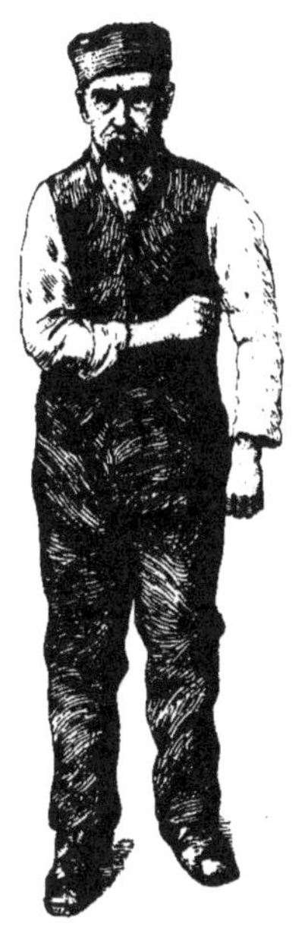

Fig. 54.
Hémiplégie droite avec contracture.

Le membre supérieur est contracturé en flexion, c'est-à-dire que le bras est comme collé au tronc, l'avant-bras fléchi sur le bras, la main fléchie sur l'avant-bras et les doigts fléchis dans la paume de la main. Lorsqu'on veut supprimer cette attitude défectueuse, on y parvient sans difficulté, on n'éprouve qu'une assez faible résistance, mais le membre revient assez vite à sa position primitive.

Le membre inférieur est au contraire contracturé en exten-

sion, et cette position vicieuse imprime à la démarche de l'hémiplégique des modifications caractéristiques. La jambe malade
ne peut pas se fléchir sur la cuisse à chaque pas, comme la
jambe saine, puisqu'elle est en extension : il en résulte que le
pied doit racler le sol; l'hémiplégique ne peut éviter cet inconvénient qu'en lui imprimant un mouvement de circumduction
autour de la jambe saine qui supporte le poids du corps, c'est
ce que Charcot appelait la *démarche hélicopode;* on dit aussi que
le malade s'avance en *fauchant.*

Il est tout à fait exceptionnel que le membre supérieur soit
immobilisé en extension et l'inférieur en flexion.

L'hémiplégie, encore flasque, présente, bien avant la période
de contracture, certains signes qui permettent de prévoir l'apparition de celle-ci. Des mouvements, surtout les mouvements
délicats des doigts, sont rendus plus difficiles et les réflexes tendineux s'exagèrent du côté malade. Le *réflexe rotulien,* c'est-à-dire
le mouvement d'extension de la jambe sur la cuisse, déterminé par la percussion du tendon rotulien, présente plus de *brusquerie* et d'*amplitude* que du côté sain. On détermine facilement
en fléchissant brusquement le pied sur la face antérieure de la
jambe, une série de secousses ou mouvements alternatifs de
flexion et d'extension du pied désignés depuis Brown-Séquard
sous le nom de *trépidation épileptoïde.*

Quelle est donc la cause de la contracture ? On a invoqué la
suppression de l'action frénatrice ou inhibitoire du cerveau sur
les centres inférieurs des cornes antérieures de la moelle qui,
livrés à eux-mêmes, produiraient une exagération du tonus ;
cette hypothèse peut expliquer la contracture précoce qui est la
plus rare, mais n'explique pas la contracture tardive. Depuis
Brissaud (1880) on fait jouer un grand rôle à la sclérose descendante du faisceau pyramidal, sclérose que Bouchard a démontré
être la règle chez les hémiphlégiques ; ce lent travail de sclérose
irait irriter les cellules des cornes antérieures, aboutissant des
fibres du faisceau pyramidal, et de cette stimulation incessante
résulterait l'augmentation du tonus musculaire.

4° Évolution et pronostic. — L'hémorragie cérébrale peut être d'emblée mortelle (*hémorragie foudroyante*) ; le coma apoplectique peut aussi aboutir à la mort au bout de peu de jours. Celle-ci peut enfin résulter d'une nouvelle hémorragie ou d'une complication telle que la pneumonie hypostatique.

Dans les cas favorables le malade échappe à la mort, mais demeure infirme, hémiplégique, car la paralysie ne rétrocède pas. Le pronostic fonctionnel est donc des plus mauvais.

5° Diagnostic. — Pendant le coma apoplectique, l'hémorragie cérébrale peut être confondue avec la plupart des comas (diabétique, urémique, etc.) qui se reconnaîtront à leurs signes propres. La déviation des traits, la déviation conjuguée de la tête et des yeux, l'hémiplégie des membres déjà appréciable aideront beaucoup au diagnostic.

Lorsque le malade est revenu à lui la confusion est encore possible.

a. Avec le *ramollissement cérébral par thrombose :* la thrombose survient chez des sujets plus âgés, à moins qu'elle ne relève d'une artérite syphilitique. Son début est moins brusque que celui de l'hémorragie ; l'hémiplégie est moins complète ; le malade est souvent porteur de lésions athéromateuses perceptibles sur les artères des membres ; sa radiale est dure et sinueuse.

b. Avec le *ramollissement cérébral par embolie :* l'embolie survient à tout âge ; mais les sujets qui en sont porteurs présentent une affection cardiaque, rétrécissement mitral le plus souvent, et ont déjà eu des poussées de rhumatisme articulaire aigu.

L'existence de l'aphasie doit faire conclure au ramollissement cérébral par embolie ou thrombose, contre l'hémorragie cérébrale.

c. Avec les *diverses hémiplégies organiques :* par tumeur cérébrale, par lésion protubérantielle ou médullaire. On trouvera exposés à l'article *Hémiplégie* les éléments de ce diagnostic différentiel.

d. Avec l'*hémiplégie hystérique :* elle s'accompagne d'emblée de contracture ou bien n'en présente pas du tout ; le malade « ne fauche pas », mais au contraire traîne sa jambe derrière lui comme un corps inerte ; il y a le plus souvent hémianesthésie superposée à l'hémiplégie ; enfin les antécédents névropathiques du malade et souvent la coexistence des crises convulsives font le diagnostic, qu'il faudra toujours compléter par la recherche des stigmates hystériques.

6° Traitement. — Pendant l'apoplexie on se contente d'ordonner un lavement purgatif, et de pratiquer régulièrement l'évacuation de la vessie. On peut aussi appliquer quelques sangsues aux apophyses mastoïdes. La saignée générale est quelquefois indiquée chez des sujets pléthoriques et très congestionnés.

Contre l'hémiplégie il y a peu de chose à faire. On recommande d'éviter la faradisation des membres contracturés, car elle augmente la contracture.

ARTICLE XI

RAMOLLISSEMENT CÉRÉBRAL

Lorsqu'un territoire du cerveau est privé de la quantité de sang nécessaire à assurer sa vitalité, par l'oblitération d'une artère, il est le siège de lésions que l'on a groupées sous l'étiquette de ramollissement cérébral. Cette notion de l'oblitération artérielle, cause primordiale de ces altérations, n'est acquise que depuis les travaux de VIRCHOW sur les thromboses et embolies. ROSTAN, qui, le premier en 1820, publiait une étude sur cette affection, l'attribuait à une lésion inflammatoire, LALLEMAND, ABERCROMBIE, DURAND-FARDEL soutenaient une théorie analogue. Ce sont les travaux de SCHÜTZENBERGER, de LANCEREAUX, de PRÉVOST et COTARD et de l'école de la Salpêtrière qui ont définitivement établi la notion du ramollissement d'origine ischémique.

1° Étiologie et pathogénie. — Les causes sont variables suivant que le ramollissement résulte d'une embolie ou d'une thrombose. La thrombose est l'obstruction d'une artère par une coagulation sanguine née sur place; l'embolie est l'obstruction d'une artère par un coagulum ou un corps étranger transporté par le courant sanguin.

a. *Causes de la thrombose*. — Ce sont celles de toutes les artérites. En premier lieu les intoxications (alcoolisme, saturnisme); puis, les diathèses (goutte, rhumatisme), les maladies infectieuses et spécialement la syphilis à sa période tertiaire. Des tumeurs cérébrales peuvent, en comprimant les vaisseaux, produire des accidents semblables.

b. *Causes de l'embolie*. — Un coagulum parti du cœur ou d'une grosse artère, arrive à la carotide interne, *surtout à gauche*, et enfin aboutit à la sylvienne. Les autres artères cérébrales sont plus rarement atteintes. Les endocardites végétantes ou ulcéreuses, les endartérites donnent naissance à ces coagulations.

2° Anatomie pathologique. — Les lésions portent sur les artères et sur la substance cérébrale elle-même.

A. ARTÈRES. — Lorsque l'on écarte les circonvolutions bordant l'insula sur un sujet porteur d'un *ramollissement embolique*, on rencontre parfois, si la sylvienne a été obstruée, une petite saillie dure qu'il faut rechercher avec soin. L'ouverture du vaisseau nous montre que là s'est arrêté le caillot. Si l'embolie est récente on peut encore la détacher de l'artère : si elle est un peu ancienne, la tunique interne du vaisseau adhère à l'embolie qui est souvent difficile à différencier d'une thrombose.

D'autres fois les artères encéphaliques sont semées de nodules jaunâtres formés par des lésions athéromateuses; l'un d'eux peut dans la lumière du vaisseau s'être recouvert de fibrine dont l'organisation ultérieure a créé une *thrombose* qui peut s'étendre loin de son siège primitif. Les artérites syphilitiques seront décrites ailleurs. Toutes ces lésions siègent plus fréquemment dans les vaisseaux de l'écorce, alors que l'hémorragie cérébrale se produit de préférence dans les noyaux centraux.

B. SUBSTANCE CÉRÉBRALE. — Quoiqu'il soit démontré (HEUBNER, CHARPY, TESTUT) que les artères cérébrales ne sont pas strictement terminales, il n'en est pas moins vrai qu'une oblitération vasculaire produit des modifications profondes de l'encéphale.

a. *Ramollissement blanc.* — Lorsqu'une embolie volumineuse obstrue une très grosse artère, l'apoplexie est foudroyante et la mort survient en quelques heures. Le territoire anémié est pâle, les circonvolutions augmentées de volume sont serrées les unes contre les autres, la substance corticale œdémateuse et un peu molle. Il faut un ou deux jours pour qu'un début de dégénération ait lieu.

b. *Ramollissement rouge.* — Surtout bien observée expérimentalement cette forme implique l'oblitération d'un vaisseau moins volumineux et l'existence d'une fluxion collatérale, due probablement à l'afflux du sang des territoires artériels voisins. Outre la teinte rouge de la zone lésée, on y remarque à la coupe des hémorragies punctiformes. Un cerveau

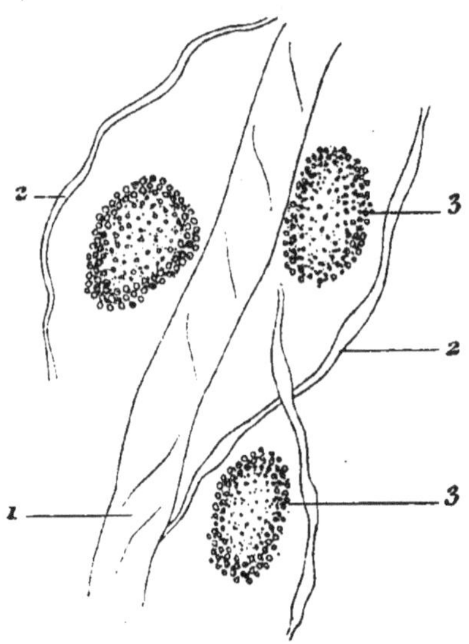

Fig. 55.

Histologie des lésions du ramollissement cérébral.

1. capillaire. — 2, fibres nerveuses variqueuses. — 3, 3, corpuscules de Gluge.

présente parfois plusieurs foyers de cette nature.

c. *Ramollissement jaune.* — De date plus ancienne, cette lésion est la plus souvent rencontrée à l'autopsie. Le territoire ainsi dégénéré forme une dépression sur l'hémisphère; par sa couleur jaune chamois il ressemble à une portion d'encéphale ayant séjourné dans le liquide de Müller. La pie-mère est adhérente à l'écorce, parfois même les trois enveloppes sont soudées.

Un processus de *cicatrisation* simulant une plaque fibreuse peut succéder à cette lésion, d'autres fois une *encéphalite secondaire*, inflammatoire simple ou gangréneuse, se développe au pourtour du territoire ischémié. Des formations *kystiques* à parois anfractueuses ou scléreuses se rencontrent dans les cas les plus anciens.

d. *Foyers lacunaires*. — Dans les noyaux gris centraux, dans le centre ovale, les lésions anciennes n'ont pas le même aspect que sur l'écorce. On observe à ce niveau des foyers creusés de cavités remplies de liquide séreux, au niveau desquelles la nécrose des tissus est totale. Ces altérations ont été nommées foyers lacunaires.

Chez le nouveau-né, on rencontre parfois des ilots blancs ou gris de substance corticale dégénérée, que PARROT considère comme une complication de l'athrepsie. La porencéphalie ou l'hydrocéphalie leur succèdent fréquemment.

C. HISTOLOGIE PATHOLOGIQUE. — Les cellules, étudiées immédiatement par dissociation, ou plus tard sur des coupes, apparaissent désagrégées, en dégénérescence granulo-graisseuse, le noyau peu ou pas apparent. La substance chromatophile a disparu. Autour d'elle les cellules névrogliques paraissent dissociées, méconnaissables. On observe toujours, près des vaisseaux, ou au centre du tissu dégénéré, des éléments énormes chargés de granulations graisseuses qui ont été considérés comme des phagocytes géants. Ce sont les *corpuscules de Gluge*. Ils peuvent être recherchés par dissociation sur la pièce fraîche. Dans les cas douteux leur présence possède une grande valeur pour le diagnostic. Les *cylindraxes* subissent une dégénérescence facile à suivre, grâce à la méthode de Weigert-Pal, dans la capsule interne, le bulbe, la moelle, si le ramollissement date de quelques semaines.

3° **Symptômes**. — Après des prodromes aussi vagues que discutables, l'affection peut se manifester selon des modes différents suivant le degré de la lésion, suivant sa nature.

Une grosse embolie produit un *ictus* avec mort en quelques

heures. Plus fréquemment il s'agit d'un ictus avec perte de connaissance et coma consécutif de courte durée ; l'hémiplégie reste seule persistante. Parfois au réveil, le malade est hémiplégié alors que rien ne lui semble avoir troublé son sommeil, ou bien dans la journée après un simple vertige la paralysie s'installe. TODD insistait jadis sur la rareté de la perte de la connaissance dans l'embolie cérébrale. BOURNEVILLE signale l'absence de ralentissement du pouls, sa faiblesse relative, l'élévation immédiate et transitoire de la température centrale. Les phénomènes convulsifs, toutes les formes d'épilepsie jacksonnienne sont observés. PITT présente une statistique qui indique leur apparition dans 10 p. 100 des cas environ.

Un *début progressif* correspond d'ordinaire aux thromboses. Le malade a des fourmillements, de l'engourdissement dans les membres voués à la paralysie. Le bras, la jambe, l'épaule par intervalles semblent lourds, puis tout rentre dans l'ordre, jusqu'à ce que la répétition de ces signes aboutisse à l'impotence durable.

D'autres manifestations précoces de l'artérite cérébrale peuvent consister en troubles psychiques, embarras passager de la langue, paralysie faciale légère, perte de la faculté du langage sous toutes ses formes.

Les *troubles de la motricité*, définitivement établis, présentent quelques caractères sur lesquels il est bon d'insister. L'hémiplégie est plus fréquente à droite, les embolies cardiaques ayant une voie plus directe pour atteindre la carotide et la sylvienne gauches. Dans les cas de grosses embolies, l'hémiplégie est totale, et, six ou huit semaines après, la flaccidité primitive fait place à une contracture qui s'accentue progressivement. Les réflexes patellaires sont exagérés ; on obtient de la trépidation épileptoïde. L'hémiplégie n'est pas toujours définitive ; après quelques jours elle peut régresser, puis rester limitée à un membre, à un segment du membre. Signalons dans cet ordre de faits, la possibilité de l'intégrité des mouvements du pouce coïncidant avec la paralysie des autres doigts. La dégénérescence secondaire du faisceau pyramidal donne lieu à des contractures et à de l'exagération des réflexes avec trépidation épileptoïde du pied. Elles ont été constatées dès le dixième jour après l'ictus, mais le plus souvent c'est un à trois mois plus tard qu'elles se développent.

Un certain nombre de syndromes moteurs correspondent à des lésions de centres corticaux précis et simulent les symptômes observés dans les altérations bulbaires (syndromes pseudo-bulbaires). Ce sont : la double hémiplégie faciale du type inférieur, le syndrome glosso-labié (LÉPINE), le syndrome rire et pleurer spasmodique dans les lésions du noyau lenticulaire.

L'*aphasie*, étudiée dans un chapitre spécial, se rencontre dans les ramollissements qui intéressent les différents centres du langage. Ce sont les thromboses et embolies de l'hémisphère gauche qui lui donnent naissance (voy. p. 151).

L'*hémianesthésie* est rare à moins d'un ramollissement portant sur le carrefour sensitif ou sur la couche optique (DÉJERINE). Elle est alors sensitivo-sensorielle. Mais on observe fréquemment des troubles de la sensibilité plus ou moins étendus dans les membres paralysés. L'*hémianopsie* s'observe dans les lésions du lobe occipital, et dans celles qui portent sur un point quelconque des radiations optiques ; elle peut être associée à l'hémiplégie, à la cécité verbale, à l'hémianesthésie suivant la localisation.

Les troubles de la sensibilité générale persistent rarement, les troubles sensoriels sont plus durables.

L'intelligence est fréquemment affaiblie, la mémoire diminuée, l'énergie morale abolie.

4° Evolution. — L'oblitération d'un grand vaisseau est suivie d'un ictus mortel en deux à trois jours. La mort peut survenir encore par encéphalite développée dans le territoire ischémié, par répétition des attaques, par affections aiguës intercurrentes, enfin par le gâtisme avec troubles trophiques et principalement l'eschare sacrée.

Dans les cas heureux, les paralysies, les troubles sensitivo-sensoriels, l'aphasie régressent en partie. Cette dernière peut bénéficier d'une *suppléance*, par éducation de la région symétrique au centre de Broca, dans l'hémisphère droit.

15.

5° Pronostic. — Le début apoplectiforme, avec hyperthermie et coma, les lésions étendues, la répétition des attaques, les phénomènes spasmodiques, les troubles trophiques indiquent une terminaison fatale. L'absence d'ictus et la limitation des troubles moteurs permettent d'espérer une longue survie avec amélioration progressive.

6° Diagnostic. — L'ictus de l'*hémorragie cérébrale* s'accompagne d'abaissement de température, et fréquemment de contractures précoces et de déviation conjuguée de la tête et des yeux. La paralysie s'aggrave progressivement, dans l'embolie au contraire elle diminue durant les deux ou trois jours suivants. La localisation de l'hémiplégie à droite avec aphasie doit faire songer au ramollissement. La limitation d'une paralysie de cause centrale survenue sans ictus, la dissociation des troubles moteurs des doigts et du pouce, plaident aussi dans le même sens.

L'hypertrophie du cœur, l'albuminurie prédisposent à l'hémorragie.

Les lésions valvulaires, l'existence d'infarctus emboliques dans les viscères peuvent faire présumer une embolie cérébrale ; l'artério-sclérose, une thrombose.

La *syphilis cérébrale*, en dehors des ramollissements dus à des thrombus spécifiques, peut présenter des symptômes analogues à ceux que nous décrivons. Les antécédents du sujet, la variabilité d'un jour à l'autre dans l'intensité des signes observés, le traitement spécifique établiront le diagnostic.

Les *tumeurs* ou *abcès*, avec ictus, sont bien difficiles à différencier des thrombus et embolies artérielles, si l'attaque n'est précédée des symptômes propres à ces lésions.

L'ictus survenant au cours de la *paralysie générale*, du tabes de la sclérose en plaques, etc., ne peut faire songer aux lésions qui nous occupent que pendant la période apoplectique.

7° Traitement. — Pendant la *période apoplectique* user avec prudence des révulsifs et des purgatifs qui peuvent être dangereux s'il s'agit d'une embolie. Le repos est surtout à conseiller.

Si, chez un cardiaque, le myocarde paraît insuffisant préférer la caféine à la digitale. Un soupçon en faveur de la syphilis impose le traitement spécifique.

Plus tard l'électrisation localisée, l'éducation des aphasiques pourront améliorer les troubles de la motricité et du langage.

ARTICLE XII

ABCÈS DU CERVEAU

On donne ce nom à la formation d'un ou plusieurs foyers purulents en pleine substance cérébrale.

Les inflammations aiguës de l'encéphale qui n'aboutissent pas à la suppuration sont des raretés pathologiques. Leur existence, contestée par beaucoup d'auteurs, semble toutefois démontrée par les observations de STRUMPELL, VIRCHOW, WERNICKE, HAYEM[1].

1º Étiologie. — Les abcès du cerveau peuvent se diviser en trois catégories : 1º abcès succédant à une lésion infectieuse de voisinage ; 2º abcès métastatiques ; 3º abcès relevant d'une infection générale, d'une maladie infectieuse aiguë.

a. *La lésion de voisinage* peut être un traumatisme ou une infection spontanée : ostéomyélite aiguë de la voûte cranienne (TERRILLON), érysipèle de la face, anthrax, tumeur maligne du frontal ou de l'orbite. Mais ce sont surtout les infections des *cavités* voisines qui figurent dans l'étiologie de l'abcès cérébral : l'otite moyenne suppurée répond à la très grande majorité des cas ; les maladies des fosses nasales et des sinus (surtout frontaux et ethmoïdaux) viennent bien après ; l'abcès cérébral peut aussi succéder à une intervention opératoire sur ces cavités.

b. *Les abcès métastatiques* tirent surtout leur origine des *affections putrides du poumon et des bronches* (VIRCHOW, BIERMER) : dilatation des bronches, gangrène pulmonaire, abcès pulmo-

---

[1] HAYEM, Th. de Paris, 1868,

naires, cavernes tuberculeuses infectées. — Les autres infections plus ou moins localisées, péricardite purulente, endocardite ulcéreuse, péritonite ou hépatites suppurées, phlegmons du tissu cellulaire des membres, n'ont qu'une influence beaucoup plus exceptionnelle.

c. *Enfin les maladies infectieuses générales*, pyohémie, méningite cérébro-spinale épidémique, fièvre typhoïde, scarlatine, sont des causes plus rares encore. Il faut faire une place à part à la tuberculose, car A. FRANKEL, RENDU et BOULLOCHE ont mis en évidence le bacille de KOCH, à l'exclusion de tout autre organisme, dans des abcès qui ne paraissaient différer en rien de l'abcès cérébral vulgaire. On admet aussi que les tubercules solitaires du cerveau sont susceptibles de se ramollir et de former un véritable abcès tuberculeux. — Il existe enfin des abcès cérébraux dus à l'actinomycose.

2° Pathogénie. — Dans les abcès succédant à une lésion de voisinage, il y a *presque toujours une lésion osseuse ;* le cerveau peut cependant s'infecter indirectement par les veines ou les lymphatiques, ou suivant les gaines de filets nerveux, comme l'olfactif.

Dans les abcès métastatiques, l'infection se fait par les vaisseaux artériels : si le foyer primitif siège dans le poumon, les microbes de la suppuration seront directement versés dans le cœur gauche par les veines pulmonaires, et lancés par l'aorte et les carotides jusqu'au cerveau.

3° Anatomie pathologique. — Elle comprend l'étude de l'abcès, de son contenu et des lésions cérébrales concomitantes.

A. ABCÈS. — L'abcès cérébral d'origine auriculaire, de beaucoup le plus fréquent, siège dans le lobe temporal si la lésion osseuse intéresse la fosse cérébrale moyenne, dans le cervelet si elle intéresse la fosse cérébrale postérieure : le rocher forme en effet la limite entre ces deux fosses. On l'a vu cependant occuper le lobe occipital (LANNOIS et JABOULAY). — L'abcès se trouve au voisinage de la lésion osseuse, c'est-à-dire à la partie inférieure du temporal (3ᵉ temporale) ou dans la portion antéro-externe de l'hémisphère cérébelleux correspondant. Plus rarement il occupe le vermis d'où il peut faire irruption dans le 4ᵉ ventricule.

L'abcès d'origine nasale occupe de préférence un lobe frontal : les deux lobes frontaux peuvent être envahis par deux abcès symétriques.

Les abcès par lésions de voisinage sont d'ordinaire assez volumineux et *solitaires*.

Les abcès métastatiques sont ordinairement multiples ; ils ont une prédilection pour l'écorce et les ganglions centraux : le cervelet est rarement intéressé ; l'autopsie montre fréquemment d'autres abcès disséminés dans la rate ou les reins.

La forme des abcès cérébraux est irrégulière et anfractueuse : ceux qui s'encapsulent par la réaction du tissu cérébral voisin sont ronds ou ovalaires.

B. Contenu de l'abcès. — Le pus est de consistance très variable, quelquefois épais et boueux, contenant des détritus de substance cérébrale, d'autres fois clair et limpide, ou même filant comme de la synovie ; sa couleur est jaune ou jaune verdâtre. Le plus souvent sans odeur, il peut être aussi très fétide. Dans les abcès d'origine otorrhéique, il a souvent les mêmes caractères que le pus qui s'écoule par l'oreille. — Le microscope le montre composé de globules de pus, de détritus cérébraux, de cristaux d'hématoïdine et de cholestérine, de granulations graisseuses et de cellules granuleuses. — On a trouvé, suivant les cas, les microbes de la suppuration (staphylocoques, streptocoques, etc.), le pneumocoque de Fraenkel-Talamon, le pyocyanique, le bacille de Koch, et tous les microbes de l'otorrhée.

C. Lésions cérébrales concomitantes ou consécutives — Quelquefois le tissu cérébral ne présente aucune réaction : mais il peut dans d'autres cas encapsuler l'abcès, ou bien présenter de l'œdème ou du ramollissement. La névrite optique, la distension des ventricules par le liquide épendymaire, la méningite purulente généralisée, la thrombose des sinus, sont des complications qui relèvent les unes de l'augmentation de la tension intra-cranienne, les autres de l'extension du processus infectieux.

4° Symptomatologie. — Variant de quelques jours à plusieurs années, l'évolution se fait d'ordinaire en quelques semaines ou quelques mois. On peut la diviser en quatre périodes (OPPENHEIM) savoir : la période du début, la période de rémission, la période d'état et la période terminale.

a. *Période de début*. — La période de début qui dure quelques jours ou même quelques heures est souvent masquée par les symptômes de l'affection causale, notamment lorsqu'il s'agit d'abcès métastatiques. Elle est caractérisée par la céphalée, les vomissements, l'obnubilation intellectuelle, la fièvre et les frissons, le subdélirium, le ralentissement du pouls, la raideur de la nuque, l'inégalité pupillaire et les convulsions ; signes qui sont loin d'exister toujours au complet. Tous ces symptômes augmentent progressivement, les signes de foyer apparaissent et la somnolence aboutit au coma terminal, ou bien le plus souvent il survient une période de rémission.

b. *Période de rémission*. — La période de rémission ou de latence est rarement absolue ; il est rare que les symptômes disparaissent complètement ; la céphalée persiste au moins sous la forme de douleur sourde ; les vertiges et même les vomissements reparaissent de façon intermittente, ou bien il survient de temps à autre des accès convulsifs généralisés, qui, n'étaient les antécédents, en imposeraient pour de l'épilepsie essentielle. La température normale est entrecoupée de poussées fébriles.

Cette période de calme relatif correspond à une phase où l'abcès, encapsulé ou non, cesse de s'accroître ou tout au moins de retentir sur la substance cérébrale voisine.

c. *Période d'état*. — Mais bientôt, au bout de plusieurs semaines ou de plusieurs mois, soit que l'abcès reprenne son mouvement d'extension, soit qu'il se fraie un chemin vers les ventricules ou les méninges, soit que la substance cérébrale voisine se ramollisse ou s'œdématie, les phénomènes inquiétants du début reparaissent et se complètent. Cette phase ne dure que peu de jours ou de semaines. — Elle comprend tous les *symptômes diffus* qu'on trouvera énumérés à propos des tumeurs cérébrales (s'y reporter).

La céphalée est ici particulièrement intense, le pouls est presque toujours ralenti, entre 50 et 60 pulsations à la minute (GOWERS a même noté 30, et TOYNBEE 10 à 15). Ce ralentissement, dû à la brusque augmentation de la tension intra-cranienne persiste malgré l'élévation thermique, et fait place à une accélération dès qu'on trépane le crâne. La respiration est ralentie et quelquefois irrégulière. L'œdème de la papille est plus rare et moins marqué que dans les tumeurs : il ne s'agit souvent que d'une simple névrite optique avec rougeur et diffusion des bords de la papille sans étranglement.

Les frissons et la fièvre, le délire, sont habituels ; la température normale ou l'hypothermie s'observent cependant fréquemment, d'après quelques auteurs. Les troubles digestifs, constipation, fétidité de l'haleine, etc., manquent rarement.

Tous les *symptômes de foyer* que nous signalerons à propos des tumeurs cérébrales peuvent s'observer aussi (voy. p. 134) : épilepsie jacksonnienne, paralysie limitée, hémiplégie ou hémiparésie, aphasie, hémianopsie (KNAPP, LANNOIS, JABOULAY), déviation conjuguée de la tête et des yeux. C'est pure question de localisation.

L'*abcès cérébelleux* se reconnaît à la plus grande intensité des symptômes diffus de compression, à la titubation, à l'incoordination, à la douleur et à la raideur de la nuque, à la fréquence des vomissements.

d. *Période terminale.* — La période terminale se continue insensiblement avec la précédente dont elle ne diffère que par un redoublement des phénomènes morbides, à moins que le pus ne fasse brusquement irruption dans les méninges ou les ventricules. La mort survient dans le coma ou les convulsions. Il est tout à fait exceptionnel qu'une seconde phase de rémission ou de latence fasse suite à la période d'état ; mais, par contre, assez fréquemment les événements se précipitent et le malade passe sans transition de la période latente à la période terminale.

Telle est l'évolution habituelle de l'abcès cérébral. Cette symptomatologie est un peu variable avec la cause même de l'abcès qui donne lieu à quelques formes cliniques que nous allons rapidement esquiser.

5° Formes cliniques. — Elles varient suivant le point de départ de l'abcès.

a. *Abcès d'origine traumatique.* — Les abcès d'origine traumatique et ceux qui résultent d'une lésion de la voûte cranienne, siégeant à la convexité, se traduisent surtout par des phénomènes d'épilepsie corticale.

b. *Abcès d'origine otique.* — L'abcès d'origine otique emprunte ses principaux caractères à son siège et aux symptômes de l'affection causale, c'est-à-dire à l'otorrhée. Exceptionnellement il existe une large communication entre l'abcès et l'oreille moyenne, au point que le pus incessamment formé s'écoule en abondance par le conduit auditif (*otorrhée cérébrale*). Les premiers signes sont la douleur dans le voisinage de l'oreille malade, douleur qui s'étend bientôt à toute une moitié du crâne, les vomissements les vertiges, l'ascension thermique, les frissons, le malaise général, des bruits subjectifs intenses dans l'oreille malade (bourdonnements, sifflements, bruissements, bruit de rivière). Notons en passant que tous ces phénomènes inquiétants sont quelquefois produits par la simple rétention du pus dans l'oreille moyenne et qu'un traitement local peut les faire disparaître.

A sa période d'état, l'abcès s'accuse par une douleur unilatérale très violente, exaspérée par la percussion, ayant son maximum au voisinage de l'oreille et dans la région temporale, ou à l'occiput, si c'est le cervelet qui est intéressé ; par les symptômes habituels des tumeurs du lobe temporal ou du cervelet.

L'abcès d'origine otique doit encore une physionomie toute particulière à ses complications veineuses (thrombose du sinus latéral).

Il ne faut pas confondre avec l'abcès cérébral proprement dit l'abcès extradurémérien (*extradural abcess* des auteurs allemands) qui succède souvent à une otite suppurée et qui est dû à du pus collecté entre le rocher carié et la dure-mère. Les symptômes sont beaucoup moins accusés ; il peut d'ailleurs coexister avec un abcès intra-cérébral.

c. Abcès consécutifs à une lésion des fosses nasales ou de l'orbite.
— Les abcès consécutifs à une lésion des fosses nasales ou de
l'orbite sont caractérisés par une douleur frontale et oculaire
qui augmente par l'inclinaison de la tête en avant ; la névrite
optique y est fréquente, le chémosis, l'œdème de la paupière,
l'exophtalmie, le strabisme, l'extrême sensibilité à la pression
du nerf sus-orbitaire, indiquent la migration du pus dans l'orbite.

d. Abcès métastatiques. — Les abcès métastatiques n'ont de
particulier que l'élévation de la température, la gravité de l'état
général et son caractère pyémique, la multiplicité des symptômes de compression (en rapport avec leur dissémination, car
ils sont rarement solitaires) et une intensité moindre des symptômes diffus. A ces caractères il faut ajouter l'absence de lésion
osseuse et la présence d'une affection broncho-pulmonaire ancienne.

6° Diagnostic. — Voy. *Tumeurs cérébrales* (p. 195).

7° Traitement. — Il y a peu à espérer du traitement médical. Les chances de succès les plus considérables appartiennent
aux abcès solitaires, qu'on a pu évacuer et drainer. La recherche
de l'abcès dans la substance cérébrale est souvent fort difficile ; il faut se guider sur les symptômes de localisation et surtout sur le siège de l'affection causale qui souvent indique la
route suivie par le pus.

La thérapeutique de ces affections causales elles-mêmes constitue le traitement préventif.

ARTICLE XIII

SCLÉROSE CÉRÉBRALE ET PORENCÉPHALIE

La sclérose cérébrale se définit d'elle-même. La porencéphalie
consiste en pertes de substance de l'encéphale. L'une et l'autre
se produisent pendant la première enfance.

1° Étiologie. — L'hérédité nerveuse, les maladies de la grossesse, les lésions cérébrales produites par l'accouchement sont les seuls facteurs incriminés jusqu'à ce jour. — Un arrêt de développement des circonvolutions, une lésion vasculaire, une

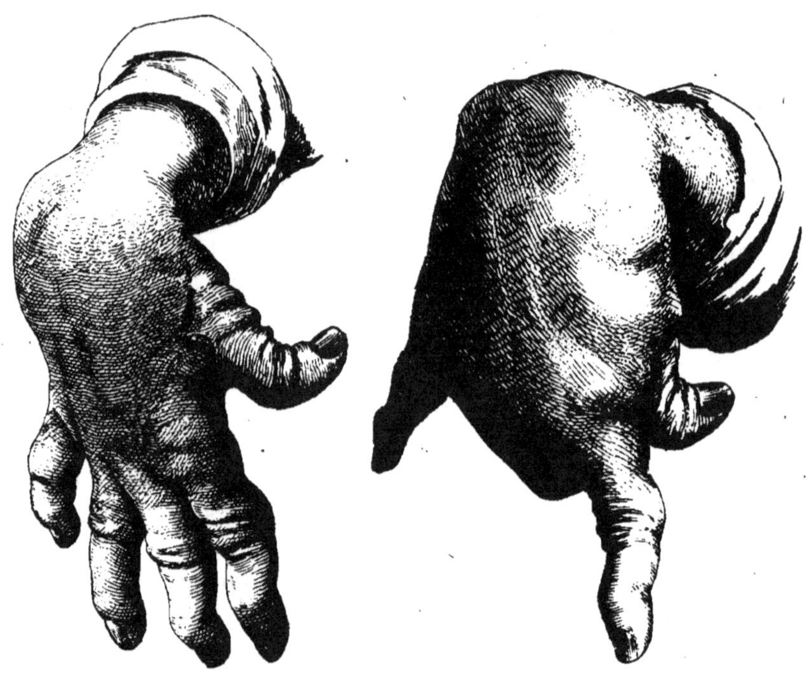

Fig. 56.
Athétose.

encéphalite infectieuse, l'hydrocéphalie, telles sont les causes plus spécialement attribuées aux porencéphalies.

2° Anatomie pathologique. — Nous décrirons la sclérose atrophique, la sclérose hypertrophique et la porencéphalie.

a. *Forme atrophique* (CHARCOT et COTARD). — Le crâne présente presque toujours des déformations remarquables.

L'atrophie du cerveau porte sur un hémisphère entier, ou plus fréquemment sur une partie de l'hémisphère. Si la lésion est bilatérale elle est symétrique ; le cervelet lui-même peut être atteint. Les circonvolutions motrices sont atteintes de préférence. La zone atrophiée est rétractée, ratatinée, comme une pièce conservée dans l'alcool (Bourges). La substance cérébrale présente souvent une dureté élastique, rappelant celle de la gélatine solidifiée, parfois elle est ramollie. La substance blanche est grisâtre, la couche grise corticale et les noyaux centraux sont atrophiés ; les vaisseaux de ces territoires sont diminués de calibre.

Histologiquement, Pilliet a rencontré des bandes de sclérose autour des vaisseaux, des cellules rondes dans les gaines lymphatiques périvasculaires, des corps granuleux, et une diminution de nombre des cellules de l'écorce. Celles qui persistent sont atrophiées et subissent la dégénérescence granulo-graisseuse. Les tubes nerveux sont rares et dégénérés.

b. *Forme hypertrophique ou tubéreuse*. — Elle ne s'accompagne pas de déformations du crâne. A la surface de l'encéphale on observe des nodosités blanchâtres, circulaires ou allongées formant sur les circonvolutions des saillies dures limitées à la substance grise. Elles sont formées de tissu fibreux dense (Brissaud) dans lequel des cellules très serrées·à prolongements nombreux rappellent les éléments névrogliques des gliomes.

c. *Porencéphalie*. — La porencéphalie se présente sous forme de dépressions plus ou moins étendues à la surface des hémisphères ayant la forme de fentes, de creux autour desquels rayonnent les circonvolutions. Bourneville et Sollier appellent pseudo-porencéphalies celles qui correspondent à des circonvolutions coupées irrégulièrement : « les parois de la cavité sont formées par la substance blanche recouverte par une paroi kystique qui leur adhère intimement. » Outre ces lésions corticales, on observe une dégénérescence des noyaux centraux et des faisceaux descendants. Il y a des déformations du crâne.

3° Symptômes. — L'étude clinique de l'ensemble des symptômes rencontrés chez les sujets porteurs de ces lésions est difficile à établir, tant leur siège peut être variable. Le plus souvent, le nouveau-né présente des *convulsions* généralisées.

Il existe parfois une élévation de température accompagnant ces crises convulsives. Elles peuvent simuler l'épilepsie vulgaire, sans cri initial, sans perte de connaissance, sans évacuation involontaire, sans coma terminal. Dans quelques cas, il s'agit d'une attaque d'épilepsie jacksonnienne. Rarement la crise présente le type parfait du mal comitial.

Dans l'intervalle des accès, des contractures, des paralysies peuvent rester limitées à un membre ou un segment de membre.

Les *paralysies*, quelques mois après le début, deviennent permanentes ; la forme hémiplégique avec ou sans paralysie faciale est la plus fréquente. On a cité des cas de paralysies totales.

Les *contractures* se développent parallèlement. De forme paraplégique ou hémiplégique, elles produisent des déformations rappelant au membre supérieur les différents types du rhumatisme chronique et au membre inférieur le pied bot varus-équin.

Des *troubles trophiques* portant sur les muscles, les os et les articulations sont fréquemment observés.

On peut rencontrer également des déformations des os et du crâne.

L'*hémiathétose* ou l'athétose double, caractérisées par des mouvements de reptation limités aux extrémités, sont observées dans bien des cas.

L'*hémichorée* est une manifestation assez fréquente de ces lésions. Les réflexes sont parfois normaux, parfois exagérés.

Lorsque tous ces symptômes, paralysies et contractures, troubles trophiques des muscles et des os, avec ou sans hémiathétose et hémichorée existent d'un seul côté par suite d'une sclérose unilatérale, ils réalisent le syndrome *hémiplégie spasmodique infantile*.

Les *organes des sens* sont rarement atteints. Le strabisme s'observe dans quelques cas.

L'*intelligence* se développe lentement, plus tard le malade peut devenir complètement idiot.

4° Évolution. — La *forme atrophique* après une période

de début marquée par les convulsions et les contractures, aboutit à un état stationnaire dans lequel les paralysies persistent avec ou sans contractures et troubles trophiques. La mort est rare ; si elle survient c'est au début. — La *forme hypertrophique* a une évolution progressive ; elle aboutit au gâtisme et à l'idiotie. Les malades meurent de la cinquième à la dixième année.

5° Diagnostic. — Il est surtout difficile au début de ces affections. Les convulsions d'un nouveau-né décèlent-elles une encéphalite en évolution ? Il faut attendre les paralysies, les contractures pour établir la cause des accès. Les déformations du crâne devront être recherchées avec soin.

Les troubles moteurs établis, il faut chercher les signes de toutes les tumeurs cérébrales, des méningites, des hémorragies et ramollissements.

La paralysie obstétricale du nouveau-né, la paralysie infantile ne présentent pas de phénomènes cérébraux.

La *maladie de Little* a une évolution trop spéciale, portant sur les membres inférieurs, sans crises convulsives, pour être confondue après un examen soigneux avec les scléroses cérébrales.

6° Traitement. — Contre les crises on luttera par les révulsifs, le bromure de potassium, le chloral, les bains tièdes. Plus tard le traitement orthopédique sera appliqué aux déviations des membres. Une éducation patiente s'adressera aux troubles intellectuels.

ARTICLE XIV

TUMEURS CÉRÉBRALES

Les tumeurs cérébrales qu'on rencontre le plus souvent sont : les tubercules, les gommes, les gliomes, les sarcomes, les carcinomes et les parasites.

1° Anatomie pathologique. — Le *tubercule* siège de préférence dans le cervelet et la substance blanche des hémisphères cérébraux ; son volume peut atteindre et dépasser celui d'une noix ; il forme une tumeur jaunâtre dont le centre est susceptible de se ramollir (dégénérescence caséeuse) ou au contraire de se crétifier.

La *gomme*, souvent multiple, n'est pas sans analogie avec le tubercule, mais sa coupe est sèche et sa périphérie est très vascularisée. Elle peut comme le tubercule se ramollir. Son siège de prédilection est à la base du cerveau.

Les *gliomes* sont des tumeurs formées par la névroglie ou tissu de soutènement des centres nerveux.

Le *sarcome* naît des méninges ou de la paroi des vaisseaux cérébraux.

Le *carcinome* est ordinairement secondaire à la généralisation d'un carcinome du sein. Il est parsemé de petites cavités kystiques ; il débute à la surface des ventricules cérébraux.

Les *psammomes* proviennent de la dure-mère ; ils sont composés d'une multitude de petits corps arrondis formés par l'imbrication de cellules endothéliales et contenant à leur centre une petite masse calcaire qui leur vaut le nom de psammomes (πσαος, sable) ou tumeurs arénacées.

Robin les désignait sous le nom d'endothéliomes, Cornil et Ranvier sous celui de sarcomes angiolithiques : il s'agit probablement de tumeurs identiques.

Les *anévrysmes* siègent sur les artères de la base du cerveau le plus souvent.

Les tumeurs parasitaires sont les cysticerques et les échinocoques.

2° Symptomatologie. — Les tumeurs cérébrales nous présentent deux sortes de symptômes à étudier :

Les uns, *symptômes diffus*, résultent de la diminution relative de la capacité cranienne par suite du développement de la tumeur, et de l'excès de tension du liquide arachnoïdien amenant la compression générale du cerveau.

Les autres, *symptômes en foyer*, traduisent la compression

directe des éléments nerveux du voisinage par la tumeur elle-même ; ce sont eux qui permettent de la *localiser*.

Entre ces deux ordres de symptômes il y a place pour une 3° catégorie, les *signes physiques;* soulèvement de la paroi cranienne; amincissement des os du crâne, et surtout œdème papillaire. Ils méritent une description spéciale.

A. Symptômes fonctionnels diffus. — Les principaux sont la céphalée avec vomissements, les vertiges, les convulsions, les troubles intellectuels.

a. *Céphalée.* — Il s'agit d'une douleur spontanée, profonde (encéphalgie), continue ou avec redoublements, qui indique quelquefois approximativement par son siège la localisation de la tumeur. Son redoublement pendant la nuit peut constituer un indice en faveur de la nature syphilitique de la lésion.

b. *Vomissements.* — Le vomissement cérébral se fait sans douleur, sans effort, sans coliques ; il se produit surtout quand le malade passe de la position assise ou couchée à la station debout.

Il résulte probablement de la compression à distance du centre bulbaire qui préside au vomissement.

c. *Convulsions.* — Ce sont des convulsions épileptiformes *généralisées,* avec perte de connaissance, rappelant de tout point la symptomatologie de la crise d'épilepsie essentielle ; il ne faut donc pas les confondre avec l'épilepsie partielle ou jacksonnienne qui résulte de l'irritation directe de la zone psychomotrice par la tumeur et constitue un symptôme de foyer. Ces convulsions épileptiformes, d'abord éloignées, finissent par se rapprocher, par devenir quotidiennes ou même par se répéter au point d'aboutir à un véritable état de mal.

d. *Paralysies.* — Il s'agit de paralysies incomplètes, d'une simple parésie ; portant sur un seul côté, cet affaiblissement laisse présumer une tumeur siégeant dans l'hémisphère opposé. Les paralysies résultant de la compression directe de la zone motrice sont plus localisées, plus complètes, absolues et s'accompagnent ordinairement de convulsions d'épilepsie jacksonnienne, car la destruction des éléments nerveux ne va pas sans un certain degré d'irritation.

e. *Vertiges*. — Ils ne se rencontrent pas uniquement dans les tumeurs cérébelleuses. Il peut s'agir d'un *état vertigineux* continu, se traduisant habituellement par la titubation, par une démarche ébrieuse, en zigzag, ou d'accès de vertige pendant lesquels les malades voient tout tourner autour d'eux, sont entraînés et tombent quelquefois sur le sol.

f. *Troubles intellectuels*. — On observe une dépression générale des facultés ; affaiblissement de la mémoire, perte de l'attention, torpeur intellectuelle et lenteur de tous les processus psychiques, somnolence, coma. Les phénomènes d'excitation, comme la manie, sont beaucoup plus rares. Parfois le caractère se modifie, les malades tombent dans l'enfance ; ils deviennent irritables ou d'une gaîté anormale.

Ces troubles intellectuels, d'ailleurs inconstants, s'observent avec une fréquence particulière dans les tumeurs des lobes frontaux [1] et dans les tumeurs multiples (OPPENHEIM).

g. *Troubles circulatoires*. — Le ralentissement du pouls est assez fréquent ; il coexiste quelquefois avec un redoublement de la céphalgie, mais il en est le plus souvent indépendant. Dans les tumeurs du bulbe intéressant le vague ou ses noyaux c'est un symptôme précoce ; dans les autres cas, il ne fait que traduire à son tour l'augmentation de la pression intra-cranienne qui s'est déjà manifestée par d'autres signes. Ce ralentissement disparaît par la trépanation (HORSLEY). Vers la fin de la maladie il fait souvent place à une accélération du pouls, qui devient petit et irrégulier. PITRES, OPPENHEIM ont signalé des crises de tachycardie accompagnant les crises convulsives.

Les troubles vasomoteurs se traduisent par l'apparition facile de la *raie méningitique* (voy. p. 216).

h. *Troubles respiratoires*. — Le Cheyne-Stokes (voy. p. 644) ne s'observe guère que dans les tumeurs bulbaires ou à la dernière période de l'affection ; mais le ralentissement des mouvements respiratoires est moins exceptionnel ; dans un cas de H. JACKSON, la respiration s'arrêta complètement, au point qu'il devint nécessaire de pratiquer la respiration artificielle.

[1] WILLIAMSON, Analysé in *Revue Neurologique*, 1896.

i. *Troubles de la sensibilité*. — Quelques malades accusent des troubles vagues, tels que des fourmillements des extrémités. Les névralgies, l'hémianesthésie, etc., ne sont plus des symptômes diffus ; ils indiquent la localisation de la tumeur. L'abolition du pouvoir olfactif est ordinairement attribuée aux tumeurs de la face inférieure des lobes frontaux.

B. SIGNES PHYSIQUES. — Nous décrirons sous ce titre spécial les signes fournis par l'inspection, la percussion et l'auscultation du crâne, et par l'examen ophtalmoscopique.

a. *Inspection*. — L'augmentation de volume du crâne n'est constatable que chez les enfants ; on l'a cependant observée exceptionnellement chez des adolescents.

La dilatation des veines de la face et du crâne du côté correspondant à la tumeur s'observe aussi presque exclusivement chez les enfants.

La saillie de la tumeur à l'extérieur, après usure de la paroi cranienne, est surtout le fait des échinocoques qui peuvent arriver à former sous la peau une tumeur fluctuante, saillante dans l'expiration forcée (WESTPHAL). Ils peuvent aussi faire irruption dans les fosses nasales et s'échapper par les narines.

b. *Percussion*. — Elle doit être pratiquée avec douceur, car elle a pu provoquer une crise d'épilepsie jacksonnienne. Dans les cas où la percussion et la pression provoquent de la douleur, l'autopsie montre un amincissement localisé de la voûte cranienne ; la douleur est encore plus limitée dans quelques cas où la tumeur s'étend jusqu'au contact des os du crâne. D'après MAC EWEN et BRUNS, un amincissement extrême pourrait se traduire à la percussion par un son tympanique ou même par un bruit de pot fêlé.

c. *Auscultation*. — Des anévrysmes, des tumeurs très vasculaires ou même des tumeurs quelconques comprimant un gros vaisseau du cerveau s'accompagneraient d'un souffle systolique, qu'on a pu quelquefois percevoir à distance (MEYER) ; la constatation de ce souffle n'a rien de pathognomonique, car il peut se montrer dans des circonstances variées, dans les anémies par exemple, et d'autre part il existe normalement chez les enfants.

d. *Œdème papillaire.* — L'œdème papillaire est un des plus importants symptômes. L'examen ophtalmoscopique doit toujours être pratiqué quand on soupçonne une tumeur cérébrale, de même que l'examen du système nerveux central s'impose toutes les fois qu'on constate une amblyopie avec œdème papillaire.

La dilatation de la pupille est assez fréquente. Il est des cas où l'amaurose est absolue ou a peu près. Le plus souvent la vision est beaucoup moins touchée, mais l'ophtalmoscope fait constater *l'œdème papillaire.* La papille est saillante, comme soulevée en masse ; elle est rouge, quelquefois parsemée d'exsudats blanchâtres et ses bords ne tranchent pas comme normalement sur la rétine; les artères sont grêles, les veines dilatées et tortueuses : c'est la *papille étranglée.* L'autopsie montre que dans la région rétro-oculaire le nerf est augmenté de volume, infiltré de cellules rondes, que ces faisceaux nerveux ont perdu leur myéline : ces lésions sont surtout marquées à la périphérie du nerf. Ses gaines sont distendues par le liquide sous-rachidien, mais ce n'est pas un fait constant.

L'œdème papillaire peut manquer dans les kystes, les cysticerques, les tumeurs de très petit volume ; mais tout cela n'a rien d'absolu. Enfin, dans les tumeurs de la base, on peut avoir de l'atrophie des nerfs optiques, sans œdème, par compression directe.

Par quel mécanisme une tumeur cérébrale peut-elle produire l'œdème papillaire sans comprimer directement le nerf optique ?

1° TURCK, DE GRAEFE attribuaient l'œdème à la compression du *sinus caverneux* par la tumeur.

2° SCHMIDT et MANZ (1871), à la suite des recherches anatomiques de SCHWALBE, qui montrèrent la continuité entre l'espace intervaginal du nerf optique et les espaces sous-arachnoïdiens du cerveau, admettent que, sous l'influence de la tumeur et de la diminution relative de la capacité cranienne qui en résulte, le liquide céphalo-rachidien est refoulé dans les *gaines du nerf.*

L'œdème papillaire s'expliquerait ainsi par un suintement du liquide à travers la lame criblée, par une imbibition séreuse de la papille.

Ces théories mécaniques sont passibles des objections suivantes : *a*) par des injections intracraniennes, on a pu reproduire chez les animaux la dilatation des veines rétiniennes, le rétrécissement des artères, le soulèvement de la papille, mais ces résultats sont éphémères, bien qu'on injecte dans le crâne des substances susceptibles de se solidifier (DE SCHULTEN), *b*) l'augmentation de tension du liquide céphalo-rachidien devrait produire une simple stase et non une inflammation de la papille avec rougeur et bords indécis (LEBER).

3° Aussi LEBER (1881) au congrès de Londres, pense-t-il qu'il ne s'agit pas d'une compression purement mécanique mais d'une irritation du nerf par les produits des échanges nutritifs de la tumeur. Ces idées sont confirmées par les expériences de DEUTSCHMANN (1887) qui reproduit la papille en injectant dans l'espace intervaginal du pus tuberculeux [1]. On pourrait appeler cette théorie, théorie infectieuse. Elle n'explique pas pourquoi l'œdème de la papille est plus fréquent dans les tumeurs que dans les abcès du cerveau ou les méningites, dont la nature infectieuse est bien plus évidente cependant : pourquoi une simple trépanation qui agit seulement par décompression et laisse la tumeur en place, a pu amener la guérison complète de l'œdème papillaire (HORSLEY, BRUS, BEEVOR, ALBERTONI), alors que les névrites et les papillites guérissent rarement sans laisser de traces. En somme, elle donne la clef de l'inflammation de la papille, mais non de l'œdème qui l'accompagne.

4° PARINAUD revient aux théories mécaniques, qu'il a très heureusement modifiées. Il admet bien que l'œdème papillaire tient à l'augmentation de tension du liquide céphalo-rachidien et à l'hydrocéphalie ventriculaire, mais ce n'est pas par l'intermédiaire de l'hydropisie des gaines ; il n'y pas refoulement de liquide dans les gaines du nerf. C'est un œdème lymphatique

---

[1] ROCHON DUVIGNAUD, *Archives d'ophtalmologie*, 1897.

par obstacle à la *circulation de retour* du nerf. L'œdème commence par la périphérie, c'est-à-dire par la papille et remonte de proche en proche le long du nerf; ses gaines sont intéressées au même titre que lui. L'hydropisie des gaines est un fait inconstant à l'autopsie, et elle ne paraît pas exercer de compression car le nerf est plus volumineux qu'un nerf normal. S'il y a étranglement des vaisseaux au niveau de la papille, c'est qu'en ce point l'anneau scléral inextensible ne permet pas au nerf d'augmenter de volume et multiplie les effets de l'œdème par la compression localisée qu'il exerce (DE GRAEFE).

C. SYMPTÔMES DE FOYER. — Variables avec chaque région de l'encéphale, ce sont eux qui *permettent de préciser le siège de la tumeur*.

a. *Tumeurs de la zone motrice.* — Les tumeurs de la zone motrice (circonvolutions frontale et pariétale ascendantes) se traduisent par de l'épilepsie jacksonnienne et des **paralysies** limitées : paralysie du bras, du membre inférieur, etc., suivant que la tumeur intéresse la partie moyenne, la partie supérieure, etc., des circonvolutions rolandiques (voy. p. **126**, *Localisations cérébrales*).

b. *Tumeurs du lobe frontal.* — Les tumeurs du lobe frontal s'annoncent par l'aphasie si l'hémisphère *gauche* est intéressé (circonvolution de Broca), la précocité et l'intensité des troubles intellectuels, la contracture ou la paralysie des muscles de la nuque et du tronc, le trismus. Quand la tumeur intéresse la *face inférieure* du lobe frontal, l'exophtalmie, l'anosmie, la névrite ou l'atrophie unilatérale du nerf optique sont des symptômes habituels.

c. *Tumeurs de la région temporale.* — Les tumeurs de la région temporale s'accompagnent quelquefois de surdité verbale et de paraphasie.

d. *Tumeurs du lobe occipital.* — Les tumeurs du lobe occipital donnent naissance à l'hémianopsie. Les tumeurs du lobe pariétal peuvent aussi la produire par section des radiations optiques qui vont aboutir au lobe occipital en passant sous l'écorce du lobe pariétal ; si elles siègent à gauche, elles produisent de plus la cécité verbale et quelquefois l'agraphie.

e. *Tumeurs des tubercules quadrijumeaux.* — Les tumeurs des tubercules quadrijumeaux se traduisent : 1° par la paralysie des muscles oculaires, portant surtout sur les nerfs *moteurs oculaires communs* (ptosis et strabisme divergent). Il y a souvent de l'inégalité et de la dilatation pupillaires, mais les filets qui se rendent au muscle ciliaire sont ordinairement respectés : l'accommodation est intacte. On a expliqué ces paralysies oculaires en localisant dans les tubercules quadrijumeaux un centre coordinateur des mouvements des yeux : même sans recourir à cette hypothèse on conçoit que les tumeurs de cette région compriment les noyaux sous-jacents de la 3ᵉ paire échelonnés le long de l'aqueduc de SYLVIUS, et que le noyau du muscle accommodateur échappe à cette compression en raison de sa situation tout à fait antérieure sous le plancher du 4ᵉ ventricule ; 2° la titubation, l'incertitude de la démarche avec ou sans rétropulsion, l'incoordination, quelquefois observées s'expliquent par le voisinage de l'extrémité antérieure du vermis cérébelleux ; 3° les troubles visuels avec ou sans atrophie du nerf optique, accompagnent surtout les lésions des tubercules quadrijumeaux antérieurs, qui font partie des voies optiques ; 4° les troubles de l'ouïe accompagnent au contraire les tumeurs des tubercules postérieurs, car ils font partie des voies acoustiques (MONAKOW).

f. *Tumeurs de la glande pinéale.* — Les tumeurs de la gland pinéale se manifestent par les mêmes symptômes que celles des tubercules quadrijumeaux, avec cette différence cependant que le pathétique et le moteur oculaire externe sont plus souvent intéressés (OPPENHEIM) : en effet leurs noyaux d'origine sont placés en arrière de ceux du moteur oculaire commun.

g. *Tumeurs du corps calleux.* — Les tumeurs du corps calleux [1] s'accompagnent de troubles intellectuels très marqués.

h. *Tumeurs de la base du cerveau.* — Les tumeurs de la base du cerveau se distinguent par la précocité des paralysies ocu-

---

[1] DEVIC et PAVIOT, *Revue de médecine,* 1897.

laires, par le développement rapide de l'œdème papillaire, par la participation habituelle de la plupart des nerfs craniens (névralgie du trijumeau, paralysie du facial et de l'hypoglosse). La compression du pédoncule cérébral se traduit par de l'hémiplégie du côté opposé ou un certain degré d'hémiparésie (voy. p. 139, *Syndrome de Weber*).

3° Evolution et pronostic. — La marche des tumeurs cérébrales est ordinairement lente et progressive et leur évolution comprend souvent plusieurs années. Lorsqu'elles se développent dans les régions *tolérantes* d'un hémisphère, le centre ovale par exemple, elles peuvent ne se manifester par aucun symptôme. Cette latence ou cette lente progression sont quelquefois interrompues par des attaques apoplectiformes ou par des phases d'exacerbation qui alternent avec des rémissions prolongées. Ces exacerbations sont dues soit à un accroissement plus rapide de la tumeur, soit à des modifications de la substance cérébrale, dans son voisinage immédiat : congestion, hémorragie, oblitération d'un vaisseau, ramollissement, etc. D'une façon générale la latence ou la lenteur d'évolution est le propre des tubercules, des ostéomes, des fibromes, des tumeurs congénitales telles que les kystes dermoïdes ; les sarcomes et les carcinomes se distinguent au contraire par une évolution rapide.

Les symptômes de certaines tumeurs sont susceptibles de s'amender et même de disparaître définitivement : c'est le cas pour les anévrysmes dont la cavité s'oblitère, pour l'échinocoque qui peut s'évacuer au dehors, pour le tubercule, pour les cysticerques qui subissent une calcification, pour les kystes dont le liquide se résorbe. Mais ces éventualités constituent la grande exception : avec une évolution progressive ou irrégulière, la maladie aboutit au coma et au collapsus terminal, à moins que le malade n'ait été emporté par une attaque apoplectiforme ou une complication pulmonaire.

4° Diagnostic. — Les principaux signes des tumeurs cérébrales sont : la céphalée intense avec vomissements et vertiges, l'œdème de la papille, les crises d'épilepsie jacksonnienne, les paralysies limitées, la marche chronique de l'affection.

A. DIAGNOSTIC DIFFÉRENTIEL. — Les *méningites* se distinguent des tumeurs cérébrales par une marche plus rapide, une plus grande *diffusion* des symptômes et des atténuations dans leur intensité, un envahissement précoce des nerfs craniens ; la névrite optique y est plus fréquente que l'œdème papillaire. Le délire ou le coma, les irrégularités du pouls, un état général grave sont habituels dans les méningites aiguës.

L'*hémorragie* et le *ramollissement* cérébral ont un début brusque.

Les *abcès* chroniques du cerveau peuvent simuler une tumeur ; mais ils ont eu ordinairement un début aigu et leur évolution lente est entrecoupée de phases aiguës : l'œdème de la papille y est moins ordinaire que dans les tumeurs.

B. DIAGNOSTIC DU SIÈGE DE LA TUMEUR. — On le précisera par la recherche des symptômes de foyer (voy. p. 192). La douleur localisée à la percussion du crâne pourra indiquer le siège d'une tumeur superficielle, en contact avec la voûte cranienne.

C. DIAGNOSTIC DE LA NATURE DE LA TUMEUR. — Les antécédents syphilitiques ou tuberculeux des malades permettent de soupçonner une gomme ou un tubercule. Une évolution lente est en faveur du tubercule, de l'ostéome ou du fibrome ; une évolution rapide est plutôt le propre du sarcome, des carcinomes ou du gliome.

Les *cysticerques* se distinguent par la mobilité de leurs symptômes : cécité transitoire, paralysies fugitives des muscles de l'œil, démence passagère, et par leur diversité, en raison des localisations multiples des parasites. Ce sont surtout des symptômes d'excitation, crises épileptiformes, hallucinations, etc., alternant avec de longues rémissions ou des périodes de bien-être parfait : en effet le cysticerque en grappe est susceptible de se contracter, de refouler son contenu dans une dilatation ampullaire éloignée, et ces variations de forme impriment à la substance cérébrale des alternatives de compression et de décompression qui expliquent la mobilité du tableau clinique (BITOT et SABRAZÈS).

Les *échinocoques* offrent aussi l'exemple de très longues rémissions ; la douleur qui les accompagne est augmentée par les mouvements ; quelquefois même le malade dit sentir bouger quelque chose dans sa tête ; ils ont une certaine tendance à s'évacuer spontanément au dehors.

Les *anévrysmes* présentent les signes habituels des tumeurs de la base du crâne, c'est-à-dire de la compression des nerfs craniens ; la douleur est à redoublement systolique et toutes les causes de congestion de la tête l'augmentent. La présence d'un souffle systolique, ou de signes d'artérite sur les autres points du système circulatoire est loin d'être constante. Ce sont ces tumeurs qui peuvent occasionner la mort subite par leur rupture.

5° Traitement. — Exception faite pour l'administration de l'iodure de potassium dans tous les cas où l'on soupçonne la syphilis, ce traitement ne peut être que chirurgical. On se propose soit d'exciser la tumeur, soit le plus souvent de diminuer simplement la pression intracranienne, c'est-à-dire la compression cérébrale.

a. La *ponction lombaire*, récemment préconisée par QUINCKE de Kiel, n'a pas seulement une valeur diagnostique (voy. *Méningites*). En évacuant l'excès du liquide céphalo-rachidien, elle peut amener l'amélioration des symptômes diffus. On enfonce un trocart à un centimètre en dehors de la ligne médiane, entre les trois dernières vertèbres lombaires ou entre la dernière vertèbre lombaire et le sacrum (ponction lombo-sacrée de CHIPAULT). On ne court aucun risque de blesser la moelle à ce niveau, puisqu'elle ne descend pas au delà de la deuxième vertèbre lombaire ; les nerfs de la queue-de-cheval seuls peuvent être lésés.

Le liquide s'écoule sans aspiration, en raison de son excès de tension ; les secousses de toux, la position assise le corps

penché en avant, favorisent cet écoulement, qui d'ailleurs trop
rapide présenterait des dangers. Quelques cas de mort subite
ont été observés (LICHTHEIM. FURBRINGER), sans que leur mécanisme soit absolument précisé.

b. La *trépanation*, qui d'ailleurs peut n'être que le premier
temps d'une opération plus radicale, exerce une heureuse
influence sur les phénomènes de compression (céphalée, vomissements) et notamment sur la névrite optique qui rétrocéderait
consécutivement (HORSLEY, B. BRAMWELL).

c. La *ponction des ventricules latéraux* après trépanation a été
pratiquée pour la première fois par KEEN (1890), chez un enfant
porteur d'un sarcome du cervelet. Elle a donné une survie de
cinquante-quatre jours.

La trépanation suivie de l'excision de la tumeur constitue
évidemment, lorsque cela est possible, le traitement idéal.

ARTICLE XV

SYPHILIS CÉRÉBRALE

Entrevue par HUNTER (1835) la syphilis cérébrale a été bien
étudiée cliniquement chez nous par MAURIAC et FOURNIER. Ses
lésions artérielles ont été découvertes par HEUBNER.

1° Etiologie. — La syphilis cérébrale est ordinairement
une complication de la période tertiaire. D'ordinaire elle
survient donc des années après le chancre; plus souvent trois.
quatre ou cinq ans après. Elle est quelquefois très tardive (on
l'a vue survenir au bout de vingt-cinq ans), ou très précoce,
survenant dans les premiers mois qui suivent l'infection.
D'une façon générale elle est plus tardive que la syphilis de la
moelle.

BROADBENT prétend qu'elle vient compliquer surtout les syphilis bénignes; peut-être parce que ce sont des syphilis non
soignées (FOURNIER).

Une tare cérébrale antérieure, acquise ou héréditaire, des travaux intellectuels exagérés, des soucis, des chagrins, agissent comme autant de causes prédisposantes qui appellent la syphilis sur le cerveau, de même qu'elle se fixera, chez d'autres malades, sur le foie ou le rein.

Il existe une syphilis cérébrale héréditaire.

2° Anatomie pathologique. — Les lésions de la syphilis cérébrale sont des lésions tertiaires, scléreuses et gommeuses. Elles portent :

a. Sur les *méninges*, surtout la pie-mère et l'arachnoïde, qui présentent des gommes isolées ou une infiltration diffuse (*syphilome en nappe*). Dans ce dernier cas elles forment comme un vernis qui se moule sur toutes les anfractuosités et sur les sillons de la surface du cerveau, prédominant le long des vaisseaux, et infiltrant les nerfs de la base du cerveau (névrite gommeuse). D'autres fois les méninges sont scléreuses et épaissies.

b. Sur la *substance cérébrale* elle-même : elles sont beaucoup plus rares que les lésions méningées et leur sont souvent consécutives. Il s'agit soit de foyers d'encéphalite diffuse ou en plaques circonscrites, soit de gommes siégeant dans la substance grise. plus rarement dans la substance blanche, reconnaissables à leur forme arrondie, à la coque qui les isole du tissu cérébral ambiant, à leur coupe de coloration jaunâtre ou grisâtre, à leur consistance ferme, ramollie au centre seulement.

c. Sur *les artères de la base* (sylvienne, cérébrale postérieure, artères protubérantielles). — Cette artérite syphilitique est. d'après LANCEREAUX, une périartérite ; pour HEUBNER, au contraire, une endartérite. C'est aussi le long des vaisseaux que débute l'infiltration embryonnaire qui aboutit à la formation des nodules ou syphilomes.

L'oblitération des artères, qu'elle résulte de l'endartérite ou de la compression par l'exsudat gommeux, aboutit rapidement à la formation, dans les territoires cérébraux correspondants, des *lésions banales de ramollissement,* en tout semblables à celles d'une thrombose vulgaire. Les ruptures artérielles et les hémorragies consécutives sont beaucoup plus rares.

Mentionnons encore la compression par les exostoses craniennes, qui ne sont qu'exceptionnellement en cause.

3° Symptomatologie. — Toutes ces lésions engendrent des symptômes fort disparates, dépendant pour la plupart de leur localisation sur tel ou tel point du cerveau à fonctions différenciées et simulant nombre d'affections organiques ; aussi a-t-on pu dire que toute la symptomatologie de la syphilis cérébrale était une symptomatologie d'emprunt.

A. Symptômes diffus. — La céphalalgie est caractérisée par une douleur interne, profonde, une encéphalalgie (Fournier). Elle est intense surtout la nuit, réveille le malade et rend tout sommeil impossible. Cette céphalée, violente au point de pousser quelquefois les malades au suicide, résiste à l'antipyrine, à la quinine, à tous les nervins, mais cède au traitement spécifique.

Les malades éprouvent des étourdissements, des vertiges, des éblouissements, des bourdonnements et tintements d'oreilles, qui coexistent habituellement avec la céphalalgie. Ils sentent brusquement leurs jambes se dérober sous eux, ou bien ils ont une inexprimable sensation de faiblesse.

Les attaques consistant en un ictus qui laisse au réveil une monoplégie légère et transitoire, ne sont pas rares.

Les malades peuvent tomber brusquement dans un coma qui aboutit à la mort. On désigne la plupart des accidents sous le nom de *phénomènes congestifs*, en réalité ce sont des troubles circulatoires, parmi lesquels il est difficile de distinguer la part qui revient à la congestion de celle qui revient à l'ischémie.

Les *troubles psychiques* se résument habituellement dans la diminution ou la perte de la mémoire, et une simple modification du caractère, de l'indifférence, de l'apathie ; mais on les voit aussi simuler toutes les formes de folie, lypémanie, manie aiguë, délire de persécution, etc. (folie syphilitique). Enfin des lésions scléro-gommeuses étendues peuvent réaliser un ensemble symptomatique qui rappelle de tous points celui de la *paralysie générale*. On sait que cette dernière affection est rangée par

Fournier dans le cadre des affections parasyphilitiques, c'est-à-dire reconnaissant la vérole comme cause habituelle, mais caractérisée par des lésions anatomiquement différentes· des altérations syphilitiques.

B. Troubles moteurs. — Ce sont des phénomènes d'excitation ou de paralysie : les premiers s'expliquent par des lésions méningées ou corticales irritant les centres moteurs rolandiques ; les seconds par le ramollissement cérébral qui succède à l'endartérite, par les compressions des nerfs craniens à la base du cerveau, etc.

a. *Phénomènes convulsifs ou d'excitation.* — La syphilis cérébrale peut se révéler par des crises d'épilepsie, débutant chez l'adulte, mais ne différant en rien des crises de l'épilepsie dite essentielle ; d'autrefois elles s'en distingueront par quelque caractère (absence de cri initial ou de perte de connaissance) ; d'autres fois enfin, ce sont des crises d'épilepsie partielle ou jacksonnienne (voy. p. 133), pouvant laisser après elles des paralysies limitées.

b. *Phénomènes paralytiques.* — Ils peuvent faire suite aux premiers, lorsque à l'irritation d'une partie de l'écorce a succédé sa destruction, ou bien exister d'emblée, par suite d'une oblitération artérielle : le malade est alors tout d'un coup frappé de *monoplégie,* d'*hémiplégie* ou d'*aphasie.* Cette hémiplégie est souvent progressive, comme l'oblitération artérielle elle-même ; elle met plusieurs jours à s'étendre ; elle est souvent incomplète ; ainsi on verra une monoplégie brachiale coexister avec une légère parésie du membre inférieur du même côté. Elle est aussi quelquefois *variable,* son intensité se modifie d'un jour à l'autre : l'artérite n'est pas oblitérante d'emblée et ne produit d'abord qu'une simple ischémie.

En somme, les paralysies, des membres ou l'aphasie reconnaissent une origine corticale, et ce sont les oblitérations artérielles qui jouent le plus grand rôle dans leur production.

Les *paralysies des nerfs craniens* sont dues à la compression de ces nerfs à la base du cerveau par les exsudats méningés. Le nerf moteur oculaire commun est le plus souvent intéressé :

sa paralysie se traduit par un ptosis avec strabisme externe assez caractéristique de la syphilis, lorsqu'il s'accompagne de céphalalgie. La paralysie du facial avec participation de l'orbiculaire des paupières, la paralysie du moteur oculaire externe s'observent aussi. Parmi les *nerfs sensitifs*, le nerf optique est le plus souvent intéressé.

4° Évolution. — Traitée à temps, la syphilis cérébrale guérit ; mais elle laisse trop souvent des traces : amnésie, troubles mentaux, cécité, hémiplégie. Ces accidents montrent toute l'importance d'un diagnostic précoce.

5° Diagnostic. — La constatation de la céphalée, des vertiges, des paralysies des nerfs craniens, oculaires surtout, des convulsions épileptiques, est déjà un signe important. Il faut rechercher avec soin tous les stigmates de la vérole, iritis, exostoses, cicatrices de chancre ou de gommes cutanées, ganglions rétromastoïdiens, névrite optique, etc., etc., et fouiller dans les antécédents du malade.

Tous ces signes ne laisseront pas confondre les diverses manifestations de la syphilis cérébrale avec l'épilepsie, les tumeurs cérébrales, le coma urémique, l'hémiplégie vulgaire, etc., etc.

En cas de doute, il faut recourir sans hésitation au traitement spécifique intensif, véritable pierre de touche.

6° Traitement. — Il consiste en frictions à la face interne des cuisses avec 4 à 6 grammes d'onguent mercuriel et administration d'une dose quotidienne de 4, 6, 8 grammes d'iodure de potassium. Ce *traitement mixte* doit être appliqué sans tarder et prolongé autant que l'état du malade le réclame. Un mode de traitement énergique et rapide consiste dans les injections massives d'huile au biiodure de mercure. On n'oubliera pas les soins antiseptiques de la bouche nécessités par le traitement mercuriel (lavages du chlorate de potasse ou 4 grammes par jour en potion).

7° Syphilis de la moelle. — La syphilis de la moelle peut exister isolément ou être associée à la syphilis du cerveau, constituant alors la syphilis cérébro-spinale. Elle se présente sous trois formes principales : 1° la méningomyélite aiguë caractérisée par une infiltration embryonnaire de la moelle et de ses enveloppes ; dans cette forme les lésions .artérielles aboutissent souvent à l'oblitération et amènent un ramollissement aigu de la moelle (GILBERT et LION) ; 2° la méningomyélite scléreuse, à évolution subaiguë ou chronique, analogue à la myélite transverse et accompagnée de dégénérescence habituelle des faisceaux pyramidaux ; 3° la poliomyélite syphilitique (RAYMOND), caractérisée par une atrophie des cellules des cornes antérieures et une fonte progressive des masses musculaires.

Au point de vue clinique les formes les plus communes sont les formes chroniques consistant en une *paraplégie spasmodique*, avec exagération des réflexes, contractures et *troubles urinaires*. On a vu aussi la syphilis médullaire simuler le tabes (DIEULAFOY et FOURNIER), l'atrophie musculaire progressive ou la sclérose en plaques ; plus fréquemment elle réalise le syndrome de BROWN-SÉQUARD (voy. p. 81). Ses symptômes se combinent quelquefois avec ceux de la syphilis cérébrale. Les formes aiguës sont beaucoup plus rares : elles débutent par quelques fourmillements dans les jambes, puis la paraplégie s'installe en quelques jours ou même en quelques heures ; elle s'accompagne de rétention ou d'incontinence d'urine, d'abolition des réflexes rotuliens et d'anesthésie plus ou moins complète des membres inférieurs. Le tableau clinique est donc celui d'une myélite aiguë. J'ai même vu la syphilis spinale réaliser une poliomyélite aiguë.

ARTICLE XVI

PARALYSIE GÉNÉRALE

Les lésions de la paralysie générale ont été décrites pour la première fois par BAYLE et par CALMEIL (1826). Mais cette maladie fut considérée comme une complication de la folie. C'est PARCHAPPE (1838) qui en fit une entité morbide.

1° Etiologie. — La paralysie générale est une affection de l'âge moyen de la vie : toutefois les cas de paralysie générale juvénile ne sont pas aussi exceptionnels qu'on le croyait autrefois. — Elle est environ 8 fois plus fréquente chez l'homme que chez la femme.

Le *surmenage cérébral*, les soucis, les chagrins, jouent un grand rôle dans son étiologie : c'est dans les pays civilisés et dans les villes qu'elle atteint son maximum de fréquence, là où sont plus dures les conditions de la lutte pour la vie, et il est incontestable qu'elle devient plus envahissante de jour en jour.

L'*hérédité névropathique* et l'arthritisme créent une prédisposition dont la plupart des auteurs tiennent compte : mais actuellement toutes ces causes s'effacent devant un facteur plus important : la *syphilis*. ESMARK et JESSEN, dès 1857, puis FOURNIER, ERB et RÉGIS ont soutenu l'opinion que la paralysie générale était une affection d'origine syphilitique ; récemment FOURNIER l'a classée parmi les affections parasyphilitiques [1].

Cette opinion est basée sur les faits suivants : on trouve fréquemment la syphilis dans les antécédents des paralytiques généraux ; on n'a jamais vu un paralytique général contracter la vérole bien que ces malades fassent au début de nombreux excès génésiques ; enfin KRAFFT EBING n'a pu réussir à inoculer la syphilis à des paralytiques généraux avérés (*Congrès de Moscou*, 1897).

2° Anatomie pathologique. — Nous étudierons successivement et en détail, les lésions constatables sur la table d'autopsie et celles que révèle le microscope.

A. MACROSCOPIQUE. — Ce qui frappe dès l'incision de la dure-mère, c'est l'augmentation du liquide arachnoïdien. Par contre le cerveau est diminué de volume : les circonvolutions céré-

---

[1] Ce sont des maladies qui reconnaissent pour cause la syphilis, mais dont les altérations anatomiques, banales, ne sont pas les mêmes que celles de la vérole.

brales sont un peu aplaties. — Les méninges sont épaissies. Quand on essaie d'enlever la pie-mère, cette décortication se fait avec difficulté ; en certains points l'adhérence de la pie-mère avec la surface cérébrale est telle que celle-ci se déchire et qu'il en reste des fragments à la surface de la méninge : cet arrachement des couches superficielles du cerveau simule des ulcérations (CALMEIL).

Sur les coupes on constate que l'épaisseur de la substance corticale est diminuée.

La cavité des ventricules est **agrandie**, leur surface est inégale, rugueuse au toucher, donnant la sensation d'une langue de chat (*granulations* de Bayle).

B. MICROSCOPIQUE. — On constate, dans les cas avancés, des lésions mixtes portant à la fois sur la névroglie, sur les vaisseaux, sur les cellules nerveuses ; c'est en considérant trop exclusivement les unes ou les autres que les auteurs sont arrivés à des théories différentes sur la nature de la paralysie générale.

1° Pour LUYS, MAGNAN, WESTPHAL, la paralysie générale est une encéphalite interstitielle diffuse : le développement **exagéré** de la névroglie étouffe les éléments nerveux.

2° Pour MIERZEJEWSKY, pour MENDEL, c'est l'altération des vaisseaux qui est le fait primitif. Le microscope montre des lésions d'artérite, des anévrysmes miliaires, des capillaires vides de sang ; les espaces lymphatiques péri-vasculaires sont remplis de leucocytes ou de globules rouges. Ces lésions vasculaires entraîneront à leur suite des altérations parenchymateuses : prolifération de la névroglie, nutrition défectueuse des éléments nerveux aboutissant à leur dégénérescence.

3° Pour JOFFROY, PIERRET, etc., c'est cette altération des éléments nerveux qui *est le fait primitif.*

La cellule nerveuse se déforme, perd ses prolongements qui se fragmentent et s'atrophient. Elle-même subit la dégénérescence pigmentaire ou graisseuse et de triangulaire tend à prendre une forme ronde ou ovalaire ; ou bien son protoplasma prend un aspect vitreux et se creuse de vacuoles. La plupart des auteurs s'accordent pour nier la prolifération des cellules nerveuses, admise par MEYNERT; les cellules rondes qui avoisinent et entourent les cellules nerveuses subissent seules cette multiplication.

Les fibres tangentielles et toutes les fibres nerveuses de l'écorce subissent une diminution de nombre considérable.

En résumé, tout le monde s'accorde pour reconnaitre que les lésions frappent à la fois l'élément noble et le tissu conjonctif. On discute seulement pour savoir quelles sont les premières en date. Il est fort probable ainsi que le fait remarquer KLIPPEL [1] que cette divergence d'opinions soit en rapport avec la période de l'affection à laquelle est pratiqué l'examen anatomique. Les lésions des éléments nerveux, si elles sont isolées au début, s'accompagneront au fur et à mesure de leur évolution de lésions vasculaires et conjonctives qui finiront par aboutir à la sclérose et à l'atrophie de l'écorce cérébrale.

Les lésions nerveuses de la paralysie générale ne sont pas toujours limitées au cerveau; dans certains cas, la moelle présente des dégénérescences des cordons postérieurs ou du faisceau pyramidal; quelques auteurs les considèrent comme des lésions systématisées ayant leur origine dans la substance grise, d'autres comme des lésions *pseudo-systématiques* liées à des altérations artérielles.

Les lésions de la substance grise médullaire s'observent aussi : on a signalé celles des ganglions sympathiques.

3° Symptomatologie. — Il est d'usage de décrire à la paralysie générale trois périodes : une période prodromique, ou préparalytique; une période d'état : une période cachectique ou terminale.

A. PÉRIODE PRODROMIQUE. — De durée très variable, de quelques mois à plusieurs années, elle s'étend depuis l'apparition des premiers phénomènes anormaux, jusqu'au moment où quelques signes caractéristiques permettent d'affirmer le diagnostic.

[1] KLIPPEL, *Arch. de méd. expérim.*, 1892, p. 711.

N'importe lequel des symptômes que nous allons avoir à étudier dans la période d'état, peut ouvrir la scène pendant la période prodromique. — Au fur et à mesure que la maladie évoluera, ils se compléteront et augmenteront d'intensité ; c'est assez dire que la transition entre ces deux étapes est tout à fait insensible. Le début est très insidieux.

Les troubles psychiques constituent le mode le plus ordinaire. Alors que le futur paralytique général est encore dans sa famille, et que rien en apparence ne peut même faire supposer l'affection qui le menace, son caractère se modifie ; il devient nerveux, susceptible, irritable, manque d'aptitude dans le travail, de suite dans les idées. Dans une sorte d'énervement fiévreux il entreprend quelquefois beaucoup, sans jamais rien achever. Malgré l'exubérance et les idées de satisfaction qui l'accompagnent, il y a un réel affaiblissement de l'intelligence : la mémoire est diminuée ; cette *amnésie* est un signe prodromique de la plus haute valeur. Dès cette période le jugement, le sens moral peuvent être assez troublés pour que le malade fasse des acquisitions insensées, commette des indélicatesses, ou même des actes délictueux qui l'amèneront devant les tribunaux ; ou bien il deviendra violent, emporté, prononcera des mots orduriers, présentera des perversions singulières du sens génésique.

Un examen attentif permettra de reconnaître quelques troubles moteurs plus caractéristiques : un imperceptible tremblement des lèvres, un léger embarras de la parole, un peu hésitante de temps à autre surtout après les repas, de la paresse ou de l'inégalité pupillaires. Les mouvements, surtout ceux qui nécessitent de la précision, s'opèrent avec quelque maladresse : l'écriture est tremblée, avec des mots et des lettres sautés.

Il y a quelques vertiges passagers, la démarche est un peu incertaine ; plus rarement, c'est une attaque apoplectiforme ou épileptique qui ouvre déjà la scène et ne permet plus le doute.

La paralysie générale à ses débuts revêt souvent le masque de la neurasthénie[1] : le malade a de la céphalée, de la somnolence

---

[1] BALLET, *Psychoses et affections nerveuses*, 1897, p. 168.

un indéfinissable sentiment de tristesse et de fatigue ; s'il marche il a peur de se laisser tomber ; sa tête est lourde, ses traits expriment la souffrance et la tristesse ; le travail est difficile, l'attention est fatiguée, la mémoire lente : il réalise tout le tableau de « l'épuisement intellectuel ». Ou bien encore il est émotif, sombre, inquiet de sa santé et livré à des préoccupations hypocondriaques qu'entretiennent des douleurs variées, des névralgies, des troubles dyspeptiques, — mais tout cela est intermittent et passager ; en un instant la tristesse fait place à une gaîté exubérante.

La migraine ophtalmique peut précéder de plusieurs années l'apparition de la paralysie générale (CHARCOT).

B. Période d'état. — On y retrouve les symptômes physiques et psychiques de la période précédente et des signes nouveaux que nous allons passer en revue méthodiquement.

a. *Troubles psychiques.* — Le délire revêt plusieurs formes :

Le *délire ambitieux*, le plus fréquent, est caractérisé par les idées de grandeur et de satisfaction. Le paralytique général fait des projets insensés, il se croit millionnaire, énumère emphatiquement des richesses invraisemblables ; il se dit roi, pape ou empereur, vante sa beauté, sa force, son habileté exalte ses qualités physiques et son intelligence. Mais ces divagations ambitieuses, souvent contradictoires, sont variables d'un jour à l'autre, mal combinées, sans suite, incohérentes : elles ne constituent pas un délire systématique, comme celui des monomaniaques ambitieux (FALRET).

Dans le *délire hypocondriaque*, le malade est sans cesse préoccupé de sa santé, et s'attribue les maux les plus imaginaires. Toutes ses sensations internes lui paraissent anormales. Il n'a plus de bouche, plus d'estomac, plus de cœur, plus d'organes génitaux ; il ne respire plus, il ne vit plus (délire des négations).

Atteint du *délire de persécution* le paralytique général croit sans cesse qu'on veut attenter à ses jours. Les hallucinations qu'il éprouve entretiennent ses idées délirantes : il entend des voix qui le menacent, trouve à ses aliments une odeur infecte ou leur découvre le goût d'un poison. Les personnes les plus indifférentes et les plus inoffensives lui paraissent des ennemis dont il cherche à se venger ; c'est dans ces conditions qu'il peut devenir dangereux.

Ces délires chroniques sont quelquefois entrecoupés de périodes d'excitation incohérente, d'accès de *manie aiguë* accompagnés d'actes de violence, d'accès de mélancolie ou de mélancolie avec stupeur (Régis). — Dans quelques cas exceptionnels, le délire commence par un de ces épisodes aigus.

b. *Troubles moteurs.* — La maladie évoluant insidieusement depuis plus ou moins longtemps peut s'annoncer parfois par une crise apoplectiforme ou épileptiforme. Dans l'immense majorité des cas on peut constater de la parésie, de l'affaiblissement musculaire, de l'incoordination ou du tremblement.

L'*incoordination*, moins prononcée mais plus brusque que celle des ataxiques, rend difficile l'exécution des mouvements délicats La démarche est un peu incertaine ou titubante. Tirée au dehors la langue présente des alternatives de propulsion et de rétraction (mouvements de trombone de Magnan).

Le tremblement à oscillations rapides (6 à 8 par seconde) disparaît au repos. Il siège sur les extrémités, sur les lèvres, sur la langue où il est presque fibrillaire (tremblement vermiculaire de Baillarger). La parole est hésitante, traînante, embarrassée : il y a répétition de mots ou de syllabes (achoppement de syllabes de Küssmaul).

L'écriture est caractéristique : irrégulière et tremblée, elle présente des ratures nombreuses, des fautes d'orthographe, des lettres et des mots sautés ou répétés.

La physionomie perd sa mobilité. La face n'est plus qu'un masque impassible.

c. *Troubles sensitifs.* — Ces troubles consistent en crampes douloureuses, névralgies quelquefois très tenaces, mais sans caractère de fixité de siège, en fourmillements, en paresthésie, hyperesthésie ou diminution de la sensibilté.

d. *Troubles des réflexes.* — Les *réflexes tendineux* sont exagérés dans la plupart des cas : on les trouve aussi normaux et abolis. Il n'est pas impossible que leur exagération fasse place à leur abolition à mesure que progresse la maladie[1].

e. *Troubles trophiques*. — On a signalé exceptionnellement l'atrophie musculaire, le mal perforant ou des arthropathies.

Le pavillon de l'oreille présente des ecchymoses. Analogues à celles des boxeurs, elles forment une véritable tumeur sanguine connue sous le nom d'*othématome*. Elle est considérée par MAGNAN comme toujours consécutive à un traumatisme, par d'autres auteurs comme un épanchement sanguin spontané, résultant d'un trouble trophique ou d'une altération vasculaire.

f. *Troubles des organes des sens*. — Le *goût* est fréquemment perverti et procure au malade des sensations anormales.

L'*odorat* est altéré d'une façon très précoce (VOISIN) ; peut-être le nerf olfactif doit-il cette vulnérabilité spéciale à sa division en filets très ténus qui traversent les méninges et la lame criblée de l'ethmoïde.

Les *troubles oculaires* très fréquents, imposent souvent le diagnostic.

α. Ils intéressent surtout la musculature lisse, intérieure, du globe oculaire (sphincter pupillaire et muscle ciliaire), constituant une variété d'ophtalmoplégie interne (BALLET).

Les *pupilles* sont *inégales* dans plus de la moitié des cas (BAILLARGER) ; leur contour n'est plus circulaire, mais irrégulier, déformé ; elles sont quelquefois dilatées, rarement rétrécies (myosis) comme dans le tabes. Elles sont paresseuses, ou même ne se resserrent plus lorsqu'on approche de l'œil une source lumineuse, alors qu'elles se contractent encore à l'accommodation. Mais cette dissociation n'est que transitoire (faux signe d'Argyll-Robertson) : plus tard la pupille ne réagit ni à la lumière, ni à l'accommodation, ni à la douleur. Enfin le muscle ciliaire se prend à son tour, l'accommodation se paralyse[2].

---

[1] RENAUD, *Étude des réflexes dans la paralysie générale*. Thèse de Paris, 1893.

[2] Le sujet ne peut plus lire de fins caractères à une distance inférieure à 33 centimètres, et la lecture redevient possible si on place devant ses yeux des verres convexes qui suppléent à l'insuffisance de l'accommodation.

Parfois enfin on observe la *réaction paradoxale* signalée par Bechterew, c'est-à-dire que la pupille se dilate sous l'influence de la lumière.

La division du noyau du moteur oculaire commun en deux groupes cellulaires, destinés l'un à la musculature lisse de l'œil, l'autre à ses muscles extérieurs ou striés, nous explique bien l'existence isolée de cette ophtalmoplégie interne.

β. Accessoirement on constate des troubles de la motilité du globe oculaire ; nystagmus, incoordination des mouvements de l'œil (Ballet), paralysies transitoires se traduisant par de la simple diplopie ou un strabisme fugace[1], observées surtout chez les malades qui présentent quelques signes de tabes.

Les altérations du fond de l'œil (atrophie ou œdème papillaire) sont tout à fait exceptionnelles.

C. Période terminale. — Les troubles de l'idéation et les troubles moteurs s'accentuent ; la parole devient un bredouillement inintelligible. A l'hypéridéation et à l'excitation a succédé l'affaiblissement intellectuel, la démence. Les fonctions organiques languissent, la cachexie apparaît. Les malades sont confinés au lit, perdant leurs urines et leurs matières fécales, souillés par leurs déjections. C'est la déchéance physique et intellectuelle la plus complète. La mort survient par infection à la suite des eschares fessières ou sacrées, par complication pulmonaire (pneumonie, bronchopneumonie), dans une attaque apoplectiforme, ou dans un véritable état de mal, au milieu de crises épileptiformes subintrantes.

4° Évolution et pronostic, rémissions. — Quelques paralysies générales évoluent en moins d'une année ; ordinairement cette évolution est beaucoup plus lente et dure au moins trois années. Ce qu'il est très difficile de préciser c'est le *début* de la paralysie générale et par conséquent la durée de la période prodromique.

---

[1] A. Marie, *Troubles oculaires dans la paralysie générale.* Thèse de Paris, 1890.

Le pronostic doit être considéré comme fatal, bien qu'il y ait à cela quelques exceptions : peut-être les cas considérés comme des guérisons ne sont-ils que des pseudo-paralysies générales. La marche de l'affection peut être pour un temps arrêtée par des rémissions prolongées, durant de quelques mois à quelques années. Ces rémissions portent sur quelques-uns seulement des symptômes ou sur leur totalité. Elles sont souvent dues à une affection intercurrente.

5° Diagnostic. — Les signes principaux de la paralysie générale sont les troubles psychiques (perte de la mémoire, délire des grandeurs ou délire hypocondriaque), le tremblement des lèvres et de la langue, les troubles de la parole et de l'écriture, les troubles oculo-pupillaires.

On peut la confondre : 1° avec les diverses *affections mentales* dont elle se distingue par ses symptômes physiques ; 2° avec les intoxications ou affections nerveuses accompagnées de *tremblement* (hydrargyrisme, sclérose en plaques, etc.), qui en diffèrent par leurs signes propres et par l'absence des troubles psychiques caractéristiques ; 3° avec les maladies organiques du système nerveux susceptibles de se compliquer d'accès apoplectiformes ou épileptiformes (tumeurs cérébrales, syphilis, ramollissement) ; 4° à son début seulement avec l'hystérie ou la neurasthénie, qui peuvent offrir la même dépression nerveuse ; 5° lorsque la paralysie générale s'accompagne de symptômes spinaux très accusés (incoordination, etc.), elle offre de telles ressemblances avec le tabes que certains auteurs les considèrent comme une seule et même affection n'ayant des symptômes totalement différents que dans les cas extrêmes (RAYMOND). L'origine syphilitique des deux maladies, la fréquence des lésions cérébrales du tabes et des lésions spinales de la paralysie générale sont des arguments en faveur de cette manière de voir. JOFFROY admet au contraire que lorsqu'on trouve sur le même malade des signes de tabes et de paralysie générale (fait connu depuis BAILLARGER et WEST-PHAL), il y a coexistence des deux affections qui évoluent chacune pour son propre compte, avec une indépendance absolue ; 6° l'alcoolisme, le saturnisme, la syphilis cérébrale sclérogommeuse peuvent simuler la paralysie générale et constituer autant de *pseudo-paralysies générales*. Habituellement leurs symptômes sont moins au complet, le délire moins caractéristique, l'évolution moins progressive, et il y a adjonction des symptômes propres à ces affections ; la notion étiologique peut servir au diagnostic.

6° Traitement. — Il est rationnel d'essayer surtout au début le traitement spécifique (frictions mercurielles et iodure de potassium à la dose de 4 ou 6 grammes), bien qu'il ne donne pas en général de résultat appréciable. L'hydrothérapie, la révulsion à la nuque sont souvent employées.

L'internement dans un asile finit par devenir nécessaire.

CHAPITRE IV

MALADIES DES MÉNINGES

Les maladies des méninges comprennent : 1º les méningites cérébrales aiguës ; 2º la méningite tuberculeuse ; 3º les hémorragies méningées ; 4º les méningites rachidiennes aiguës et chroniques ; 5º la méningite cérébro-spinale.

MÉNINGITES AIGUËS

D'abord confondue avec toutes les affections aiguës accompagnées de délire, la méningite a été isolée par Willis et par Morgagni.

1º Étiologie et pathogénie. — Toute méningite est infectieuse, c'est-à-dire due à la pénétration de microbes dans les méninges. Tantôt cette pénétration est directe, comme c'est le cas lorsque la méningite succède à une lésion du voisinage, tantôt les germes sont apportés d'un organe éloigné par la voie artérielle.

a. *Lésions de voisinage.* — La méningite peut succéder aux traumatismes du crâne, à l'érysipèle et aux suppurations du cuir chevelu, aux lésions des cavités voisines (suppurations de l'oreille moyenne, phlegmon de l'orbite, sinusites frontales et ethmoïdales).

Il ne faut pas oublier non plus que ces cavités, même à l'état normal contiennent des microbes pathogènes (microbisme latent) ;

c'est là peut-être la véritable cause d'un certain nombre de méningites en apparence spontanées. Le système veineux, les lymphatiques, les gaines nerveuses (nerf olfactif, optique ou auditif) sont les principales voies propageant l'infection de ces cavités aux méninges ; mais dans quelques cas, le pus passe dans celles-ci directement et par une sorte d'effraction.

b. *Infection à distance.* — L'infection puerpérale, la pneumonie, l'endocardite infectieuse, certains pseudo-rhumatismes infectieux, peuvent se compliquer de méningite aiguë ; il en est de même de la syphilis et de la tuberculose dont les complications méningées méritent une description spéciale.

2° Anatomie pathologique. — La méningite est localisée ou généralisée. Les lésions prédominent généralement à la base du cerveau (méningite basilaire) ; cependant quelques méningites comme celle de la pneumonie affectent une prédilection pour la convexité du cerveau. A son début, la méningite est seulement caractérisée par de la congestion de la pie-mère ; bientôt il se produit une active diapédèse et un exsudat séreux puis séropurulent. Les ventricules cérébraux sont distendus par un épanchement analogue. Les méninges rachidiennes participent souvent au processus, surtout lorsqu'il a évolué avec une certaine lenteur.

3° Bactériologie. — Les microbes ordinairement rencontrés sont le streptocoque, le staphylocoque, le pneumocoque, le bacille d'Eberth et le coli-bacille, le pneumo-bacille de Friedländer. — On trouve le bacille de Koch dans la méningite tuberculeuse que nous décrivons séparément.

4° Symptomatologie. — Les symptômes des méningites aiguës se groupent en trois périodes : d'invasion, d'excitation et de dépression.

A. PÉRIODE D'INVASION. — La méningite débute tantôt brusquement par un grand frisson et de la fièvre, tantôt insidieusement par de la céphalalgie, des vertiges, des nausées, et de l'agi-

tation. Ces symptômes s'accentuent pendant la période suivante.

B. Période d'excitation. — Elle dure de quatre à quinze jours.
Voici ses principaux signes :

1º La *céphalalgie* est un des symptômes les plus fréquents de
la méningite aiguë ; elle est très intense, atroce, généralisée, et
arrache des cris aux malades ; même à la période de demi-
coma, on les voit porter leurs mains vers la tête.

2º Le *délire* aussi fréquent que la céphalalgie, ordinairement
bruyant et très violent, est un délire de paroles et d'action ; il
s'accompagne d'hallucinations et d'agitation extrême. D'autres
fois il est calme ; les malades restent muets et comme assoupis.

3º Les *vomissements* se font sans nausées, presque sans effort :
ils ont donc tous les caractères du vomissement cérébral.

4º La *constipation* est opiniâtre. Il y a quelquefois de la rétention d'urine, en tout cas les urines sont rares.

5º Les *contractures* portent particulièrement sur certains
groupes musculaires. Sur les fléchisseurs de l'avant-bras ; sur
les muscles de la paroi abdominale antérieure : l'abdomen est
rétracté, déprimé (*ventre en bateau*) ; sur les muscles oculaires
(*strabisme*, contraction ou inégalité pupillaire) ; sur les muscles
masticateurs : les mâchoires sont serrées convulsivement, les
malades grincent des dents (*trismus*) ; sur les muscles de la face
(contraction de l'orbiculaire des paupières, froncement des
sourcils, grimaces et rire sardonique) ; sur les sphincters
(rétention d'urine).

6º Les *convulsions* généralisées surviennent sous forme d'accès plus ou moins fréquents ; localisées, elles consistent en soubresauts des tendons, en mouvements brusques d'un membre,
en contractions rapides de la face.

7º Les *troubles oculaires* consistent en strabisme convergent
ou divergent, en myosis ou inégalité pupillaire. Souvent les yeux
sont convulsivement fermés. L'approche de la lumière provoque
une sensation pénible (*photophobie*) et une contraction spasmodique de l'orbiculaire des paupières.

8º L'*hyperesthésie* cutanée et musculaire, l'exagération des réflexes cutanés et la raie méningitique traduisent l'hyperexcitabilité du système nerveux. La *raie méningitique* (TROUSSEAU) consiste dans la persistance de la trace que laisse le doigt rapidement passé à la surface de la peau : cette congestion sous forme de raie, dure ici beaucoup plus longtemps que chez un sujet sain.

9° La *respiration* et le *pouls* sont accélérés et réguliers à cette période.

10° La *température* atteint d'emblée 40° et ne présente que de faibles rémissions.

C. PÉRIODE DE DÉPRESSION. — La fin de la période précédente est marquée par la disparition progressive des symptômes d'excitation, et simule par conséquent une *rémission* ; mais ce n'est qu'un bien-être passager et trompeur. Les centres corticaux, d'abord irrités par le processus inflammatoire vont être épuisés ou détruits ; aux symptômes d'excitation succèdent les symptômes de dépression ou de paralysie.

1° Les *paralysies* remplacent les contractures. Leur distribution est des plus variables (monoplégie, hémiplégie, etc.), elles progressent et s'étendent avec une rapidité extrême.

2° Les *sphincters* sont atteints à leur tour : il y a incontinence de l'urine et des fèces.

3° Les *pupilles* sont inégales, dilatées et réagissent mal à la lumière ; l'amaurose est quelquefois absolue.

4° Le *pouls* après avoir été quelquefois ralenti à 50 pulsations et même au-dessous, tandis que la fièvre persiste à un degré élevé devient ensuite très rapide, irrégulier, incomptable.

5° La *respiration* est irrégulière, présente des phases d'accélération et de ralentissement, et quelquefois même le phénomène de Cheyne-Stokes (voy. p. 644).

6° Le *coma* a remplacé le délire. L'insensibilité est générale ; le malade est plongé dans l'immobilité et la stupeur.

5° Évolution et pronostic. — L'évolution comprend en résumé trois périodes (dont la première peut manquer ou à peu près) d'invasion, d'excitation, et de dépression. Elle se fait en quelques jours. L'affection se termine presque constamment par la mort, qui survient dans le coma au milieu de phénomènes asphyxiques et de refroidissement progressif ; — à la 2ᵉ période la mort peut survenir dans un violent accès convulsif. La guérison est exceptionnelle, et dans la plupart de ces cas la maladie laisse après elle des traces indélébiles (épilepsie, idiotie, surdité ou surdimutité, hydrocéphalie, etc.).

6° Physiologie pathologique des symptômes.

— Parmi les symptômes de la période d'excitation les uns tiennent à l'irritation directe de l'écorce cérébrale sous-jacente ou à l'augmentation de pression du liquide arachnoïdien : par exemple les contractures, les céphalagies, le délire. C'est cette augmentation de tension du liquide céphalo-rachidien qui, transmise au 4ᵉ ventricule, irrite le centre formant son plancher et produit à cette période le vomissement, plus tard le ralentissement du pouls et les troubles respiratoires.

Les autres symptômes relèvent de la compression des troncs nerveux par l'exsudat à la base du crâne : ce sont le trismus (trijumeau), le strabisme et le myosis (nerfs moteurs oculaires), les grimaces, le rire sardonique (nerf facial).

A la période suivante, le coma, les paralysies, la mydriase, traduisent des centres d'abord irrités, en vertu de cette loi générale qui veut que la dépression succède à l'excitation.

7° Diagnostic.

— Le céphalalgie tenace avec ou sans délire, la constipation, les vomissements, la raideur de la nuque, la fièvre, tels sont les principaux symptômes au début. Un peu plus tard le ventre en bateau, le strabisme, les contractures, la photophobie, l'inégalité pupillaire, le ralentissement du pouls sont encore plus significatifs. Le diagnostic doit être fait :

a. *Avec la syphilis cérébrale* qui n'est en somme le plus souvent qu'une méningo-encéphalite et se distingue, abstraction faite des antécédents du malade, et des stigmates de la syphilis par sa plus lente évolution ;

b. *Avec la granulie* ou tuberculose aiguë généralisée ; la dyspnée et la cyanose, l'auscultation, l'élévation considérable de la température, qui présente parfois le *type inverse* font habituellement le diagnostic;

c. *Avec la fièvre typhoïde* dont on recherchera les symptômes abdominaux, les taches rosées lenticulaires, sans oublier le sérodiagnostic ;

d. *Avec certaines tumeurs cérébrales* à évolution très rapide ;

e. *Avec les délires aigus des maladies infectieuses;*

f, *Avec l'hémorragie méningée* (début subit apoplectiforme);

g. *Avec le méningisme,* lié à l'hystérie, à la dentition ou à l'helminthiase intestinale.

8° Traitement. — Le traitement préventif est celui des suppurations atteignant les cavités voisines : otite suppurée, sinusite frontale ou ethmoïdale.

La méningite une fois déclarée, le traitement médical se borne à l'application de sangsues sur les apophyses mastoïdes, à une révulsion intense sur le cuir chevelu préalablement rasé (pommade stibiée, frictions mercurielles) ou plus simplement à l'application d'un sachet de glace. — Toutes les fois qu'on aura quelque raison de soupçonner la syphilis, on donnera le traitement spécifique intensif (voy. *Syphilis cérébrale*).

L'intervention chirurgicale a été pratiquée dans quelques cas; mais en raison de la diffusion des lésions de méningite, elle ne donne pas ici les résultats obtenus dans les abcès cérébraux.

ARTICLE II

MÉNINGITE TUBERCULEUSE

La méningite tuberculeuse a été longtemps confondue, sous le nom d'hydrocéphalie avec les méningites aiguës. Les granulations qui la caractérisent, et sa nature tuberculeuse ont été reconnues pour la première fois par Guersant et ses élèves.

1° Étiologie. — La méningite tuberculeuse frappe surtout *les enfants*, mais survient aussi chez les adultes. Elle ne constitue pas une localisation primitive de la tuberculose, mais une localisation secondaire d'une tuberculose ordinairement *latente :* elle survient beaucoup plus rarement chez un phtisique avéré. — L'hérédité nerveuse le traumatisme cérébral, l'exposition au soleil, l'alcoolisme, les travaux intellectuels exagérés sont ses causes adjuvantes les plus habituelles.

2° Anatomie pathologique. — A l'ouverture du crâne on trouve le liquide arachnoïdien très abondant; il est opalescent et souvent séropurulent. Par la centrifugation il laisse déposer de petits lymphocytes mais jamais ou presque jamais de bacilles de Koch. Les *ventricules* cérébraux sont distendus par un épanchement analogue. C'est vers la base du cerveau, le long des vaisseaux et surtout de la sylvienne qu'on trouve les lésions les plus évidentes : on y voit des traînées purulentes et des exsudats occupant l'espace sous-arachnoïdien, ils compriment les artérioles et les nerfs qui le traversent. Les *granulations* tuberculeuses sont d'abondance très variable : il faut parfois les rechercher avec soin ; tantôt elles sont isolées tantôt réunies en amas. On voit quelquefois les méninges criblées de granulations ; dans le cas de ce genre l'autopsie montre habituellement dans les autres organes une tuberculose miliaire aiguë généralisée.

L'infiltration tuberculeuse affecte une prédilection marquée pour les vaisseaux qu'elle enveloppe comme d'un manchon limité par la gaine vasculaire. Elle provoque également l'endartérite tuberculeuse : dans le thrombus, CORNIL et BABÉS ont pu mettre en évidence le bacille de Koch. Le liquide arachnoïdien joue évidemment un grand rôle dans le transport des bacilles et par suite dans la topographie des lésions : en injectant des liquides colorés à l'encre de Chine ou au carmin dans l'arachnoïde lombaire ou à la convexité du cerveau, PERRON [1] a vu qu'au bout de 2 ou 3 jours les granulations colorées étaient apportées à la base du cerveau par le courant qui règne dans les espaces

[1] PÉRON. *Archives générales de médecine*, 1898.

arachnoïdiens : rien d'étonnant qu'on trouve en ce point le maximun des lésions de méningite. Les cellules pyramidales de l'écorce cérébrale sont très altérées; elles sont granuleuses, augmentées de volume et privées de noyau. Les cellules de la névroglie sont vacuolaires. Par places les cellules détruites ne laissent d'autre trace qu'un amas granuleux (CHANTEMESSE).

Chez l'adulte on trouve les mêmes lésions fondamentales, toutefois les granulations sont beaucoup moins abondantes que chez l'enfant. Un autre caractère assez spécial est la présence, sur un point quelconque de la convexité et notamment sur le lobule paracentral de *plaques* de méningite consistant dans une infiltration tuberculeuse étendue, à marche parfois très lente; la méningite tuberculeuse de l'adulte leur doit certains caractères cliniques spéciaux, par exemple des paralysies localisées persistantes, précédant de longtemps l'apparition des symptômes de la méningite basilaire.

Les méninges spinales participent *presque toujours* au processus (HAYEM) ; on trouve des lésions de méningo-myélite.

La choroïde présente souvent des tubercules. L'examen des viscères montre ordinairement des lésions discrètes du poumon ou des ganglions, notamment des ganglions du médiastin (adénopathie trachéobronchique).

3º Symptômes. — Il est indispensable de les décrire séparément chez l'adulte et chez l'enfant.

A. MÉNINGITE TUBERCULEUSE DE L'ENFANT. — Nous diviserons la description de la méningite tuberculeuse en trois périodes bien qu'il n'y ait rien de plus variable que la date d'apparition et la durée de chaque symptôme.

a. *Période prodromique ou d'invasion.* — La méningite tuberculeuse est remarquable par sa longue période prodromique, qui fait souvent défaut dans les méningites aiguës; elle s'annonce par de la céphalalgie, par de l'amaigrissement par un changement du caractère qui devient irascible ou bien taciturne, morose et

apathique ; parfois même se montre un délire passager.
Quelques troubles qui appellent l'attention du côté de l'appareil digestif, anorexie, nausées, vomissements, *constipation*, ouvrent d'autrefois la scène. Le début peut enfin être marqué par de la dilatation pupillaire, une accélération insolite du pouls, ou par des troubles vasomoteurs (alternatives de rougeur et de pâleur de la face). Cette période prodromique peut ne durer que quelques jours ou se prolonger pendant des semaines.

b. *Période d'excitation*. — Elle se caractérise par l'apparition des *grands symptômes* dont la réunion caractérise la méningite : la céphalalgie, les vomissements, la constipation, le ventre en bateau, la raideur de la nuque, le délire, les contractures et les convulsions, la raie méningitique, etc. (voy. la description de ces symptômes, p. 215).

Le *cri hydrencéphalique* (COINDET) apparaît aussi dès cette période ; c'est « un cri bref et plaintif qui semble sortir de la tête » et se répète à de courts intervalles. Tantôt le petit malade pousse ces cris dans un calme apparent, sans en avoir conscience, tantôt ils sont causés par la céphalalgie, ou provoqués par les mouvements.

Les *yeux* présentent du myosis, du strabisme ; ils sont souvent tournés en haut et en dedans, ou bien fixement convulsés en haut (PIORRY). La photophobie est très marquée. L'examen ophtalmoscopique montre de la stase des vaisseaux rétiniens, de l'œdème papillaire et quelquefois des *tubercules de la choroïde*, saillants, à teinte jaunâtre qui tranchent le diagnostic. Cet examen ophtalmoscopique, la présence des tubercules choroïdiens surtout, a une telle importance diagnostique que BOUCHUT lui avait donné le nom de cérébroscopie. La plupart des symptômes oculaires sont dus à la compression du nerf optique ou des nerfs oculaires à la base du crâne.

La *température* est bien moins élevée que dans les autres méningites aiguës : elle oscille entre 38 et 39°, présente une exacerbation vespérale et une rémission matutinale très nettes ; elle est d'ailleurs très irrégulière. C'est au cours de cette période et surtout vers sa fin que s'observe souvent un ralentissement passager du pouls, qui tombe à 60 et au-dessous, malgré la persistance de la température : « fièvre dissociée » de JACCOUD.

c. *Période de dépression.* — Au bout de quelques jours tous ces symptômes se calment et font place à une détente qui en impose pour une amélioration. La céphalalgie, les vomissements, le cri hydrencéphalique, l'hyperesthésie s'atténuent ou disparaissent ; le malade est plongé dans la somnolence, la fièvre diminue, la respiration est aussi ralentie et souvent irrégulière, entrecoupée de pauses ou périodes d'apnée. En même temps surviennent du trismus, du strabisme, des contractures. Cette période de dépression est entrecoupée de phases d'excitation ; elle aboutit à la paralysie bulbaire et au coma.

Alors le pouls devient petit, très accéléré, incomptable, la respiration irrégulière ; la température monte à 41° et au-dessus ; la révolution musculaire est complète ; la mort survient dans l'asphyxie ou au milieu d'un accès convulsif.

B. MÉNINGITE TUBERCULEUSE DE L'ADULTE. — La méningite tuberculeuse de l'adulte frappe soit des tuberculeux avérés, soit des sujets simplement sous le coup d'une tuberculose latente guérie en apparence, par exemple une ostéite, une arthropathie, une adénopathie médiastine ou cervicale, un sommet pulmonaier induré. Une de ses caractéristiques anatomiques est la présence de plaques, sur la convexité du cerveau, représentant une infiltration tuberculeuse à évolution chronique.

Les symptômes sont le plus souvent très différents de ceux observés chez l'enfant : la forme dite normale chez celui-ci, est ici l'exception (JACCOUD), il s'agit presque toujours de formes anormales. Le tableau clinique est extrêmement variable ; la terminaison seule offre quelques ressemblances, car toutes ces formes finissent par aboutir au bout d'un certain temps à la méningite basilaire.

La *forme dite normale,* en réalité assez rare, est ainsi appelée parce que c'est elle qui se rapproche le plus de la méningite tuberculeuse de l'enfant : et cependant elle s'en écarte notablement. Ainsi, la période prodromique est moins longue, l'évolution de la maladie elle-même est plus rapide, ses étapes plus courtes, la céphalalgie est plus intense, le *délire* constitue le symptôme prédominant.

La *méningite des tuberculeux avancés*, des phtisiques, est le plus souvent fruste; ainsi un caverneux présentera de la céphalalgie, des vomissements ou du délire. En face de cette symptomatologie incomplète le diagnostic serait le plus souvent impossible si un phénomène accessoire, un peu de raideur de la nuque, de mydriase ou d'inégalité pupillaire ne venait le faciliter.

La *méningite tuberculeuse des vieillards*, d'ailleurs exceptionnelle, est presque latente. Elle ne se manifeste que par du marmottement, par un délire calme et sans fièvre; deux ou trois jours avant la mort la face se congestionne un peu, la température s'élève à 38°,5, la respiration présente le rythme de Cheyne-Stokes : tous les symptômes se bornent là.

La méningite qui accompagne les diverses formes de la *granulie* simule quelquefois l'embarras gastrique pendant des semaines jusqu'au moment où le malade tombe dans le coma, présente des convulsions ou tous les symptômes de la méningite basilaire.

Les *formes délirantes* revêtent une expression symptomatique des plus variées. La méningite peut simuler le delirium tremens des alcooliques, le délire érotique (CHANTEMESSE), le délire de la persécution. Chacun fera le délire à sa façon suivant ses idées, ses préoccupations habituelles, ses prédispositions héréditaires.

La *forme comateuse d'emblée* se définit d'elle-même, qu'elle ait ou non un début *apoplectiforme*.

La forme *latente* est celle qui ne se manifeste que par la mort subite (VIBERT).

Les *formes localisées*, très bien décrites par CHANTEMESSE, sont celles qui contribuent le plus à égarer le diagnostic. Ainsi une plaque de méningite limitée au lobule paracentral se traduira par une paralysie transitoire du membre inférieur, suivie d'épilepsie jacksonnienne et de contracture, puis de paralysie définitive. Les plaques de méningite symétriques intéressant les deux lobules paracentraux produiront une paralysie qui simulera à s'y méprendre une paralysie d'origine médullaire, erreur inévitable s'il se produit, quelques jours après, de la rétention d'urine par suite de l'extension du processus aux méninges rachidiennes (RENDU). Une plaque siégeant sur la frontale ascendante produira, suivant sa situation exacte, une monoplégie brachiale ou crurale; sur la circonvolution de Broca, une aphasie motrice (BALZER). On a encore décrit une *forme tétanique* avec trismus (BOIX), une forme choréique ou athétosique (BOINET), une forme rappelant la *paralysie ascendante* de LANDRY, qui débute par les membres inférieurs et finit par le bulbe, réalisée par la combinaison des lésions des méninges cérébrales et spinales.

Un tel polymorphisme rendrait le diagnostic impossible, si la maladie gardait indéfiniment cette allure; mais, après des semaines, elle jette le masque, et se présente sous les traits de la méningite basilaire avec constipation, modifications du pouls et de la respiration, vomissements, symptômes oculaires, etc. La mort survient au milieu de cet ensemble clinique.

Ce qu'il faut donc retenir c'est que *la méningite basilaire est l'aboutissant commun* de la plupart des formes si disparates que nous venons de décrire.

4° **Évolution et pronostic**. — La méningite tuberculeuse peut être considérée comme fatalement mortelle. Elle évolue beaucoup moins rapidement que les méningites aiguës; indépendamment de la période prodromique qui peut être ici fort longue la période d'excitation dure une dizaine de jours et la période de dépression cinq à six jours.

5° **Diagnostic**. — Le diagnostic des méningites a été fait page 217. La méningite tuberculeuse se distingue des autres méningites aiguës par la longueur de sa période prodromique, et par l'irrégularité de ses allures. Dans des cas douteux le microscope a pu montrer le bacille de Koch dans le liquide retiré par la ponction lombaire; mais sa présence est tout à fait inconstante. La stérilité de ce liquide est même une présomption sérieuse en faveur de la méningite tuberculeuse.

6° Traitement. — Le traitement est celui des méningites aiguës (voy. p. 218).

ARTICLE III

HÉMORRAGIES MÉNINGÉES

L'encéphale, comme la moelle, est enveloppé par trois membranes ou méninges : la plus externe, dure, fibreuse, résistante est la *dure-mère;* au-dessous est *l'arachnoïde,* enfin la plus interne, molle, cellulo - vasculaire, est la *pie-mère.* Un feuillet endothélial tapisse la surface interne de la dure-mère et la surface externe de l'arachnoïde, circonscrivant ainsi une cavité intermédiaire, dite *séreuse arachnoïdienne;* d'autre part l'arachnoïde est unie à la pie-mère par un tissu aréolaire ou *espace sous-arachnoïdien* dans les mailles duquel circule le liquide céphalo-rachidien. MAGENDIE a en effet démontré que ce liquide ne se trouvait pas dans la séreuse arachnoïdienne, mais entre l'arachnoïde et la pie-mère.

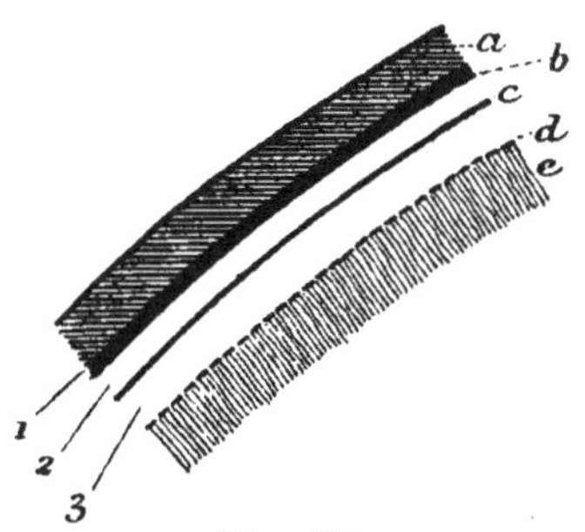

Fig. 57.

Les différents sièges de l'hémorragie méningée.

a. crâne. — *b,* dure-mère. — *c,* arachnoïde. — *d,* pie-mère. — *e,* substance cérébrale. — 1, hémorragie sus-dure-mérienne. — 2, hémorragie sous-arahnoïdienne. — 3, hémorragie sous-arachnoïdienne.

Nous pouvons maintenant, suivant leur siège, admettre les variétés suivantes d'épanchements méningés :

a. Hémorragie méningée sus-dure-mérienne ou céphalhématome interne si le sang est épanché entre la dure-mère et le crâne (à la face externe de la dure-mère).

b. Hémorragie sus-arachnoïdienne si l'épanchement est situé dans la cavité arachnoïdienne (entre la dure-mère et l'arachnoïde).

c. Hémorragie sous-arachnoïdienne, s'il occupe les espaces situés entre l'arachnoïde et la pie-mère.

d. Hémorragie ventriculaire (épanchement dans les ventricules cérébraux)[1].

1° Étiologie et anatomie pathologique. — Les causes varient essentiellement suivant les quatre grandes variétés d'hémorragies précédemment établies, *hémorragies sus-dure-mériennes, sus-arachnoïdiennes, sous-arachnoïdiennes et ventriculaires.*

A. Hémorragies sus-dure-mériennes. — Les hémorragies sus-dure-mériennes se divisent en traumatiques et spontanées.

a. *Traumatiques.* — Elles répondent à l'immense majorité des cas. C'est à la suite d'un traumatisme violent, le plus souvent par l'intermédiaire d'une fracture du crâne, que l'on voit survenir une déchirure soit des sinus de la dure-mère (sinus latéral et sinus longitudinal), soit de l'artère méningée moyenne. C'est également à la suite d'un traumatisme obstétrical que surviennent les *céphalhématomes internes des nouveau-nés.*

b. *Spontanées.* — Elles constituent l'exception. Elles se produisent alors au cours de quelques maladies hémorragiques, ou infectieuses.

B. Hémorragies sus-arachnoïdiennes. — Elles se produisent surtout dans deux circonstances : chez l'*adulte* à la suite des lésions de *pachyméningite hémorragique,* chez le *nouveau-né* (*hémorragies obstétricales*).

a. *Pachyméningite hémorragique.* — L'alcoolisme est certainement la cause la plus fréquente et la mieux établie de la pachy-

---

[1] Nous ne nous occupons que des hémorragies méningées craniennes ; les hémorragies rachidiennes, plus rares, ont généralement une origine traumatique (plaies, fractures, contusions de la région vertébrale). Tantôt les symptômes passent inaperçus, confondus avec les phénomènes qui relèvent du traumatisme concomitant ; tantôt cette hémorragie se révèle par une paralysie subite avec hyperesthésie.

méningite hémorragique, ainsi que l'a montré LANCEREAUX : l'observation clinique et l'expérimentation (expériences de KREMIANSKY et de NEUMANN) le prouvent surabondamment.

Les autres causes invoquées sont moins bien établies, et leur action s'exerce bien rarement : le rhumatisme, l'aliénation mentale, les pyrexies, la syphilis ont été tour à tour incriminées.

Sous l'influence de ces diverses causes il se produit à la face interne de la dure-mère, une série de couches néo-membraneuses qui se disposent en lamelles stratifiées. Elles sont formées d'un tissu renfermant des fibres élastiques, des cellules fusiformes, des cellules rondes. La surface qui regarde le cerveau est recouverte d'un endothélium. Ce tissu néo-formé est *très riche en vaisseaux sanguins friables* dont la paroi est souvent atteinte de dégénérescence granulo-graisseuse. Le siège de prédilection de ces néo-membranes est la face convexe du cerveau.

Un accès de colère, une émotion morale vive, une chute, un coup sur la tête, telles sont les *causes occasionnelles* qui amèneront la rupture des vaisseaux de la membrane néo-formée.

Le sang s'épanche alors entre les divers feuillets qui l'enkystent. Suivant la date de l'hémorragie on trouve à l'autopsie du sang liquide, des caillots rouges, décolorés ou même de la sérosité.

La formation de cet *hématome*, qui a donné lieu à des discussions, non encore terminées à l'heure actuelle, est expliquée par deux théories. Pour BAILLARGER c'est l'*hémorragie qui est primitive :* la membrane d'enveloppe du kyste sanguin s'est formée après l'hémorragie, grâce à l'organisation des couches périphériques de fibrine ou à l'irritation des tissus voisins. VIRCHOW soutient une théorie diamétralement opposée : *l'enkystement est le fait primitif.* Il se forme d'abord à la face interne de la dure-mère des néo-membranes très vasculaires, riches en vaisseaux sanguins, dont la rupture produira l'hémorragie.

b. *Hémorragie des nouveau-nés.* — On les rencontre dans un tiers des cas à l'autopsie des enfants venus au monde en tat d'asphyxie (CRUVEILHIER). C'est le traumatisme de l'accouchement qui en est toujours la cause (forceps, accouchement laborieux). On a signalé quelques cas ne relevant pas du traumatisme, chez des enfants syphilitiques.

C. Hémorragies sous-arachnoïdiennes. — Les hémorragies sous-arachnoïdiennes siègent dans les espaces sous-arachnoïdiens et dans l'épaisseur de la pie-mère.

Tantôt elles succèdent à un traumatisme cranien, et le sang s'étend alors en nappe à la surface de l'hémisphère, rappelant l'aspect de la gelée de groseille, tantôt elles reconnaissent pour cause des lésions artérielles des vaisseaux de la base du cerveau capables de provoquer leur rupture (l'athérome surtout) : l'épanchement siège alors non plus à la convexité du cerveau, mais à la base, comme les lésions athéromateuses qui lui ont donné naissance.

D. Hémorragies ventriculaires. — L'épanchement de sang dans les ventricules cérébraux est presque toujours la conséquence d'une hémorragie cérébrale, parfois d'une hémorragie méningée sous-arachnoïdienne. Pourtant elle peut résulter de la rupture d'un des vaisseaux des plexus choroïdes.

Le résultat de toutes les hémorragies précédentes, quel qu'en soit le siège, est le même relativement au *cerveau* : c'est la compression de la substance cérébrale. Il y a d'abord simple refoulement, puis, avec le temps, des lésions de *ramollissement* et de *nécrobiose* se produisent.

2° Symptômes. — Nous étudierons seulement les types cliniques les plus fréquents :

A. Hémorragie méningée traumatique. — Presque toujours il y a fracture du crâne, mais souvent, c'est un fait à retenir, on ne constate aucun symptôme qui permette de l'affirmer. Le malade est généralement dans le coma, et présente tous les symptômes de compression cérébrale réalisés par les expériences de Duret : lenteur du pouls et de la respiration, paralysies motrices diverses suivant les zones comprimées, hyperthermie, troubles urinaires. La mort a lieu au bout de quelques jours.

B. Pachyméningite hémorragique. — La maladie présente deux périodes successives :

a. Première période. — Durant la première période, qui correspond à la formation des néomembranes, la *céphalée*, opiniâtre, violente est un des symptômes les plus importants. Le malade a des vertiges, de l'incertitude et de la faiblesse des mouvements. La mémoire est paresseuse, la parole lente, embarrassée, parfois bredouillante. Bref, on pourrait tout aussi bien croire à la paralysie générale ou à la syphilis cérébrale.

b. Deuxième période. — La seconde période qui correspond à l'hémorragie, débute brusquement par une attaque d'apoplexie, moins forte toutefois que celle de l'hémorragie cérébrale.

L'*hémiplégie*, fréquente, est moins absolue que dans l'hémorragie cérébrale ; on l'a vue quelquefois siéger du côté de la lésion (expériences de Bochefontaine et Duret).

La *mort* est la terminaison habituelle ; elle survient dans le coma. Souvent la maladie procède par poussées successives, séparées par périodes d'amélioration ou de guérison apparente.

C. Hémorragies méningées des nouveau-nés. — Les téguments de l'enfant sont en état de cyanose plus ou moins prononcée. Il y a de l'hypothermie. Les convulsions sont presque la règle : Parrot estimait en effet que les convulsions qui surviennent dans les premiers jours de la vie sont presque toujours liées à une hémorragie méningée. On constate aussi des contractures qui peuvent simuler le tétanos des nouveau-nés. La mort survient dans la première semaine.

D. Hémorragies ventriculaires. — Elles se traduisent en clinique sous la forme d'une attaque d'apoplexie, avec, fait presque caractéristique, des contractures précoces.

3° Diagnostic. — Dans le cas d'hémorragie méningée traumatique, c'est surtout la notion du traumatisme antérieur, la recherche minutieuse des signes d'une fracture qui mettra sur la voie du diagnostic.

Chez un nouveau-né venu au monde en état de mort apparente, avec cyanose, hypothermie et convulsions, le diagnostic d'hémorragie méningée est presque certain. L'absence de fièvre et l'intégrité de la plaie ombilicale feront écarter le diagnostic de *tétanos*.

Les hémorragies ventriculaires sont essentiellement caractérisées par leurs contractures *précoces*.

4° Traitement. — En présence d'une hémorragie méningée traumatique, à l'heure actuelle, les chirurgiens n'hésitent plus et font la *trépanation* immédiate pour essayer d'arrêter directement l'hémorragie.

Dans l'hémorragie méningée des nouveau-nés on mettra en œuvre les moyens employés contre l'asphyxie des nouveau-nés (insufflation, respiration artificielle, etc.).

Enfin, dans la pachyméningite hémorragique, l'état d'apoplexie commandera l'emploi des moyens usités dans l'apoplexie par hémorragie cérébrale.

ARTICLE IV

MÉNINGITES SPINALES AIGUËS

Les méningites spinales aiguës reconnaissent des causes locales (traumatisme, escharres sacrées profondes des affections nerveuses, abcès du voisinage, pleurésies purulentes) ou des causes générales. Celles-ci sont analogues à celles des méningites craniennes et la coexistence des deux localisations n'est pas rare : septicémies, pyohémie, pneumonie, tuberculose, syphilis peuvent frapper isolément ou simultanément les enveloppes du cerveau et celles de la moelle.

1° Anatomie pathologique. — Les lésions sont quelquefois à peine appréciables, ou se réduisent à une simple congestion. Dans d'autres cas les méninges molles contiennent une abondante sérosité. des exsudats. des fausses membranes, ou des tubercules.

Les lésions sont prédominantes à la partie postérieure du canal rachidien. sans doute à cause du décubitus dorsal des malades. La moelle n'est ordinairement pas indemne; elle montre de la congestion, des foyers de ramollissement et de la prolifération de la névroglie : toute la symptomalogie de l'affection dépend de cette participation de la moelle et des racines.

2° Symptômes. — La méningite rachidienne aiguë s'annonce par des prodromes vagues, malaise, courbature, frissons, rachialgie, ou bien elle débute brusquement par un grand frisson, en même temps que la température s'élève à 39 ou 40°. La maladie une fois constituée on peut lui distinguer deux périodes successives :

a. *Période d'excitation*. — La rachialgie est intense ; elle est spontanée, mais considérablement augmentée par la pression sur les apophyses épineuses. Elle s'accompagne d'irradiations dans les membres, le thorax et la ceinture, de contractures. d'hyperesthésie douloureuse des masses musculaires et des téguments. La raideur du cou, l'opisthotonos, le resserrement de la pupille, la rétention d'urine s'observent suivant le siège plus ou moins élevé de la lésion.

b. *Période de dépression*. — Après un ou deux jours l'hyperesthésie fait place à l'anesthésie ; la contracture et la raideur à la paralysie. Les réflexes sont abolis, les sphincters paralysés. L'intelligence reste intacte, mais le ralentissement du pouls et les troubles de la respiration trahissent la marche ascendante du processus vers le bulbe. La mort survient par asphyxie.

La durée de la maladie ne dépasse pas huit à quinze jours.

3° Diagnostic. — La myélite aiguë se distingue par l'absence de douleurs, la précocité des troubles trophiques et de l'abolition des réflexes ; le tétanos par le trismus, l'absence de rachialgie et les crises tétaniques ; les hémorragies rachidiennes ou spinales (hématorachis, hématomyélie), par leur début brusque et l'absence de fièvre.

4° Pronostic. — Le pronostic est d'une gravité extrême : l'affection lorsqu'elle guérit, laisse souvent après elle de l'impotence fonctionnelle.

5° Traitement. — Il se résume dans les applications de glace et de révulsion, le calomel, les frictions mercurielles, et l'iodure à hautes doses.

ARTICLE V

MÉNINGITES SPINALES CHRONIQUES

Nous aurons surtout en vue, après quelques notions étiologiques, la pachyméningite cervicale hypertrophique étudiée par CHARCOT et JOFFROY (1873).

1° Etiologie. — Les méningites spinales chroniques relèvent de causes locales ou générales :

a. *Causes locales*. — Dans la première catégorie rentrent :

1° Les méningites qui accompagnent les myélites diffuses ou systématisées, par exemple le tabès. Leur constance est telle que certains auteurs leur attribuent un rôle dans la production ou tout au moins l'extension des lésions du processus tabétique.

2° Les méningites qui relèvent de la propagation de lésions vertébrales tuberculeuses (mal de Pott), cancéreuses ou syphilitiques. Ce sont des pachyméningites qui aboutissent à la compression de la moelle et des racines rachidiennes.

b. *Causes générales*. — L'infiltration gommeuse des méninges au cours de la syphilis, l'alcoolisme, la sénilité, etc., sont autant de causes de méningites spinales chroniques. A ces diverses variétés il faut ajouter la pachyméningite cervicale hypertrophique de Charcot et Joffroy, que nous prendrons pour type de notre description clinique.

La pachyméningite cervicale hypertrophique est caractérisée

par une énorme augmentation d'épaisseur des méninges de la région cervicale. LAENNEC, ANDRAL considéraient cette énorme tuméfaction fusiforme comme une hypertrophie de la moelle. Il ne s'agit en réalité que d'une affection des méninges, qui entraîne une double compression :

1° Compression de la moelle qui est aplatie et comme étranglée dans ce fourreau fibreux : elle présente des lésions de

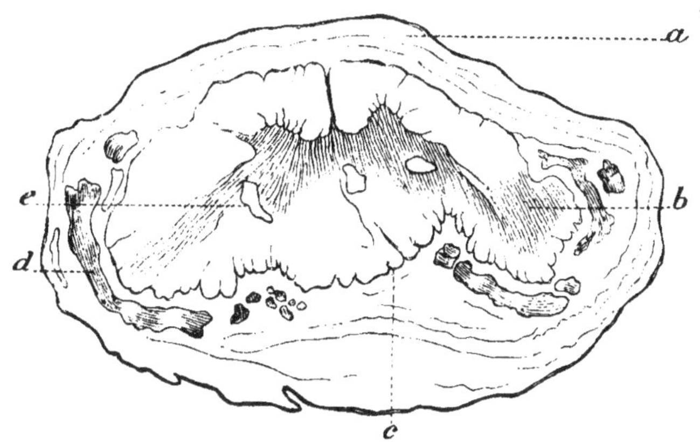

Fig. 58.

Coupe de la moelle cervicale dans la pachyméningite hypertrophique (CHARCOT et JOFFROY).

a, *d*, méninges. — *b*, *c*, moelle. — *e*, cavités creusées dans la substance médullaires.

myélite transverse, et même de myélite cavitaire, c'est-à-dire de syringomyélie.

2° Compression des racines rachidiennes sensitives et motrices.

Toute la symptomatologie de l'affection tient dans ces deux propositions.

2° Symptômes. — La symptomatologie comprend deux périodes : la période douloureuse et la période paralytique.

a. *Période douloureuse,* — La maladie débute par des douleurs de plus en plus intenses, localisées à la région cervicale, mais s'irradiant le long des membres supérieurs. Cette douleur spontanée est augmentée par la percussion, par les mouvements, au point que le malade finit par immobiliser son cou dans une attitude fixe ; il le tient légèrement fléchi. Cette période est encore marquée par une sensation d'engourdissement dans les membres supérieurs, par une diminution de la sensibilité, par l'apparition d'éruptions bulleuses ou zostériformes. — Tous ces symptômes traduisent la compression des racines rachidiennes.

b. *Période paralytique.* — Au bout de quelques mois, les muscles des membres supérieurs subissent une atrophie pro-

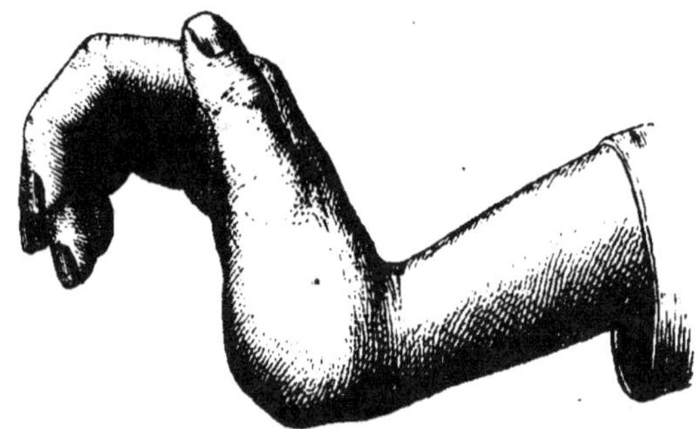

Fig. 59.

Attitude de la main dans la pachyméningite cervicale hypertrophique (CHARCOT).

gressive avec tremblements fibrillaires et réaction de dégénérescence. L'atrophie et l'impotence fonctionnelle frappent surtout le cubital et le médian ; les muscles extenseurs, innervés par le radial, privés de leurs antagonistes mettent alors la main en extension forcée ; cette attitude combinée à la flexion des doigts, par suite de la paralysie des interosseux ou des lombricaux innervés par le cubital, aboutit à la production d'une griffe spéciale (voy. fig. 59).

Tel est le résultat de la compression des racines antérieures ou motrices de la région cervicale.

Les membres inférieurs sont au contraire atteints de contracture avec exagération des réflexes tendineux et démarche spasmodique : ces phénomènes sont dus à la compression des cor-

dons latéraux de la moelle (faisceau pyramidal, voy. p. 3) intéressée à son tour.

A cette période apparaît aussi quelquefois la dissociation
syringomyélique (conservation de la sensibilité tactile avec abolition de la sensibilité douloureuse et thermique) : elle reconnaît
pour cause les altérations médullaires.

La paralysie de la vessie et du rectum, l'apparition des
eschares marquent les dernières phases de la maladie.

3° Diagnostic. — La sclérose latérale amyotrophique et la
syringomyélie se distinguent de la pachyméningite cervicale
par l'absence de la période douloureuse.

Les autres méningites chroniques, celles par exemple qui
accompagnent le mal de Pott tuberculeux ou cancéreux, ont
une marche moins régulière et n'ont pas de prédilection spéciale pour la région cervicale. Elles se traduisent par des symptômes moteurs (paralytiques, ou spasmodiques) du côté des
muscles striés et des sphincters, par des troubles de la sensibilité
et des troubles trophiques, symptômes variables suivant le siège
des lésions.

Nous étudierons la méningite syphilitique avec la syphilis
médullaire.

Les méningites qui accompagnent les affections chroniques de
la moelle (tabes, etc.) n'ont pas d'histoire clinique.

4° Traitement. — Lorsqu'on soupçonne la syphilis, le traitement spécifique est indiqué. Dans les autres cas on se borne à
la révulsion répétée (pointes de feu), au traitement des phénomènes douloureux (antipyrine, acétanilide, etc.).

ARTICLE VI

MÉNINGITE CÉRÉBRO-SPINALE

La méningite cérébro-spinale est une maladie infectieuse, le
plus souvent épidémique.

1° Étiologie. — La méningite cérébro-spinale, plus fréquente dans les climats froids et les saisons froides, frappe de préférence les soldats et les enfants. Elle est souvent consécutive à la scarlatine, à la rougeole, à la pneumonie, à la grippe, à la fièvre typhoïde, aux oreillons, dont elle peut ainsi accompagner ou suivre les épidémies.

2° Bactériologie. — Le microbe le plus souvent trouvé dans les méningites est, d'après NETTER, le *pneumocoque;* WEICHSEL-

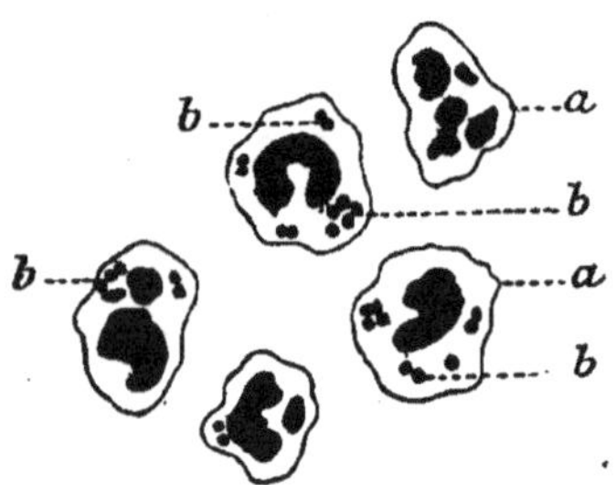

Fig. 60.

Diplocoque intracellulaire de Weichselbaum.

BAUM a décrit comme agent pathogène de l'affection le *diplococcus intracellularis*, formé par des cocci arrondis ou ovalaires réunis en diplocoques et plus rarement en petits amas, dans l'intérieur des cellules ou des leucocytes et non dans leur intervalle; il se décolore par la méthode de Gram. Dans des cas beaucoup plus rares on a trouvé des cocci en chaînettes, des staphylocoques ou streptocoques, le bacille d'Eberth (MEUSI et CARBONE). On n'est pas fixé sur la voie de pénétration des microbes dans les méninges; ils viennent probablement des fosses nasales à travers la lame criblée de l'ethmoïde : WEIGERT a constaté la continuité de la suppuration cranienne et de celle de la pituitaire.

3° Anatomie pathologique. — L'exsudat purulent riche en fibrine occupe les méninges craniennes et rachidiennes : il est situé entre l'arachnoïde et la pie-mère. Sur le cerveau il est assez régulièrement distribué : sur la moelle il occupe les régions cervicale et lombaire, leur face postérieure surtout. Les foyers hémorragiques ou purulents dans le cerveau et la moelle ne sont pas rares.

Les plaques de Peyer et la rate sont tuméfiées ; on trouve souvent de la pneumonie, de la broncho-pneumonie ou un empyème, plus rarement une endocardite.

L'autopsie peut ne montrer que de la congestion des méninges dans les cas à évolution très rapide.

4º Symptômes. — Après un ou deux jours de vague malaise et de céphalée, l'affection débute par des frissons, de la fièvre et des vomissements ; en même temps la céphalée augmente. Il y a de la constipation et le ventre est déprimé en bateau : la nuque est raide et ne peut être fléchie qu'avec peine ; les muscles du dos sont souvent contracturés de même. Le malade est couché sur le côté, souvent en *chien de fusil*, c'est-à-dire les jambes fléchies. Si on le place dans le décubitus dorsal il peut facilement les étendre, mais si on l'assoit sur son lit, il ne peut les garder en extension : immédiatement les jambes se fléchissent sur les cuisses et les cuisses sur le bassin (*signe de Kernig*). L'hyperesthésie et les *douleurs rachidiennes* d'une part, le délire, les hallucinations, les convulsions, l'insomnie ou la stupeur d'autre part, traduisent la souffrance de la moelle et du cerveau. Le pouls et la respiration sont accélérés, la température à 40°. Les téguments présentent parfois de l'herpès ou des exanthèmes rappelant ceux des fièvres éruptives.

Cette première période dure de un à trois jours ; elle fait place à la période de dépression, caractérisée par la perte de connaissance, l'insensibilité, les paralysies, le regard atone, la rétention d'urine, la dilatation pupillaire et le strabisme, la surdité, la dyspnée de CHEYNE STOKES, l'irrégularité du pouls. La mort survient du 5e au 8e jour dans le refroidissement avec cyanose et le coma ; elle se produit dans 50 p. 100 des cas. Ceux qui se terminent favorablement ne guérissent qu'après plusieurs semaines, souvent avec des troubles intellectuels définitifs, de la surdité[1], pouvant aboutir chez les enfants à la

[1] COLLET, *Les troubles auditifs dans les maladies nerveuses.* Collection Léauté, 1897.

surdi-mutité. Il existe une *forme foudroyante* qui emporte les malades en vingt-quatre à trente-six heures.

5° Diagnostic. — La méningite cérébro-spinale se distingue : 1° du tétanos par les troubles cérébraux, les vomissements et la céphalalgie ; 2° des méningites cérébrales aiguës par la présence de ses symptômes spinaux ; 3° de la méningite tuberculeuse par son invasion brusque et sa marche rapide. L'examen bactériologique peut rendre de grands services : on peut trouver le pneumocoque ou le méningocoque dans le muco-pus nasal, et même dans le sang ou les urines ; on peut aussi chercher à l'isoler du liquide retiré par la ponction lombaire (voy. p. 196).

6° Prophylaxie et traitement. — La prophylaxie consiste dans l'isolement ; le traitement symptomatique se résume dans le chloral et les opiacés. Contre l'infection on essaie de lutter par les frictions mercurielles et l'acide salicylique.

CHAPITRE V

MALADIES DES NERFS
ET DU SYSTÈME NERVEUX PÉRIPHÉRIQUE

Nous étudierons : 1° les névrites périphériques en général et en particulier; 2° les névralgies du trijumeau, du phrénique, du sciatique, etc.; 3° les paralysies radiculaires; 4° les paralysies des troncs nerveux eux-mêmes.

ARTICLE PREMIER
NÉVRITES PÉRIPHÉRIQUES EN GÉNÉRAL

La pathologie nerveuse se résumait autrefois dans les affections des centres nerveux : on croyait que les lésions des nerfs leur étaient toujours consécutives, à moins que le nerf ne fût sectionné, comprimé, ou intéressé par une inflammation de voisinage.

On sait aujourd'hui que les nerfs périphériques sont susceptibles de présenter des altérations *primitives* et *spontanées* indépendantes de toute lésion médullaire et de toute cause locale telle que le froid, le traumatisme, etc. Ce sont elles que nous aurons particulièrement en vue et qu'on désigne sous le nom de névrites périphériques.

1° Étiologie. — Nous laissons de côté les névrites de cause locale (action du froid, traumatisme ou compression d'un nerf, propagation d'une inflammation de voisinage), pour ne nous occuper que des névrites de cause générale, dites encore spontanées. Elles dépendent de l'une ou l'autre des causes suivantes :

1° D'une *intoxication* (plomb, alcool, arsenic, mercure) ;

2° D'une *dyscrasie* ou auto-intoxication (cancer, diabète) ;

3° D'une *infection* : lèpre, tuberculose, variole, fièvre typhoïde, choléra, diphtérie, etc.; dans un certain nombre de cas, cette infection n'est en somme qu'une intoxication par les poisons solubles microbiens : le fait est certain en ce qui concerne la diphtérie ; dans d'autres cas, par exemple dans la lèpre, le microbe lui-même (bacille de HANSEN) a été mis en évidence dans les faisceaux nerveux.

Indépendamment de ces névrites dont la cause est connue, il en est d'autres plus ou moins obscures, ainsi la névrite décrite par JOFFROY et ACHARD qui est consécutive aux altérations vasculaires, les névrites périphériques qui accompagnent le tabes, etc., etc.

Les névrites périphériques, en raison de l'extrême variabilité de leur expression clinique, ne se prêtent guère à une description d'ensemble ; aussi, après avoir résumé leurs symptômes allons-nous étudier brièvement les principales d'entre elles dans l'ordre indiqué ci-dessus : névrites toxiques, dyscrasiques, infectieuses.

2° Symptomatologie générale. — Dans un très grand nombre de cas, les névrites périphériques sont des névrites *mixtes* au point de vue clinique, c'est-à-dire qu'elles se traduisent à la fois par des symptômes moteurs, sensitifs, trophiques, vasomoteurs, etc.

a. *Troubles moteurs*. — Les symptômes moteurs sont la parésie et la névrite dont la localisation varie suivant la cause même de la paralysie : toutefois les extenseurs et les muscles des extrémités sont le plus souvent intéressés.

b. *Troubles sensitifs*. — Les troubles sensitifs sont subjectifs (douleurs, fourmillements) ou objectifs, c'est-à-dire constatables par l'observateur (hyperesthésie cutanée et musculaire, anesthésie, retard de la perception).

c. *Troubles vaso-moteurs*. — Les troubles vaso-moteurs consistent surtout dans le refroidissement du membre paralysé.

d. *Troubles trophiques.* — Les troubles trophiques frappent : les muscles en produisant leur atrophie et leur disparition progressive, la peau qui s'amincit et prend un aspect lisse et luisant (*glossy skin* des auteurs anglais), les poils qui tombent ou présentent au contraire une croissance exagérée, les ongles qui deviennent striés, secs et cassants, les synoviales articulaires et surtout tendineuses (la tumeur dorsale du poignet des saturnins n'est probablement en effet qu'un trouble trophique). Le mal perforant plantaire est une ulcération le plus souvent liée à l'existence de névrites périphériques (Duplay et Morat).

e. *Modifications des réactions électriques.* — Les modifications des réactions électriques constituent la *réaction de dégénérescence* : l'excitabilité des nerfs moteurs aux courants galvanique et faradique est diminuée, c'est-à-dire que pour obtenir une contraction musculaire d'une amplitude déterminée il faut un courant 2, 3, 4 fois plus fort que pour obtenir la même secousse en excitant un nerf normal. L'excitabilité faradique des muscles correspondants est également diminuée. Enfin l'excitabilité galvanique du muscle subit les modifications suivantes :

Lorsqu'on fait passer à travers le muscle un courant galvanique de moyenne intensité, à la fermeture du pôle positif et à l'ouverture du pôle négatif on obtient une contraction musculaire qui, à l'état normal, n'est qu'à peine appréciable avec un courant d'intensité moyenne ; et par contre la fermeture du pôle négatif qui, à l'état normal, produit une contraction tétanique et prolongée, reste sans effet. De plus toutes ces contractions musculaires, au lieu d'être des secousses brèves et rapides, comme cela s'observe dans l'état normal, sont lentes, *traînantes*, assez analogues à la contraction d'un muscle lisse : c'est là le principal caractère de la réaction de dégénérescence.

C'est dans le cas de section nerveuse qu'on l'observe au complet ; dans les névrites périphériques spontanées elle n'est souvent qu'ébauchée.

f. *Troubles intellectuels.* — Les troubles intellectuels qui sont surtout l'apanage des névrites puerpérales sont parfois assez prononcés pour qu'on les ait décrits sous le nom de *psychose polynévritique* (Korsakoff).

3º Formes cliniques. — Suivant la prédominance de tel ou tel de ces symptômes la névrite peut revêtir un des trois types suivants : moteur, sensitif, pseudotabétique.

Le *type moteur* est caractérisé par la paralysie avec ou sans atrophie musculaire. Il est réalisé surtout par le saturnisme, la diphtérie et l'arsénicisme, avec une localisation de la paralysie différente dans chacun de ces cas.

Le *type sensitif*, caractérisé par de l'hyperesthésie, des névralgies intenses, de l'anesthésie, de l'abolition des réflexes tendineux est réalisé par l'alcoolisme, le diabète, la lèpre, etc.

Le *type pseudotabétique* réalisé par l'alcoolisme, le diabète, l'arsénicisme doit surtout cette analogie aux troubles sensitifs, à l'abolition des réflexes rotuliens et à l'amblyopie toxique. Il est exceptionnel qu'il existe une véritable incoordination : le plus souvent elle n'est que simulée par la parésie musculaire. Enfin les troubles du côté des muscles oculaires et de la pupille, si constants dans le tabes, sont ici l'exception.

4º Diagnostic. — Les névrites périphériques peuvent être confondues :

a. *Avec les paralysies d'origine centrale*, dont elles diffèrent par la présence de troubles de la sensibilité (anesthésies, douleurs, fourmillements ou hypéresthésie), et par des modifications généralement plus appréciables des réactions électriques.

b. *Avec les paralysies radiculaires* du plexus brachial (voy. p. 260), qui reconnaissent presque toujours pour cause un traumatisme, s'accompagnent de troubles sensitifs peu marqués et revêtent soit le type supérieur (elles atteignent alors des muscles ordinairement épargnés dans les névrites périphériques), soit le type inférieur remarquable par les troubles oculo-pupillaires. On n'observe pas ici la prédominance de la paralysie sur les extenseurs si fréquente dans les névrites.

c. *Avec le tabes*, dont elles se distinguent par l'affaiblissement musculaire, l'absence habituellement d'incoordination, de paralysies oculaires et de troubles pupillaires.

5º Pronostic. — Il varie avec chaque névrite. Celles du saturnisme, du diabète, de la lèpre comportent le pronostic le plus grave ; il en est de même des névrites dites *à frigore*.

Lorsqu'une névrite périphérique doit guérir, les muscles récupèrent graduellement leurs fonctions en même temps que les réactions électriques redeviennent normales. Dans le cas contraire, la paralysie persiste et les muscles subissent une atrophie progressive dont l'impotence définitive est le résultat. Il n'y a pas à envisager qu'un pronostic fonctionnel ; certaines névrites infectieuses ou toxiques entraînent rapidement la mort par paralysie du cœur ou du diaphragme. Enfin les névrites ont aussi dans certains cas une valeur pronostique considérable : ainsi l'abolition du réflexe rotulien notée chez les diabétiques s'observe surtout dans les diabètes graves.

6° Anatomie pathologique. — Elle permet de distinguer les catégories suivantes :

a. *Névrite par dégénérescence wallérienne.* — Lorsqu'on sectionne un nerf, toute la partie située au delà de la section et ainsi séparée du centre trophique, dégénère (loi de WALLER). Dans chaque segment interannulaire, les noyaux de la gaine de Schwann se multiplient, la myéline se désagrège, se segmente en blocs, puis en boules d'inégal volume, le cylindraxe s'amincit par places, devient moniliforme et finit par se rompre ; au bout de quelques jours la myéline a complètement disparu ; il ne reste plus que des noyaux disséminés et des gaines vides. Le nerf ainsi dégénéré ne se régénère plus ; pour qu'il récupère ses fonctions et sa structure histologique normale, il faut qu'il soit pénétré par des bourgeons émanés du bout central resté en rapport avec le centre trophique. On donne à cette lésion le nom de dégénérescence wallérienne.

Pareils phénomènes ne s'observent pas seulement dans les sections nerveuses et les traumatismes, mais encore à une phase avancée des autres névrites que nous allons décrire. Elles finissent par aboutir à la rupture d'un nombre plus ou moins considérable de cylindraxes et *toute la partie périphérique* des fibres nerveuses correspondantes dégénère.

b. *Névrite segmentaire périaxile.* — Elle est caractéristique des

névrites *toxiques* (saturnine, alcoolique, etc.). Elle a été décrite
et réalisée expérimentalement par Gombault en soumettant des
animaux à une lente intoxication par les sels de plomb. Voici
quelles sont ses particularités : le cylindraxe est conservé, bien
que monoliforme (névrite périaxile) ; de plus, les lésions au lieu
d'atteindre la totalité d'une fibre nerveuse comme dans le cas
précédent n'intéressent que *quelques segments* interannulaires çà
et là, en respectant les segments intercalaires : la myéline n'est
pas segmentée en boules ou en blocs, mais transformée en une
fine émulsion, ce qui lui donne un aspect granuleux, comme *sablé ;*
il n'y a pas prolifération des noyaux de la gaine de Schwann,
mais envahissement du segment interannulaire par des cellules
rondes ou des leucocytes ; enfin les lésions débutent, non plus
à la partie moyenne de chaque segment, mais à ses extrémités,
c'est-à-dire au voisinage de l'étranglement annulaire au point
par lequel pénètrent les réactifs et les liquides nutritifs (RANVIER).
En somme, les caractères les plus importants de cette névrite
sont : 1° la limitation de la lésion à quelques segments interannulaires, séparés les uns des autres par des segments restés sains ;
2° la conservation du cylindraxe ; d'où son nom de *névrite segmentaire périaxile.* Il est fréquent d'observer à côté de ces lésions
celles de la dégénérescence wallérienne ; un certain nombre de
cylindraxes moniliformes finissent en effet par se rompre et
toute la partie périphérique des tubes nerveux correspondants
dégénère, puisqu'elle est séparée de son centre trophique.

c. *Névrite interstitielle.* — Elle est caractérisée par des lésions
atteignant primitivement le tissu conjonctif qui sépare les faiscaux
nerveux ; la plus remarquable est la névrite ou périnévrite lépreuse
(VIRCHOW) dont les renflements nodulaires sont perceptibles à travers la peau et montrent à l'examen microscopique le bacille de
la lèpre ou bacille de HANSEN.

d. *Névrite vasculaire*[1]. — Elle est caractérisée par des lésions
vasculaires parallèles aux lésions nerveuses et par l'oblitération
des fines artérioles qui cheminent dans l'épaisseur des troncs
nerveux ; les nerfs sont d'autant plus malades que les troncs sont

---

[1] JOFFROY et ACHARD, *Arch. de méd. exp.*, 1889.

plus gros, contrairement à ce qu'on observe dans les autres névrites où les altérations sont toujours plus marquées à la périphérie. Cette variété, fort rare, accompagne soit des oblitérations
vasculaires localisées, soit l'endartérite oblitérante progressive.
Dans un groupe très voisin, rentrent les altérations nerveuses
consécutives aux varices des membres inférieurs, altérations surtout connues depuis les travaux de VERNEUIL et auxquelles on
a voulu faire jouer un rôle important dans la pathogénie des
ulcères variqueux.

7° Pathogénie. — Ces diverses lésions nerveuses sont-elles
bien réellement primitives ? Pour les deux dernières variétés cela
ne peut faire de doute ; pour les deux premières, la chose a
été contestée et beaucoup d'auteurs admettent une lésion médullaire peu prononcée, inappréciable à nos moyens actuels d'investigation, ou même une altération purement *dynamique* des
cellules trophiques médullaires, susceptible d'entrainer, du côté
des nerfs, des lésions secondaires qui ne sont primitives et autoch-
tones qu'en apparence.

8° Traitement. — Il consiste dans le traitement de l'affection
causale : traitement du diabète, suppression de l'intoxication
alcoolique, saturnine, mercurielle, etc. L'iodure de potassium et le
régime lacté sont des adjuvants utiles au traitement des névrites
toxiques. Le massage, l'électrisation, les injections sous-cutanées de strychnine sont employés avec plus ou moins de succès.
La paralysie ascendante aiguë ou subaiguë est justiciable du
traitement mercuriel à haute dose.

ARTICLE II

SYMPTOMES ET LÉSIONS
DES PRINCIPALES NÉVRITES PÉRIPHÉRIQUES

Après l'étude d'ensemble, forcément schématique, des névrites
périphériques, nous allons maintenant passer en revue les prin-

21.

cipales formes cliniques et anatomiques ; l'extrême variété de leurs symptômes rend ce complément indispensable.

1° Névrites alcooliques. — Les névrites alcooliques [1] se manifestent d'abord par des troubles sensitifs plus ou moins généralisés : fourmillements, hyperthésie cutanée et musculaire, douleurs nocturnes très vives, anesthésies, retard de la perception Dans des cas beaucoup plus rares, il s'y ajoute des troubles moteurs : parésie ou paralysie. Cette paralysie frappe surtout les extenseurs du membre inférieur et affecte la forme d'une paraplégie. Le triceps crural, les extenseurs des orteils, les péroniers, les muscles du mollet sont successivement envahis ; le pied est alors pendant et sa pointe racle le sol pendant la marche ; pour ne pas trébucher, le malade est obligé de relever fortement la jambe à chaque pas, en fléchissant la cuisse sur le bassin : cette démarche qui rappelle celle des chevaux a été désignée par CHARCOT sous le nom de *steppage*. Les névrites alcooliques s'accompagnent souvent d'atrophie musculaire, de rétractions tendineuses et de troubles trophiques ou vaso-moteurs. Exceptionnellement on voit la paralysie se généraliser et tuer le malade par asphyxie en atteignant le diaphragme. — La névrite alcoolique intéresse assez fréquemment le nerf optique : elle se traduit par un scotome central précédé d'amblyopie pour le vert. Dans certains cas, la névrite alcoolique simule le tabes. On a donné à ces cas le nom de *pseudotabes alcoolique ;* le signe de ROMBERG, les troubles sensitifs, l'abolition des réflexes rotuliens, la cécité en sont les principaux symptômes ; par contre, les troubles pupillaires (signe d'Argyll-Robertson), les paralysies oculaires et l'incoordination sont tout à fait exceptionnels : ce qu'on prend pour l'incoordination, c'est le steppage qui est, au contraire, un acte coordonné destiné à remédier à la parésie des extenseurs du pied et non un phénomène ataxique.

Anatomiquement, la névrite alcoolique est une névrite parenchymateuse qui frappe les dernières ramifications des nerfs à la périphérie et se transforme partiellement en dégénérescence

---

[1] BRISSAUD, Thèse d'agrégat., 1886.

wallérienne lorsqu'un certain nombre de cylindraxes sont sectionnés.

2° Paralysies saturnines. — Les paralysies saturnines relèvent également de névrites périphériques (Gombault) ; elles constituent un accident tardif du saturnisme et témoignent d'une intoxication déjà chronique : l'alcoolisme et la fatigue musculaire constituent des conditions prédisposantes. Dans l'immense majorité des cas la paralysie frappe les *extenseurs de l'avant-bras* d'où résulte une attitude caractéristique. Plus rarement elle simule une paralysie radiculaire supérieure ou une amyotrophie du type Aran-Duchenne. Il existe une forme généralisée et même fébrile (Renaut).

3° Paralysies mercurielles[1]. — Les paralysies mercurielles se rapprochent beaucoup histologiquement de la névrite segmentaire périaxile décrite par Gombault et présentent comme elle un état sablé de la myéline ; mais il n'y a ni globules blancs, ni cellules chargées de granulations de myéline, ce qui fait supposer qu'il s'agit d'un processus purement passif. La paralysie porte sur les fléchisseurs aussi bien que sur les extenseurs, contrairement à ce qu'on observe dans la paralysie antibrachiale des saturnins.

4° Névrites arsénicales. — Les névrites arsénicales se produisent dans une intoxication chronique ou comme symptôme tardif d'une intoxication arsénicale aiguë. Elles se traduisent par quelques troubles sensitifs bientôt suivis de paralysie. La caractéristique de cette paralysie est d'intéresser les petits muscles des mains et des pieds (paralysie *chiropodale*), surtout les interosseux ; les mouvements d'écartement et de rapprochement des doigts deviennent impossibles : la main présente la déformation en griffe caractéristique de la paralysie des interosseux (voy. p. 266) et la plante des pieds offre une excavation anormale. Cette paralysie aboutit rapidement à l'atrophie des petits muscles intéressés et peut se généraliser.

---

[1] Letulle, *Arch. de Physiol.*, 1887.

5° Névrites des diabétiques. — Les névrites périphériques des diabétiques [1] expliquent un grand nombre des troubles nerveux du diabète : névralgies rebelles, hyperesthésies, paralysies, abolition des réflexes rotuliens, incoordination, divers symptômes du tabes etc. qu'on attribuait autrefois à la congestion des méninges ou des centres nerveux. Ziemssen émit le premier cette hypothèse que la névrite périphérique pouvait être en cause ; Charcot montra l'origine névritique de la paraplégie diabétique et Pryce assigna la même cause à l'ataxie des diabétiques. Cette action irritante sur les nerfs périphériques a été attribuée au sucre, à l'anhydrémie, à l'acétonémie, au trouble général de la nutrition ou à des principes chimiques mal définis. La névrite se présente sous les formes suivantes : forme hyperesthésique ou névralgique (sciatique surtout) ; forme motrice ou paralytique (paraplégie) et enfin pseudotabes ou ataxie diabétique. Charcot a toutefois démontré que l'incoordination dans ce dernier cas n'était qu'apparente et qu'il s'agissait en réalité d'un *steppage* par paralysie des extenseurs.

L'abolition des réflexes rotuliens est fréquente dans le diabète, surtout dans les diabètes graves.

L'étude histologique de cette névrite a été faite par Auché. L'altération des fibres nerveuses est caractérisée à son premier degré par des échancrures de la gaine de myéline surtout apparentes au niveau des incisures de Lantermann ; le cylindraxe est simplement effilé par places ; dans une deuxième période la myéline se segmente en blocs, puis en boules, en même temps que le cylindraxe disparaît et que les noyaux de la gaine de Schwann se multiplient ; enfin, on ne trouve plus que des gaines vides avec des noyaux irrégulièrement distribués. A côté des fibres dégénérées on rencontre de nombreuses fibres grêles à segments courts et réguliers, indices d'un processus de régénération.

6° Névrites des cancéreux. — Les névrites des cancéreux

---

[1] Auché, *Névrites périphériques chez les diabétiques*, Archives de médecine expérimentale, 1890, p. 635.

sont, d'après Auché[1], excessivement fréquentes, puisqu'on les rencontrerait à l'autopsie dans 90 p. 100 des cas. Elles passent le plus souvent inaperçues, faute de signes cliniques. Dans quelques cas elles se manifestent par des douleurs, des picotements, des fourmillements, une légère hyperesthésie ou une sensation de froid. Le microscope montre des lésions de névrite parenchymateuse à peu près localisées aux ramifications terminales des nerfs. KLIPPER attribue ces névrites à l'œdème ou à la phlegmatia alba dolens concomitante ; AUCHÉ les attribue à la cachexie seule, et à la dyscrasie qui en résulte. On a encore invoqué soit la compression de la moelle ou des racines par généralisation du cancer à la colonne vertébrale, soit la compression directe des nerfs par la tumeur ou les ganglions néoplasiques, soit enfin l'infiltration de la gaine lamelleuse par les éléments cancéreux ; mais ces dernières explications ne s'appliquent qu'à un nombre restreint de cas.

7° Paralysie ascendante aiguë. — La paralysie ascendante aiguë[2] ou *maladie de Landry* est attribuable, dans la majorité des cas, à une polynévrite généralisée. Elle est soit primitive, soit consécutive à une maladie infectieuse, la fièvre typhoïde surtout. Elle débute par une paralysie rapidement progressive des membres inférieurs, qui envahit les membres supérieurs et emporte le malade en quarante-huit heures par paralysie du diaphragme ou au milieu de phénomènes bulbaires.

SCHULTZE, HOFFMANN attribuent la maladie de Landry à une myélite parenchymateuse diffuse ; toutefois l'examen de la moelle est ordinairement négatif ou ne présente que des lésions disproportionnées avec l'intensité des troubles fonctionnels. DEJERINE (1879) a mis en évidence des altérations des racines antérieures et des nerfs musculaires; PITRES et VAILLARD, dans un cas à évolution très rapide, ont constaté la segmentation de la myéline des nerfs périphériques, avec section précoce du

---

[1] AUCHÉ, *Névrites périphériques chez les cancéreux*, Revue de médecine, 1890.

[2] PITRES et VAILLARD, *Arch. de Physiol.*, 1887.

cylindraxe, sans multiplication des noyaux. La moelle et les autres centres nerveux étaient absolument intacts.

8° Béribéri. — Le béribéri (*Kakke* des Japonais) est une polynévrite survenant à peu près exclusivement dans les pays tropicaux, au Brésil et au Japon. Il se manifeste par une paralysie et une atrophie musculaire généralisée prédominant toutefois aux membres inférieurs (paraplégie). Il peut s'y adjoindre des phénomènes cardiaques ou dyspnéiques parfois mortels, de l'œdème des membres inférieurs ou de l'anasarque (forme hydropique ou hydroatrophique).

Le béribéri, longtemps considéré comme le résultat d'une intoxication alimentaire ou de mauvaises conditions hygiéniques est de plus en plus considéré comme une maladie infectieuse, susceptible même de devenir quelquefois contagieuse. Indépendamment des lésions de névrite parenchymateuse et interstitielle (Balz) on trouve à l'autopsie un état granuleux et une dégénérescence du foie, du rein et du cœur comme dans les maladies infectieuses aiguës. Divers auteurs (Ogata, Musso et Morelli, Rebourgeon) ont isolé du sang ou des centres nerveux et cultivé divers microorganismes dont l'inoculation aux animaux, après culture, a pu reproduire de la polynévrite généralisée.

9° Névrites puerpérales. — Les névrites puerpérales sont très souvent d'origine infectieuse ; tantôt elles revêtent la forme d'une polynévrite généralisée, tantôt elles se localisent. Elles se traduisent, dans ce dernier cas, soit par la paralysie des muscles innervés par le cubital et le médian (type supérieur), soit par celle des muscles de la région antéro-externe de la jambe et des extenseurs du pied (type inférieur). L'alcoolisme joue assez souvent un rôle accessoire dans leur production. Il ne faut pas confondre ces névrites puerpérales avec les névrites traumatiques qui sont le résultat de la pression du fœtus ou du forceps au cours d'un accouchement laborieux ; ces dernières se distinguent par leur unilatéralité, les douleurs très vives et la paralysie ordinairement limitée au domaine du sciatique poplité externe.

10º Névrites des typhiques. — Les névrites périphériques des typhiques [1], très souvent latentes, se manifestent ordinairement par des douleurs, de l'anesthésie, de l'impotence fonctionnelle et de l'atrophie musculaire. Ces symptômes prédominent au niveau des membres inférieurs. Ils étaient autrefois attribués à l'asthénie, à des lésions musculaires (GÜBLER) ou à la myélite (VULPIAN). BERNHARDT, puis PITRES et VAILLARD ont montré qu'ils dépendaient des névrites périphériques.

11º Névrites de la diphtérie. — Les névrites périphériques de la diphtérie, spécialement étudiées page 367 (*Diphtérie*) se caractérisent surtout par la faiblesse des membres inférieurs, la paralysie de l'accommodation (muscle ciliaire), du pharynx et du voile du palais.

ARTICLE III

NÉVRALGIES

On donne le nom de *névralgies* aux douleurs localisées sur le trajet d'un nerf ; elles s'accompagnent de divers troubles moteurs, vaso-moteurs, sécrétoires ou trophiques et relèvent de causes variées : compressions, traumatismes, infections, etc. Il y a à peu près autant de névralgies que de nerfs périphériques ; nous nous bornerons à étudier celle du sciatique, celle du phrénique, celle des nerfs intercostaux et celle du trijumeau que nous prendrons pour type de notre description.

§ 1. — NÉVRALGIE DU TRIJUMEAU

La névralgie du trijumeau atteint une ou plusieurs des branches de la 5e paire.

1º Étiologie. — Comme toutes les névralgies, elle dépend de

---

[1] PITRES et VAILLARD, *Revue de médecine*. 1885.

causes générales et locales. — Parmi les premières figurent les anémies, l'arthritisme, et surtout les maladies infectieuses ; grippe, syphilis, impaludisme, tuberculose. Le froid agit comme une cause occasionnelle de première importance. Les hystériques, les névropathes, tous ceux qui ont une tare nerveuse, paient un plus lourd tribut à la névralgie faciale ; elle est assez fréquente à la période préataxique du tabes.

Les causes locales agissent directement sur le nerf ou son voisinage : compression par des lésions osseuses ou méningées, par des tumeurs ou des cals exubérants, *carie dentaire*, coryza, empyème du sinus maxillaire, affections de l'oreille, etc.

Certaines causes peuvent enfin agir à distance et probablement par un mécanisme réflexe. Ce sont les affections des organes éloignés, de l'utérus par exemple.

2° Symptômes. — Le principal symptôme est la douleur : mais elle s'accompagne quelquefois de troubles sensoriels, sécrétoires, vaso-moteurs ou trophiques.

a. *Douleur*. — Tantôt la douleur est continue, tantôt elle survient sous la forme d'accès quelquefois remarquables par leur périodicité : ainsi ils reviendront chaque matin ou chaque soir à la même heure et disparaîtront brusquement. Souvent aussi, quoique continue, elle présente des exacerbations ou paroxysmes douloureux. Exagérée par le moindre effort, redoublant à chaque battement artériel, elle peut être d'une violence extrême que les malades expriment par toutes sortes de comparaisons. La parole, la mastication sont gênées par son intensité.

Son *siège* est variable avec la branche nerveuse intéressée. Rarement le trijumeau est pris en entier : la névralgie de l'ophtalmique est la plus fréquente, celle du maxillaire supérieur vient ensuite. Chacune de ces névralgies a ses *points douloureux* caractéristiques ; c'est-à-dire que la pression exercée sur le trajet du nerf est particulièrement douloureuse en certains points (*points de Valleix*) : 1° là où le nerf émerge d'un canal osseux ; 2° là où il traverse les muscles pour gagner la peau ; 3° là où il devient très superficiel ; 4° là où il s'épanouit dans les téguments.

Les points douloureux sont :

Pour la névralgie ophtalmique : le point sus-orbitaire (émergence du nerf frontal au milieu et au-dessus de l'arcade sourcilière), le point nasal un peu en dedans de l'angle interne de l'œil, le point palpébral, à la partie externe de la paupière supérieure (émergence du nerf lacrymal).

Pour la névralgie du maxillaire supérieur : le point sous-orbitaire (épanouissement et émergence du nerf sous-orbitaire dans la fosse canine), le point malaire et les points dentaires.

Pour la névralgie du maxillaire inférieur : le point mentonnier (au niveau du trou mentonnier), le point temporal, le point pariétal, le point auriculo-temporal, etc.

On s'explique assez mal pourquoi la pression exercée sur un de ces points provoque une douleur locale : le nerf devrait rapporter cette sensation à son extrémité périphérique, comme les amputés rapportent aux orteils les douleurs dont la cause siège au niveau de leur moignon. Peut-être faut-il invoquer la compression simultanée des nervi-nervorum (HALLOPEAU), ou mieux encore celle des filets minuscules qui se détachent du nerf en ce point pour se distribuer aux muscles et au périoste situés dans le voisinage immédiat.

A côté de la douleur, symptôme le plus important, se rangent les symptômes accessoires et inconstants qui suivent.

b. *Troubles sensitifs et sensoriels.* — Ils consistent dans l'hyperesthésie du territoire cutané, innervé par le trijumeau ; cette hyperesthésie est quelquefois telle que le plus léger attouchement, le contact d'un cheveu provoquent des douleurs atroces. A la longue elle peut faire place à de l'hypoesthésie ou de l'anesthésie. Les accès s'accompagnent souvent de photophobie, plus rarement de surdité passagère.

c. *Troubles vaso-moteurs.* — Ils sont assez habituels : l'œil s'injecte, la conjonctive et la muqueuse buccale sont rouges, la peau de la face est chaude et colorée.

d. *Troubles sécrétoires.* — La sécrétion salivaire est exagérée par suite de l'excitation du nerf lingual ; la sécrétion nasale s'explique par l'excitation du ganglion sphéno-palatin de MECKEL annexé au maxillaire supérieur (VULPIAN et PRÉVOST) ; l'œil est baigné de larmes.

e. *Troubles trophiques.* — Dans les névralgies faciales invétérées, on constate du côté des téguments, divers troubles trophiques : la peau est lisse et amincie, les cheveux se décolorent, des éruptions telles que le zona apparaissent ; on a même vu des altérations de la cornée. Toutes ces modifications sont dues à l'altération du trijumeau, et des fibres trophiques qu'il contient ; on a pu les reproduire expérimentalement par sa section ou par l'ablation du ganglion de Gasser. Une otite suppurée vient parfois compliquer une ancienne névralgie du trijumeau ; on tend à la considérer aussi comme un trouble trophique (Berthold), et Laborde et Gellé ont pu l'obtenir chez l'animal par la section du trijumeau.

3° Variétés : névralgie épileptiforme, tic douloureux de la face. — Trousseau a spécialement décrit une névralgie du trijumeau consistant en accès brusques et très passagers ne dépassant pas quelques secondes, mais d'une violence extrême, qui arrache des cris au malade ; ces accès se répètent très souvent, à l'occasion de la mastication, de la parole, etc., et rendent alors l'existence intolérable. Ils ont été nommés par lui *épileptiformes* à cause de leur soudaine apparition. La variété simple se borne à cette douleur subite ; la variété spasmodique s'accompagne de secousses musculaires dans la moitié correspondante de la face, ou de rapides mouvements du maxillaire inférieur (*tic douloureux*). La névralgie épileptiforme est d'une ténacité désespérante : elle succède souvent à une névralgie vulgaire, invétérée.

4° Evolution et pronostic. — La névralgie du trijumeau peut avoir une durée de quelques jours ou de quelques semaines, mais souvent elle récidive et persiste indéfiniment ; rebelle à tous les traitements elle condamne le malade à un véritable martyre et finit par entraîner des altérations sérieuses de la nutrition. Rien n'est donc plus variable que sa durée et son pronostic.

5° Anatomie pathologique et pathogénie. — On a parfois constaté des lésions de *névrite* du trijumeau, de la congestion du ganglion de Gasser, de l'atrophie de ses cellules : ces constatations viennent à l'appui de la théorie périphérique des névralgies. Mais dans la plupart des cas l'intégrité anatomique du nerf paraît absolue, et à moins de supposer que les lésions sont trop délicates pour être appréciables avec nos moyens actuels d'investigation, on est obligé d'admettre que la névralgie est un *trouble nerveux d'origine centrale*, c'est-à-dire dont la cause réside dans un état dynamique spécial des centres auxquels le trijumeau va aboutir : les névralgies réflexes notamment rentrent dans cette catégorie de cas.

6° Diagnostic. — Le siège précis de la douleur et la constatation des points de Valleix éviteront de confondre la névralgie faciale avec : la migraine et son état nauséeux, les diverses céphalées, l'arthrite temporo-maxillaire, etc.

7° Traitement. — Il consiste surtout dans l'emploi des analgésiques : antipyrine (2 à 4 grammes), injections de morphine (1 à 2 centigrammes), aconitine (commencer par un demi-milligramme), injections locales de cocaïne (1 à 2 centigrammes), dans le souffle électrique, les courants continus ou la faradisation. Contre les névralgies qui ont un caractère périodique évident on emploie le sulfate ou le valérianate de quinine (1 gramme *à la fin de l'accès*, afin de prévenir ou d'atténuer l'accès suivant). — Un traitement hygiénique est le plus souvent indispensable : il faut éviter les aliments excitants et épicés, le surmenage intellectuel et oculaire, un genre de vie trop sédentaire.

Le *traitement chirurgical* est réclamé par les malades eux-mêmes dans les névralgies intenses et rebelles : il consiste dans la section des branches douloureuses ou leur arrachement. Le succès de ces opérations n'est pas toujours durable. On a pratiqué plusieurs fois la résection du ganglion de Gasser.

§ 2. — Névralgie du nerf phrénique

Elle peut être occasionnée par toutes les causes morbides qui agissent sur ce nerf, soit au cours de son trajet, soit au niveau de ses terminaisons dans le diaphragme. Les premières sont : les lésions de l'aorte, les pleurésies, les péricardites ; les secondes sont les affections *du foie* ou de la rate, les péritonites et surtout la *pleurésie diaphragmatique* quelle que soit son origine.

L'affection se caractérise par des douleurs tout le long du nerf et à la base du thorax, exagérées par les grands mouvements respiratoires, la toux, la déglutition, bref tous les actes qui nécessitent la contraction du diaphragme.

Les *points douloureux* constatables à la pression sont très caractéristiques, ils siègent : 1° au cou, au-devant du scalène antérieur le long duquel descend le nerf phrénique ; 2° à la partie interne des espaces intercostaux derrière lesquels descend le nerf ; 3° au niveau des insertions du diaphragme sur les côtes et particulièrement sur la 10° côte un peu en dehors de la ligne blanche (*bouton diaphragmatique* de GUÉNEAU DE MUSSY).

Les *irradiations à l'épaule*, dans la main, vers l'apophyse mastoïde, etc., s'expliquent par les anastomoses des origines du phrénique avec les autres branches du plexus cervical.

§ 3. — NÉVRALGIE INTERCOSTALE

Les affections du rachis, des côtes, et surtout celles de la *plèvre* sont les principales causes de névralgie intercostale. L'anévrysme aortique doit beaucoup plus rarement être incriminé. L'exposition au froid joue un grand rôle.

Cette névralgie se caractérise par une douleur continue exagérée par les mouvements respiratoires et les secousses de toux. Les points douloureux sont le point apophysaire (émergence des nerfs perforants postérieurs) et le point perforant antérieur (émergence de la branche perforante antérieure). Cette névralgie s'accompagne assez fréquemment de zona (voy. p. 278).

§ 4. — SCIATIQUE

La sciatique est la névralgie d'une ou plusieurs branches du nerf sciatique.

1° Étiologie. — La goutte, le rhumatisme, la blennorrhagie, la syphilis, la constipation habituelle constituent des causes prédisposantes de première importance. Parmi les causes locales signalons l'influence du froid, surtout du froid prolongé et humide : le simple fait de rester assis sur la pierre, sur l'herbe ou la terre mouillées peut être la cause d'une sciatique rebelle. Enfin toutes les causes de compression peuvent être le point de départ d'une sciatique (sciatique symptomatique) : lésions du rachis, grossesse, tumeurs pelviennes volumineuses, etc., d'où la nécessité de pratiquer systématiquement le toucher rectal et vaginal dans tous les cas de sciatique rebelle, et surtout de sciatique double. L'examen du système nerveux central et la recherche d'une affection médullaire possible ne doivent pas être non plus négligés.

2° Symptômes. — Ils sont subjectifs (douleur) et objectifs :

A. SIGNES SUBJECTIFS. — La douleur ordinairement continue mais surtout paroxystique, est très vive et s'exaspère à l'occasion du moindre mouvement. Son *siège* est surtout caractéristique. Si on interroge le malade, il indique de la main la région lombaire et fessière, la face postérieure de la cuisse, le creux poplité, la face externe de la jambe jusqu'en arrière de la malléole externe, et le bord plantaire externe : en somme, il *décrit* le trajet du sciatique.

La douleur peut être encore précisée par la recherche des *points douloureux,* indiqués par VALLEIX. On détermine facilement de la douleur à la pression (en appuyant le doigt), dans la région lombaire à l'émergence du sciatique, *derrière le grand trochanter,* au niveau de la surface externe de la cuisse (points fémoraux) dans le creux poplité, autour de la tête du péroné, sur la surface plantaire externe. Alors que manquent la plupart des points douloureux, on trouve celui qui a son siège derrière le grand trochanter.

Si, le malade étant couché, on élève en masse son membre inférieur au-dessus du plan du lit, tout en le laissant dans la rectitude, on détermine sur tout le trajet du sciatique une douleur vive : c'est le *signe de Lasègue*.

En fléchissant simplement la jambe sur la cuisse et la cuisse sur le bassin, on ne provoque pas de douleur; mais, si en même temps, on place le membre dans l'*adduction*, ce mouvement est douloureux, au contraire l'abduction combinée à la flexion n'est pas douloureuse (*signe de Bonnet*).

B. SIGNES OBJECTIFS. — BONNET a remarqué qu'il y avait un *abaissement du pli fessier*, même dans des sciatiques qui ne duraient que depuis quelques jours ; quelquefois la peau est froncée de façon à former plusieurs plis. La fesse correspondante est en même temps aplatie.

Les signes qui suivent accompagnent surtout les sciatiques graves.

La diminution de volume de tout le membre inférieur du côté malade peut s'observer dix à quinze jours après le début de la sciatique. Cette *atrophie* est quelquefois accompagnée de mouvements et frémissements fibrillaires.

Du côté de la *peau* on observe une pâleur plus prononcée du côté malade (*glossy skin*), des vésicules ou des plaques de zona, des différences de température entre les deux côtés.

Les troubles de la *sensibilité* consistent en plaques d'anesthésie ou en hyperesthésie généralisée du membre malade.

La *contractilité faradique* est souvent diminuée.

L'attitude du malade est quelquefois caractéristique.

1° Dans la *station debout*, le malade tend, d'après CHARCOT, à s'infléchir du côté sain afin de faire porter tout le poids du corps sur le membre sain. Le tronc présente donc une courbure dont la convexité correspond au côté malade. Cette règle souffre de nombreuses exceptions, car la position indiquée a l'inconvénient de tendre le sciatique douloureux. De plus, il survient quelquefois des phénomènes de contracture qui déterminent l'inclinaison du tronc du côté malade.

2° Pendant la *marche*, à l'opposé du coxalgique qui appuie sur le sol par la pointe du pied et tient le talon élevé, le malade atteint de sciatique pose le pied à plat sur le sol (quelques

malades marchent même sur le talon pour protéger encore
mieux leur nerf). La pointe est ordinairement déviée en dehors
(*pied en équerre*).

3° Dans la *position assise* le malade se repose sur la fesse
saine, de façon que le sciatique douloureux ne porte pas sur la
chaise.

3° Variétés : Sciatique névrite.

— Les caractères que
nous venons d'indiquer sont communs à toutes les variétés de
sciatique, quelle que soit leur cause. LASÈGUE, LANCEREAUX,
LANDOUZY distinguent la sciatique, simple névralgie, de la
sciatique névrite, c'est-à-dire liée à une altération anatomique
du nerf. Celle-ci se caractérise par la continuité de la douleur
l'atrophie musculaire, l'existence des troubles objectifs de la
sensibilité et des troubles trophiques de la peau énumérés
plus haut. Il faut y joindre l'augmentation de volume du nerf
perceptible comme un cordon volumineux derrière le grand
trochanter.

4° Diagnostic.

— Les signes de LASÈGUE et de BONNET, la
recherche des points douloureux sur le trajet du nerf empêcheront de confondre la sciatique avec la coxalgie et le *morbus coxæ
senilis* qui se reconnaitrait aux craquements articulaires.

La sciatique une fois reconnue, il faut remonter à sa cause et
rechercher si l'on n'a pas affaire à une sciatique symptomatique
(tumeur, mal de Pott, etc.).

5° Traitement.

— Les formes bénignes cèdent à l'opium et
à la révulsion légère. Les formes plus tenaces nécessitent
l'emploi des bains sulfureux, des douches de vapeur et surtout
de la pulvérisation au chlorure de méthyle au moyen du
siphon de DEBOVE. Il ne faut pas prolonger l'application du jet
au delà de quelques secondes et on doit l'accompagner de frictions énergiques pour éviter la formation de bulles étendues.
LUTON a conseillé l'injection hypodermique d'une solution de
nitrate d'argent sur le trajet du nerf au niveau des points les
plus douloureux. Le traitement de l'affection causale (rhuma-

tisme, blennorrhagie, compressions) doit occuper la première place.

ARTICLE IV

PARALYSIES RADICULAIRES DU PLEXUS BRACHIAL

Déjà étudiées par Duchenne, Erb, Remak, Seeligmuller, les paralysies radiculaires du plexus brachial sont surtout bien connues depuis le mémoire de Mlle Klumke et la thèse de Sécrétan [1].

1° Définition. — La caractéristique de ces paralysies est de ne pas répondre à la distribution d'un nerf déterminé ; en effet chacune des racines antérieures de la moelle va aboutir à plusieurs nerfs après avoir traversé le plexus brachial, et inversement chaque nerf tire son origine de plusieurs racines. Même particularité pour les troubles de la sensibilité, qui sont d'ailleurs assez atténués. A part cela les paralysies radiculaires présentent tous les caractères des paralysies *périphériques* : atrophie consécutive des muscles séparés de leur centre trophique représenté par les cornes antérieures de la moelle, réaction de dégénérescence (voy. p. 241), troubles trophiques de la peau (*glossy skin*), cyanose, abaissement de la température locale, adipose sous-cutanée, ankylose fibreuse, perte de la réaction sudorale (Klumke).

2° Étiologie. — Elles sont presque toujours d'origine mécanique : traumatismes, accouchements, tumeurs, hémorragies (névrite apoplectiforme). Toutes ces lésions lorsqu'elles portent sur le plexus ont une symptomatologie sensiblement analogue à celle des lésions radiculaires.

3° Physiologie du plexus brachial. — Le plexus brachial

---

[1] Consulter ces deux travaux : Klumke, *Rev. de méd.*, 1885 ; Sécrétan, Th. de Paris, 1885.

reçoit ses branches afférentes de cinq racines médullaires : les
5e, 6e, 7e et 8e cervicales, et la 1re dorsale.

La 5e et la 6e cervicales donnent l'innervation motrice aux
muscles deltoïde, biceps, brachial antérieur, long supinateur,
grand pectoral, grand rond, grand dentelé, grand dorsal et sous-
épineux. Cette distribution a été mise hors de doute par les dis-
sections de FÉRÉ par les recherches expérimentales de FERRIER
et YEO et celles de FORGUES, qui ont procédé, les premiers par
arrachement des racines, le second par excitation, chez le singe.
De plus, ERB a montré que l'excitation électrique, à travers la
peau, d'un point limité qui correspond à l'apophyse transverse
de la 7e vertèbre cervicale, provoquait la contraction en
masse du deltoïde, du biceps, du brachial antérieur et du long
supinateur (point d'ERB).

Les 7e et 8e cervicales et la 1re dorsale innervent le reste du
membre supérieur par l'intermédiaire du radial, du cubital et
du médian.

De plus, la 1re dorsale envoie au grand sympathique le rameau
communiquant qui contient les fibres dilatatrices de l'iris.

4º Symptomatologie. — Les paralysies radiculaires du plexus
brachial se divisent en trois types :

a. *Type supérieur (type Duchenne-Erb).* — Il correspond à la
lésion des deux racines supérieures du plexus brachial : la 5e et la
6e cervicale. Le plus souvent cette paralysie succède à un traumatisme : chute sur l'épaule, compression du creux sus-claviculaire, compression par le forceps, etc.

La paralysie intéresse les muscles deltoïde, biceps, brachial
antérieur, long supinateur, c'est-à-dire que l'élévation du bras
et la flexion de l'avant-bras sont impossibles ; ces mouvements
sont simplement gênés s'il n'y a qu'une simple parésie.

Accessoirement et d'une façon inconstante on note la participation du sous-épineux, du grand dorsal, du grand rond, et du
faisceau claviculaire du grand pectoral. Le membre supérieur
pend alors inerte : il est en adduction et en rotation en
dedans.

La sensibilité est peu ou pas atteinte ; on n'observe qu'une anesthésie passagère limitée au territoire du musculo-cutané, du radial, ou du circonflexe.

b. *Paralysie totale du plexus brachial (de la 5e cervicale à la 1re dorsale).* — Elle est presque toujours d'origine traumatique : chute sur l'épaule, réduction de luxation scapulo-humérale, blessure par arme à feu, etc. La paralysie intéresse tous les muscles du membre supérieur y compris ceux de l'épaule.

· L'anesthésie occupe la main et l'avant-bras ; elle remonte jusqu'au coude qu'elle dépasse irrégulièrement. Parfois elle intéresse aussi la face externe du bras jusqu'au deltoïde ; sa face interne, innervée par des branches venant des intercostaux, reste toujours indemne.

Les troubles oculo-pupillaires sont excessivement fréquents ; ils consistent en myosis, rétrécissement de la fente palpébrale, et enfoncement du globe oculaire. Ils sont dus à la lésion du rameau communiquant du premier nerf dorsal, rameau qui contient les fibres irido-dilatatrices que le centre cilio-spinal de la moelle envoie au grand sympathique [1]. Aussi accompagnent-ils seulement les lésions *radiculaires,* et non les lésions du *plexus.*

L'aplatissement de la moitié correspondante de la *face* a été noté dans quelques rares observations.

La paralysie totale évolue de différentes façons : tantôt les muscles supérieurs récupèrent leur fonction, tantôt ce sont les muscles inférieurs ; dans ce dernier cas il reste une paralysie du type Duchenne-Erb, c'est-à-dire du type supérieur décrit ci-dessus.

c. *Paralysie du type inférieur (7e et 8e cervicales, 1re dorsale)* — Elles sont excessivement rares et succèdent à la paralysie totale, les muscles du groupe supérieur récupérant progressivement leurs fonctions. La paralysie et l'atrophie restent alors limitées aux éminences thénar et hypothénar, et aux interosseux.

L'anesthésie occupe la moitié interne de la main et de l'avant-bras (territoire du cubital et du brachial cutané interne).

---

[1] Il n'y a pas de troubles vasomoteurs de la face, car les fibres vasomotrices passent par les 3e, 4e, 5e et 6e paires dorsales.

Les phénomènes oculo-pupillaires existent comme dans la forme précédente (lésion du rameau communiquant du premier nerf dorsal).

5° Variétés. — Le plexus cervical participe parfois à la lésion ; dans un cas de REXDU la paralysie brachiale radiculaire du type supérieur s'associait à celle des deux branches inférieures du plexus cervical : le splénius et le complexus étaient paralysés et leur saillie remplacée par un méplat.

Il existe aussi des paralysies uni-radiculaires ; dans ce cas c'est ordinairement la première dorsale qui est intéressée, et sa lésion se traduit par des troubles oculo-pupillaires et de la paralysie des muscles de la main (par l'intermédiaire du cubital et du médian).

6° Diagnostic. — On ne confondra pas les paralysies radiculaires :

a. Avec les *paralysies d'origine centrale,* qui se distinguent par l'absence habituelle de troubles de la sensibilité, la plus grande étendue de la paralysie, moins élective pour tel et tel muscle, la fréquence de la contracture et l'exagération des réflexes.

b. Avec les *paralysies d'origine médullaire,* à évolution chronique et ordinairement symétriques.

c. Avec les *paralysies hystériques,* remarquables par leur période d'incubation consécutive au traumatisme, par l'anesthésie souvent superposée à la paralysie, par la coexistence des stigmates hystériques (voy. p. 300).

d. L'*intoxication saturnine* produit parfois une paralysie qui affecte le type radiculaire supérieur ; mais elle est bilatérale et s'accompagne des divers stigmates du saturnisme.

e. Une *luxation de la tête humérale,* qui peut être d'ailleurs la cause d'une paralysie radiculaire, se reconnaît à la position du membre et à la déformation (épaulette acromiale, méplat au-dessous, légère abduction du bras, etc.).

La constatation des troubles oculo-pupillaires peut servir à préciser le siège de la lésion.

7° Pronostic. — Le pronostic dépend d'abord de la cause ; il est évidemment très grave lorsqu'il s'agit d'une tumeur comprimant les racines. Il se base ensuite sur l'atrophie et la réaction de dégénérescence.

8° Traitement. — Le traitement consiste dans l'électrisation, dans le massage et la révulsion, après la disparition des douleurs du début. Une intervention chirurgicale est parfois nécessaire.

ARTICLE V

PARALYSIES DES NERFS

Nous étudierons seulement les plus importantes : celles du radial, du cubital, du médian, du facial et des nerfs oculaires.

§ 1. — PARALYSIE RADIALE .

1° Étiologie. — La principale cause de la paralysie du nerf radial est la *compression* ; il fournit en effet un long trajet et peut être comprimé dans l'aisselle, dans la gouttière de torsion, etc. Les traumatismes, les fractures et luxations, les tumeurs agissent par ce mécanisme ; la paralysie radiale due à l'usage de béquilles, celle qui survient chez les porteurs d'eau, celle qui se produit pendant le sommeil lorsqu'on s'endort la tête appuyée sur le bras, ne reconnaissent pas d'autre cause.

L'action du *froid*, très exagérée par DUCHENNE de Boulogne, peut suffire dans certains cas à produire une paralysie radiale dite rhumatismale.

La paralysie radiale des saturnins a quelques caractères particuliers.

2° Symptômes. — Le radial innerve les muscles extenseurs, ce qui rend sa paralysie tout à fait caractéristique.

a. *Troubles moteurs*. — La main est tombante, fléchie sur

l'avant-bras ; le malade ne peut la relever. La face dorsale du poignet est saillante ; les doigts sont à demi fléchis dans la paume de la main et leur extension est impossible (paralysie des extenseurs), mais d'autre part le malade ne peut les fermer complètement, par exemple pour saisir un objet à pleine main. Cette particularité ne tient nullement à une paralysie des fléchisseurs : elle est due simplement à ce que ces muscles sont rendus trop longs par suite de la chute de la main en flexion. Par suite, leur raccourcissement pour être efficace devrait être beaucoup plus considérable qu'à l'état normal ; il suffit en effet de mettre passivement le poignet en extension pour voir que la préhension s'effectue sans difficulté. On remarquera d'ailleurs qu'un sujet normal ne peut saisir un objet avec force si la main est déjà en flexion : nous la relevons instinctivement quand nous voulons serrer le poing.

Les mouvements d'adduction et d'abduction de la main sont impossibles (paralysie du 1ᵉʳ radial et du cubital postérieur).

Les muscles long et court supinateurs sont paralysés ; lorsqu'on commande au malade de fléchir l'avant-bras pendant qu'on s'oppose à ce mouvement, le biceps et le brachial antérieurs se contractent seuls : on ne sent plus la corde rigide formée par la tension du long supinateur. Le triceps n'est paralysé que lorsque la lésion siège à la partie supérieure du bras au-dessus de la naissance de son filet nerveux ; l'extension de l'avant-bras est alors impossible.

La *contractilité* faradique est ordinairement bien conservée et la réaction de dégénérescence exceptionnelle.

b. *Troubles sensitifs et trophiques.* — La sensibilité est habituellement conservée : ce fait paradoxal a été attribué soit à une plus grande vulnéralité des fibres motrices (Oximus). soit au rétablissement de la sensibilité par voie récurrente (expériences d'Arloing et Tripier).

La *tumeur dorsale du poignet* (Gubler) ne s'observe que dans les paralysies anciennes : c'est une synovite hypertrophique des tendons des extenseurs qu'on a attribuée soit à un trouble trophique, soit à une cause purement mécanique.

3° Diagnostic. — La paralysie radiale qu'on observe chez les saturnins a les caractères suivants : elle est symétrique et bilatérale, elle débute par les extenseurs de l'annulaire et du médius, elle respecte toujours le long supinateur.

On a pu voir dans l'hystérie une paralysie qui simule grossièrement la paralysie radiale (HALLION) ; elle s'accompagne d'une anesthésie généralisée à la main et à l'avant-bras et de contracture des fléchisseurs, fait suite à une attaque d'apoplexie hystérique et coexiste avec des crises convulsives.

§ 2. — PARALYSIE DU CUBITAL

La flexion de la main et son inclinaison sur le bord cubital sont gênées ou supprimées par suite de la paralysie du muscle cubital antérieur. Les mouvements du *petit doigt* sont abolis (paralysie des muscles de l'éminence hypothénar) ; la flexion des deux derniers doigts se fait mal (paralysie des deux derniers faisceaux du fléchisseur profond). La paralysie de l'adducteur du pouce se traduit par l'impossibilité d'opposer le pouce aux autres doigts. Celle des interosseux, qui ont pour fonction les mouvements d'adduction et d'abduction des doigts et la flexion de la première phalange avec extension des deux autres, se traduit naturellement par l'attitude inverse : la première phalange se met en extension et les deux dernières se fléchissent, sous l'influence des muscles antagonistes. En même temps le pouce est attiré en arrière par son extenseur devenu prépondérant, et de cette attitude résulte une *main en griffe* caractéristique (griffe cubitale).

L'*anesthésie*, inconstante, occupe la face palmaire des deux derniers doigts, la face dorsale des trois derniers et la partie cubitale du dos de la main.

§ 3. — PARALYSIE DU MÉDIAN

La flexion de la main se fait sans force, sous la seule influence du cubital antérieur. Les mouvements du *pouce* sont à peu près supprimés : sa flexion et son opposition sont devenues impossibles. La première phalange des doigts peut encore se fléchir (interosseux) ; mais les deux autres restent étendues à cause de la paralysie des fléchisseurs superficiel et profond ; seuls les deux derniers faisceaux de ce fléchisseur profond, innervés par le cubital, concourent à la flexion des doigts et à la préhension des objets qui ne s'effectue plus que par l'annulaire et l'auriculaire.

L'anesthésie, inconstante, occupe la face palmaire du pouce, de l'index et du médius.

§ 4. — PARALYSIE FACIALE

Nous présentons d'abord un court aperçu anatomique et physiologique de l'innervation de la face.

1° Résumé anatomique et physiologique. — Les fibres nerveuses préposées à l'innervation de la face prennent leur origine dans l'écorce cérébrale, à la partie inférieure de la zone rolandique, sur le pied de la frontale ascendante, c'est-à-dire au-dessous du centre moteur du membre supérieur (voy. fig. 37).

Les fibres qui naissent de ce centre cortical deviennent partie constitutive de la substance blanche des hémisphères, passent dans le centre ovale et de là dans la capsule interne qu'elles traversent au niveau de son genou (*faisceau géniculé*). CARVILLE et DURET ont montré que la section de ce faisceau produisait la paralysie faciale unilatérale (voy. fig. 38).

On suppose qu'il y a un centre spécial pour l'orbiculaire des paupières et pour les muscles innervés par le facial supérieur, qu'il siège au niveau du pli courbe. On admet aussi que les fibres qui en émanent ne passent pas par la capsule interne.

Au sortir de la capsule interne les fibres passent dans le pied du pédoncule cérébral dont elles occupent la partie moyenne, puis dans la protubérance où elles se croisent sur la ligne médiane avec celles du côté opposé. Cette décussation a lieu quelques centimètres au-dessus de la décussation des pyramides, à la partie inférieure de la protubérance ; c'est là une notion anatomique importante : elle nous explique comment une lésion protubérantielle sectionnant le faisceau géniculé après qu'il s'est déjà entre-croisé et le faisceau pyramidal avant sa décussation, peut produire la *paralysie alterne* : croisée pour les membres, directe pour la face (syndrôme de MILLARD-GU-BLER).

De même que les faisceaux pyramidaux aboutissent aux cellules des cornes antérieures de la moelle, les faisceaux géniculés aboutissent aux cellules des noyaux bulbaires du facial. A partir de ce point commence le trajet périphérique de ce nerf. Toute lésion siégeant au-dessus de ce noyau bulbaire produira une paralysie centrale; toute lésion siégeant au-dessous aura les caractères d'une paralysie périphérique, s'accompagnera de réaction de dégénérescence, de troubles trophiques, etc.

A sa sortie du bulbe le nerf facial s'engage dans le canal de Fallope, et traverse ainsi le rocher. Dans ce trajet intrapétreux il donne la corde du tympan et des collatérales destinées au voile du palais et au muscle de l'étrier, avant de se diviser en branches terminales destinées aux muscles de la face.

Nous avons décrit plus haut la paralysie faciale d'origine centrale (voy. *Maladies du cerveau, hémorragie cérébrale*), celle qui dérive d'une lésion des noyaux bulbaires (voy. *Paralysie glosso-labiée*); les paralysies radiculaires sont analogues. Nous n'y reviendrons qu'au point de vue diagnostique. Nous allons avoir maintenant en vue la paralysie faciale périphérique.

2° Étiologie[1]. — La *paralysie périphérique* est causée par des lésions atteignant le nerf *avant, pendant* ou *après* son trajet dans le massif osseux du rocher.

a. *Dans le crâne*. — Sur la base du crâne le nerf peut être comprimé par des tumeurs, par des méningites localisées

---

[1] La paralysie faciale d'origine centrale reconnaît la même étiologie que les autres paralysies centrales : hémorragies, ramollissements, tumeurs, gommes ou tubercules intéressant les origines cérébrales ou bulbo-protubérantielles de la 7° paire.

(syphilis) ou généralisées auxquelles il résiste cependant mieux que le nerf acoustique à cause de sa forme arrondie et de la disposition de ses faisceaux en un cordon serré (GRADENIGO).

b. *Dans l'épaisseur du rocher.* — Dans le rocher, il peut être intéressé par des traumatismes, par des tumeurs du nerf auditif ou des anévrysmes de l'artère auditive, et surtout par les otites.

En effet, dès sa pénétration dans le conduit auditif interne où il chemine à côté du nerf auditif, il peut être comprimé par des tumeurs de ce nerf ou des anévrysmes de son artère satellite ; dans l'aqueduc de Fallope, les traumatismes (fractures du rocher, interventions opératoires sur l'apophyse mastoïde) peuvent l'intéresser ; mais c'est l'oreille moyenne qui constitue pour le nerf facial le voisinage le plus dangereux.

L'otorrhée aiguë ou chronique, les ostéites, les séquestres, la simple otite catarrhale sont susceptibles de s'accompagner d'une paralysie faciale. Elle succède quelquefois à l'arrachement d'un polype de la caisse ou à une opération pratiquée sur l'apophyse mastoïde. Pour expliquer tous ces faits, il suffit de se rappeler que l'aqueduc de Fallope fait partie de la caisse du tympan au-dessus de la fenêtre ovale et présente même en ce point, d'après HYRTL, un hiatus constant, au niveau duquel sa paroi devient simplement fibreuse. Le pus peut pénétrer par là et remonter le long du nerf (BROUARDEL).

Le facial est de plus accompagné dans l'aqueduc par une branche de l'artère stylo-mastoïdienne, anastomosée avec les autres artères de la caisse. Toute les lésions inflammatoires de cette cavité pourront donc retentir sur lui. En examinant systématiquement l'oreille dans tous les cas de paralysie faciale, on la trouve très souvent atteinte (LANNOIS).

c. *A sa sortie du rocher.* — A sa sortie du rocher, le facial est exposé à des blessures, et surtout à la compression par les tumeurs de la parotide qu'il traverse.

d. *Paralysie a frigore.* — La paralysie rhumatismale ou *a frigore* est souvent d'origine otique. D'autres fois, c'est une véritable névrite dégénérative. On supposait que le nerf enflammé subissait un étranglement dans son passage à travers l'aqueduc de Fallope et que la paralysie en résultait. MINKOWSKI

23.

a pu s'assurer, dans un cas, qu'il n'y avait que des lésions dégénératives analogues à celles des névrites périphériques et prédominant en dehors du rocher.

e. *Causes générales*. — La prédisposition névropathique, héréditaire ou acquise, joue un rôle important dans la production de la paralysie faciale (Charcot et Neumann).

Indépendamment de ces causes locales, la paralysie faciale peut encore relever de causes générales, de névrites infectieuses : par exemple, la paralysie faciale du tétanos céphalique.

3° Symptomatologie. — La symptomatologie est plus ou moins compliquée suivant que la lésion intéresse le nerf dans le rocher ou à sa sortie. Dans le premier cas la paralysie est dite de cause intrapétreuse ; dans le second, extrapétreuse.

A. Paralysie de cause extrapétreuse. — Elle atteint seulement les branches motrices destinées aux muscles de la face. Comme elle est ordinairement unilatérale, son caractère le plus frappant est la *déviation des traits*. Les muscles de la moitié saine de la face, privés de leurs antagonistes du côté paralysé, attirent à eux la peau, à la face profonde de laquelle ils s'insèrent. La pointe du nez et la commissure labiale sont déviées du côté sain : cette moitié de la face, contractée par son tonus normal, paraît plus petite que la moitié paralysée, qui est au contraire élargie et dont les téguments sont tendus. Les rides du front, les plis de la face sont plus marqués du côté sain, effacés du côté malade. Cette déviation des traits imprime à la physionomie un aspect caractéristique.

Lorsque la paralysie est bilatérale, toute la musculature faciale a perdu sa tonicité, les joues pendent inertes.

Telle est la physionomie à l'état de repos ; mais, dès que le malade exécute des mouvements, veut rire ou parler, une seule moitié de la face s'anime tandis que l'autre immobile garde l'impassibilité d'un masque. Les mouvements du front, des sourcils, de la commissure labiale sont supprimés.

Étudions en détail les muscles paralysés. Le facial supérieur et l'inférieur sont également atteints.

a. *Facial supérieur.* — Par suite de la paralysie de l'orbiculaire des paupières, l'occlusion des yeux est impossible ou
incomplète. Les deux paupières laissent entre elles un intervalle ; le globe oculaire est à découvert (*lagophtalmie*). La surface de la cornée est dès lors insuffisamment protégée : il s'ensuit une kératite qui, dans des cas rares, peut aboutir à la
perforation de la cornée. La paralysie du muscle de Horner
entraîne l'écoulement des larmes sur la joue (*epiphora*).

b. *Facial inférieur.* — Par suite de la paralysie de leur orbiculaire, les lèvres ne peuvent plus s'arrondir pour souffler ou
siffler. Une moitié seule se contracte ; du côté paralysé la joue
se laisse enfler et soulever comme un voile inerte et laisse
échapper l'air. Pendant la mastication, elle ne ramène plus les
aliments sous les arcades dentaires. La narine correspondante
ne se dilate plus à chaque inspiration : ce collapsus de l'aile du
nez, en rétrécissant l'orifice, gêne un peu la respiration et surtout l'olfaction.

Dans certains cas, il y a des muscles respectés. On considérait ces cas comme des paralysies d'origine nucléaire, mais
Bernhardt a montré que cela pouvait s'observer dans des paralysies périphériques.

B. Paralysie de cause intrapétreuse. — Elle n'atteint plus
seulement les branches destinées aux muscles de la face, mais
aussi celles que le facial émet dans son trajet intrarocheux ; et
les branches paralysées sont d'autant plus nombreuses que le
nerf est touché plus près de son origine, que la lésion siège
plus haut dans le canal de Fallope. En remontant ce canal, on
a donc toute une gamme de cas d'une complexité croissante.

a. *La lésion siège au niveau de l'émergence de la corde du
tympan ou au-dessus (partie inférieure de l'aqueduc).* — A la
paralysie de la *face* s'ajoutent alors les *troubles du goût* et de
la *sécrétion salivaire*.

La corde se détache en effet du facial, un peu au-dessus du
trou stylomastoïdien, traverse la partie supérieure de la caisse
du tympan, sort du rocher, puis s'anastomose avec le lingual
et par son intermédiaire va donner la sensibilité gustative au

tiers antérieur de la muqueuse linguale. La lésion du facial au-
dessus de son émergence va donc amener la perte du goût dans
le territoire correspondant. Le malade ne distingue plus les
saveurs.

Cl. Bernard pensait que la corde du tympan n'agissait sur

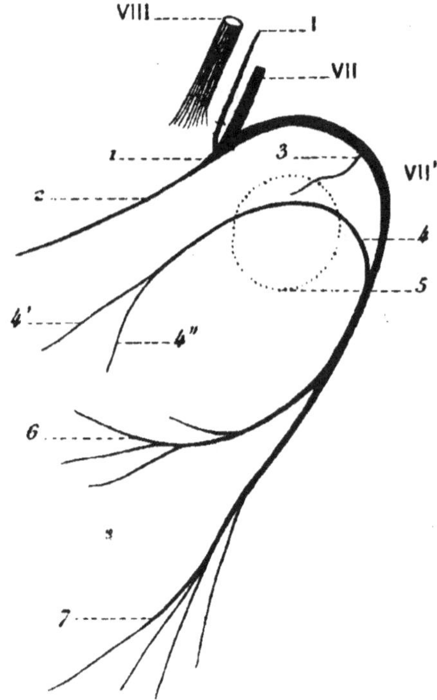

Fig. 61.
Schéma des principales branches du nerf facial.

I, intermédiaire de Wrisberg. — VII, VII', facial. — VIII, nerf auditif.
1, ganglion géniculé. — 2, grand pétreux superficiel se rendant au voile du
palais. — 3, nerf du muscle de l'étrier. — 4, corde du tympan. — 5, tympan. —
6, facial supérieur. — 7, facial inférieur.

la gustation qu'indirectement en provoquant l'érection des
papilles linguales. On n'est pas fixé sur le trajet ultérieur des
fibres gustatives de la corde, après leur pénétration dans le
facial : elles s'en séparent au niveau du ganglion géniculé. Pour
Schiff, elles vont rejoindre le trijumeau par le grand pétreux

superficiel ; pour LUSSANA, elles passent dans le nerf intermédiaire de Wrisberg. Ce qui importe, c'est qu'elles ne restent pas dans le facial ; aussi, verrons-nous souvent disparaître les troubles du goût quand la lésion siège à un niveau plus élevé.

On a noté dans quelques cas une diminution de la *sécrétion salivaire*, car la corde du tympan envoie quelques filets à travers le lingual à la glande sous-maxillaire : la physiologie nous apprend qu'ils comprennent des fibres vaso-motrices et des fibres sécrétoires.

b. *La lésion siège au niveau ou au-dessus de l'émergence du muscle de l'étrier.* — Les *troubles de l'ouïe* font alors leur apparition. L'ouïe devient d'une sensibilité anormale, les sons un peu forts provoquent une sensation désagréable (*ouïe douloureuse*). Dans quelques cas, il y a même augmentation de l'acuité auditive, *hyperacousie* (LANDOUZY), qui, d'après LUCÆ, porterait surtout sur les tons bas ; mais, le plus souvent, l'ouïe douloureuse coexiste avec une diminution de l'audition.

Voici l'explication de ces phénomènes : normalement l'appareil des osselets est maintenu en équilibre par l'antagonisme des deux muscles suivants : 1° le muscle de l'étrier innervé par le facial, dont l'insertion s'opère de telle sorte que sa contraction tend à dégager la platine de l'étrier enfoncée dans la fenêtre ovale et à diminuer par conséquent d'autant la pression labyrinthique ; 2° le muscle du marteau innervé par le trijumeau, qui par sa contraction attire vers le promontoire l'osselet auquel il s'insère et produit par conséquent la tension du tympan et l'augmentation de la pression intralabyrinthique en enfonçant la platine de l'étrier dans la fenêtre ovale. Que le premier de ces muscles vienne à être physiologiquement supprimé par la paralysie faciale, l'action du muscle du marteau, innervé par le trijumeau resté intact, deviendra alors prépondérante : toute la chaîne des osselets sera entraînée vers la paroi interne de la caisse, et l'étrier s'enfoncera dans la fenêtre ovale en augmentant ainsi la pression labyrinthique.

Dans ces conditions, chaque son, chaque bruit qui met en jeu l'accommodation auriculaire, provoque la contraction du muscle du marteau et comme celle-ci n'est plus compensée par son antagoniste, il en résulte des secousses d'une amplitude anormale qui rendent l'ouïe douloureuse.

La tension exagérée de la chaîne des osselets s'accompagne d'ordinaire d'une diminution de l'acuité auditive; mais à un léger degré elle peut l'augmenter au contraire; ainsi s'explique l'hyperacousie signalée par Landouzy.

Hitzig a encore signalé dans la paralysie faciale l'apparition d'un *bruit subjectif* de tonalité basse, lorsqu'on essaie de contracter les muscles de la face. Il l'attribue à la contracture du muscle de l'étrier. Bernhardt l'explique par la contracture de ce muscle auquel s'irradie l'influx nerveux qui ne peut parvenir jusqu'aux muscles de la face, dans sa moitié paralysée. Ce phénomène peut se présenter aussi sur des sujets sains; aussi n'a-t-il pas grande valeur diagnostique.

Enfin Gellé a constaté dans la paralysie faciale l'absence des réflexes de l'accommodation binauriculaire; il y a disparition de la synergie bilatérale des mouvements d'accommodation de l'oreille moyenne.

Ajoutons dès maintenant qu'on peut observer dans la paralysie faciale une diminution considérable de l'ouïe relevant d'un tout autre mécanisme : c'est lorsque la lésion siège dans le conduit auditif interne (tumeur, fracture du rocher, anévrysme, etc.). Le facial et l'auditif, qui ne sont pas encore séparés, sont alors simultanément comprimés dans l'étroit canal osseux où ils cheminent côte à côte).

c. *La lésion siège au niveau ou au-dessus du ganglion géniculé.* — Le nerf grand pétreux superficiel est alors atteint : la paralysie se complique d'un affaissement de la moitié correspondante du *voile du palais;* celui-ci ne se relève plus pendant la phonation; le pilier antérieur de ce côté reste immobile.

La luette est déviée. Enfin la trompe d'Eustache ne s'ouvre plus pendant la déglutition et son occlusion contribue à augmenter les troubles de l'audition déjà mentionnés. — Ajoutons cependant que la participation du voile du palais à la paralysie faciale a été récemment niée par Réthi et par Lermoyez.

d. *La lésion siège dans le conduit auditif interne.* — La paralysie faciale se complique alors d'une surdité très prononcée ou absolue, du même côté, par compression du nerf auditif. On est mal fixé sur la disparition ou la persistance des troubles du goût.

C. Troubles vaso-moteurs, sécrétoires et trophiques. — Les paralysies faciales périphériques peuvent, quel que soit le siège de la lésion intra ou extra-pétreuse, s'accompagner de cyanose de la face ou d'œdème (Lépine, Josserand). Dans des cas très anciens on a pu voir survenir de l'hémiatrophie faciale. Les fibres sécrétoires sont également intéressées : une injection de pilocarpine faite en deux points symétriques de la face provoque une sudation intense du côté sain : le phénomène ne se produit pas du côté paralysé (Strauss). Cette constatation peut être utilisée pour le diagnostic de l'origine périphérique d'une paralysie faciale. Enfin l'examen de la contractilité électrique montre une réaction de dégénérescence plus ou moins complète.

Le tableau synoptique suivant résume les troubles fonctionnels de la paralysie faciale, classés par muscles et appareils.

1° *Tr. moteurs* . . . .
- Muscles de la face. { Mimique. Parole. Mastication. }
- Muscle de Horner.
- Muscle de l'étrier.

2° *Tr. sensoriels* . . .
- Goût (directement).
- Audition.
- Odorat. } Indirectement.
- Vision.

3° *Tr. vasomoteurs.*

4° *Tr. sécrétoires.* . .
- Sécrétion sous-maxillaire.
- Sudorale.
- Lacrymale (indirectement).

5° *Tr. trophiques.*

6° *Tr. de la contractilité électrique.*

4° Diagnostic. — La paralysie faciale périphérique ne sera pas confondue avec l'une quelconque des paralysies faciales d'origine centrale. En général dans ces dernières le facial supérieur est respecté ; l'orbiculaire des paupières est donc intact et le malade peut fermer l'œil du côté paralysé aussi bien que du côté sain.

La paralysie faciale périphérique étant admise, on précisera le siége anatomique de la lésion en se basant sur les troubles de l'ouïe, du goût ou de la sécrétion salivaire (voy. p. 268 *a,b,c,d,*).

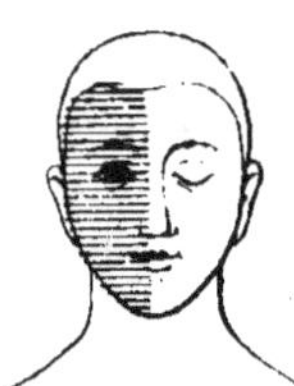

Fig. 62.

Paralysie faciale périphérique. L'œil reste ouvert par paralysie de l'orbiculaire (participation du facial supérieur).

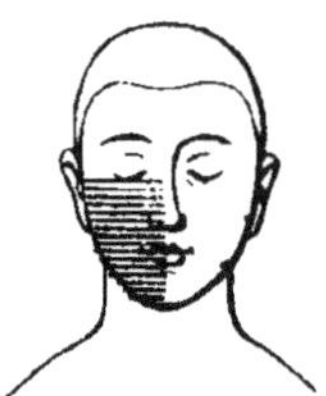

Fig. 63.

Paralysie faciale d'origine centrale. L'occlusion de l'œil est possible (intégrité du facial supérieur).

5° Traitement. — Il consiste dans l'électrisation faradique et dans la suppression de la cause (otite purulente, séquestre du rocher, etc.).

§ 5. — PARALYSIES OCULAIRES

Les paralysies oculaires d'origine nucléaire ont été étudiées déjà avec les maladies de l'isthme de l'encéphale (voy. p. 113 et 116) on voudra bien se reporter à cette description.

Nous n'avons plus à étudier ici que les paralysies oculaires d'origine périphérique.

1° Ophtalmoplégies basilaires. — Les ophtalmoplégies basilaires [1], c'est-à-dire répondant à des lésions de la base du cerveau, relèvent des causes suivantes : hémorragies méningées, méningites aiguës, lésions syphilitiques scléro-gommeuses des méninges, thrombose du sinus caverneux, anévrysme de la carotide interne, ectasies ou artérites syphilitiques des vaisseaux de la base du cerveau, néoplasmes.

[1] Consultez SAUVINEAU. Thèse de Paris, 1892.

Elles ont pour caractères d'être ordinairement mixtes, c'est-à-dire d'intéresser à la fois la musculature intrinsèque et extrinsèque de l'œil, et de s'accompagner fréquemment de la paralysie des nerfs craniens voisins (facial, acoustique, etc.). Elles n'occupent le plus souvent qu'un seul côté, mais cependant peuvent être quelquefois bilatérales. La constatation d'une névrite optique, d'une anosmie unilatérale, d'hémianopsie latérale homonyme par compression d'une bandelette optique, de quelques signes de méningite, tout cela facilite le diagnostic de l'ophtalmoplégie basilaire.

2° Ophtalmoplégies orbitaires. — Les ophtalmoplégies orbitaires sont dues à une lésion des nerfs moteurs oculaires, à une névrite périphérique ou à une tumeur.

Elles reconnaissent deux origines principales ; le tabes et la compression (par une exostose, une tumeur, etc.).

Dans ce dernier cas, l'*exophtalmie* et la constatation d'une lésion orbitaire quelconque, constituent leurs principaux caractères.

3° Paralysies isolées des nerfs oculaires. — La paralysie du moteur oculaire commun se traduit par la chute de la paupière supérieure (ptosis), la dilatation de la pupille qui ne se contracte plus sous l'influence de la lumière et de l'accommodation, la vision indistincte des objets rapprochés (paralysie de l'accommodation). De plus les mouvements d'élévation, d'abaissement et d'adduction du globe oculaire sont supprimés ; l'œil est immobile et dévié en dehors (strabisme externe) par suite de la prédominance du muscle droit externe innervé par le moteur oculaire externe.

La paralysie du moteur oculaire externe se traduit par un strabisme couvergent de l'œil intéressé ; l'œil ne peut se porter en dehors.

CHAPITRE VI

TROUBLES VASO-MOTEURS ET TROPHIQUES

Nous décrivons dans ce chapitre le zona, la sclérodermie, l'hémiatrophie de la face, les troubles vaso-moteurs et trophiques des extrémités.

ARTICLE PREMIER

ZONA

Le zona, encore appelé herpès zoster (de *zona* ou ζωστήρ, *ceinture*), peut être défini : une poussée d'herpès sur le trajet d'un nerf sensible, liée à une névralgie.

1° Symptômes. — Nous étudierons successivement les éléments constitutifs qui caractérisent le zona, avec leurs diverses anomalies, puis les différents sièges du zona.

A. Eléments constitutifs. — Trois éléments d'importance variable le caractérisent : la fièvre, la douleur et l'éruption.

a. *Fièvre*. — La fièvre peut s'élever pendant plusieurs soirs à 39° ou 39°,5 : ordinairement continue, elle est quelquefois intermittente au point de simuler la malaria. Elle s'accompagne d'état saburral des voies digestives (langue chargée, bouche sèche et empâtée, soif, nausées).

b. *Douleur*. — La douleur, quelquefois très intense, comparée à une brûlure ou une morsure, est continue ou intermittente :

c'est vers le soir qu'elle redouble de violence. Tantôt cette névralgie précède l'éruption, tantôt elle l'accompagne, tantôt enfin elle lui est consécutive.

c. *Éruption*. — L'éruption consiste d'abord en plaques rouges séparées par des territoires de peau saine ; sur ces plaques rouges se développent des vésicules dont le contenu se trouble et qui deviennent alors pustules. Entre ces vésicules ou pustules la sensibilité cutanée n'est pas normale : il y a anesthésie ou analgésie. La lésion évolue en 10 ou 12 jours ; les vésicules aboutissent à la dessication, ne laissant d'autres traces qu'une petite collerette.

B. ANOMALIES DANS LES PHÉNOMÈNES NERVEUX. — Le zona laisse quelquefois à sa suite des névralgies rebelles, excessivement douloureuses, de l'atrophie musculaire lorsqu'il porte sur un nerf mixte, des modifications de la sécrétion sudorale (anhydrose ou hyperhydrose). On l'a vu devenir le point de départ d'une paralysie ascendante aiguë.

C. ANOMALIES DANS L'ÉRUPTION. — Il y a des zonas hémorragiques, bulleux, ulcératifs, gangréneux, etc. : ils peuvent donner lieu à une adénite ou à des cicatrices blanchâtres indélébiles, qui permettent un diagnostic rétrospectif.

D. SIÈGE DU ZONA. — Le zona peut siéger à peu près sur toutes les branches nerveuses : (zona cervico-brachial, sciatique, crural, etc.) Le zona intercostal (voy. *Névralgie intercostale*) et le lombo-abdominal sont les plus fréquents : le groupement des vésicules représente alors grossièrement une demi ceinture à peu près horizontale qui entoure une moitié du tronc d'où le nom de *zona* qu'on a plus tard généralisé sans distinction de siège.

Le zona de la branche ophtalmique du trijumeau, *Zona ophtalmique*, s'accompagne souvent de vésicopustules sur la muqueuse des fosses nasales, sur la conjonctive ou la cornée, qui peuvent laisser des troubles sérieux de la vision. Le zona du nerf maxillaire supérieur intéresse les fosses nasales et le pharynx nasal ; les vésicules de la trompe d'Eustache amènent une surdité passagère.

2° Étiologie et pathogénie. — Le zona survient à tous les âges ; il récidive très rarement (KAPOSY, HARDY). Assez souvent il survient sous forme de petites épidémies. Les traumatismes, l'intoxication oxycarbonée, la phtisie (LEUDET), les affections chroniques de la moelle, le tabes, le mal de Pott, sont susceptibles de lui donner naissance.

Mais quelle est sa cause immédiate ? ROMBERG a trouvé de la névrite correspondant à l'éruption ; pour CHARCOT et COTTARD, cette névrite, cause du trouble trophique cutané, serait elle-même consécutive à l'altération du ganglion spinal dont on sait le rôle trophique vis-à-vis des nerfs sensitifs.

TROUSSEAU considérait le zona comme une maladie épidémique et contagieuse. LANDOUZY l'a assimilé aux maladies infectieuses ou aux fièvres éruptives, et a soutenu avec un grand talent cette hypothèse rendue très vraisemblable par la fièvre, l'épidémicité, l'état général, l'évolution cyclique régulière et la rareté de la récidive.

Le zona qui succède aux névrites traumatiques n'est probablement pas susceptible de cette interprétation ; il n'a pas une marche cyclique et récidive fréquemment. Il s'agit là sans doute d'une éruption *zostériforme*, morphologiquement analogue au zona, mais relevant d'un processus différent. Encore n'est-il pas impossible qu'une intervention microbienne soit nécessaire pour que la lésion des filets nerveux aboutisse à la production de vésicules.

3° Diagnostic. — On ne confondra pas le zona avec l'érysipèle, l'eczéma, ou l'herpès ; la disposition des vésicules sur le trajet d'un nerf est trop caractéristique.

4° Traitement. — Le zona guérit spontanément en quelques jours. Le traitement local consistera dans l'application d'une poudre faiblement antiseptique non irritante (amidon, talc et sous-nitrate de bismuth) ; le traitement général sera dirigé contre la fièvre et la douleur (antipyrine et injections sous-cutanées de chlorhydrate de morphine).

ARTICLE II

SCLÉRODERMIE

La sclérodermie (de σκληρὸς, *dur*, et δέρμα, *peau*) est caractérisée par une atrophie et un amincissement de la peau qui devient pâle, lisse et luisante.

1º Symptômes. — Elle se présente sous deux formes : généralisée ou en plaques disséminées.

La sclérodermie en plaques s'accompagne d'une anesthésie limitée à la plaque, ne dépassant pas les limites de celle-ci, par opposition à ce qu'on voit dans la lèpre. Au niveau de la plaque on a également signalé de l'abaissement de la température, de la transpiration, des dilatations vasculaires.

La sclérodermie généralisée donne aux malades qui en sont atteints un aspect qu'on a comparé à celui d'une statue de marbre ; la peau est comme collée sur les plans sous-jacents et il est impossible de la plisser. Cette forme généralisée s'accompagne parfois de raccourcissement et d'atrophie du squelette. On l'a vu coïncider avec de l'atrophie de la langue ou de la face, et avec la maladie d'Addison (LÉPINE). La résistance électrique de la peau est diminuée. La sclérodermie se complique parfois de gangrène.

La sclérodactylie (BALL) est une forme de sclérodermie limitée aux doigts qui deviennent grêles et durs comme des baguettes de bois ; leur pulpe présente de petites cicatrices.

2º Anatomie pathologique. — Les lésions de la peau qu'on a constatées sont l'atrophie de l'épiderme, l'irrégularité ou l'atrophie des papilles, l'épaisissement des tuniques artérielles et surtout de leur adventice. Le rétrécissement des artères et des artérioles a d'ailleurs été constaté sur le vivant, notamment sur les vaisseaux de la rétine à l'ophtalmoscope. Comme lésions nerveuses on a noté la syringomyélie et dans un cas des lésions du grand sympathique.

La forme circonscrite guérit le plus souvent spontanément ; la forme généralisée est beaucoup plus grave.

3° Traitement. — Il consiste dans l'application de courants galvaniques et le massage.

ARTICLE III

HÉMIATROPHIE DE LA FACE

Cette affection encore désignée sous le nom de trophonévrose faciale ou d'aplasie lamineuse coexiste assez souvent avec la sclérodermie. Elle débute par des troubles sensitifs, des névralgies dans le domaines des nerfs trijumeaux, des spasmes des muscles de la face. Au bout de quelque temps la peau s'atrophie ; elle perd sa coloration, devient blanche, lisse, amincie, comme cicatricielle. Cette atrophie de la peau s'accompagne parfois de chute des cheveux du même côté, d'atrophie des muscles sous-jacents, de microphtalmie, d'arrêt de développement du squelette d'une moitié de la face. Le contraste qu'elle forme avec la moitié restée saine est dans ce dernier cas tout à fait frappant.

L'hémiatrophie de la face a été considérée comme un trouble trophique. MENDEL la fait dépendre d'une névrite. Son traitement se borne à l'électrisation.

ARTICLE IV

TROUBLES VASO-MOTEURS ET TROPHIQUES

DES EXTRÉMITÉS

Ces phénomènes comprennent l'érythromélalgie, l'asphyxie locale et la gangrène symétrique des extrémités : les deux dernières sont connues sous le nom de maladie de RAYNAUD. La description de cet auteur date de 1862.

1° Erythromélalgie. — L'érythromélalgie décrite par WEIR MITCHELL en 1878, consiste dans un gonflement douloureux des téguments avec congestion intense se présentant sous forme d'accès.

Ce gonflement, précédé d'élancements, de fourmillements et de douleurs très vives, siège généralement aux orteils, plus rarement aux doigts ; il s'accompagne d'une rougeur intense, phlegmoneuse, avec chaleur de la peau et violents battements de artères. Ces phénomènes durent 1/4 d'heure, quelquefois beaucoup plus, après quoi les douleurs cessent et la peau reprend sa teinte habituelle : elle reste cependant pâle dans l'intervalle des accès. Ceux-ci sont réveillés par la pression, par la marche, par la chaleur.

2° Asphyxie locale. — Cette affection qui dure pendant des jours ou des semaines est caractérisée par des fourmillements dans les doigts ou les orteils qui deviennent insensibles et dont la circulation se modifie. Tantôt la peau est cyanosée, livide : c'est ce qu'on appelle *l'asphyxie locale ;* tantôt elle est pâle, exsangue : c'est la syncope locale. Dans les deux cas la température locale est très abaissée. Ces phénomènes qui frappent les doigts, les orteils, plus rarement les oreilles, sont remarquables par leur symétrie ; ils surviennent d'abord sous forme d'accès puis finissent par devenir continus.

3° Gangrène symétrique des extrémités. — Précédée pendant plus ou moins longtemps par l'asphyxie locale, la gangrène débute par des douleurs excessivement vives ; sur la teinte livide des extrémités se détachent des phlyctènes qui se rompent : il en résulte une gangrène superficielle ; sa réparation laisse de petites cicatrices blanchâtres sur la pulpe des doigts qui en est amincie et comme ratatinée. — Dans les cas beaucoup plus rares où la gangrène est profonde les parties nécrosées prennent une teinte noire ; elles se circonscrivent par un sillon d'élimination. On peut assister ainsi à la chute des ongles ou de l'extrémité des doigts : il en résulte des déformations caractéristiques.

4° Pathogénie et traitement. — L'érythromélalgie est considérée comme une paralysie vaso-motrice ou plus justement, en raison de son intermittence, comme une vaso-dilatation active. Elle mérite donc d'être opposée à la maladie de RAYNAUD qu'on attribue à la constriction des artérioles, d'où pâleur et même gangrène des extrémités ischémiées. La maladie de RAYNAUD survient très souvent chez des sujets nerveux ou des hystériques ; elle peut aussi relever d'un état pathologique bulbo-protubérantiel comme dans un cas de LECLERC [1] où elle s'accompagnait de vertige, d'anxiété, de cyanose généralisée et de glycosurie. Dans la gangrène symétrique il est fort probable que les phénomènes vaso-moteurs ne sont pas seuls en jeu et qu'il s'y ajoute soit des lésions vasculaires (endartérite) soit des troubles trophiques d'origine nerveuse.

Le traitement de l'érythromélalgie se résume dans les applications de glace, l'antipyrine à l'intérieur et l'électrisation. Les bains chauds et l'électricité sont indiqués dans la maladie de Raynaud.

[1] LECLERC. *Semaine médicale*, 12 sept. 1900.

CHAPITRE VII

SYNDROMES CONNUS SOUS LE NOM
DE NÉVROSES

Dans cette catégorie de syndromes, appelés *névroses*, rentrent l'épilepsie, l'hystérie, la chorée, la tétanie, la paralysie agitante, la neurasthénie, les migraines, la maladie de Basedow. Leurs lésions sont encore inconnues ou incertaines.

Il est inutile et artificiel de diviser les névroses en motrices, sécrétoires, sympathiques, suivant leur symptôme prédominant ; toutefois je les décrirai dans cet ordre.

ARTICLE PREMIER
ÉPILEPSIE

L'*épilepsie*, ainsi appelée (de ἐπιλαμβάνειν, *saisir, surprendre*) à cause de son début ordinairement brusque, est encore nommée *mal caduc* (à cause de la chute qui constitue un de ses principaux symptômes), *mal comitial* (parce qu'on suspendait les comices lorsque quelqu'un était frappé d'épilepsie) *morbus sacer* (parce que les anciens lui attribuaient une origine divine). Aujourd'hui l'épilepsie ne peut plus être considérée comme une entité morbide définie, mais comme un syndrome pouvant relever de causes très diverses. On décrit l'épilepsie jacksonnienne causée par des lésions de la zone motrice de l'écorce cérébrale, les épilepsies toxiques dues à l'alcoolisme, au saturnisme, à l'absinthe ; les épilepsies réflexes, causées par les parasites intestinaux ; l'épilepsie sénile, etc. Mais bien souvent l'épilepsie ne reconnaît pas de cause appréciable autre que l'hérédité : on désigne ces cas excessivement nombreux sous le nom d'*épilepsie vulgaire* ou *essentielle* qui n'est qu'un terme d'attente.

§ 1. — Symptomatologie

Elle comprend l'étude de l'épilepsie convulsive, de l'épilepsie non convulsive et de l'état mental des épileptiques.

1° Épilepsie convulsive (haut mal). — Elle est caractérisée par la production de *crises* convulsives dans l'intervalle desquelles le sujet ne présente rien d'anormal ou présente quelques autres accidents épileptiques.

A. Crise. — La crise épileptique nous présente à étudier cinq phases successives : l'aura ; la chute ; les convulsions toniques ; les convulsions cloniques ; le stertor ou coma.

a. *Aura*. — La crise est quelquefois annoncée à longue échéance par des prodromes tels que fourmillements, picotements, bourdonnements d'oreille, sensation d'oppression ou d'angoisse ; mais ils n'ont ni la fréquence ni l'importance du prodrome immédiat : l'*aura*.

Cette aura est variable avec chaque malade, mais ordinairement toujours la même pour un même individu. Elle peut être :

Sensitive, et c'est le cas le plus fréquent, consistant alors en une sensation anormale d'engourdissement, de douleur, de chaleur ou de froid comparable à un souffle (aura) qui partie d'un membre, remonte rapidement vers la tête.

Sensorielle : le malade perçoit tout d'un coup des bourdonnements, des sifflements, ou des éclats de tonnerre ; il entend des voix qui l'appellent (aura auditive), ou bien sa vue se trouble, il a des sensations lumineuses diverses, voit des objets colorés ou des personnes imaginaires (aura visuelle), perçoit des odeurs ou des saveurs désagréables (aura olfactive, ou gustative).

Motrice : une des extrémités est prise d'un spasme ou d'un tremblement musculaire qui se propage peu à peu vers la racine du membre ;

Psychique : le malade est frappé de terreur, il se rappelle une scène impressionnante à laquelle il a assisté, une lecture émouvante, ou bien revit par la pensée toute son existence passée.

L'aura précède immédiatement l'accès proprement dit ; quelquefois elle est excessivement rapide et la perte de connaissance est soudaine. Dans d'autres cas elle se prolonge suffisamment pour constituer une sorte d'avertissement ; le malade a le temps de s'asseoir, de se coucher ou d'éviter une chute dangereuse : on a même pu faire avorter momentanément la crise par la flexion du gros orteil, ou la ligature du membre siège de l'aura.

b. *Chute*. — Le début de l'attaque proprement dite est soudain et marqué par quatre phénomènes simultanés : la *pâleur de la face, le cri, la perte de connaissance; la chute.* Le cri, rauque, est dû à la contraction brusque des muscles thoraciques et laryngés ; la perte de connaissance est complète. Le malade perd la notion de tout ce qui l'entoure, et, une fois revenu à lui, il ne se rappelle rien de ce qui s'est passé. La chute est instantanée ; elle se fait n'importe où, dans l'eau, dans le feu, là où le malade se trouve : il n'a pas le temps de la rendre moins dangereuse s'il n'a été prévenu par l'aura. Il tombe de toute sa hauteur, comme une masse inerte.

c. *Convulsions toniques*. — Immédiatement commence la phase des convulsions toniques ou phase tétanique : tous les muscles du corps sont raidis, la tête renversée en arrière et tournée latéralement, les membres dans l'extension, les avant-bras en pronation, les pouces fléchis dans la paume de la main et recouverts par les autres doigts, les yeux convulsés en haut ou par côté, les pupilles dilatées et insensibles à la lumière, les mâchoires serrées, la respiration suspendue en inspiration, la face congestionnée, le pouls fréquent et fort. Cette contraction spasmodique généralisée ne dure guère plus *d'une demi-minute*, mais laisse des traces persistantes : morsures de la langue saisie entre les mâchoires convulsivement serrées, ecchymoses sous-conjonctivales dues à l'excès de la tension sanguine, émission d'urines et de matières fécales par contraction des muscles abdominaux. Ces traces ont une réelle valeur diagnostique. La mort subite peut survenir dès cette période par rupture du cœur ou d'un gros vaisseau.

d. *Convulsions cloniques.* — A cette phase fait suite celle des convulsions cloniques. La raideur tétanique généralisée diminue progressivement : des secousses de plus en plus fortes animent les muscles de la face, des yeux, de la mâchoire ; la langue est mordue, une salive spumeuse couvre les lèvres ; la tête, les membres sont le siège de violentes convulsions ; puis elles se calment peu à peu et cessent enfin complètement pour faire place à la période comateuse.

e. *Coma.* — Le *coma* ou *stertor* est caractérisé par une torpeur profonde ; les membres inertes sont dans une immobilité absolue ; la respiration est régulière, mais ample et bruyante (respiration stertoreuse).

Au bout de quelques minutes le malade sort de son sommeil, ne se rappelant rien de ce qui s'est passé, ne comprenant pas l'étonnement de ceux qui l'entourent. Il se plaint seulement d'une céphalée intense, d'une faiblesse générale avec *sensation de brisement* et s'endort le plus souvent d'un profond sommeil qui dure plusieurs heures.

Les *attaques nocturnes* peuvent passer absolument inaperçues à cause de l'amnésie caractéristique de la crise d'épilepsie : elles ne se révèlent que par des traces de morsures sur la langue, les ecchymoses conjonctivales, les évacuations alvines, la céphalée et la sensation de fatigue qu'éprouve le malade le matin à son reveil.

De l'épilepsie convulsive il faut rapprocher les convulsions limitées ou passagères, et dans certains cas, le *tic de Salaam* ; on désigne sous ce nom une série de mouvements de salutation par flexion de la tête, se répétant un grand nombre de fois par minute. Ce qui prouve que ces phénomènes doivent être quelquefois rattachés à l'épilepsie, c'est la pâleur initiale de la face et la perte de connaissance qui les accompagnent, et l'anéantissement qui leur succède (CH. FÉRÉ).

B. PHÉNOMÈNES D'ÉPUISEMENT ET PHÉNOMÈNES POSTÉPILEPTIQUES. — Après la crise d'épilepsie survient une faiblesse générale et une asthénie musculaire qu'on peut d'ailleurs mesurer au dynamomètre ; parfois des parésies, plus rarement de vraies paralysies (on n'observe guère celles-ci que dans l'épilepsie jacksonienne), du tremblement, de l'aphasie, de la surdité verbale (PICK). Ces *phénomènes d'épuisement* sont tout à fait passagers et leur durée se borne d'ordinaire à quelques heures.

Les *urines* sont également modifiées dans leur composition, après la crise convulsive. LÉPINE, MAIRET, ont démontré que l'excrétion de l'urée et des phosphates était augmentée : cette augmentation porte surtout sur les phosphates terreux, et elle permet d'établir un diagnostic avec la crise d'hystérie où s'observe un phénomène exactement inverse (GILLES DE LA TOURETTE : voy. p. 310).

2° Épilepsie non convulsive (petit mal, épilepsie larvée).

-- Indépendamment des grands accès convulsifs l'épilepsie produit aussi des manifestations *variées* qu'il importe de diagnostiquer et de rattacher à leur véritable cause. Elles peuvent exister isolément, mais alternent d'ordinaire chez le même sujet avec des crises convulsives.

a. *Vertige.* — Le vertige consiste dans une perte de connaissance subite, aboutissant ordinairement à la chute, et suivie de quelques mouvements cloniques de la face ou des membres.

b. *Absences.* — Les absences sont caractérisées par une obnubilation passagère avec pâleur subite, ordinairement sans chute. Le malade interrompt quelques secondes son occupation, ou s'arrête au milieu de la phrase commencée, puis il la reprend immédiatement après, en revenant à lui, comme si rien d'anormal ne s'était passé. Ces absences laissent cependant après elles une grande fatigue.

c. *Ictus apoplectiformes.* — Les ictus apoplectiformes consistent aussi en perte de connaissance subite ; mais au lieu de se dissiper l'ictus est suivi d'un coma profond avec respiration stertoreuse.

d. *Fugues.* — Les fugues revêtant tous les caractères de l'automatisme ambulatoire, pendant lesquelles le malade part en voyage, accomplit quelquefois des actes délictueux, puis revient à lui, ne se rappelant rien de ce qu'il a fait et ne sachant où il se trouve, peuvent aussi figurer parmi les manifestations épileptiques. Il faut en rapprocher l'*épilepsie procursive* qui se manifeste par un besoin impulsif de marcher, de courir, sans en avoir conscience (BOURNEVILLE).

c. *Autres manifestations.* — La migraine, l'angine de poitrine (TROUSSEAU), l'asthme, le tic douloureux de la face, l'ictus laryngé (BIANCHI), peuvent alterner avec des crises épileptiques.

3° Etat mental des épileptiques. — Nous avons vu que la crise d'épilepsie est quelquefois précédée d'une *aura psychique*, caractérisée par des hallucinations, et des *impulsions* aboutissant même à des actes criminels. Mais ces phénomènes peuvent survenir en dehors des attaques convulsives : ce sont des *crises mentales*, qui les remplacent ou alternent avec elles affectant parfois dans leur fréquence un rapport inverse.

L'épileptique éprouve tout d'un coup une impulsion violente et comme une force irrésistible, qui le pousse sans qu'il en ait conscience, au vol, à l'homicide ou à des actes obscènes.

Revenu à lui il peut avoir oublié complètement le crime qu'il vient de commettre. On comprend toute l'importance de cette notion au point de vue médico-légal.

Dans des cas plus rares, l'épilepsie réalise le tableau complet de la *manie aiguë*, délire violent de parole et d'action, cris, agitation extrême, élévation de la température.

Par contre l'épilepsie aboutit souvent à la longue, à un affaiblissement progressif des facultés intellectuelles, à la *démence* la plus caractérisée.

§ 2. — DIAGNOSTIC

Il consiste à rechercher les stigmates de la maladie et à éliminer les affections susceptibles d'être confondues avec elles.

1° Symptômes essentiels pour le diagnostic. — Ce sont les suivants :

a. Stigmates de dégénérescence : voûte palatine ogivale, asymétrie faciale.

b. Traces des crises convulsives antérieures : morsures de la langue, ecchymoses sous-conjonctivales, cicatrices du front, de la face, etc., dues aux chutes.

Il faudra tenir compte des caractères de la crise racontée par des témoins : la pâleur de la face, le cri, l'écume, l'émission des urines ou des matières, la dépression consécutive aux accès, l'amnésie sont de bons signes d'épilepsie, surtout réunis. Le malade lui-même peut donner des réponses catégoriques sur les derniers de ces signes.

L'examen des urines après l'accès peut rendre des services (voy. p. 278), en montrant l'augmentation de l'urée et des phosphates.

2º Diagnostic différentiel. — Le diagnostic différentiel se pose :

a. Avec l'*hystérie*, qui a : 1º ses stigmates (voy. p. 299) ; 2º des crises convulsives différant au moins par quelques caractères des crises d'épilepsie (pas de cri initial, pas de pâleur de la face, pas d'écume, pas de morsure de la langue, pas d'amnésie, pas de stupeur consécutive, aucun de ces caractères n'étant cependant absolu) ; 3º une formule chimique spéciale : la diminution des phosphates, surtout terreux, après la crise (G. DE LA TOURETTE et CATHELINEAU).

b. Avec l'*apoplexie*, de durée beaucoup plus longue.

c. Avec la *syncope* caractérisée par l'arrêt des battements du cœur.

d. Avec le *vertige de Ménière*, qui s'accompagne souvent de sifflements d'oreille et presque toujours d'une diminution permanente de l'acuité auditive : pendant la crise de vertige auriculaire le malade voit tourner les objets autour de lui ou croit tourner lui-même ; il ne perd pas connaissance ; les nausées et les vomissements ne sont pas rares.

e. Avec l'*épilepsie simulée :* le simulateur prend généralement sa crise devant des personnes incompétentes, évite les chutes dangereuses : ses pupilles réagissent à la lumière, son pouls n'est pas modifié comme celui de l'épileptique. Enfin il ne présente pas les stigmates de l'épilepsie.

L'épilepsie une fois diagnostiquée, il faut encore remonter à sa cause pour instituer un traitement pathogénique : pour cela on doit examiner les divers organes points de départ possibles d'une épilepsie réflexe. Il faut éviter surtout la confusion avec l'*épilepsie jacksonnienne* (voy. p. 133).

§ 3. — ÉVOLUTION ET PRONOSTIC

L'épilepsie vulgaire ou essentielle débute dans l'enfance ou à la puberté. Les crises sont séparées par des intervalles variables durant des jours, des mois, des années ; en devenant de plus en plus rares elles finissent par aboutir à la guérison, surtout sous l'influence d'un traitement approprié ; au contraire sous certaines influences (émotions, onanisme, fatigues) ou même sans cause connue, elles deviennent plus fréquentes et se rapprochent quelquefois, au point de constituer l'état de mal.

L'*état de mal* est caractérisé avant tout par la répétition des accès qui deviennent subintrants ; les convulsions se succèdent si rapidement que le malade ne recouvre pas ses sens entre les attaques. L'état convulsif se prolonge sans interruption, l'hémiplégie survient et le malade tombe bientôt dans un coma complet. En même temps la respiration et le pouls s'accélèrent, la température monte à 40° et au delà. Après ce premier stade, stade convulsif, survient une accalmie, caractérisée par la chute du pouls et de la température, et par une fréquence moindre des convulsions. Elle peut aboutir à la guérison, mais le plus souvent cette amélioration n'est que transitoire et le malade entre dans une deuxième phase, *stade méningitique* qui se termine par la mort. Dans cette phase le coma alterne avec des périodes de délire violent, l'émaciation est extrême. des eschares sacrées et fessières à marche rapide apparaissent. La température se relève et monte au delà du chiffre atteint au stade convulsif : elle peut dépasser 41° et s'élever même encore pendant les instants qui suivent la mort. Ch. FÉRÉ l'a vu monter à 44°.

Cet état de mal qui peut durer de quelques heures à huit ou neuf jours n'est en somme qu'un coma prolongé entrecoupé d'accès convulsifs. On ne trouve à l'autopsie qu'une congestion générale des viscères allant quelquefois jusqu'à la production d'hémorragies punctiformes.

§ 4. — TERMINAISON

Indépendamment de l'état de mal qui en est la terminaison la plus ordinaire, l'épilepsie peut aboutir à la *mort* de différentes façons.

Rarement la mort survient pendant une crise isolée ; cependant la physiologie pathologique nous rend bien compte des accidents mortels.

L'énorme élévation de pression artérielle qui accompagne la crise, et qui se traduit d'ailleurs après les attaques violentes par un piqueté hémorragique sur la face, le cou et la poitrine, explique les ruptures vasculaires, à gravité variable suivant leur siège : hémorragies cérébrales, sous-arachnoïdiennes, protubérantielles, ou autres, favorisées d'ailleurs par les tares organiques (artérites, athérome) dont le sujet peut être porteur. On a signalé chez un phtisique une hémoptisie mortelle pendant la crise (MACKENZIE-BACON). D'autres fois c'est le muscle cardiaque lui-même qui se rompt (LUMIER, SHORT), la déchirure portant sur le ventricule droit ou gauche ou sur une oreillette.

Enfin la mort peut survenir par arrêt du cœur, surtout dans les cas où il y avait déjà dégénérescence graisseuse de l'organe. Des ruptures du foie, du diaphragme (TEISSIER) ont encore été signalées. Tous ces accidents sont heureusement fort rares.

Beaucoup plus souvent, la mort survient par asphyxie accidentelle : le malade tombant la face contre terre ou contre son oreiller, dans l'eau, dans le feu, etc., ou à la suite de pénétration des aliments dans les voies respiratoires. D'autres fois la cause de l'asphyxie réside bien dans les voies respiratoires, sans qu'on puisse incriminer le spasme glottique, cet accident ayant pu survenir malgré une trachéotomie préalable (spasme du diaphragme). On a dit enfin que la mort pouvait survenir par simple épuisement, après une crise violente. Elle peut également être amenée par une maladie intercurrente, surtout pulmonaire (pneumonie, broncho-pneumonie, tuberculose).

§ 5. — ANATOMIE PATHOLOGIQUE

Les lésions constatées à l'autopsie des épileptiques portent sur le cerveau et les viscères :

1° Cerveau. — Nous avons vu en étudiant l'épilepsie jacksonnienne qu'on trouvait à peu près toujours une lésion corticale capable de l'expliquer : (tumeur, cicatrice, gomme, compression par une exostose, etc.). Il n'en est plus de même dans l'épilepsie vulgaire où ces lésions sont très inconstantes.

Tantôt on trouve des altérations cérébrales congénitales ou datant des premières années de la vie (scléroses lobaires avec porencéphalie ou sans porencéphalie, encéphalite tubéreuse).

Tantôt on constate l'induration scléreuse du cerveau dont les circonvolutions sont moins saillantes, plus fermes à la coupe que chez un sujet normal : l'examen microscopique a montré à CHASLIN qu'il s'agissait d'une sclérose névroglique, qu'il considère comme une maladie d'évolution.

Tantôt enfin les résultats de l'examen anatomique sont absolument négatifs.

2° Viscères. — L'examen des viscères montre, chez les épileptiques qui ont succombé après des crises nombreuses, de l'hypertrophie du cœur, de la congestion passive de tous les organes avec suffusions sanguines, et quelquefois des ruptures vasculaires, voire même des ruptures des oreillettes, ayant déterminé la mort.

§ 6. — ÉTIOLOGIE ET PATHOGÉNIE

L'épilepsie dite essentielle survient ordinairement à la puberté (LASÈGUE) ou avant. Sa principale cause est l'hérédité :

la plupart des épileptiques sont des dégénérés. On a incriminé l'alcoolisme des parents, leurs tares névropathiques rendues encore plus dangereuses par le mariage entre consanguins, la syphilis héréditaire précoce ou tardive.

Indépendamment de cette prédisposition héréditaire *qui peut suffire* à elle seule pour faire un épileptique, une série de causes viennent souvent ajouter leur influence : diathèses (goutte, artério-sclérose produisant l'épilepsie sénile), intoxications (alcoolisme, saturnisme), infections (fièvres éruptives, syphilis), traumatismes du crâne, excès alimentaires (LÉPINE) cérébraux ou génésiques, affections viscérales diverses (parasites intestinaux, maladies de l'utérus, corps étrangers de l'oreille et du nez) constituant le groupe des épilepsies réflexes dans lequel rentrent aussi les cicatrices douloureuses. Ces causes de mieux en mieux connues tendent à restreindre progressivement le domaine de l'épilepsie essentielle.

Le point de départ des manifestations épileptiques est dans les centres nerveux. On le localisait autrefois dans le bulbe ou le mésocéphale alors qu'on considérait l'écorce cérébrale comme indifférente et inexcitable ; nous savons aujourd'hui à n'en pas douter que les phénomènes convulsifs ont leur source dans l'irritation de l'écorce de la zone motrice du cerveau (voy. *Epilepsie jacksonnienne*, p. 133). Cette irritation est ici déterminée soit par des lésions des éléments nerveux, soit par leur intoxication prolongée, soit enfin à distance par voie réflexe ; mais une susceptibilité spéciale des éléments nerveux est indispensable pour donner de telles réactions : c'est ce qu'on nomme la *prédisposition*.

§ 7. — TRAITEMENT

Il consiste dans l'emploi du bromure de potassium qui doit être administré avec persévérance ; il faut que le malade soit ainsi continuellement sous son influence. On a dit qu'il devait être l'*aliment* de l'épileptique.

La médication bromurée a ses inconvénients (éruptions, catarrhe bronchique, dépression profonde et coma). FÉRÉ a démontré qu'on pouvait atténuer ou éviter la plupart des accidents du bromisme en pratiquant simultanément l'antisepsie intestinale, par exemple, au moyen du régime lacté et du naphtol. Le bromure doit être donné à doses regulièrement croissantes puis décroissantes. BECHTEREW l'a associé à l'adonis vernalis et à la codéine.

D'autres anticonvulsivants ont été préconisés (belladone, hyoscyamine), mais leur emploi ne s'est pas généralisé comme celui du bromure de potassium ou de sodium.

Certains cas comportent des indications spéciales : suppression ou traitement de l'intoxication cause de la maladie (plomb, alcoolisme, syphilis), suppression de la cause immédiate des épilepsies réflexes (helminthiase intestinale, cicatrices douloureuses, etc.). Il faut enfin éviter toutes les causes d'excitation anormale du système nerveux (excès de table, fatigues, surmenage, onanisme) capables de ramener les accès.

L'épilepsie jacksonnienne demande souvent un traitement spécial (voy. p. 137).

ARTICLE II

HYSTÉRIE

Ainsi nommée (du grec ὑστέρα *matrice*), parce qu'on supposait qu'elle avait son siège dans l'utérus, l'hystérie comprend un ensemble de troubles nerveux se groupant sous forme de syndromes fort variables d'ailleurs, sans lésion anatomique appréciable.

§ 1. — ÉTIOLOGIE

L'hystérie se voit surtout chez les femmes et fait son apparition vers l'âge de la puberté; mais elle peut aussi ne se manifester que fort tard et il existe incontestablement une hystérie masculine.

L'hérédité nerveuse joue un très grand rôle dans son étiologie : mais les chagrins, les émotions et les contrariétés, les traumatismes, les intoxications (alcool, plomb, sulfure de carbone), sont ses principales causes occasionnelles. Il est très remarquable que ces causes ne déterminent pas immédiatement l'apparition des phénomènes hystériques, mais qu'ils sont précédés d'incubation : cela est surtout vrai pour l'hystérie traumatique.

L'imitation joue aussi un rôle important dans l'hystérie. C'est probablement ainsi qu'il faut interpréter les cas de contagion ou d'épidémie hystérique.

§ 2. — SYMPTOMATOLOGIE

Les symptômes habituels de l'hystérie sont les stigmates énumérés au diagnostic (voy. p. 311), les crises convulsives, et une série de troubles fort variés, pouvant simuler nombre d'affections nerveuses ou viscérales.

1° Accès convulsifs. — Ils comprennent l'étude de la petite hystérie et de la grande hystérie.

A. PETITE HYSTÉRIE. — La petite hystérie débute par une aura partant de l'ovaire, de l'épigastre ou d'une zone spasmogène quelconque, et remontant progressivement vers le cou (*boule hystérique*). La malade éprouve alors une sensation de suffocation, de strangulation, sa vue s'obscurcit, la tête lui tourne et elle tombe sans connaissance : cette perte de connaissance n'est pas toujours aussi brusque. Alors commence la période des convulsions : d'abord convulsion tonique avec arrêt du thorax en inspiration, puis grands mouvements désordonnés avec cris et vociférations. Enfin ces mouvements se calment et font place à un délire tranquille ou bien la crise se termine par une émission d'urines claires et abondantes (urines nerveuses), par des pleurs ou un rire convulsif, après quoi la malade revient à elle.

B. GRANDE HYSTÉRIE (HYSTÉRO-ÉPILEPSIE). — La crise de grande hystérie, débute comme une crise épileptique par des convulsions toniques et cloniques : elle se continue par des contorsions et

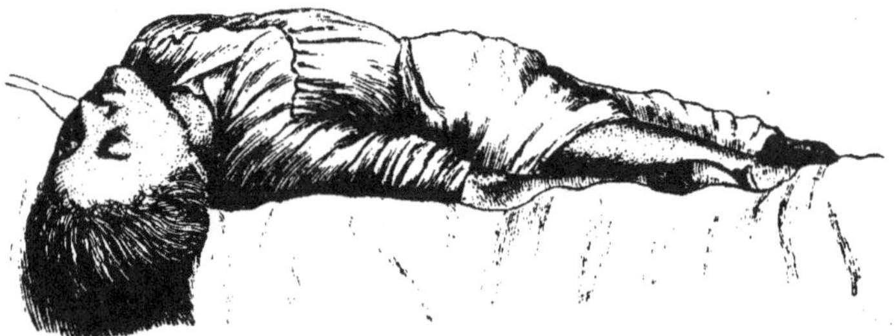

Fig. 64.
Grande hystérie.

de grands mouvements, puis la malade prend des attitudes pas-

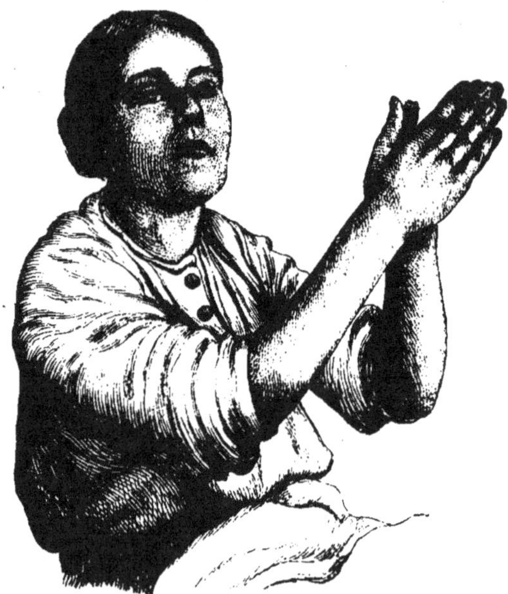

Fig. 65.
Grande hystérie.

sionnelles ou extatiques et enfin elle est en proie à des hallucinations effrayantes ou garde une rigidité cataleptique. BALLET

et Crespin ont vu l'hystérie simuler des crises d'épilepsie jacksonnienne.

Indépendamment des accès convulsifs il survient quelquefois
chez les hystériques des attaques d'apoplexie : cette apoplexie

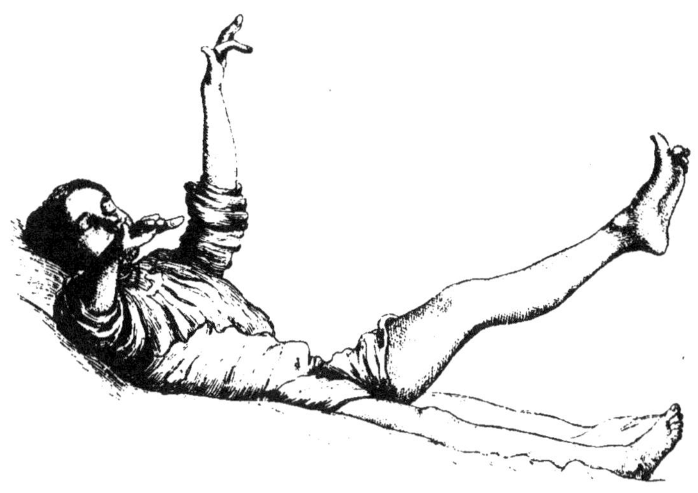

Fig. 66.
Grande hystérie.

hystérique (Debove et Achard) simule à s'y méprendre l'apoplexie due à une lésion organique du cerveau.

2° Contractures. — Les contractures limitées à un membre
surviennent souvent après un traumatisme. D'autres fois elles
sont localisées aux deux membres inférieurs, simulant alors
une paraplégie spasmodique : la malade ne peut détacher ses
pieds du sol, elle avance à grand'peine ; les deux jambes sont
comme collées l'une contre l'autre ; mais il n'y a ni troubles des
sphincters, ni troubles trophiques. Enfin, l'hémispasme glosso-
labié qu'on rencontre quelquefois dans l'hémiplégie hystérique
est aussi une variété de contracture.

Le tremblement, la chorée rythmique, les tics sont de fréquentes manifestations hystériques. L'hystérie est aussi capable
de simuler la sclérose en plaques.

3° Paralysies hystériques. — Étudions d'abord leurs caractères généraux, puis leurs principales variétés.

A. Leurs caractères généraux. — Les paralysies hystériques s'accompagnent souvent d'anesthésie ou de contracture. Elles sont quelquefois fugaces, se déplaçant facilement sous l'influence de l'auto-suggestion ou des aimants (transfert). De même la suggestion joue un grand rôle dans leur production. Elles surviennent souvent après une crise convulsive, aussi Gendrin les considérait-il comme un phénomène d'épuisement; mais Landouzy a montré qu'une paralysie hystérique pouvait au contraire disparaître à l'occasion d'une crise.

Un traumatisme, ou la simple crainte d'un traumatisme, une émotion morale, peuvent encore leur donner naissance; la paralysie dans ce cas ne survient pas immédiatement, mais après une période d'incubation plus ou moins prolongée, pendant laquelle le malade *couve sa paralysie*. Inquiet des conséquences possibles de sa blessure, le traumatisé s'en exagère l'importance et devient paralytique par le fait d'une auto-suggestion inconsciente (Pitres).

Il est vraisemblable que la paralysie hystérique résulte du défaut de contact des prolongements dendritiques des neurones cérébraux, hypothèse formulée par Lépine en 1894.

« Si ces prolongements sont simplement *contigus* et nulle part *continus* (les anatomistes qui ont contrôlé les travaux de M. Cajal l'admettent), on peut concevoir, ce semble, qu'un simple défaut d'adhérence entre ces prolongements mette obstacle au passage de l'influx nerveux; on peut supposer que sous une influence psychique un déplacement insignifiant des prolongements fait cesser la contiguïté et que celle-ci se rétablisse par suite d'un certain éréthisme de la cellule, corrélatif de la volonté. Bref, on peut imaginer différentes variantes de l'hypothèse mécanique que j'indique ici, et qui se résume en disant que l'interruption du passage de l'influx nerveux résulterait du défaut de *contiguïté parfaite* entre les ramifications des cellules ; une cause psychique, un ébranlement quelconque amènerait ce défaut de contact; une action psychique, la volonté, par suite de l'*éréthisme* de la cellule et de ses prolongements, pourraient le rétablir... Ce qu'il faut seulement retenir c'est qu'à ce niveau l'influx nerveux peut être interrompu. Tant qu'on a admis une continuité parfaite de la fibre nerveuse d'une cellule à une autre, la paralysie hystérique était peu compréhensible. Elle s'explique parfaitement aujourd'hui par une cause physico-mécanique [1]. »

B. Hémiplégie.. — Elle succède ordinairement à une attaque d'*apoplexie hystérique*. Après son ictus, le malade se réveille avec une hémiplégie, simulant l'hémiplégie organique, avec les particularités suivantes :

1° La face est ordinairement respectée dans l'hémiplégie hystérique ; mais la paralysie faciale est simulée par un spasme glosso-labié du côté opposé (Charcot). Lombroso, Ballet, Pitres, Babinsky, ont toutefois montré qu'il pouvait exister dans l'hystérie une véritable paralysie faciale : comme celle de cause organique centrale, elle siège uniquement sur le facial infé-rieur, respectant les muscles du front et l'orbiculaire des pau-pières. C'est une paralysie spécialisée : par exemple le malade pourra remuer et arrondir les lèvres, souffler, dévier sa com-missure labiale, mais sera incapable de siffler : souvent aussi cette paralysie, peu apparente au repos, n'apparaît qu'à l'occa-sion des mouvements. Elle peut être double, ou au contraire s'accompagner d'un spasme glosso-labié du côté opposé.

2° Aux membres, la contracture est précoce, apparaît dès le début de la paralysie. — ou bien elle n'existe pas : la para-lysie *reste flasque* et le malade traîne après lui sa jambe malade comme un corps inerte (démarche helcopode). La paralysie organique, c'est-à-dire celle qui succède à l'hémorragie ou au ramollissement cérébral, est bien différente : flasque au début elle s'accompagne au bout de quelques semaines de contracture du membre supérieur et du membre inférieur ; celui-ci se raidit dans l'extension : le malade ne peut marcher qu'en fauchant (démarche hélicopode) (Charcot).

3° L'hémiplégie hystérique s'accompagne habituellement d'hé-

---

[1] Lépine. *Revue de médecine*. 10 août 1894, p. 727, et 1896. p. 652.

mianesthésie ; ce trouble de la sensibilité qui peut se borner à une simple hypoesthésie, se limite absolument à la ligne médiane du corps (anesthésie dimidiée).

4° Les troubles trophiques portant sur les muscles ou la peau sont excessivement rares.

C. Monoplégies. — Elles relèvent le plus souvent de l'hystérotraumatisme. Quelques après jours le traumatisme (et il n'est pas nécessaire qu'il ait été très intense), le membre intéressé présente de la parésie, puis une paralysie complète. Il y a donc une période de latence ou d'incubation : ce simple détail montre bien l'importance, le rôle, de l'autosuggestion.

Le membre paralysé présente une *anesthésie* générale portant sur tous les modes de la sensibilité : à la racine du membre cette anesthésie cesse brusquement.

Au niveau du point traumatisé existe souvent une zone spasmogène dont la pression ou le contact peuvent provoquer une crise convulsive.

D. Paraplégie. — La paralysie des deux membres inférieurs s'accompagne d'une contracture ou fugace, ou très précoce : dans ce dernier cas les malades ne peuvent détacher les pieds du sol, les cuisses sont rapprochées ; elles s'avancent en frottant les genoux l'un contre l'autre. Contrairement à ce qu'on constate dans la plupart des cas de paralysie par lésion organique de la moelle, les réflexes sont normaux, il ne se produit pas d'eschare sacrée, et les troubles rectaux ou vésicaux sont excessivement rares.

L'anesthésie occupe les deux membres inférieurs et se limite nettement à leur racine.

La paralysie des quatre membres (quadriplégie) est excessivement rare. La paralysie d'un membre supérieur et des deux membres inférieurs (triplégie) s'observe fréquemment.

Ces paralysies doivent être soigneusement distinguées des paralysies de cause organique (corticales ou médullaires) ; nous avons exposé chemin faisant les éléments de ce diagnostic différentiel.

Elles se terminent habituellement par la guérison ; mais leur durée est très variable : souvent fugaces, elles peuvent d'autres fois durer des mois ou des années. Elles peuvent aussi récidiver.

4° Paralysies systématisées et troubles de la coordination. — La paralysie hystérique n'intéresse pas toujours en bloc tous les muscles d'un membre : on l'a vue se limiter aux *extenseurs* du poignet et simuler la paralysie saturnine (Potain).

D'autres fois c'est la coordination des mouvements nécessaires pour l'accomplissement d'un acte déterminé qui est en défaut : par exemple la coordination des mouvements nécessaires à la marche (astasie-abasie), des mouvements des lèvres et du larynx (mutisme hystérique), etc. Dans ces deux cas le malade peut parfaitement mouvoir ses jambes, sa langue ou ses lèvres : il n'y a pas paralysie. C'est la *coordination* de ces mouvements, spécialement en vue de la marche ou de la phonation, qui est troublée. Le mutisme hystérique peut s'accompagner d'agraphie (Lépine). On a décrit aussi un bégaiement hystérique.

5° Anesthésies. — L'anesthésie peut intéresser la peau, les parties profondes (os, muscles et ligaments), les muqueuses. L'anesthésie du pharynx et de la conjonctive est si fréquente qu'elle fait partie des stigmates de l'hystérie. Nous décrirons à part celle des organes des sens.

A. Caractères. — Elle peut être complète et porter sur tous les modes de la sensibilité (contact, douleur, chaleur, froid, électricité). Souvent elle est incomplète et il s'agit d'une simple hypoesthésie. D'autres fois enfin elle est dissociée, portant sur un ou plusieurs des modes de la sensibilité et respectant les autres. Lorsque la sensibilité tactile persiste à l'exclusion des sensibilités thermique et douloureuse elle simule absolument la dissociation syringomyélique (voy. p. 100).

Les anesthésies hystériques sont remarquables par leur *mobilité* : les crises convulsives, la suggestion, la faradisation, l'application des aimants ou des plaques métalliques, les modifient dans leur intensité et leur distribution. Sous ces diverses influences l'anesthésie peut disparaître ou passer du côté opposé. Ces *phénomènes de transfert* s'obtiennent facilement par l'application de divers métaux (Burq), de plaques ou de pièces d'or ou d'argent (métallothérapie).

La persistance des réflexes tendineux et de la plupart des réflexes cutanés constitue un deuxième caractère important des anesthésies hystériques.

Les particularités de leur distribution ne sont, comme on va le voir, pas moins caractéristiques.

B. Distribution. — Au point de vue de leur *topographie*, ces anesthésies peuvent affecter plusieurs types :

1° L'*hémianesthésie*, associée ou non à l'hémiplégie motrice, est exactement limitée sur la ligne médiane. Elle peut s'accompagner d'anesthésie des muqueuses ou des organes des sens du même côté, mais cette coexistence n'est point obligée.

2° Les *anesthésies des membres*, associées ou non à des monoplégies, ont une configuration caractéristique : elles sont segmentaires et terminées par une limite absolument nette, correspondant à la racine du membre ou à un segment de membre ; ainsi elles occupent un doigt, la main, le pied, le bras, la jambe, d'où le nom d'anesthésies en doigt de gant, en bracelet, en brodequin, en manche de veste, en gigot.

3° Les *plaques d'anesthésie disséminées* peuvent se rencontrer sur les divers points du tégument.

C. Allocheirie. — Il faut rapprocher de l'anesthésie hystérique, un trouble particulier de la sensibilité, l'*allocheirie* (ἄλλος, *autre*, χείρ, *main*) : dans certains cas d'hémianesthésie hystérique incomplète, si on pique un point quelconque du tégument hypoesthésique, le malade sent la piqûre, mais ne peut dire sur quel côté elle a porté, ou même il la localise du côté opposé.

6° **Hyperesthésie.** — Elle n'est pas aussi étendue que l'anes thésie et se borne à quelques zones dont le contact ou la pression produisent de la douleur et peuvent même déterminer un accès convulsif (*zones spasmogènes ou hystérogènes*). Rien de plus variable que leur localisation. La douleur du testicule, celle de l'ovaire (*ovarie*), sont les plus connues ; mais l'hyperesthésie peut aussi siéger sur un segment de membre, sur une muqueuse, sur le conduit auditif, le sein, le crâne (clou hystérique), le rachis, etc.

Non seulement le contact, mais la crainte même du contact, la vue de la main qui approche, suffit quelquefois pour provoquer la douleur et faire éclater la crise hystérique. Ce simple détail montre assez nettement le rôle de l'état mental.

Par leur intensité et localisation, ces douleurs peuvent simuler les affections organiques ; mal de Pott, coxalgie avec tous ses signes (contracture musculaire produisant l'abduction du membre inférieur, l'ensellure lombaire, etc.).

Les douleurs ne sont pas seulement réveillées par la pression mais surviennent aussi spontanément et simulent même divers syndromes, dépendant d'une affection organique (méningite avec vomissements, angine de poitrine, migraine ophtalmique, etc.).

A l'hyperesthésie il faut encore rattacher les sensations douloureuses produites par un simple contact (aphalgésie de PITRES : ἀφή, *toucher* et ἄλγος, *douleur*).

7° **Troubles des organes des sens**. — Tous les sens peuvent être affectés.

A. VISION. — Les troubles portent sur toutes les fonctions de l'œil :

a. *Rétrécissement du champ visuel. Amaurose, dyschromatopsie.* — Le plus caractéristique et le plus fréquent des troubles de la vision, chez les hystériques, est le *rétrécissement du champ visuel.* Le point de fixation (c'est-à-dire la vision maculaire) est intact, mais le malade ne perçoit pas les objets situés dans les parties périphériques du champ visuel.

Ce rétrécissement concentrique porte sur les deux yeux ;

mais, dans les cas d'hémianesthésie, il peut être plus marqué du côté correspondant et même constituer une véritable *amaurose unilatérale*.

L'amaurose bilatérale, plus rare encore, est subite et passagère.

La vision des couleurs est fréquemment troublée (*dyschromatopsie*). C'est ordinairement la couleur rouge qui disparaît en dernier lieu, alors que, dans les rétrécissements du champ visuel relevant d'autres causes, c'est le bleu qui persiste le plus longtemps. Cette dyschromatopsie n'est pas due à une altération organique ou fonctionnelle de certains éléments de la rétine, mais à une perception défectueuse au niveau des centres encéphaliques. Si en effet on fait tourner devant l'œil d'une hystérique privée de la vision du vert une toupie rouge et verte, elle la voit blanche, absolument comme un sujet normal.

Quelle est la cause de ces troubles de la vision et notamment du rétrécissement du champ visuel ? On les rapporte généralement à un fonctionnement défectueux des centres cérébraux de la vision. Une récente théorie de KNIES les attribue plutôt à un trouble à l'innervation vaso-motrice prédominant au niveau du trou optique ; sous cette influence il y aurait non pas une atrophie, mais un simple déplacement de la myéline, d'où inhibition de la conductibilité des fibres nerveuses ; d'où aussi retour presque immédiat de la fonction, et guérison possible.

b. *Troubles de la réfraction.* — La réfraction présente des troubles variés : l'hystérique ne peut voir distinctement les objets rapprochés (asthénopie accommodative) ou éloignés (myopie par spasme de l'accommodation) ; il les voit gros (macropsie) ou petits (micropsie). Si on lui fait fixer un petit objet qu'on éloigne progressivement, il le voit double ou triple (polyopie monoculaire)[1].

Il est à remarquer que la plupart des troubles de la vision

---

[1] Ce dernier caractère n'est point spécial à l'hystérie, mais s'observe aussi dans les faibles degrés de myopie et paraît résulter d'un spasme de l'accommodation.

que nous venons d'énumérer disparaissent ou s'atténuent lorsque les deux yeux sont ouverts, c'est-à-dire dans la vision binoculaire, alors qu'ils étaient facilement constatables sur chaque œil considéré isolément (PITRES, PARINAUD).

c. *Troubles de la sensibilité cornéenne.* — La sensibilité de la cornée est diminuée ou abolie ; on peut souvent la toucher avec une tête d'épingle sans provoquer le clignement ou réflexe oculo-palpébral.

d. *Blépharospasme.* — La contracture de l'orbiculaire produit le *blépharospasme* ; il simule le ptosis paralytique qui accompagne la lésion du releveur de la paupière supérieure et ne s'en distingue que par l'abaissement du sourcil et l'accentuation des plis verticaux de sa partie interne (CHARCOT) ; dans le ptosis paralytique, au contraire, le sourcil correspondant est élevé et ce sont les plis horizontaux du front qui sont plus marqués.

e. *Strabisme.* — La contracture des muscles moteurs du globe oculaire produit le strabisme (rare). Leur paralysie porte surtout sur les mouvements associés (direction latérale du regard).

f. *Nystagmus.* — Un nystagmus à oscillations rapides, avec tremblement de l'iris, a été récemment décrit par SABRAZÈS et CABANNES [1].

B. AUDITION. — La surdité unilatérale complète est excessivement rare. Le plus souvent : 1° la surdité n'est pas absolue ; 2° son degré est variable avec les diverses sources sonores, et quelquefois variable d'un moment à l'autre ; ainsi une malade ne percevra pas le tic-tac d'une forte montre et entendra la parole à voix basse, une autre ne percevra pas les sons élevés et percevra seulement les sons graves, etc.; 3° lorsque la surdité est unilatérale les malades ne paraissent pas en être gênés, bien différents en cela des sourds par lésion organique de l'oreille qui cherchent toujours à se placer dans la position la moins défectueuse pour l'audition ; 4° la perception aérienne est meilleure que la perception osseuse ; ainsi un diapason

---

[1] SABRAZÈS et CABANNES. Voir *Revue Neurologique*, 1896.

vibrant à l'entrée du conduit auditif est perçu plus longtemps qu'un diapason mis au contact des os du crâne, contrairement à ce que l'on observe dans la surdité par lésion de l'oreille moyenne (l'expérience de Rinne est dite *positive*) ; 5° la surdité s'accompagne rarement de bourdonnements et d'autres bruits subjectifs si fréquents dans les lésions organiques : 6° elle peut s'atténuer ou passer du côté opposé sous l'influence des aimants ou de la métallothérapie (phénomènes de transfert) ; 7° elle peut s'accompagner d'anesthésie du conduit auditif et du tympan, avec ou sans *zones hystérogènes* (Walton) ; mais cette coexistence est tout à fait inconstante (Lichtwitz).

La surdité hystérique survient souvent sans cause appréciable, d'autres fois à l'occasion d'une émotion, d'une lésion légère de l'oreille incapable de produire par elle-même des troubles auditifs, d'un traumatisme, par exemple d'un soufflet sur l'oreille (Cartaz). La surdi-mutité (Cartaz, Lemoine) est très rare.

Les hémorragiess auriculaire périodiques coexistent habituellement avec d'autres hémorragies. Elles ne s'accompagnent d'aucune lésion de l'oreille moyenne : le sang vient du conduit auditif.

C. Goût. — La gustation peut être pervertie, abolie plus ou moins complètement : cette abolition est souvent élective, ne portant que sur certaines saveurs, alors que la perception des autres est conservée.

D. Odorat. — L'anosmie est plus rare.

8° Troubles mentaux. — L'état mental des hystériques est toujours bizarre ; elles sont capricieuses, pleurent et rient presque sans motif et leur caractère est très versatile. Parfois les idées mélancoliques prédominent et peuvent même conduire au suicide. Certaines malades refusent de s'alimenter ou de parler. D'ailleurs ces troubles mentaux jouent un rôle primordial dans la genèse des accidents hystériques qui relèvent à peu près tous de l'auto-suggestion.

9° Troubles trophiques et vaso-moteurs. — L'atrophie musculaire, sans lésion apparente des nerfs ou des centres nerveux, est assez rare dans l'hystérie et ordinairement peu étendue. Le système vaso-moteur réagit avec énergie et la *dermographie* est facile à mettre en évidence : il suffit de promener le doigt à la surface de la peau pour voir apparaître une traînée congestive longtemps persistante. Enfin spontanément les hystériques présentent parfois des œdèmes localisés avec cyanose de la peau (*œdème bleu*).

10° Troubles viscéraux. — Ce sont des phénomènes en somme assez rares : accès de toux hystérique, accès de dyspnée, dysphagie par œsophagisme, aérophagie hystérique (BOUVERET) consistant dans la déglutition de l'air et son rejet par éructation, crises gastriques douloureuses, tympanite et pseudo-péritonite hystériques, vomissements incoercibles, vomissements fécaloïdes. Les vomissements sont quelquefois dus à un simple rejet des aliments introduits dans l'œsophage ; d'autres fois les aliments ont pénétré jusque dans l'estomac où ils compriment une zone hystérogène de la muqueuse (GILLES DE LA TOURETTE) et rendent une crise convulsive imminente : leur rejet par vomissement écarte la crise.

Ces troubles gastriques disparaissent lorsque, par un traitement rationnel, on arrive à déplacer la zone hystérogène.

La pseudo-méningite hystérique simule parfois à s'y méprendre une méningite aiguë. Le plus souvent cependant, en dehors même des stigmates d'hystérie, un symptôme anormal (tel qu'une attitude extatique, un tremblement rythmique, des mouvements de salutation) permet de faire le diagnostic.

11° État de nutrition [1]. — Les renseignements principaux nous sont fournis par les modifications de l'urine, du sang et du poids du corps.

1° Dans l'hystérie normale, c'est-à-dire en dehors des paroxysmes hystériques, la nutrition ne s'écarte pas de ce qu'elle est chez un sujet sain.

2° Dans l'hystérie paroxystique, quels que soient ces pa-

---

[1] GILLES DE LA TOURETTE. *Traité clinique et thérapeutique de l'hystérie*, 1891 et 1894.

roxysmes (attaques convulsives, toux hystérique, chorée rythmée, etc.), la nutrition se modifie comme en témoigne l'analyse des urines. Il y a une *formule urinaire* spéciale (GILLES DE LA TOURETTE et CATHELINEAU) qu'on peut exprimer ainsi :

a. La quantité d'urine reste la même dans les vingt-quatre heures, mais la première miction qui suit l'accès équivaut au double et au triple d'une miction normale (débâcle urinaire) : ce sont des urines claires et limpides dites *urines nerveuses* ;

b. Le résidu fixe est diminué environ d'un tiers ;

c. L'urée tombe de 21 grammes, quantité normale, à 13 ou 14 grammes ;

d. Il y a diminution des phosphates et en même temps *inversion de la formule des phosphates :* cela signifie qu'un malade qui excrète normalement 2,50 d'acide phosphorique n'en excrétera plus que 1,25 par exemple : mais cette diminution ne se répartit pas également sur les phosphates terreux et sur les alcalins ; à l'état normal les premiers sont aux seconds comme 1 est à 3 ; dans l'hystérie paroxystique la diminution portant surtout sur les alcalins, la proportion devient comme 1 est à 2 ou même comme 1 est à 1. Cette inversion de la formule des phosphates permet donc dans certains cas difficiles, d'établir le diagnostic entre les attaques d'hystérie et les attaques d'épilepsie qui s'accompagnent au contraire d'une augmentation de l'excrétion de l'urée et des posphates (LÉPINE, MAIRET).

3° Dans les cas de *vomissements* répétés, ou *d'anorexie* hystérique, les pesées journalières montrent un amaigrissement progressif, qui peut aboutir à la mort.

4° Le *sang* est normal en dehors des cas d'anémie ou de chlorose concomitante ; sa teneur en hémoglobine, en urée, etc., est normale. La quantité de sang qui s'échappe par une solution de continuité des téguments est d'un tiers inférieure à ce qu'elle serait chez un individu normal (GILLES DE LA TOURETTE) ; il y a donc ischémie des téguments.

5° La *fièvre* hystérique (BRIQUET) est un accident fort rare. Elle est continue, rémittente ou intermittente, et peut s'élever au delà de 41°. Son invasion et sa disparition sont soudaines, sa marche irrégulière. L'état général reste bon. Elle a pu simuler la fièvre typhoïde (HANOT).

§ 3. — DIAGNOSTIC

Le diagnostic de l'hystérie est d'autant plus important que cette névrose peut simuler la plupart des affections organiques du système nerveux et de divers appareils, affections infiniment plus graves qu'elle, et que pareille erreur de diagnostic se double d'une erreur de pronostic. A propos de chacun des principaux symptômes ou accidents : anesthésies, hémiplégie, contractures, etc., nous avons exposé les éléments du diagnostic différentiel. Mais en règle générale, toutes les fois qu'on soupçonne l'hystérie, il faut immédiatement rechercher ses *stigmates*. On appelle ainsi des signes somatiques, objectifs, caractéristiques de la névrose, mais dont la plupart peu apparents demandent à être cherchés. L'*ovarie*, l'*insensibilité de la cornée*, l'*anesthésie pharyngée*, le *rétrécissement du champ visuel*, les *anesthésies cutanées* (surtout les anesthésies segmentaires et l'hémianesthésie), les *zones d'hyperesthésie* et les *zones hystérogènes*, constituent les principaux stigmates et suffisent à établir le diagnostic, alors même qu'ils sont très incomplètement réunis.

Mais il est des cas où ces stigmates n'existent pas, où l'hystérie ne se manifeste que par un seul symptôme dont la nature reste douteuse, par exemple une attaque d'apoplexie, une monoplégie brachiale, une hémiplégie ; c'est ce qu'on appelle l'*hystérie mono-symptomatique*. — L'étude attentive de ce symptôme finira par déceler quelqu'un des caractères que nous avons signalés comme propres aux paralysies, aux contractures, aux anesthésies hystériques ; ou bien les conditions particulières qui ont présidé à son apparition (traumatisme, émotion, chagrin, déception), la notion de crises convulsives antérieures, l'influence de la suggestion ou de la métallothérapie, un état mental singulier, mettront sur la voie du diagnostic.

Le diagnostic différentiel, basé sur ces données, doit être fait : 1° avec les divers états convulsifs (épilepsie, p. 285) ; 2° avec la plupart des affections organiques du système nerveux, diffuses ou systématisées, car toutes sont susceptibles d'être simulées par l'hystérie : hémiplégie pár hémorragie et ramollissement cérébrál, méningites, tumeurs, myélite avec paraplégie, syringomyélie (ROSSOLIMO), sclérose en plaques, goître exophtalmique, névrites périphériques ; 3° avec d'autres affections organiques : mal de Pott, coxalgie, ulcère rond, etc.

§ 4. — ÉVOLUTION ET PRONOSTIC

L'hystérie ne comporte pas un pronostic grave *quoad vitam*, bien qu'on ait vu exceptionnellement la mort survenir pendant une crise convulsive ; mais elle peut devenir la source d'infirmités persistantes, telles que des contractures ou des paralysies, qui dureront parfois des années. D'une façon générale, les manifestations hystériques ont d'autant moins de chances de guérir qu'elles sont plus invétérées.

§ 5. — TRAITEMENT

Le traitement de l'hystérie est fort délicat et nécessite une étude approfondie du caractère de chaque malade. Les toniques, l'hydrothérapie, l'exercice et les distractions en constituent la base. Contre les accidents hystériques, tels que les paralysies ou les contractures, il faut lutter par des moyens qui frappent l'imagination des malades : ainsi agissent les aimants, l'électricité statique, la faradisation. La suggestion hypnotique ou la suggestion à l'état de veille sont très fréquemment indiquées, Le bromure de potassium, excellent dans les crises épileptiques, n'a aucune action sur l'hystérie.

ARTICLE III

CHORÉE

La chorée (de *chorca*, danse) est caractérisée par des mouvements désordonnés, involontaires, des membres.

1° Étiologie. — La chorée est une affection de la seconde enfance : c'est entre six et onze ans que s'observent presque tous les cas. Les maladies aiguës, et surtout le *rhumatisme* articulaire aigu, la coqueluche, l'érysipèle et les *fièvres éruptives*, toutes les causes débilitantes, notamment la chlorose et la scrofule, enfin les émotions morales vives, la frayeur sont les principales causes immédiates de la chorée. Elles n'agissent en général que sur un terrain prédisposé par l'hérédité névropathique.

La chorée survient quelquefois chez les adultes ; enfin il existe une chorée des femmes enceintes tout à fait comparable à celle des enfants.

2° Symptômes. — La maladie débute par une irritabilité du caractère et une agitation anormale, ou au contraire par de l'abattement. Le sommeil est interrompu, l'appétit nul ou capricieux ; il y a de la constipation. Des douleurs vagues dans les muscles des membres ou du dos précèdent souvent les troubles moteurs.

Les mouvements choréiques se produisent progressivement ; ils débutent dans un grand nombre de cas par le membre supérieur gauche, mais se généralisent assez rapidement. Les membres sont dans une agitation presque continuelle, à cause de ces grands mouvements involontaires qui se produisent avec brusquerie, interrompent les mouvements volontaires ou en gênent la direction. La démarche même est vacillante ; le petit malade lance ses jambes à droite et à gauche ; debout, il ne peut rester immobile et semble dans une instabilité perpétuelle. Le côté gauche est plus agité que le droit, mais il est exceptionnel que les mouvements soient absolument limités à un côté du corps (*hémichorée*).

La face n'est pas épargnée : elle est grimaçante ; les commissures labiales se dévient alternativement, le maxillaire s'abaisse, les yeux roulent dans tous les sens, quelquefois même la langue est successivement projetée au dehors et retirée, la parole est interrompue ou saccadée. Il y a des mouvements expiratoires convulsifs, une toux aboyante ou chorée du larynx.

Quelques autres troubles nerveux accompagnent la chorée : hyperesthésie des téguments, diminution de l'attention, dépression intellectuelle, affaiblissement de la mémoire, etc. Dans les formes graves de la chorée, il y a du délire, des hallucinations et même de la manie aiguë.

Les *troubles cardiaques*[1] sont fréquents. Le cœur est accéléré ; les malades éprouvent souvent des palpitations et l'auscultation peut faire entendre un souffle systolique de la pointe. Ces troubles cardiaques ne reconnaissent pas toujours la même cause : tantôt il s'agit d'une endocardite infectieuse, tantôt d'une endocardite rhumatismale (TROUSSEAU, G. SÉE, ROGER), qu'on voit se développer au cours même de la chorée, surtout pendant la première attaque, et qui évolue comme toutes les lésions cardiaques organiques, en produisant le plus souvent une insuffisance mitrale ; tantôt il s'agit de souffles anémiques (DESPINE et PICOT), susceptibles de disparaître sous l'influence d'un traitement approprié ; tantôt, enfin, il s'agit réellement de troubles d'origine nerveuse. On admet, en effet, que le muscle cardiaque peut être frappé par la névrose au même titre que les muscles de la vie de relation. J. SIMON, ROMBERG ont vu survenir, pendant la chorée, une arythmie cardiaque très variable d'un jour à l'autre et disparaissant avec les autres troubles musculaires. Cette arythmie s'accompagne parfois de souffles plus difficiles à interpréter : on a invoqué soit une fatigue et une parésie des piliers musculaires tenseurs des valvules (STURGES), soit un spasme ou des contractions irrégulières de certaines parties du cœur (HASSE), hypothèse assez en désaccord avec ce que nous savons de la physiologie du muscle cardiaque dont les diverses parties ne peuvent se contracter isolément, soit enfin une dilatation du ventricule sous l'influence de l'excitation du pneumo-gastrique (FRANÇOIS-FRANCK).

3° Évolution et pronostic. — La chorée se prolonge pendant plusieurs semaines ou plusieurs mois. A la longue, les mouvements finissent par s'atténuer et disparaître complète-

[1] MOITHY. Thèse de Paris, 1892.

ment, ou bien ils se localisent dans quelques muscles, principalement ceux de la face ou des yeux. L'affection peut passer à l'état chronique, même généralisée ; elle laisse souvent après elle un état mental bizarre.

Dans des cas heureusement très rares, l'agitation devient de plus en plus forte ; elle s'accompagne de délire, d'hallucinations et d'insomnie, de spasme du diaphragme ; la parole est inintelligible, la fièvre atteint un degré très élevé, enfin la mort survient dans la prostration et le coma. Cet état de mal choréique n'est pas sans analogie avec l'état de mal épileptique. L'autopsie ne montre qu'une congestion diffuse du cerveau et des méninges, d'ailleurs inconstante.

Plus souvent la mort [1] est le résultat d'une complication : les *complications cardiaques* se montrent de préférence à la fin de la deuxième semaine ou au commencement de la troisième, ce sont : la myocardite, la péricardite et surtout l'*endocardite* qui est particulièrement fréquente ; on trouve souvent, en effet, des végétations valvulaires à l'autopsie des choréiques. Cette endocardite peut être la cause d'une embolie cérébrale mortelle avec paralysies, aphasie ou coma. La mort par asystolie est plus rare et toujours tardive.

La mort peut encore résulter d'une hémorragie cérébrale, d'une infection généralisée (septicémie, phlegmon, érysipèle, etc.), ou d'une localisation quelconque du rhumatisme dans le cas de chorée rhumatismale. La mort subite s'observe soit dans les cas d'intensité extrême, soit dans les formes cardiaques, soit consécutivement à une embolie cérébrale.

4° Variétés. — Dans la *chorée molle* ou paralytique, les membres pendent flasques et inertes ; la marche et quelquefois les mouvements des membres supérieurs sont impossibles et cependant les mouvements involontaires persistent sous la forme de secousses de faible amplitude.

La *chorée électrique* (DUBINI) consiste dans des contractions

---

[1] GUILLEMET. *Mort dans la chorée de Sydenham*, Thèse de Paris, 1892.

très brusques et rythmiques, analogues à des secousses électriques.

La *chorée de Huntington* est une chorée d'emblée chronique, héréditaire, survenant chez des adultes ou des vieillards, et accompagnée d'un affaiblissement progressif des facultés intellectuelles. CHARCOT la considère comme étant de même nature que la chorée vulgaire ; pour LANNOIS, c'est une affection spéciale.

Il existe aussi une *chorée des femmes enceintes ;* c'est habituellement une chorée intense avec participation des muscles du pharynx et troubles respiratoires ; les mouvements choréiques sont augmentés par la pression de l'utérus et les mouvements du fœtus. Dans le plus grand nombre des cas la maladie dure jusqu'à la fin de la grossesse et disparaît à ce moment.

5° Diagnostic. — On évitera de confondre la chorée :

a. Avec les *chorées symptomatiques* : hémichorée par lésion capsulaire, chorée liée aux diplégies cérébrales [1], mouvements choréiques accompagnant la maladie de Friedreich.

b. Avec la *chorée hystérique,* quelquefois arythmique, mais le plus souvent rythmique et continue et coexistant avec les stigmates de la névrose ;

c. Avec l'incoordination des ataxiques ou des cérébelleux ;

d. Avec la *maladie des tics,* dont les mouvements ordinairement limités à la face et aux muscles des épaules sont plus coordonnés, moins illogiques que ceux de la chorée et remarquables par leur instantanéité. Ces mouvements sont susceptibles d'être momentanément arrêtés sous l'influence de la volonté ; ils coïncident souvent avec l'émission d'un son (hem ! hem !) ou la répétition d'un mot ordurier, toujours le même pour chaque malade (coprolalie). La maladie des tics s'accompagne en outre de troubles mentaux bien spéciaux : idées fixes, phobies, folie du doute, arithmomanie, onomatomanie. La répétition d'un mot prononcé devant le malade (écholalie) ou d'un mouvement

---

[1] Elle s'accompagne de paraplégie spasmodique ou de rigidité généralisée.

accompli devant lui (échomatisme) n'est pas aussi fréquente et peut d'ailleurs s'observer dans d'autres états pathologiques.

e. Avec l'*athétose*, dont les mouvements sont beaucoup plus lents et n'intéressent presque que les extrémités (doigts ou orteils) ;

f. Avec le *paramyoclonus multiplex*, qui consiste soit en des mouvements cloniques très rapides non coordonnés, soit dans une raideur tétanique des muscles, soit encore dans des contractions fibrillaires incapables d'imprimer des mouvements aux leviers osseux.

6° Anatomie pathologique. — Les lésions du système nerveux rencontrées à l'autopsie des choréiques sont variables et inconstantes. Elles consistent surtout en un état congestif du cerveau et des méninges avec petits foyers d'hémorragie ou de ramollissement et dans une accumulation de cellules rondes dans les espaces périvasculaires. FLECHSIG et WOLLENBERG ont trouvé autour des vaisseaux des corpuscules ovoïdes, réfringents, qui ne sont probablement autre chose qu'une sorte de dégénérescence hyaline. Ces lésions diverses siègent dans la pie-mère, l'écorce cérébrale, le noyau lenticulaire et le faisceau pyramidal ; elles offrent la plus grande analogie avec les lésions banales produites dans les centres nerveux par les maladies infectieuses. BALZER a vu des altérations des cellules des cornes antérieures de la moelle et TURNER la tuméfaction des cellules pyramidales de l'écorce cérébrale.

Dans le plus grand nombre des cas, l'autopsie ne montre aucune lésion appréciable. Il va sans dire que ces résultats négatifs concernent seulement la chorée de Sydenham. Dans l'hémichorée, dans la chorée congénitale, on trouve au contraire des altérations grossières des centres nerveux (tumeurs ou hémorragies au voisinage de la capsule interne, sclérose cérébrale, etc.).

7° Pathogénie. — Les théories proposées pour expliquer la pathogénie de la chorée sont au nombre de trois : théorie rhumatismale, infectieuse et nerveuse.

27.

a. *Théorie rhumatismale.* — G. Sée, J. Simon, Cadet de Gassicourt considèrent la chorée comme une manifestation du rhumatisme sur les centres nerveux. Les cas où la chorée est précédée d'un rhumatisme articulaire aigu, où elle s'accompagne d'endocardite et se termine par des accidents de rhumatisme cérébral viennent à l'appui de cette interprétation qu'on ne saurait cependant généraliser.

b. *Théorie infectieuse.* — Cette théorie plus récemment soutenue s'appuie sur l'influence étiologique des maladies fébriles, sur certains symptômes tels que la fièvre ou l'endocardite, sur l'analogie avec d'autres affections nerveuses reconnues quelquefois infectieuses, telles que la sclérose en plaques ou la paralysie infantile, et enfin sur quelques constatations bactériologiques. Pianese a retiré de la moelle cervicale d'un choréique un bacille qu'il croit spécifique, et qui, cultivé et inoculé à des animaux, a pu reproduire des mouvements choréiques ; d'autres auteurs (Leredde, Triboulet [1]) ont trouvé dans le sang ou les centres nerveux divers staphylocoques : ils inclinent à penser que la chorée serait le résultat d'une infection banale et non d'une infection spécifique. On a encore incriminé l'action des produits solubles microbiens sur les centres nerveux [2].

c. *Théorie nerveuse.* — La chorée a enfin été considérée comme une névrose, frappant l'organisme au moment de son développement le plus actif : une névrose d'évolution (Joffroy). La plupart des enfants choréiques ont en effet des antécédents héréditaires chargés au point de vue névropathique ; quelques-uns sont même de véritables dégénérés. Cette théorie n'est pas inconciliable avec les précédentes : on tend aujourd'hui à considérer la chorée comme la réaction d'un système nerveux prédisposé par l'hérédité, sous l'influence de causes multiples : maladies infectieuses diverses, fièvres éruptives,

---

[1] Triboulet. *Du rôle possible de l'infection dans la pathogénie de la chorée*, Thèse de Paris, 1893.

[2] Straton (1885) a même soutenu que l'infection déterminait d'abord une endocardite ; de là partent des embolies qui disséminées dans les centres nerveux, produisent les mouvements choréiques, et dans les articulations produisent un pseudo-rhumatisme infectieux.

rhumatisme, frayeur, embarras gastrique, troubles de la nutrition, etc.

8° Traitement. — Il comprend les divers calmants du système nerveux ; chloral, bromure de potassium et surtout antipyrine. Là où elle échoue, Comby conseille l'arsenic sous la forme de liqueur de Boudin (acide arsénieux à $\frac{1}{1\,000}$) dont il donne 10 grammes par jour ; il faut élever progressivement la dose jusqu'à 35 grammes et redescendre ensuite à 10 grammes. Ce traitement qui dure au moins une dizaine de jours doit être associé à la diète lactée.

ARTICLE IV

TÉTANIE

La tétanie consiste dans des accès de contracture, atteignant surtout les muscles des extrémités.

1° Étiologie. — Elle se rencontre surtout dans la grossesse ou pendant l'allaitement, et d'autre part chez les *jeunes enfants* de un à trois ans. L'hérédité névropathique joue un grand rôle dans sa production. Parmi les causes plus immédiates on compte les maladies infectieuses (fièvre typhoïde, choléra), le *rachitisme*, les *troubles digestifs* ; en résumé la tétanie ne se montre guère sur un organisme jusque-là absolument sain. Le refroidissement n'agit que comme cause provocatrice des accès.

2° Symptômes. — Ils diffèrent pendant les accès et dans leur intervalle.

A. Pendant les accès. — L'accès de tétanie est caractérisé par la contracture des muscles des extrémités. Il débute par ceux de l'avant-bras. Les doigts se juxtaposent en extension, la première phalange seule est légèrement fléchie sur le métacarpe. Le pouce en adduction forcée vient se loger dans la gouttière ainsi formée par les quatre derniers doigts : la main affecte de la sorte la forme d'un cône. Trousseau l'a comparée à la main de l'accoucheur qui va pénétrer dans l'utérus. Plus rarement la main est fermée sur le pouce, ou bien le pouce se trouve en abduction. Le poignet est légèrement fléchi.

De là, la contracture envahit les extrémités inférieures : les pieds sont en hyperextension, dans l'attitude du varus équin, les orteils fléchis sur la plante du pied.

Les muscles jumeaux et le tendon d'Achille sont fortement tendus.

La contracture peut ensuite intéresser les grands pectoraux, les sterno-mastoïdiens, les masséters, produisant ainsi le renversement de la tête en arrière et le trismus.

L'accès ne dure que quelques minutes dans les formes d'intensité moyenne et se borne aux extrémités, mais dans d'autres cas il envahit le diaphragme, les muscles du larynx, occasionnant ainsi le *spasme de la glotte* et l'asphyxie qui en résulte.

B. Dans l'intervalle des accès. — Dans l'intervalle des accès, la contracture ne disparaît pas absolument ; celle des doigts persiste à un moindre degré et l'appareil neuromusculaire présente un certain nombre de modifications qui permettent le diagnostic.

a. Hyperexcitabilité électrique des nerfs. — Surtout marquée pour le courant galvanique (*signe de Erb*), elle n'atteint pas seulement les nerfs moteurs, mais aussi les nerfs centripètes, par exemple le nerf acoustique (Chvostek).

b. Hyperexcitabilité mécanique des nerfs. — On peut la mettre en évidence par la percussion des filets du facial, vers l'angle externe de l'œil ; on produit ainsi une contraction brusque de l'orbiculaire palpébral (*signe de Weiss*) ; ou en appliquant une ligature serrée sur le bras : les muscles situés plus bas entrent alors en contracture (*signe de Trousseau*).

Le pincement des muscles provoque facilement la contraction idiomusculaire.

Les accès sont séparés par des intervalles de plusieurs heures ou de plusieurs jours : dans les formes graves ils deviennent subintrants. La maladie dure en moyenne deux semaines, mais peut se prolonger beaucoup plus.

3° Anatomie pathologique et pathogénie. — Les autopsies ont surtout montré de l'hyperémie des centres nerveux. WEISS, BOXOME et CERVESATO ont signalé dans les cas anciens l'atrophie des cellules des cornes antérieures de la moelle.

1° On a édifié sur ces constatations une *théorie nerveuse ;* mais elle ne remonte pas à la cause première des lésions.

2° La *théorie rhumatismale* (TROUSSEAU) incriminait surtout le froid, mais il n'agit guère que comme cause occasionnelle des accès.

3° La tétanie est quelquefois de *nature hystérique* (RAYMOND), mais cette explication ne saurait convenir à la généralité des cas.

4° La *théorie rachitique* (ELSASSER, KASSOWITZ) fait jouer un grand rôle aux lésions osseuses du crâne, qui agiraient mécaniquement en excitant l'écorce cérébrale.

5° La tétanie paraît souvent devoir être attribuée aux *troubles digestifs ;* on a invoqué une action réflexe partie des nerfs de l'estomac, ou une déshydratation des centres nerveux par suite des vomissements abondants, et de la spoliation aqueuse du sang qui en résulte (dilatation de l'estomac, choléra). Il est plus probable qu'il s'agit d'une auto-intoxication à point de départ gastrique (BOUVERET et DEVIC). La fréquence de la tétanie chez les enfants rachitiques s'expliquerait de même par leurs troubles digestifs (COMBY).

4° Traitement. — Contre l'accès on emploiera les inhalations de chloroforme ; dans leur intervalle les bromures, le chloral, les bains tièdes, et on s'attaquera aux troubles gastriques.

ARTICLE V

PARALYSIE AGITANTE

On donne ce nom à un syndrome caractérisé avant tout par de la rigidité musculaire généralisée et du tremblement. Cette maladie a été découverte par Parkinson, en 1817, d'où le nom de *maladie de Parkinson* sous lequel on la désigne fréquemment.

1° Étiologie. — Un grand rôle revient à l'hérédité nerveuse. Les causes occasionnelles les plus importantes sont les émotions,

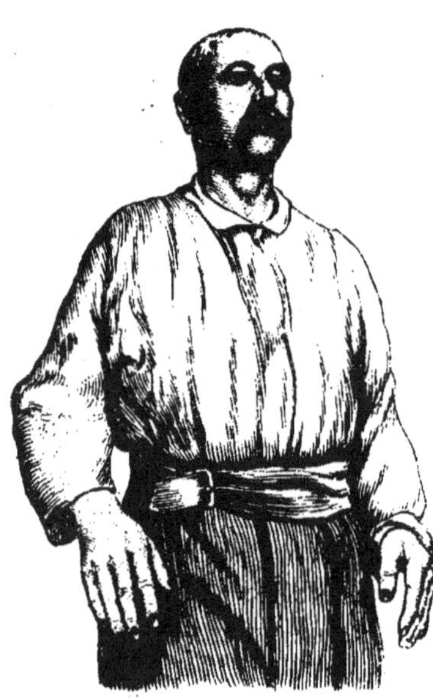

les chagrins et quelquefois les traumatismes : dans ce dernier cas, le tremblement peut débuter par le membre traumatisé. Le froid, le surmenage, quelquefois incriminés, ont une influence bien moins évidente.

2° Symptômes. — Le *début* est ordinairement lent et progressif ; on voit s'établir un tremblement, d'abord peu marqué, qui va en s'accentuant ; quelquefois ce tremblement est unilatéral et ne se généralise que par la suite. On a vu également le tremblement disparaître puis revenir avant de s'installer définitivement. Enfin, nombreux sont les cas où la rigidité précède

Fig. 67.

Raideur de l'attitude dans la maladie de Parkinson.

de longue date le tremblement et constitue le seul symptôme de la maladie : ces paralysies agitantes sans tremblement n'offrent pas grandes difficultés de diagnostic tant l'attitude est caractéristique.

A la *période d'état*, les deux principaux symptômes de la maladie de Parkinson sont la rigidité et le tremblement. On observe en outre des sensations subjectives anormales et aussi quelques troubles psychiques.

a. *Attitude.* — Ce qui frappe au premier abord c'est l'immobilité des traits, l'air tragique, l'aspect soudé du malade qui contraste avec le tremblement des mains.

Immobile il se tient debout et suivant deux attitudes : ou bien droit et raidi (v. fig. 67), ou bien penché en avant, les bras collés au tronc, les avant-bras et les mains à demi-flé-chis et appliqués à la ceinture (v. fig. 68). S'il est assis, même attitude soudée.

La tête immobile garde des traits impassibles qu'on a com-parés au masque antique, les lèvres sont ·pincées ; seuls les yeux conservent leur mobilité normale.

La rigidité du cou ne per-met guère les mouvements de rotation de la tête : si on ap-pelle le malade il tourne seu-lement les yeux (*yeux en cou-lisse*) ou bien se retourne tout d'une pièce.

b. *Démarche.* — La démar-che emprunte à cette rigidité quelque chose de solennel : ces malades s'avancent lentement, à pas égaux et comme saccadés.

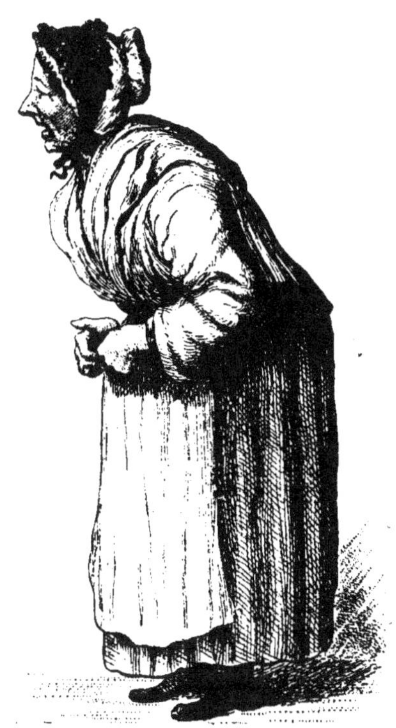

Fig. 68.

Maladie de Parkinson (CHARCOT).

Plus souvent ils marchent à petits pas, penchés en avant, comme obéissant à une impulsion irrésistible, qui les fait « courir après leur centre de gravité ». Il suffit de les pousser très légèrement pour les faire tomber en arrière (rétropulsion) ou sur le côté (latéropulsion).

c. *Tremblement.* — Le tremblement peut être, dans les pre-mières phases de la maladie, limité à un membre ou à une moitié du corps, ou bien généralisé d'emblée. Voici ses carac-tères :

Il se compose d'oscillations de moyenne étendue ; leur succession est plutôt lente (2 ou 3 par seconde), c'est un tremblement continu existant au repos : il s'exagère avant le mouvement, mais disparaît pendant son exécution, bien différent par conséquent de celui de la sclérose en plaques qui n'existe pas au repos et n'apparaît qu'à l'occasion des mouvements volontaires.

Ses modalités sont un peu différentes suivant chaque région. Aux membres supérieurs il intéresse surtout les extrémités : c'est un mouvement du pouce sur la face externe de l'index, mouvement qui rappelle certains mouvements coordonnés (rouler une boulette ou compter de la monnaie).

Le malade est malhabile, surtout dans les occupations délicates : l'écriture est tremblée, les lettres sont moniliformes.

Les mouvements du membre inférieur ont ordinairement le même rythme que ceux du membre supérieur et leur sont synchrones, comme si le sujet battait la mesure ; parfois ce synchronisme est rompu et la mesure battue à contre temps, mais il reparaît bientôt.

La langue a des mouvements incertains, la parole est saccadée, comme celle d'un cavalier sur un cheval lancé au trot.

Les *réflexes tendineux* sont souvent exagérés.

d. *Sensations subjectives.* — L'absence des troubles objectifs de la sensibilité contraste avec ces troubles moteurs si accentués. Mais les malades accusent des sensations subjectives anormales ; il leur semble avoir un masque sur la face. Ils éprouvent aussi parfois une sensation de lassitude extrême, surtout après les paroxysmes de tremblement, ou un besoin de changer de position, de mouvoir leurs membres, de contracter leurs muscles ; ils ont des *impatiences musculaires* (BRISSAUD).

La plupart ont une *sensation de chaleur* continuelle, spécialement à la région épigastrique et sur le dos ; ils recherchent l'air frais et se découvrent constamment, bien que leur température centrale ne s'élève pas au-dessus de la normale.

e. *Troubles psychiques.* — Les troubles psychiques ne sont pas absolument rares dans la maladie de Parkinson : lypémanie, délire de persécution, hypochondrie.

3° Évolution. — La durée de la paralysie agitante varie de 5 à 15 ans. Progressivement la difficulté des mouvements augmente, les forces diminuent, les malades entrent dans le gâtisme; les eschares fessières font leur apparition. Le malade succombe aux progrès de la cachexie, et le plus souvent du fait d'une affection intercurrente (infection, néphrite ascendante, pneumonie ou broncho-pneumonie).

4° Anatomie pathologique et pathogénie. — La paralysie agitante était autrefois considérée comme une névrose : on a plus de tendance aujourd'hui à la considérer comme une affection organique des centres nerveux, mais on ne s'accorde guère sur le siège ou la nature de ses lésions. On a tour à tour invoqué des lésions protubérantielles ou péri-épendymaires, une induration sénile des centres nerveux avec atrophie et surcharge des cellules pigmentaires, une pigmentation anormale des cellules des cornes antérieures de la moelle (Dubief), des lésions musculaires (Blocq, Gauthier).

Tout récemment Ballet[1] a retrouvé les mêmes altérations médullaires; mais il a constaté de plus une fragilité particulière des prolongements protoplasmiques des cellules des cornes postérieures et surtout antérieures de la moelle. Gowers attribue à une altération fonctionnelle des prolongements protoplasmiques des cellules nerveuses la raideur des Parkinsoniens.

Dans des cas de paralysie agitante unilatérale on a parfois trouvé des altérations de la couche optique ou du locus niger de Sœmmering : or celui-ci est situé au contact du faisceau pyramidal « aux confins des fibres des mouvements volontaires et de celles des mouvements automatiques »; il n'est pas impossible que la maladie soit la conséquence d'une irritation permanente du centre supérieur du tonus musculaire. Cette théorie a été récemment développée par Brissaud. La présence du tremblement n'a d'autre part rien d'étonnant puisque nous savons qu'il est souvent produit par des lésions siégeant *dans le voisi-*

---

[1] Ballet. *Lésions médullaires dans la maladie de Parkinson*, Société médicale des hôpitaux de Paris, 21 janvier 1898.

nage du faisceau pyramidal ou tractus moteur qui l'irritent sans le détruire (CHARCOT, PIERRET).

5° Diagnostic. — Les deux principaux symptômes de la maladie, comme nous l'avons vu plus haut, sont le tremblement et la rigidité.

On ne confondra pas la paralysie agitante avec les affections qui s'accompagnent de tremblement.

a. Le *tremblement mercuriel* et celui de la *sclérose en plaques* augmentent considérablement à l'occasion des mouvements volontaires, qui diminuent au contraire celui de la maladie de PARKINSON.

b. Le tremblement du *goitre exophtalmique* est menu et rapide, *vibratoire*, à peu près localisé aux extrémités, aux doigts surtout.

c. Le *tremblement alcoolique* est surtout prononcé le matin; il ne siège guère qu'aux membres supérieurs et n'est pas rythmé comme celui de la paralysie agitante.

d. Le *tremblement sénile* se rapproche davantage de celui de la paralysie agitante; mais les autres symptômes de cette dernière affection font défaut.

L'aspect soudé des Parkinsoniens ne peut guère être confondu qu'avec celui produit par le rhumatisme chronique généralisé dont il sera toujours facile de voir les lésions articulaires.

6° Traitement. — Contre l'agitation et le tremblement on peut donner le bromure de potassium (2 à 4 grammes) ou l'hyosciamine (1/2 milligramme). On a également conseillé de soumettre les malades à un ébranlement vibratoire en les plaçant dans un fauteuil trépidant.

ARTICLE VI

NEURASTHÉNIE

La neurasthénie (faiblesse nerveuse, épuisement nerveux) a été isolée par Beard, de New-York, en 1868.

1° Étiologie. — La neurasthénie est surtout le résultat du *surmenage intellectuel :* c'est pour cette raison qu'elle frappe plus l'homme que la femme, qu'elle atteint son maximum de fréquence à l'âge moyen de la vie, et dans les pays les plus civilisés, où sont plus dures les conditions de la lutte pour l'existence. Toutes les émotions dépressives, chagrins, pertes d'argent, ambitions déçues, amour contrarié, déceptions de toute sorte jouent aussi un rôle important dans son étiologie. Parfois enfin elle succède, mais plus rarement que l'hystérie, à une frayeur, à un traumatisme, ou s'installe après la convalescence d'une maladie infectieuse. Certaines affections chroniques du tube digestif, comme la dilatation de l'estomac, sont pour beaucoup d'auteurs une cause de neurasthénie, pour d'autres au contraire un effet de cette névrose.

Les causes précédentes trouvent dans la plupart des cas un terrain d'action tout préparé par l'*hérédité nerveuse,* mais ce facteur n'est pas absolument indispensable.

2° Symptômes. — Les principaux symptômes de la neurasthénie, sont : la faiblesse, la céphalalgie, et la rachialgie, l'insomnie, l'atonie gastro-intestinale. Par leur fréquence ils méritent le nom de *stigmates* de la neurasthénie, qui leur a été donné par CHARCOT; mais il y a aussi des troubles accessoires.

a. *Asthénie*. — Ce symptôme, qui donne son nom à la maladie, est le plus fréquent. Les neurasthéniques sont toujours fatigués, par l'exercice le plus court et le plus simple ; et ils sont toujours en imminence de fatigue musculaire. On dirait qu'ils n'ont qu'une minime réserve d'influx nerveux et qu'elle s'épuise immédiatement. Cette sensation de fatigue, prédominante aux membres inférieurs, est surtout marquée le matin au réveil ; le mouvement, les émotions l'augmentent.

b. *Céphalalgie*. — La céphalée ne manque presque jamais. Surtout vive à jeun et au réveil, augmentée par le bruit et le travail intellectuel elle est généralisée à tout le crâne et comparée par les malades au poids d'une coiffure trop lourde ; d'où le nom de *céphalée en casque,* sous lequel elle est habituellement désignée. D'autres malades se plaignent d'une sensation de vide dans la tête. Elle s'accompagne parfois de vertiges ou d'hyperesthésie du cuir chevelu.

c. *Rachialgie.* — Moins constante et moins tenace, la *rachialgie*, augmentée par les mouvements et la pression, se localise à la partie inférieure de la région cervicale, à la région lombaire ou au sacrum. Dans ce dernier cas, d'ailleurs assez fréquent, on lui donne le nom de *plaque sacrée.*

Les troubles vagues de la sensibilité, l'hyperesthésie, les fourmillements, les douleurs erratiques dont se plaignent les neurasthéniques, sont beaucoup moins caractéristiques.

d. *Insomnie.* — C'est un des symptômes les plus pénibles. Le neurasthénique se réveille après quelques heures de sommeil, souvent troublé par des rêves, et reste jusqu'au matin sans pouvoir se rendormir; on comprend que la faiblesse et l'épuisement nerveux s'en trouvent augmentés, et qu'il éprouve au réveil une grande lassitude avec de la céphalée.

e. *Atonie gastro-intestinale.* — Habituellement les troubles digestifs sont légers, caractérisés seulement par des digestions lentes et pénibles, de l'hypochlorhydrie, de la constipation, mais sans atteinte de l'état général. La forme grave, au contraire, s'accompagne de dilatation gastrique avec diminution considérable de l'acide chlorhydrique; l'estomac se vide mal, il y a de l'amaigrissement avec perte rapide des forces. Plus rarement les troubles digestifs sont caractérisés par l'hyperchlorhydrie.

f. *État mental.* — L'état mental des neurasthéniques est surtout caractérisé par la dépression : ils sont enclins au découragement, aux idées tristes et aux préoccupations hypocondriaques. Chez eux la volonté est diminuée (aboulie), ils sont incapables de fixer leur attention (aprosexie); ils sont en proie à des obsessions ou idées fixes qu'ils ne peuvent chasser de leur esprit.

Enfin ils présentent par accès des craintes maladives, connues sous le nom de phobies : crainte des espaces découverts ou agoraphobie, crainte des contacts ou aphéphobie, crainte des animaux on zoophobie, métallophobie, nosophobie, etc. Ces troubles mentaux s'observent surtout chez les sujets prédisposés par une tare héréditaire.

A ces symptômes habituels de la neurasthénie il faut ajouter les *vertiges*, parfois intenses au point de réaliser une *forme vertigineuse* de la neurasthénie (CHARCOT), le *tremblement*, menu et rapide comme celui de la maladie de Basedow, quelques troubles sensitifs caractérisés surtout par de l'*hyperesthésie* et des fourmillements, des troubles visuels dans lesquels l'*asthénopie accommodative* joue le plus grand rôle, de la *frigidité génitale*, des palpitations parfois accompagnées de fausse angine de poitrine.

La prédominance de tel ou tel symptôme sur les autres légitime la création de formes cliniques diverses : cérébrale, spinale, cérébro-cardiaque, dyspeptique, génitale, etc.

La neurasthénie est une affection rendue grave par sa ténacité ; de plus elle n'est quelquefois que le présage de diverses psychoses ou de la paralysie générale progressive.

3° Diagnostic. — La neurasthénie peut être confondue :

Avec la *syphilis cérébrale* dans les cas où la céphalée est très violente ;

Avec les *tumeurs cérébrales*, lorsque la céphalée et les vertiges sont très intenses ;

Avec le *vertige de Ménière* ;

Avec la *paralysie générale* au début.

En cas de doute il faut toujours rechercher avec soin les *stigmates* de la neurasthénie, au lieu de porter ce diagnostic à la légère, comme on a souvent tendance à le faire après un examen superficiel.

4° Traitement. — Il consiste d'abord à supprimer, si possible, la cause de la neurasthénie : c'est-à-dire les préoccupations, le surmenage intellectuel, les travaux ou les plaisirs excessifs. A ce point de vue le traitement moral peut jouer un très grand rôle. L'hydrothérapie, le massage, un exercice modéré sont généralement indiqués : en aucun cas il ne faut abuser de ce dernier et dans les cas graves le repos prolongé au lit est parfois nécessaire. L'atonie gastro-intestinale sera combattue avec succès par la teinture de noix vomique (X gouttes, un quart d'heure avant chaque repas). Contre l'insomnie : un bain tiède prolongé le soir, immédiatement avant le coucher.

ARTICLE VII

MIGRAINE

Nous allons décrire ici la migraine vulgaire et la migraine ophtalmique. Quant à la migraine ophtalmoplégique, c'est une affection probablement toute différente et qui mérite une description spéciale.

1° Étiologie et pathogénie. — La migraine commune est une des manifestations de l'arthritisme ; elle est par conséquent le plus souvent héréditaire comme cette diathèse : asthme, gravelle, eczéma, accès de goutte, migraine peuvent alterner chez le même individu ou s'observer chez les membres d'une même famille.

La migraine ophtalmique peut être quelquefois une des premières manifestations de la paralysie générale.

Les causes provocatrices de l'accès de migraine sont très variées : le surmenage intellectuel, les veilles prolongées, les excès de table, les digestions difficiles sont celles dont on retrouve le plus souvent l'influence.

La physiologie pathologique de la migraine est beaucoup plus mal connue ; on l'a considérée comme l'expression d'un trouble vaso-moteur (excitation ou paralysie du grand sympathique). ou comme une névralgie des filets du trijumeau qui par un trajet rétrograde vont se ramifier dans les méninges.

2° Symptômes. — Étudions successivement la migraine commune et la migraine ophtalmique.

A. MIGRAINE COMMUNE. — Les accès reviennent à intervalles variables, tous les huit jours, tous les mois ou plus rarement.

a. Description de l'accès. — L'accès de migraine est précédé quelquefois pendant plusieurs jours par une sensation de lassitude, par de l'anorexie, des nausées. Il débute habituellement le matin.

1° La *douleur* est ordinairement limitée à une moitié du crâne, d'où le nom d'*hémicranie*. Mais elle est quelquefois bilatérale; elle occupe les régions frontale, sus-orbitaire et temporale, plus rarement les régions pariétale et occipitale. C'est une douleur d'abord sourde, puis très variable dans son intensité : il semble au malade qu'on lui serre le crâne dans un étau ou que sa tête va éclater; l'hyperesthésie est parfois telle que le contact d'un cheveu devient insupportable. Le malade n'éprouve quelque soulagement que dans le silence et l'obscurité; le bruit et surtout la lumière augmentent la céphalée.

En même temps les traits sont contractés, la face est pâle, les yeux injectés, les artères battent avec force.

2° Les *vomissements*, précédés de nausées extrêmement pénibles et d'un malaise général comparable au mal de mer, surviennent quelquefois au début de l'accès; plus souvent ils en marquent la terminaison.

La céphalée diminue alors peu à peu, le malade s'endort profondément et le lendemain au réveil il ne lui reste qu'une légère lassitude. La terminaison de l'accès peut être aussi marquée par des sueurs abondantes, du larmoiement ou une épistaxis. Il dure ordinairement deux ou trois heures; mais peut se prolonger pendant un ou plusieurs jours.

b. Variétés. — L'accès de migraine se borne quelquefois à un simple état nauséeux et à une pesanteur de tête supportable qui permet au malade de vaquer à ses occupations. D'autres fois il s'accompagne de divers troubles nerveux accessoires : aphasie ou amnésie, hémiplégie, convulsions de la face, embarras de la parole, etc. On désigne sous le nom de migraines vasomotrices ou sympathiques celles dans lesquelles on constate soit de la dilatation pupillaire unilatérale avec pâleur d'une moitié de la face et salivation abondante (DUBOIS REYMOND) soit du rétrécissement pupillaire avec congestion d'une moitié de la face (MOLLENDORFF). PIORRY a décrit, sous le nom de *mi-*

graine irienne, celle qui s'accompagne d'une sensibilité douloureuse à la pression de l'un des globes oculaires et de photophobie intense.

B. MIGRAINE OPHTALMIQUE. — Ce n'est en réalité qu'une variété de migraine caractérisée par certains troubles visuels. Elle a été isolée de la migraine vulgaire par CHARCOT et FÉRÉ.

a. *Description de l'accès.* — Le malade éprouve tout d'un coup une sensation lumineuse : il aperçoit des flammèches ou plus souvent encore une tache à bords crénelés, irréguliers et en zigzag, dont le centre est blanchâtre et analogue à une fumée. Cette figure ne reste pas toujours la même, mais est mobile et se modifie ; elle occupe non pas le centre de fixation, mais une partie plus ou moins périphérique du champ visuel et ne masque qu'en partie les objets : c'est le *scotome scintillant.* Au bout de quelques minutes, cette apparition lumineuse disparaît et elle est remplacée par de l'hémianopsie latérale, exceptionnellement par une cécité complète. Peu à peu s'installent la douleur de tête et l'état nauséeux, et cette migraine évolue comme une migraine ordinaire.

b. *Variétés.* — Telle est la migraine ophtalmique dans sa forme la plus habituelle. CHARCOT et FÉRÉ décrivent :

Une *forme fruste ;*

Une *forme dissociée* dans laquelle les phénomènes visuels et les accidents migraineux se montrent à tour de rôle avec une indépendance réciproque ;

Une *forme associée,* la plus intéressante, dans laquelle l'accès accompagné ou non de secousses convulsives dans la face et les membres laisse après lui de l'*amnésie,* de l'*aphasie motrice,* de la surdité verbale, de l'embarras de la parole, de l'*hémiplégie* ou une monoplégie ; ces phénomènes sont tout à fait transitoires ; mais à force de se répéter ils finissent par devenir permanents.

CHARCOT admet qu'il s'agit d'abord d'un simple spasme des branches de l'artère sylvienne, qui peut par sa répétition entraîner des altérations définitives [1]. La migraine ophtalmique

---

[1] CHARCOT. *Leçons du mardi,* 1886-87.

comporte encore un pronostic grave, parce qu'elle peut constituer un symptôme précurseur de la paralysie générale.

On ne confondra pas la migraine avec les diverses céphalées, ni avec la névralgie du trijumeau qui a ses points douloureux caractéristiques.

3° Traitement. — L'accès de migraine vulgaire se traite par l'antipyrine (2 à 4 grammes), par le repos dans l'obscurité, par des applications de menthol ou des pulvérisations d'éther sur la région douloureuse, par l'électricité statique (souffle électrique). — Dans le cas d'accès intenses et répétés et dans la migraine ophtalmique on emploie le bromure de potassium à doses assez élevées (4 grammes par jour).

ARTICLE VIII

MIGRAINE OPHTALMOPLÉGIQUE

Cette affection, qui débute dans l'enfance ou l'adolescence, n'affecte aucun rapport avec l'arthritisme, à l'inverse de la migraine commune; on ne lui connaît d'autre cause que l'hérédité névropathique. BERNHARDT a signalé la migraine vulgaire dans les antécédents héréditaires des malades. Son étiologie est en somme très obscure.

1° Symptômes. — Elle survient sous forme d'*accès* de durée très variable (un jour, quelques jours, plusieurs mois), caractérisés : 1° par une *douleur* qui occupe les régions sus-orbitaire, oculaire, fronto-pariétale et s'accompagne fréquemment de vomissements; 2° par une *paralysie du moteur oculaire commun* ordinairement totale mais irrégulièrement répartie sur les branches de ce nerf. L'œdème des paupières, la salivation (BALLET), l'hypoesthésie dans le domaine du trijumeau, le rétrécissement du champ visuel (THOMSEN) sont des symptômes accessoires et inconstants.

Les accès sont séparés par des intervalles d'accalmie de

moins en moins complète, car à mesure que l'affection vieillit elle laisse persister définitivement de la mydriase ou du strabisme externe; à un moment donné la paralysie est continue avec exacerbations périodiques. C'est là, l'évolution habituelle de la migraine ophtalmoplégique dont la guérison est d'ailleurs très douteuse.

2° Pathogénie. — La migraine ophtalmoplégique est tout à fait distincte par sa symptomatologie et son étiologie de la migraine commune; il est probable qu'elle n'a pas plus d'analogie avec la migraine ophtalmique, bien qu'on ait soutenu qu'il y avait entre elles les mêmes rapports qu'entre une lésion basilaire et une lésion corticale.

En réalité elle constitue une affection très spéciale sous la dépendance du trijumeau (douleur) et du nerf moteur oculaire commun (ophtalmoplégie). On suppose que ces nerfs sont touchés dans leur origine centrale et non dans leur tronc : l'intégrité quelquefois constatée du releveur de la paupière ou du sphincter pupillaire, le passage de la paralysie au nerf du côté opposé, sont des observations qui plaident en faveur de cette hypothèse. Mais, qu'on admette l'origine centrale ou périphérique de la paralysie, quelle est donc la lésion qui la produit ? Les constatations microscopiques ne donnent pas à cette question une réponse uniforme. Tantôt en effet l'autopsie a révélé des lésions grossières intéressant le nerf moteur oculaire commun (méningite basilaire, granulations tuberculeuses, tumeurs, etc.), tantôt on note simplement de la sclérose des noyaux de ce nerf, de l'hypérémie ou même l'absence de toute lésion.

Aussi BALLET conclut-il que la migraine ophtalmoplégique n'est pas une entité morbide définie, mais un syndrôme de cause variable, et il tend à la dégager des fausses paralysies périodiques liées au tabes, à la présence des tumeurs, etc. La paralysie périodique vraie consisterait au début dans une simple hypérémie des noyaux d'origine du trijumeau et du moteur oculaire commun, hypérémie d'abord intermittente, mais qui, à force de se répéter, finirait par laisser à sa suite des lésions définitives d'ectasie vasculaire et même de sclérose ; c'est précisément dans ces cas que la paralysie deviendrait continue, s'accompagnerait d'hypoesthésie de la face, etc.

3° Traitement. — Le traitement consiste dans l'administration du bromure de potassium et l'électrisation ; on devra essayer l'iodure toutes les fois qu'on soupçonne la syphilis.

ARTICLE IX

GOITRE EXOPHTALMIQUE

Le goitre exophtalmique ou *maladie de Basedow* est un syndrome caractérisé par un léger goitre, de l'exophtalmie, du tremblement et de l'accélération du pouls.

1° Étiologie. — Le goitre exophtalmique frappe plus souvent les femmes que les hommes. C'est une maladie de la jeunesse et de l'âge moyen de la vie : il est exceptionnel de l'observer après soixante ans ; Traube cependant mourut, après cet âge, d'un goitre exophtalmique. Ses causes sont assez mal connues : on incrimine l'alcoolisme, les fatigues excessives, le surmenage et avec plus de raison les émotions, les chagrins. Comme l'hystérie il peut survenir après un traumatisme ; il peut survenir aussi chez des hystériques avérés, chez des épileptiques, chez des ataxiques. Enfin certains sujets, porteurs depuis de longues années d'un goitre simple, peuvent présenter à un moment donné les principaux signes de la maladie de Basedow : on réserve à ces faits la dénomination de *goitre exophtalmique secondaire*.

2° Symptomatologie. — Les principaux symptômes de la maladie de Basedow sont : le goitre, l'exophtalmie, la tachycardie, le tremblement (*symptômes cardinaux*) ; mais il y a une foule de *symptômes accessoires* (moteurs, vaso-moteurs, sécrétoires, etc.) que nous allons passer en revue dans les principaux appareils de l'organisme.

A. Goitre. — Le goitre est de volume moyen, ordinairement

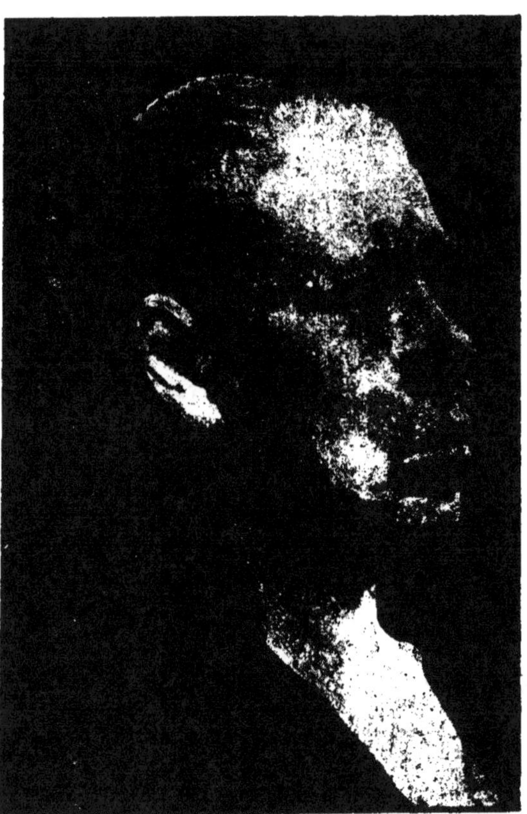

Fig. 69.
Goitre exophtalmique (d'après un cliché de Jaboulay).

plus petit que les goitres ordinaires : c'est une hypertrophie diffuse du corps thyroïde, généralisée, sans dégénérescence kystique. Il est de consistance demi-molle, élastique, et l'élément vasculaire doit jouer un grand rôle dans sa constitution car il subit, surtout au début de la maladie, des alternatives très nettes d'augmentation et de diminution sous des influences diverses (menstruation, émotions, etc.). Il est pulsatile et peut présenter des souffles ou du frémissement.

B. SIGNES OCULAIRES. — L'*exophtalmie* est le signe le plus frappant, et souvent fait faire d'emblée le diagnostic avant tout examen. Le malade a un regard d'une fixité étrange, brillant, égaré; les yeux sont grands ouverts, les globes oculaires saillants. On peut s'en rendre compte en plaçant la main ou une carte, de champ, en avant de l'œil; mais cette manœuvre n'est même pas nécessaire. L'exoptalmie est parfois telle, qu'il en peut résulter des troubles mécaniques, des ulcérations de la cornée constamment découverte et même la luxation du globe oculaire (PRAEL). En dehors de ces cas extrêmes et vraiment exceptionnels, la vision est ordinairement peu diminuée. Mais il y a d'autres symptômes oculaires; *a*) la rareté du clignement (signe de STELWAG) : ce phénomène n'est pas une conséquence de l'exophtalmie, car il peut exister sans elle; *b*) la difficulté de la convergence par parésie des muscles droits internes (signe de MŒBIUS); *c*) le défaut de parallélisme entre les mouvements de l'œil et ceux de la paupière supérieure; quand on dit au malade de suivre de l'œil un objet qu'on porte progressivement dans la partie inférieure du champ visuel, on voit que l'œil s'abaisse, se porte en bas, mais la paupière supérieure ne s'abaisse pas en même temps : l'œil reste grand ouvert (signe de DE GRAEFE); *d*) l'ophtalmoplégie externe ou paralysie des muscles moteurs du globe oculaire; partielle, elle se traduit par du strabisme et de la diplopie.

C. TROUBLES CIRCULATOIRES. — Le plus important est la *tachycardie* : le cœur bat à 120 ou 130 pulsations, il est régulier. Les battements sont énergiques, les carotides sont soulevées à chaque pulsation et frémissent sous le doigt. Cet *éréthisme* circulatoire aboutit rapidement à l'*hypertrophie du cœur* avec ou sans dilatation qui se révèle par l'intensité du choc de la pointe, son abaissement ou sa déviation en dehors, l'augmentation de la matité cardiaque, l'apparition des souffles orificiels : ces derniers ne sont point symptomatiques d'une lésion organique de l'endocarde, ils annoncent seulement que par suite de la dilatation cardiaque les valvules auriculo-ventriculaires ont été forcées et qu'une insuffisance fonctionnelle s'est produite. L'auscultation peut encore faire entendre ; *a*) des *souffles anémiques* aux foyers artériels ; *b*) des *souffles extra-cardiaques* bien explicables par l'éréthisme circulatoire (v. souffles extracardiaques, pathogénie t. II) ; *c*) un *souffle systolique* occupant toute la région précordiale et attribué par Duroziez à la dilatation des coronaires par parésie vaso-motrice.

Par instants, sous l'influence d'une émotion, d'une fatigue, d'un simple mouvement, la tachycardie s'accentue ; le pouls monte à 200 pulsations et au delà, en même temps que l'énergie du cœur augmente ; la poitrine est ébranlée par des battements tumultueux quelquefois tels qu'on a pu les percevoir à distance. Par leur répétition, par l'angoisse qu'ils provoquent, ces accès ne laissent au malade aucun repos.

Dans d'autres cas le surmenage cardiaque aboutit rapidement à des manifestations asystoliques : le cœur se laisse forcer, la circulation pulmonaire est troublée, la dyspnée devient continue, les lèvres se cyanosent, les malléoles s'œdématient, la stase s'établit dans le système veineux et dans tous les viscères. Cette crise peut n'être que passagère ou bien aboutir à la mort comme l'asystolie des cardiopathies organiques.

D. Troubles de la motricité. — Le *tremblement* (Charcot, Marie) est ordinairement généralisé, intéressant la tête, le tronc, les membres supérieurs. Intermittent, variable, parfois à peine perceptible, on le met en évidence en ordonnant au malade d'étendre la main : on voit alors qu'elle est agitée tout entière, contrairement à ce qui se passe dans l'alcoolisme où les doigts tremblent isolément, indépendamment les uns des autres. Ce tremblement se compose d'oscillations régulières, menues, très nombreuses (10 environ à la seconde) ; c'est une sorte de trépidation perceptible à la vue et au toucher (*tremblement vibratoire*). Les mouvements volontaires ne l'augmentent pas, par opposition à celui de la sclérose en plaques.

Les autres troubles moteurs, beaucoup plus rares, sont (indépendamment des signes oculaires énumérés plus haut), des phénomènes d'excitation ou de paralysie. Parmi les premiers, on a noté des crampes douloureuses surtout nocturnes, avec raideur des mains, flexion et adduction des pouces, en tout semblables aux accès de tétanie, des convulsions, des crises épileptiformes, de l'épilepsie vraie sous forme de grand et de petit mal. Les phénomènes paralytiques sont ordinairement transitoires : dérobement des jambes qui fléchissent brusquement pendant la station debout (CHARCOT, MACKENZIE), parésie des membres inférieurs, paraplégie basedowienne pouvant laisser le malade confiné au lit pendant des mois, avec intégrité des sphincters et de la sensibilité (CHARCOT), parésie du frontal, du sourcilier, des divers muscles innervés par le facial ou le trijumeau.

E. TROUBLES DE LA SENSIBILITÉ. — Les hyperesthésies localisées, les névralgies, surtout celle du trijumeau, sont fréquentes.

F. TROUBLES PSYCHIQUES. — Les basedowiens sont émotifs, impressionnables, d'humeur très changeante, prompts à la joie comme à la tristesse. Indépendamment de leur agitation, de leur insomnie habituelle, ils traversent quelquefois des périodes d'excitation et même d'aliénation passagère. Les hallucinations, le délire de persécution, peuvent aussi s'observer.

G. TROUBLES DES DIVERS VISCÈRES. — Ils portent sur les trois grands appareils : digestif, respiratoire et génito-urinaire.

a. *Appareil digestif.* — L'appétit est souvent modifié, plutôt augmenté (boulimie) ; parfois le goût est perverti. Les vomissements sont rares, mais on observe assez souvent une diarrhée passagère, séreuse, sans coliques, survenant et disparaissant brusquement : elle est due à un trouble vaso-moteur de l'intestin.

b. *Appareil respiratoire.* — La respiration est accélérée : il y a souvent une dyspnée véritable avec sensation d'étouffement. L'ampliation thoracique est défectueuse, insuffisante (signe de BRYSON). Enfin, il survient parfois des poussées de congestion et d'œdème pulmonaire.

c. Appareil génito-urinaire. — Les troubles menstruels et l'impuissance sont beaucoup plus fréquents que la polyurie, la glycosurie ou l'albuminurie, trois symptômes auxquels on attribue une origine bulbaire.

H. ÉTAT DE LA PEAU. — Les basedowiens ont la peau moite, humide. La résistance électrique du tégument est diminuée chez eux (signe de VIGOUROUX) : ils ont par moments des sueurs abondantes, traduisant comme la diarrhée un trouble de l'innervation vaso-motrice et sécrétoire. Enfin ils ont une continuelle sensation de chaleur, cherchant l'air, toujours trop couverts sous leurs vêtements.

I. SYMPTÔMES GÉNÉRAUX. — La nutrition est très active, l'urée est excrétée en abondance, mais à mesure que l'affection progresse, l'anémie s'accentue ; indépendamment de toute complication il survient des périodes de fièvre, durant de quinze à vingt jours et séparées par des intervalles d'apyrexie complète (RENAUT, BERTOYE) ; d'après GILLES DE LA TOURETTE, cette fièvre ne s'accompagne pas de dénutrition : il n'y a pas excès d'urée excrétée.

Le goitre exophtalmique s'accompagne assez souvent de glycosurie, rarement d'un véritable diabète. Ces faits sont à rapprocher de la glycosurie qu'on observe quelquefois au cours de la médication thyroïdienne.

3° Variétés cliniques. — Les plus intéressantes sont les formes frustes et les associations morbides :

a. Formes frustes. — On vient de voir qu'à peu près tous les organes peuvent être intéressés par la maladie de Basedow, qu'elle présente des symptômes moteurs (paralysies, tremblements), vaso-moteurs, sécrétoires, sensitifs, psychiques, etc., que nous avons préféré étudier cliniquement organe par organe. Mais il ne faut pas compter les trouver au complet au lit du malade : un ou plusieurs des signes cardinaux peuvent même manquer. C'est la maladie de Basedow qui nous offre les plus beaux exemples de formes frustes des maladies du système nerveux. Ainsi, la tachycardie avec un léger tremblement ou un simple éclat des yeux suffira pour affirmer la maladie de Basedow, sans goître apparent.

b. *Associations.* — Les symptômes de la maladie de Basedow viennent parfois compliquer une affection nerveuse déjà existante, en voie d'évolution (chorée, hystérie, épilepsie et surtout tabes). On a considéré certains cas de goître exophtalmique comme un syndrome d'origine hystérique. Pour Barié, le goître exophtalmique survenant au cours du tabes n'est qu'un des symptômes de celui-ci qui s'est étendu jusqu'au bulbe : ce serait même parfois un signe de la période préataxique. Charcot, Ballet croient à une simple association des deux entités morbides, chacune évoluant pour son propre compte et conservant son autonomie. Joffroy pense que s'il n'y a que quelques signes de la maladie de Basedow (tachycardie ou exophtalmie), ils sont attribuables au tabes lui-même ; si, au contraire, ils sont au complet c'est qu'il y a association des deux états morbides.

4° Évolution et pronostic. — Ce sont ordinairement les symptômes cardio-vasculaires qui ouvrent la scène : tachycardie, éréthisme circulatoire, accès de palpitations. Puis peu à peu la maladie se complète.

La mort survient par asystolie, par cachexie ou du fait d'une affection intercurrente : le goître exophtalmique offre à la tuberculose un terrain particulièrement favorable.

5° Anatomie pathologique. — Laissant de côté les lésions cardiaques et vasculaires constituées surtout par la dilatation des vaisseaux et l'accumulation du tissu graisseux dans la cavité orbitaire, nous étudierons les lésions du système nerveux et celles du corps thyroïde.

1° Recklinghausen, Biermer, ont trouvé des lésions du sympathique cervical ou de ses ganglions.

Mendel, Marie, Marinesco ont vu l'atrophie de la bandelette solitaire de Stilling : on sait qu'elle représente le prolongement bulbaire du tractus intermediolateralis de la moelle que Pierret considère comme l'origine réelle du grand sympathique. Des hémorragies sur le plancher du 4ᵉ ventricule, au niveau des noyaux d'origine des nerfs craniens, ont été rencontrées.

2º Du côté du corps thyroïde on a constaté l'atrophie des éléments épithéliaux, remplacés par des îlots de cellules lymphatiques. Le riche réseau des lymphatiques intralobulaires a disparu ; la glande ne sécrète plus que de la thyromucoïne qui est directement résorbée par les vaisseaux sanguins (Renaut).

6° Pathogénie. — Des théories proposées pour expliquer les symptômes de la maladie de Basedow, deux surtout sont à retenir : les théories nerveuses et la théorie humorale.

a. *Théories nerveuses*. — Les principaux symptômes de la maladie de Basedow font penser à des troubles paralytiques : ainsi la tachycardie peut s'expliquer par la paralysie du pneumogastrique, l'exophtalmie par la vasodilatation paralytique des vaisseaux du fond de l'orbite, le goître par celle des vaisseaux du corps thyroïde ; nous avons de même cité plus haut la paraplégie basedowienne, l'ophtalmoplégie externe, la parésie de divers nerfs craniens. D'autre part, on a considéré la tachycardie et l'exophtalmie comme dues à l'excitation du sympathique cervical : la section de ce cordon les atténue.

L'anatomie pathologique n'a confirmé que d'une façon tout à fait inconstante ces théories sympathique et bulbaire. Nous venons de mentionner les lésions du sympathique cervical, celles du plancher du 4ᵉ ventricule ou de la bandelette solitaire. Expérimentalement, Filehne, en sectionnant le corps restiforme, Durdufi en lésant le bulbe au niveau du tubercule acoustique ont pu reproduire quelques-uns des symptômes de la maladie de Basedow.

Ces constatations anatomiques et expérimentales sont à retenir ; elles expliquent la pathogénie des symptômes, mais on ne doit pas les opposer à la théorie humorale, qu'elles ne font que compléter : celle-ci seule nous montre la cause première de tous ces phénomènes nerveux.

b. *Théorie humorale ou thyroïdienne* (Mœbus). — La maladie de Basedow résulte d'un trouble de la fonction thyroïdienne ; la glande n'agit pas sur le système nerveux par une action mécanique, par la compression qui résulte de son hypertrophie, mais par sa *sécrétion interne*. Cette théorie s'appuie sur l'altération constante du corps thyroïde, constatable histologiquement alors même que la glande paraît saine macroscopiquement, et sur les cas où l'intervention chirurgicale fait disparaître les symptômes de la maladie de Basedow. Ceux-ci dérivent d'une hyperthyroïdation de l'organisme par exagération de la sécrétion interne et doivent être opposés à ceux du myxœdème liés à l'absence ou à la disparition du corps thyroïde.

7° Diagnostic. — L'exophtalmie et l'aspect étrange du regard, la tachycardie et les battements exagérés des artères, le tremblement vibratoire, l'hypertrophie du corps thyroïde, l'agitation sont les principaux symptômes de la maladie de BASEDOW.

Le *diagnostic différentiel* doit être fait :

1° Avec la *tachycardie paroxystique essentielle* où le cœur est plus accéléré que dans la maladie de BASEDOW et qui ne s'accompagne pas de tremblement, de goître, ni d'exophtalmie ;

2° Avec le *tabes* qui peut se compliquer de paralysies oculaires et de tachycardie, mais se reconnaît à ses signes propres ;

3° Avec la *chlorose* où l'éréthisme de la circulation et les souffles cardiaques pourraient donner le change ;

4° Avec l'*hystérie* qui se reconnaît à ses stigmates. Mais il ne faut pas oublier qu'hystérie et maladie de BASEDOW peuvent coexister sur le même malade ; peut-être même le syndrome de BASEDOW reconnaît-il quelquefois une origine hystérique.

8° Traitement. — Il consiste dans les toniques, l'hydrothérapie, les altitudes, le fer, la quinine. L'iode a donné des améliorations, mais c'est un médicament dangereux qui peut exagérer les symptômes. Parmi les nervins, le bromure de potassium, la belladone et l'hyosciamine (ces dernières à faible dose) ont été employés. On a eu des succès par l'ovariotomie double : l'influence de la grossesse est inconstante.

La théorie tyroïdienne étant admise, on a songé à s'attaquer au goître : la thyroïdectomie partielle et l'exothyropexie ont eu des succès. La section du sympathique cervical a généralement une action très favorable sur l'exophtalmie (JaBoulay).

LIVRE II

MALADIES DE L'APPAREIL DIGESTIF ET DE SES ANNEXES

Ce livre comprend : 1º les maladies de la bouche ; 2º les maladies du pharynx ; 3º les maladies de l'œsophage ; 4º les maladies de l'estomac ; 5º les maladies de l'intestin ; 6º les maladies du péritoine ; 7º les maladies du foie et des voies biliaires.

CHAPITRE PREMIER

MALADIES DE LA BOUCHE

Nous devons nous borner à l'étude de la pathologie médicale de la bouche ; cette étude comprendra, après des notions générales sur les stomatites : 1º les stomatites dentaires ; 2º la stomatite mercurielle ; 3º la stomatite ulcéro-membraneuse ; 4º les aphthes ; 5º le muguet ; 6º le noma. Les lésions syphilitiques, tuberculeuses ou cancéreuses de la cavité buccale, ne nous paraissent pas devoir trouver place dans un précis de pathologie interne ; nous ne les mentionnerons qu'incidemment.

ARTICLE PREMIER

STOMATITES EN GÉNÉRAL

La stomatite (de στομα, *bouche*) est l'inflammation de la muqueuse buccale.

1° Étiologie. — On peut diviser, suivant leurs causes, les stomatites en trois grands groupes ; stomatites de cause locale, stomatites toxiques, stomatites infectieuses.

a. *Stomatites de cause locale.* — Les stomatites de cause locale sont le résultat d'une irritation quelconque de la cavité buccale : l'éruption des dents, la présence de dents artificielles, la malpropreté de la bouche, la carie et le tartre dentaires, l'ingestion de liquides trop chauds ou corrosifs (acides, sublimé) l'abus des épices ou du tabac sont les principales parmi ces causes locales.

b. *Stomatites toxiques.* — Les stomatites toxiques sont dues à une intoxication d'origine externe (mercure, plomb) ou d'origine interne (diabète, scorbut).

c. *Stomatites infectieuses.* — Les stomatites infectieuses évoluent tantôt comme des infections primitives (stomatite ulcéro-membraneuse, muguet, aphtes, noma), tantôt comme une simple manifestation d'une infection déjà existante (stomatites de la diphtérie, de la rougeole, des entérites, etc.). La syphilis et la tuberculose donnent naissance à des lésions circonscrites de la muqueuse buccale (plaques muqueuses, gommes, ulcérations) dont la description ne peut trouver place ici.

En réalité, le cadre des stomatites infectieuses doit être encore agrandi ; il est fort probable que les causes locales ou les intoxications agissent surtout en favorisant l'infection de la cavité buccale, c'est-à-dire l'action des nombreux germes pathogènes que contient normalement cette cavité ; cela ne fait pas de doute, notamment pour la stomatite diabétique, et pour la stomatite mercurielle qui guérit par les lavages antiseptiques de la bouche.

2° Symptomatologie générale. — Les principaux *troubles fonctionnels* qui traduisent l'existence de la stomatite sont : la douleur, la géné de la déglutition, la salivation, une sensation de tension vers l'angle de la mâchoire, le trismus et la fétidité de l'haleine. Mais chacun d'eux se montre avec une intensité fort variable, suivant chaque variété de stomatite ; ainsi le trismus est surtout prononcé dans les stomatites dentaires, la salivation dans la stomatite mercurielle, etc. Les *signes objectifs* fournis par l'examen de la cavité buccale sont encore plus variés ; aussi, après cette énumération, allons-nous étudier les principaux types de stomatites : les stomatites dentaires, la stomatite mercurielle, la stomatite ulcéro-membraneuse, les aphtes, le muguet et le noma.

ARTICLE II

STOMATITES DENTAIRES

Elles ne se montrent guère qu'à l'occasion de la première et de la troisième dentition..

1° Stomatite de la première dentition. — La première dentition commence du sixième au huitième mois ; les incisives apparaissent les premières, puis les molaires inférieures et supérieures se montrent vers le onzième ou douzième mois ; les canines poussent en dernier lieu. La syphilis héréditaire retarde l'apparition des dents.

L'éruption dentaire est annoncée par un léger degré d'érythème buccal, puis par l'aplatissement de la gencive qui devient concave, en même temps qu'elle prend une teinte blanc bleuâtre, opaline. A ce moment, surviennent quelques modifications de l'état général ; l'enfant pleure, perd le sommeil et essaie de mordre.

Il est rare que les phénomènes inflammatoires locaux s'étendent vers le pharynx ou le larynx et se compliquent de suffocation, de toux et des symptômes d'une angine, mais les complications générales sont plus fréquentes ; elles sont de trois ordres : troubles digestifs, phénomènes convulsifs, éruptions cutanées.

a. *Troubles digestifs.* — L'enfant ne veut pas prendre le sein, ou bien il a de la diarrhée. Ces troubles gastro-intestinaux, attribués à une propagation de la lésion buccale ou à l'inanition, peuvent être respectés s'ils sont peu marqués et bien supportés ;

mais si la diarrhée est verte, il faut les traiter par l'administration d'une dose quotidienne de 0,60 à 0,80 d'acide lactique dans une potion gommeuse.

b. *Phénomènes convulsifs.* — Les convulsions apparaissent surtout chez les enfants prédisposés par une tare nerveuse héréditaire (BERGERON). Il importe de les bien connaître pour ne pas les confondre avec celles produites par une méningite tuberculeuse ou n'importe quelle affection cérébrale. L'inhalation de quelques gouttes de chloroforme suffit à les calmer passagèrement ; si elles persistent, il est nécessaire de pratiquer l'incision de la gencive qui recouvre la dent en voie d'éruption.

c. *Éruptions cutanées.* — Elles consistent généralement en impétigo, eczéma, érythème des fesses : il suffit de les saupoudrer avec un mélange de talc et d'amidon.

2° Stomatite de la deuxième dentition. — La stomatite de la deuxième dentition (six à huit ans) est exceptionnelle.

3° Stomatite de la troisième dentition. — La stomatite de la troisième dentition (*dent de sagesse*) s'observe surtout de dix-huit à trente ans, mais elle est quelquefois beaucoup plus précoce.

Les accidents inflammatoires locaux sont ici prépondérants.

L'éruption de la dent de sagesse s'annonce quelquefois par une névralgie unilatérale rebelle qui précède de plusieurs mois l'apparition des phénomènes locaux. Ceux-ci consistent dans la rougeur et la tuméfaction de la gencive dont la tête boursouflée dépasse la deuxième molaire ; la douleur qui atteint son maximum vers l'angle de la mâchoire et rend la mastication impossible, s'irradie d'une part vers la face, de l'autre vers le cou et l'épaule. Les mâchoires sont serrées par un violent *trismus*, qui s'oppose à l'examen de la bouche et à l'alimentation ; en essayant de les écarter de force, on provoque de vives douleurs. Le malade ne peut ingérer que des liquides entre ses dents crochetées. Considéré par les uns comme un phénomène réflexe (RICHET), ce trismus est attribué par d'autres à la myosite du masséter et du ptérygoïdien (GAUJOT).

Plus tard, l'éruption de la dent provoque une ulcération qui empiète sur la joue et la partie voisine du rebord alvéolaire et se recouvre d'un enduit pultacé. Les ganglions de l'angle de la mâchoire sont engorgés et douloureux ; cette adénopathie peut même aboutir à la suppuration. On a vu l'ulcération, gagnant en profondeur, atteindre le périoste alvéolo-dentaire et se compliquer d'ostéite du maxillaire.

Le *traitement* de ces accidents consiste dans des applications émollientes, des onctions avec la pommade belladonée. Le trismus cède souvent à l'application de quelques sangsues. S'il survient des phénomènes inquiétants, il faut inciser la gencive, opération qui nécessite quelquefois l'anesthésie en raison du trismus.

ARTICLE III

STOMATITE MERCURIELLE

L'intoxication mercurielle qui lui donne naissance est *d'origine professionnelle* (ouvriers travaillant dans les mines de mercure, doreurs, chapeliers, argenteurs, étameurs de glaces, etc.), ou *thérapeutique* (application de pommades mercurielles ou d'emplâtre de Vigo, ingestion de calomel, de sublimé, de pilules de Dupuytren, de protoiodure pour le traitement de la syphilis).

Le mercure pénètre par la peau (frictions), par le tube digestif, par le tissu cellulaire sous-cutané (injections de sels de mercure dans les syphilis graves), par les voies respiratoires à l'état de vapeur ; MERGET a en effet démontré que le mercure dégageait des vapeurs à la température ordinaire. Il s'élimine par le rein, l'intestin (diarrhée) et les diverses glandes, notamment par les *glandes salivaires.*

La stomatite mercurielle est aiguë ou chronique.

a. *Stomatite mercurielle aiguë.* — La stomatite mercurielle aiguë est le plus souvent d'origine médicamenteuse ; les anciens médecins cherchaient à la provoquer pour le traitement de la syphilis ; aujourd'hui, on la considère comme inutile et nuisible.

Elle se traduit par les *symptômes* suivants :

Sensation de gêne et de chaleur dans la cavité buccale avec douleur sourde et contuse vers l'angle de la mâchoire et léger trismus.

Goût métallique avec nausées et anorexie.

Fétidité de l'haleine.

Salivation abondante ; ce ptyalisme atteint deux, trois et même quatre litres par jour ; la salive est claire, séreuse, d'odeur fétide ; on y retrouve le mercure (elle blanchit l'or).

Les dents mobiles, écartées, sont soulevées dans leurs alvéoles ; les malades les sentent *comme allongées* et la mastication est de plus en plus difficile.

La langue est tuméfiée ; elle porte, ainsi que la face interne des lèvres et des joues, l'empreinte des arcades dentaires.

Le bord libre des gencives s'ulcère ; la pression fait sourdre du pus entre les gencives et le collet des dents ; si l'intoxication n'est pas supprimée, la stomatite aboutit à la chute de toutes les dents et même à la nécrose du rebord alvéolaire. On a vu se produire un œdème mortel des glandes salivaires, de la face, du cou et du larynx.

b. *Stomatite mercurielle chronique.* — La stomatite mercurielle chronique est le plus souvent consécutive à la stomatite aiguë ; par opposition à la précédente, elle est surtout d'origine professionnelle. La salivation cesse, mais les gencives restent saignantes et fongueuses, les dents se déchaussent et tombent : on voit ainsi dans les mines, des jeunes gens de vingt-cinq à trente ans complètement édentés ; quand toutes les dents sont tombées, la stomatite cesse, malgré la persistance de l'intoxication mercurielle.

Le *traitement* prophylactique consiste dans les soins de propreté de la bouche et des dents qu'on doit dépouiller de leur tartre, dans l'aération des ateliers où se dégagent des vapeurs de mercure, dans l'application d'un tamis, au-devant des narines des ouvriers qui travaillent dans ces ateliers.

La stomatite une fois déclarée, il faut prescrire des lavages fréquents de la bouche avec solution antiseptique ou avec une solution de chlorate de potasse (4 p. 100).

Le chlorate de potasse administré en potion à la dose quotidienne de 2 ou 3 grammes a l'avantage d'exercer sur les parois buccales une action continue, car il s'élimine par les glandes salivaires ; il ne faut jamais négliger de le prescrire toutes les fois qu'on soumet un syphilitique au traitement mercuriel. Les ulcérations buccales seront traitées par des attouchements à l'acide chlorhydrique.

ARTICLE IV

STOMATITE ULCÉRO-MEMBRANEUSE

Très anciennement connue, cette affection a été longtemps confondue avec la gangrène de la bouche, le scorbut et la diphtérie. Elle fut étudiée sous le nom de diphtérite buccale par Bretonneau qui l'observa à Tours, en 1818, sur les soldats de la légion de Vendée. C'est Bergeron qui l'a décrite en 1859 comme une maladie spécifique. Elle a été étudiée surtout par des médecins d'enfants et des médecins militaires. C'est une maladie spécifique et *contagieuse ;* on a vu des détachements qui en étaient atteints disséminer la maladie à toutes leurs étapes.

1° Symptomatologie. — La maladie débute soit par des symptômes généraux : inappétence, anorexie, soif, courbature, douleurs articulaires vagues, frissons et légère élévation de la température ; soit d'emblée par des symptômes purement locaux : sensation de chaleur dans la bouche, douleur unilatérale, rougeur et tuméfaction de la muqueuse.

Bientôt après apparaissent les *ulcérations*. Plus fréquentes à gauche qu'à droite, elles sont superficielles, recouvertes d'un détritus jaunâtre, et limitées à leur périphérie par un piqueté hémorragique. Le microscope montre que cette bouillie grisâtre est formée par un amas d'hématies, de globules de pus et de cellules épithéliales altérées ; il ne montre aucune trace de réseau fibrineux, contrairement à ce qu'on observe dans la diphtérie.

Ces ulcérations siègent d'abord au niveau des dernières

molaires, puis s'étendent sur les gencives, la face interne des lèvres et des joues, la voûte palatine ; elles .n'intéressent la langue qu'exceptionnellement. Peu à peu leur surface se déterge, laissant apercevoir des granulations d'un rouge vif, et elles commencent à se cicatriser dans le cours de la deuxième semaine ; cette cicatrisation s'effectue très lentement et laisse une trace longtemps persistante.

Un *engorgement ganglionnaire* volumineux accompagne les ulcérations ; cet engorgement, ordinairement unilatéral, ne s'efface que lentement, mais il ne suppure jamais.

La *salivation* est augmentée, mais elle est loin d'atteindre les mêmes proportions que dans la stomatite mercurielle. L'haleine exhale une *fétidité* extrême ; les malades éprouvent une douleur vive, irradiée vers l'angle de la mâchoire ; elle peut troubler le sommeil et gêner l'alimentation, mais ne s'accompagne pas de trismus.

L'*état général* est assez grave ; les malades sont pâles, adynamiques ; cette prostration rappelle quelquefois celle de la fièvre typhoïde. La température oscille entre 38º et 39º. La stomatite ulcéro-membraneuse guérit spontanément en deux ou trois mois ; sa durée est considérablement abrégée par le traitement.

2º Diagnostic. — La stomatite ulcéro-membraneuse est caractérisée par une ou plusieurs ulcérations superficielles, recouvertes d'un enduit pultacé, laissant aux tissus sous-jacents leur souplesse, accompagnées d'engorgement ganglionnaire.

Elle ne doit pas être confondue :

a. *Avec le noma* ou gangrène de la bouche, qui est constitué par une escarre unique s'étendant plus fréquemment à la joue, accompagnée d'induration profonde des tissus et amenant une hémorragie par sa chute ;

b. *Avec la diphtérie buccale*, qui s'accompagne ordinairement de diphtérie pharyngée, et dont les ulcérations sont recouvertes de fausses membranes et non d'un enduit pultacé. L'examen bactériologique y met en évidence le bacille de Löffler ; l'affection s'accompagne de phénomènes généraux très graves et évolue rapidement ;

c. *Avec le scorbut* : l'aspect des gencives est caractéristique ; il n'y a pas d'engorgement ganglionnaire ; il y a des hémorragies multiples ;

d. *Avec la stomatite mercurielle* remarquable par la salivation et par son étiologie toute spéciale ;

e. *Avec les stomatites dentaires* (trismus, intensité des phénomènes douloureux, influence de la dentition).

3° Traitement. — L'isolement immédiat des malades porteurs de stomatite ulcéro-membraneuse constitue la meilleure prophylaxie : il importe pour cela que le diagnostic soit aussi précoce que possible ; en temps d'épidémie l'examen de la bouche doit être systématiquement pratiqué·chez tous les sujets, même sains, d'une école ou d'un bataillon. Le traitement consiste dans des lavages de la bouche au chlorate de potasse et dans l'administration de ce médicament à l'intérieur. Les ulcérations atones devront être touchées au nitrate d'argent ou à l'acide chlorhydrique.

ARTICLE V

STOMATITE APHTEUSE

On donne le nom d'*aphtes* (ἄφθαι) à de petites saillies vésiculeuses, remplies d'un liquide lactescent, qui se montrent sur la muqueuse buccale. La plupart du temps elles sont peu nombreuses et ne s'accompagnent ni de stomatite, ni d'altérations de l'état général. Mais dans certains cas, chez les nourrissons, cette éruption peut être presque confluente et produit une vive inflammation de la muqueuse buccale : c'est à ces cas qu'on réserve le nom de *stomatite aphteuse* ou de *fièvre aphteuse*.

Cette affection s'observe chez les bovidés et il est fort probable qu'elle se transmet aux nourrissons par le lait. Après une incubation d'une semaine environ, elle s'annonce par de l'agitation, de la fièvre, un malaise général, par des troubles digestifs tels que la diarrhée et l'anorexie ; l'enfant refuse le sein. Au

30.

bout de deux ou trois jours la muqueuse buccale devient sèche, rouge et douloureuse, en même temps qu'apparaissent de petites vésicules arrondies ou ovalaires, à contenu opalin ou lactescent. Elles crèvent et laissent à leur place de petites érosions à fond grisâtre qui disparaissent en quelques jours sans avoir produit d'autres phénomènes que la douleur et la salivation. En somme, la durée totale de la maladie ne dépasse guère une semaine.

La fièvre et les symptômes gastro-intestinaux peuvent aboutir à une terminaison fatale, bien que le pronostic de la maladie soit ordinairement favorable. Des lavages de la bouche au borax ou au salicylate de soude résument son traitement, avec l'emploi du lait stérlisé qui constitue en même temps le meilleur traitement préventif.

ARTICLE VI

MUGUET

Le muguet est un dépôt blanchâtre constitué par le développement d'un champignon sur la muqueuse buccale et accessoirement sur d'autres muqueuses de l'économie dépourvues de cils vibratiles.

1° Étiologie. — Le muguet se développe de préférence sur les organismes affaiblis. Il est surtout fréquent dans la *première enfance* : l'entérite, l'athrepsie (PARROT), la mauvaise qualité du lait, la malpropreté des biberons sont ses causes habituelles. Chez l'adulte et le vieillard, il vient compliquer les *affections prolongées* ou chroniques, les *cachexies* ; on le rencontre dans la fièvre typhoïde, chez les tuberculeux, les cancéreux, les vieux urinaires. Le pronostic est alors grave, car il indique un profond affaiblissement de l'organisme.

Le mauvais état de la bouche, les fongosités des gencives, sont des causes locales favorables à son développement.

Le muguet est contagieux comme la plupart des affections

parasitaires ; mais il est douteux qu'il puisse se développer ainsi chez un sujet absolument sain ; il faut qu'il rencontre un terrain favorable, c'est-à-dire l'une ou l'autre des causes qui viennent d'être énumérées. Les inoculations tentées sur des agneaux n'ont donné de résultat positif qu'après un traumatisme de la muqueuse buccale, ou lorsque l'animal avait été préalablement soumis à l'inanition.

2º Parasitologie. — Lorsqu'on examine sous le microscope le produit du râclage de la muqueuse buccale, on voit qu'il est constitué par des cellules épithéliales desquamées et par le parasite. Le *parasite* (oïdium albicans) se montre sous la forme d'un lacis de filaments tenant dans leurs mailles de petits corps ovoïdes de 6 à 8 µ de diamètre ; d'après ROBIN, ce filament représente le mycélium du parasite et les corps ovoïdes en constituent les spores qui par leur développement produiront à leur tour le mycélium. ROUX et LINOSSIER considèrent au contraire mycélium et corps ovoïdes comme *deux éléments adultes.*

Ce parasite ne se développe bien qu'en milieu acide ; c'est là seulement qu'il trouve les matériaux nécessaires à sa nutrition. Aussi la sécheresse et l'acidité de la bouche, la déglutition défectueuse et la stagnation des parcelles alimentaires qui en résulte, favorisent-elles sa prolifération.

Le parasite ne végète pas seulement à la surface de la muqueuse, mais il s'enfonce dans sa profondeur. Tantôt il envahit seulement l'épithélium (*muguet épithélial*), tantôt il pénètre dans la profondeur du derme (*muguet intradermique*) ; il peut même envahir les vaisseaux : ZENKER, RIBBERT out pu observer son transport à distance, donnant naissance à des mycoses du rein et de la rate très rares en clinique, mais reproduites par ROUX et LINOSSIER en injectant des cultures du parasite dans la veine auriculaire du lapin.

3º Symptômes et pronostic. — Le muguet s'annonce par un état spécial de la muqueuse buccale ; la langue est rouge, vernissée, puis apparaissent des grains blanchâtres ou des plaques analogues à du lait caillé, qui tapissent d'abord le dos de la langue, où ils restent ordinairement localisés, ensuite ses bords et en dernier lieu sa face inférieure : dans quelques cas elle en est enveloppée comme d'un étui. Le muguet est rare sur les gencives, plus abondant sur la face interne des lèvres et des joues, d'où les frottements le chassent facilement ; il peut tapisser aussi le voile du palais et la voûte palatine. D'abord blanc et crémeux, ce dépôt finit par prendre une coloration verdâtre.

Chez les enfants, le muguet s'accompagne de troubles fonctionnels et de symptômes généraux : difficulté de la succion et de déglutition, inquiétude, agitation, état fébrile allant de 38° 5 à 39°, inappétence, entérite avec vomissements et diarrhée comme dans les autres stomatites de l'enfance, éruptions cutanées, érythème des fesses, etc. *Chez l'adulte*, il n'y a qu'une gêne douloureuse de la déglutition.

Le *pronostic* du muguet est intimement subordonné à la nature de l'affection causale qui a préparé le terrain : d'où sa gravité toute spéciale chez les cachectiques et chez les enfants athrepsiés. Quant au muguet lui-même, en général il cède facilement au traitement dirigé contre lui.

4° Autres localisations. — Le *muguet du pharynx*, quelquefois primitif (Damaschino), occupe les gouttières et replis de cette cavité où l'absence de frottements favorise son développement ; il ne s'étend jamais sur la muqueuse du pharynx nasal, recouverte de cils vibratiles.

Le *muguet de l'œsophage* épargne le cardia ; sa prolifération est parfois tellement abondante qu'il produit une véritable, obstruction de ce conduit. Le *muguet de l'estomac* atteint avec prédilection la petite courbure près de l'orifice pylorique. Le *muguet intestinal* siège surtout au niveau du cæcum. Le *muguet glottique*, se limite aux cordes vocales ; c'est en effet le seul point des voies respiratoires qui soit privé de cils vibratiles. Le muguet du *sein* résulte de la contamination par le nourrisson : celui des *organes génitaux* (vulve, prépuce) s'observe chez les diabétiques.

5° Traitement. — Dans les cas légers, il suffit de faire des

lavages de la bouche à l'eau de Vichy et des badigeonnages avec
un collutoire au borax (1/5) après avoir détaché les plaques sans
violence. Il faut également veiller à la propreté des biberons.
Dans les cas plus graves, on est obligé de recourir à l'eau oxy-
génée, au permanganate de potasse ou au sublimé à 1/1000.

ARTICLE VI

NOMA

Le noma est une stomatite gangréneuse, survenant surtout
chez l'enfant et presque toujours secondaire à une maladie infectieuse, à la rougeole dans la plupart des cas. L'inaction, la malpropreté de la bouche, l'encombrement y prédisposent singulièrement, ainsi on a vu le noma succéder à une stomatite mercurielle ou ulcéro-membraneuse.

On est mal fixé sur sa bactériologie : l'examen microscopique
montre des spirilles, des vibrions, des bacilles : il s'agit d'hôtes
normaux de la cavité buccale qui acquièrent sous l'influence de
conditions spéciales, par exemple du fait de l'inanition ou d'une
infection antérieure, une virulence inaccoutumée.

Il débute au niveau du collet d'une dent, sur la gencive, ou
bien sur la muqueuse de la joue, par une petite ulcération grisâtre, à fond putrilagineux qui s'étend assez rapidement. Cette
ulcération déchausse les dents ou provoque l'infiltration œdéma-
mateuse du tissu cellulaire de la joue; la peau de celle-ci finit
par devenir rouge, puis violacée et noirâtre, bref elle présente
une eschare qui s'étend de plus en plus. Lorsque l'eschare se
limite et se détache elle laisse souvent après elle une perforation de la joue, une vaste perte de substance ou des adhérences vicieuses. Parfois elle provoque une hémorragie importante.

L'ulcération exhale une odeur fétide, mais les troubles fonctionnels sont peu marqués : généralement il n'y a ni douleur ni
trisme, et l'état général n'est pas très mauvais.

Le noma est une affection le plus souvent mortelle en quelques jours ; l'ulcération s'étend en même temps qu'elle se complique de gangrène du pharynx, du poumon ou de la vulve. D'autres fois la mort survient par septicémie. Une intervention précoce peut seule essayer de la conjurer.

Cette intervention doit être aussi large que possible car à une lésion cutanée ou muqueuse en apparence limitée correspond en réalité une infiltration putrilagineuse très étendue du tissu cellulaire sous-jacent (WEILL) ; il faut inciser largement, profondément et terminer par une application prolongée du thermo-cautère.

Le traitement prophylactique consiste évidemment dans des lavages antiseptiques de la cavité buccale au cours des maladies infectieuses (chlorate de potasse à 1/30 et en potion ; acide salicylique à 3 p. 1000).

CHAPITRE II

MALADIES DU PHARYNX

J'étudierai d'abord la diphtérie et les angines aiguës. Les angines ou pharyngites chroniques reconnaissent pour causes tantôt des irritations locales (alcool, tabac, poussières, etc.), tantôt des diathèses (goutte, diabète, mal de Bright), tantôt la simple extension d'une affection nasale : elles ne m'arrêteront pas. Par contre je consacrerai un article à l'*hypertrophie* du tissu lymphoïde du pharynx, surtout du pharynx nasal, cause des végétations adénoïdes. L'étude de la syphilis, de la tuberculose et de la gangrène du pharynx, terminera le chapitre.

ARTICLE PREMIER

DIPHTÉRIE

On appelle diphtérie (διφθέρα, *membrane*) une maladie due au bacille de Löffler, caractérisée par le développement de fausses membranes dans le pharynx et par une intoxication générale de l'organisme. La diphtérie n'est ni une infection générale à localisation pharyngée, ni une infection locale pouvant se généraliser ; c'est une infection spécifique qui reste toujours locale, exclusivement pharyngée. Les phénomènes généraux qui la compliquent ne relèvent pas de l'infection par le bacille de Löffler, mais de l'*intoxication* de l'organisme par ses *produits solubles* ou encore de l'arrivée d'un autre microbe (streptocoque, staphylocoque, etc.) constituant une infection secondaire.

1° Étiologie. — La diphtérie est due au développement dans le pharynx du bacille de Löffler (1884). Elle est toujours le résultat d'une contagion : Roux et Yersin ont trouvé dans la bouche des enfants *normaux* un bacille assez analogue à celui décrit par Loffler ; mais ce bacille est dépourvu de virulence, il est fort douteux qu'il puisse en acquérir dans des conditions spéciales et produire ainsi la diphtérie.

La *contagion* étant donc admise, au moins en thèse générale, comment se produit-elle ?

a. La *contagion directe*, résultant du contact avec un diphtérique, est la plus sûre ; ainsi s'explique la diphtérie contractée par les médecins, par les parents des malades, par leur entourage. Les *convalescents* même peuvent transmettre la diphtérie; le bacille de Löffler reste toujours virulent dans leur bouche et leurs fosses nasales. Enfin il ne faut pas oublier qu'il existe des diphtéries sans fausses membranes et que des sujets atteints en apparence d'une angine simple, peuvent ainsi la disséminer : de cette contagion naîtra une diphtérie typique à fausses membranes.

b. Les *animaux*, les oiseaux de basse-cour surtout, seraient, a-t-on dit, capables de contracter la diphtérie humaine et de la transmettre aux personnes qui entrent en contact avec eux.

La bactériologie montre cependant que le bacille trouvé dans les fausses membranes de la diphtérie aviaire est tout à fait différent du bacille de Löffler.

c. *Divers objets* contaminés, le linge, les jouets, peuvent aussi transmettre la maladie. Le balayage d'une salle, le séjour dans une voiture publique peuvent agir de la même façon, car les germes conservent longtemps leur virulence dans les poussières ou dans la boue (de 20 à 120 jours). L'inoculation de la diphtérie peut donc se faire dans ces conditions, si la moindre excoriation ouvre une porte d'entrée aux microbes ; or ces solutions de continuité sont très fréquentes au niveau de la muqueuse pharyngée.

Dans les grandes villes la diphtérie est endémique, mais à certains moments elle devient épidémique ; les conditions météorologiques jouent à cet égard un rôle évident : c'est en juillet et en septembre qu'on observe le minimum des cas.

La gravité des épidémies est fort variable; on y a vu quelquefois des relations avec la morphologie du microbe, certaines épidémies très meurtrières s'étant distinguées par la longueur des bacilles de Löffler.

2° Bactériologie. — L'agent pathogène de la diphtérie est le *bacille de Löffler*; directement examiné sur un fragment de fausse membrane, il se présente sous deux formes entre lesquelles on trouve tous les intermédiaires.

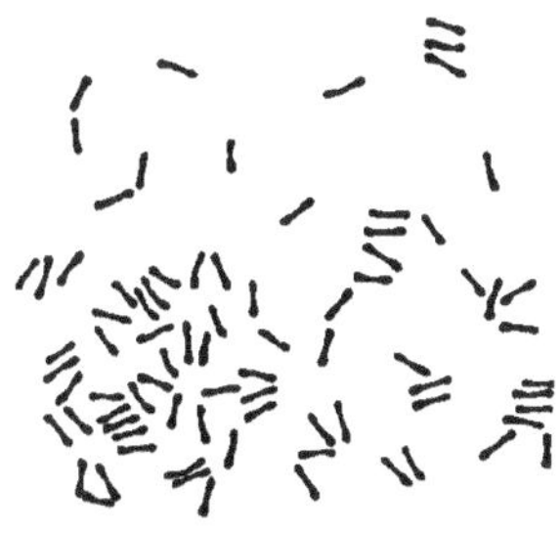

Fig. 70.
Bacille de la diphtérie
(d'après L. MARTIN).

Tantôt ce sont des bacilles courts et homogènes; ils sont légèrement renflés en massue à leurs extrémités et forment de petits groupes, composés de trois,

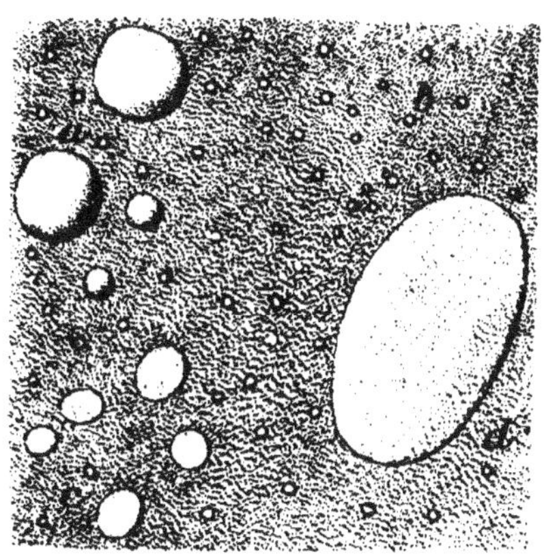

Fig. 71.

a, colonies de bacilles de Löffler. — *b*. colonies de streptocoques. — *c*, colonies de cocci (après vingt-quatre heures d'étuve. — *d*. colonies de staphylocoques (après quarante-huit heures d'étuves) (d'après L. MARTIN).

quatre ou cinq bacilles parallèles; tantôt ce sont des bâtonnets longs, granuleux, enchevêtrés. On les a comparés à un tas d'épingles jetées au hasard sur une table et formant entre elles les assemblages les plus divers; elles simulent par leur réunion des caractères cunéiformes, des X, des L, des N, des V, etc.

Le bacille de Löffler prend le Gram, c'est-à-dire que traité successivement par la solution de violet aniliné d'Ehrlich, puis par la solution iodoiodurée, et lavé dans l'alcool absolu, il reste seul coloré et tranche sur le fond de la préparation.

Les *cultures* sont remarquables par la rapidité de leur développement ; si on promène à la surface d'un tube de sérum coagulé une aiguille de platine qu'on a mise au contact d'une fausse membrane diphtérique et qu'on la maintienne à l'étuve à la température de 35°, on voit apparaître avant vingt-quatre heures des stries blanchâtres qui ne sont qu'une agglomération de colonies du bacille. Ces colonies ont la forme de taches à centre un peu saillant et plus opaque que la périphérie ; ce sont des amas d'innombrables bacilles de Löffler (voy. fig. 70).

Cultivé en bouillon, le bacille de Löffler sécrète une toxine dont l'injection reproduit tous les symptômes généraux de la diphtérie, y compris les paralysies ; mais il ne se forme pas de fausses membranes. On sait que le bacille reste cantonné dans le pharynx où il produit ces fausses membranes et ne pénètre pas dans la circulation. Seules, ses toxines y pénètrent et produisent l'intoxication générale de l'organisme.

3° Symptômes. — La diphtérie peut être primitive ou secondaire ; dans le premier cas, elle survient à la suite d'une autre maladie infectieuse, notamment après la scarlatine.

La durée de l'*incubation* est très discutée. RILLET et BARTHEZ lui assignent une durée de deux à sept jours.

A. DÉBUT. — Souvent inaperçu, il peut se faire suivant trois modes distincts :

1° Par des phénomènes généraux graves. Ce mode de début est surtout commun chez les enfants de quatre à huit ans. Il s'annonce par des frissons erratiques ou un grand frisson solennel. La température monte à 40° et même au-dessus. Il y a des troubles digestifs, une soif ardente, des vomissements parfois incoercibles et des phénomènes nerveux, délire et convulsions; celles-ci s'observent chez les plus jeunes enfants.

2° Encore par des symptômes généraux, mais affectant une marche insidieuse. Il s'agit d'enfants de deux à quatre ans, qui sans cause appréciable, en quelques jours s'affaiblissent, deviennent maussades, cessent de jouer. La soif, l'anorexie existent sans réaction fébrile, mais il y a une pâleur anormale de la face, quelquefois extrême, qui met sur la voie du diagnostic ; si on examine la gorge on la trouve tapissée de fausses membranes.

3° Sans aucun phénomène général. L'appétit est conservé ; le malade ne ressent qu'une légère douleur à la gorge augmentée par les mouvements de déglutition et cependant l'examen du pharynx montre, comme dans le cas précédent, de nombreuses fausses membranes. La face est pâle, la voix nasonnée, la déglutition peut être douloureuse avant l'apparition des fausses membranes, alors qu'il n'y a encore que de l'angine catarrhale. Les mouvements d'abaissement et de diduction des mâchoires sont pénibles et douloureux. La maladie arrive alors insensiblement à sa période d'état, où elle nous présente à étudier des symptômes locaux et généraux.

B. Symptômes locaux. — Ce sont les signes fournis par l'examen de la gorge.

a. *Forme érythémateuse.* — Les amygdales sont rouges et tuméfiées, mais il n'y a aucune espèce de dépôt ni d'exsudat à leur surface. L'angine qu'on a sous les yeux en impose pour une angine catarrhale bénigne pure et simple. Car cette rougeur n'a rien de caractéristique. L'angine à forme catarrhale peut n'être qu'un premier stade bientôt suivi de l'apparition des fausses membranes. Mais elle peut aussi garder jusqu'à la fin ce caractère.

Le microscope seul peut faire le diagnostic en montrant que cette angine, bénigne et banale en apparence, est due au bacille de Löffler. Les sujets qui en sont atteints peuvent donner par contagion des angines diphtériques à fausses membranes.

b. *Forme pseudo-membraneuse.* — Les fausses membranes sont superficielles, circonscrites, limitées par la muqueuse saine. Elles forment de petites plaques blanchâtres, jaunes ou grises.

légèrement adhérentes au tissu sous-jacent dont. on peut les séparer à l'aide d'un pinceau. Elles se reproduisent avec une facilité extrême ; une heure suffit à leur reproduction. EICHHORST a vu se reformer pendant deux ou trois jours des fausses membranes pharyngées qu'il enlevait toutes les heures.

Elles tapissent les amygdales, les piliers du voile, et la luette. L'aspect de celle-ci est absolument caractéristique ; elle est enveloppée en doigt de gant.

Lorsqu'on enlève la fausse membrane, on voit au-dessous d'elle une petite érosion superficielle, dont le fond est rouge avec des points grisâtres ; son bord est formé par un liséré rouge très légèrement surélevé.

c. *Forme membraneuse confluente.* — Toute la gorge est tapissée d'un vernis membraneux uniforme ; on n'y distingue plus des plaques membraneuses séparées.

L'épaisseur de la couche membraneuse est de même plus considérable ; il y a jusqu'à trois et six plans superposés. Il faut des frictions énergiques avec les acides pour la détacher ; encore n'y arrive-t-on qu'en produisant un suintement sanguin ou en arrachant la muqueuse sous-jacente, perte de substance qui pourra laisser à sa suite une cicatrice.

d. *Forme septique.* — La fausse membrane est noire, sale. C'est au mélange d'une petite quantité de sang extravasé qu'elle doit cette coloration anormale, qui coïncide souvent avec une forme grave de la diphtérie (forme hypertoxique), caractérisée par une pâleur cadavérique, des phénomènes cardiaques, etc. L'haleine exhale une odeur infecte.

L'*engorgement des ganglions* est de règle dans la diphtérie. Il survient peu de temps après le début, plus rarement quatre à cinq jours après. Cet engorgement, quelquefois unilatéral, intéresse les ganglions de l'angle de la mâchoire. Lorsqu'il est très prononcé il donne au cou un aspect tout particulier (*cou proconsulaire*), qui annonce une diphtérie grave ; il n'y a pas cependant un rapport absolu entre la gravité de la diphtérie et l'importance de l'adénopathie. L'adénopathie n'a pas de tendance à la suppuration, à moins que survienne une infection secondaire par les microbes pyogènes.

C. SYMPTÔMES GÉNÉRAUX. — La fièvre persiste quelquefois pendant toute la durée de la maladie ; plus souvent il n'y a qu'une simple élévation de température de quelques dixièmes de degré. Il n'y a pas de rapport entre la gravité de la diphtérie et l'intensité de la fièvre. L'hypothermie est plus rare et annonce une dépression profonde de l'organisme.

Le pouls oscille entre 100 et 130 ; il est quelquefois irrégulier et ralenti dans les formes toxiques.

La prostration est variable et s'observe aux diverses périodes : quelquefois précoce, quelquefois seulement pendant la convalescence. En tout cas, l'évolution de la maladie s'accompagne toujours d'une grande faiblesse.

La soif n'est pas un phénomène constant ; mais beaucoup de malades ne veulent pas boire à cause de la douleur déterminée par la déglutition.

4° Complications. — La durée moyenne de la diphtérie est de sept à dix jours, s'il ne survient pas de complications. Or ces complications étaient autrefois la règle. Aujourd'hui la sérothérapie les rend plus rares et abrège la durée de l'affection. Nous les diviserons pour suivre une marche clinique en complications immédiates et complications tardives.

A. COMPLICATIONS IMMÉDIATES. — Les unes sont dues à l'extension du processus diphtérique, les autres à l'intoxication de l'organisme.

a. *Complications dues à l'extension du processus diphtérique.*

1° L'extension aux *fosses nasales* constitue le coryza diphtérique, qui comporte un pronostic très grave. Par suite de l'obstruction nasale, l'enfant ne respire plus que par la bouche, sa muqueuse linguale se dessèche et il souffre d'une soif ardente. La paralysie du voile du palais se traduit par du ronflement. Un ichor brunâtre s'écoule incessamment par les narines ; les épistaxis sont fréquentes, et l'examen direct au spéculum montre des fausses membranes tapissant les fosses nasales.

2° L'extension au *larynx* produit le croup, caractérisé par des troubles de la voix et de la respiration.

31.

3° L'extension aux *bronches* explique certains insuccès de la trachéotomie ; il ne faut toutefois pas confondre cette bronchite pseudo-membraneuse diphtérique avec la bronchopneumonie qui complique souvent la diphtérie.

4° L'extension à la *trompe d'Eustache* et par son intermédiaire à l'*oreille moyenne* produit une otite suppurative grave aboutissant à la perforation du tympan. Cette complication s'annonce par des douleurs vives, des bourdonnements d'oreille, de la surdité, des frissons et de la fièvre. La thrombose des sinus, des phénomènes méningitiques et cérébraux peuvent en être la conséquence. En dehors de cette gravité immédiate possible, l'otite de la diphtérie comporte un pronostic éloigné défavorable. Elle laisse souvent après elle une suppuration interminable, entretenue par des lésions osseuses ; c'est, avec celles de la tuberculose et de la scarlatine, la plus grave des otites suppurées.

5° Le processus diphtérique peut encore envahir les voies *lacrymales* et la *conjonctive* (se traduisant alors par de l'épiphora, des troubles visuels et une conjonctivite pseudo-membraneuse), les *muqueuses génitales*, la sertissure des ongles, beaucoup plus rarement l'œsophage, l'estomac et l'intestin. Enfin n'importe quelle érosion des téguments, de la langue ou des lèvres peut ouvrir une porte d'entrée ; ainsi l'application d'un vésicatoire peut se compliquer de diphtérie cutanée.

b. *Complications rénales.* — SALKOWSKI a signalé l'hémoglobinurie.

L'albuminurie est fréquente dans la diphtérie, surtout s'il y a en même temps des symptômes de croup, auquel cas elle reconnaît en partie une origine asphyxique ; persistant après la trachéotomie, elle assombrit beaucoup le pronostic. Sa réapparition est souvent le signe avant-coureur d'une rechute. Précoce, elle indique une diphtérie grave. Elle peut survenir tardivement, alors que la gorge et le larynx sont guéris, et relève alors nettement d'une néphrite. Les lavages antiseptiques de la gorge semblent l'empêcher ou tout au moins l'atténuer.

Cette néphrite aiguë persiste sans température après la disparition des fausses membranes. Elle est ordinairement bénigne, ne s'accompagne pas des symptômes habituels de la néphrite aiguë et n'amène pas la mort par urémie. Il est exceptionnel qu'elle passe à l'état chronique. Elle n'est pas due à l'élimination du bacille par les reins, mais à celle de ses produits solubles.

c. *Complications articulaires.* — Les arthrites s'annoncent par un gonflement douloureux, qui siège surtout sur les petites articulations ; elles n'ont aucune tendance à la suppuration.

d. *Complications cardiaques.* — L'affaiblissement cardiaque se manifeste par la modification des bruits qui deviennent sourds et mal frappés, le premier surtout. La matité cardiaque s'élargit, le choc de la pointe se sent mal, les battements cardiaques deviennent irréguliers. La mort survient dans une syncope. Ces complications cardiaques constituent, à cause de leur prédominance dans certains cas, une véritable forme clinique de la diphtérie. Elles dénotent une intoxication profonde de l'organisme et constituent un des principaux caractères des *formes toxiques.*

e. *Hémorragies.* — Parmi les hémorragies, les unes sont dues au processus ulcératif (hémorragies nasales et pharyngées), les autres dépendent d'une altération généralisée du sang ou des vaisseaux (*purpura diphtérique*). Du côté de la peau, on observe encore des éruptions diverses, rash, urticaires, érythème noueux, et de la gangrène limitée.

f. *Bronchopneumonie.* — La bronchopneumonie est une complication du croup et sera étudiée avec lui.

B. COMPLICATIONS TARDIVES. — Les plus importantes sont les paralysies et l'anémie.

a. *Paralysies diphtériques.* — Les paralysies diphtériques surviennent tantôt dès la convalescence, tantôt trois à quatre mois plus tard. C'est chez l'adulte qu'on les observe avec le maximum d'intensité.

La paralysie du voile du palais est la plus fréquente et la plus précoce ; elle se traduit par des troubles de la parole et de la déglutition. Le voile du palais ne peut plus se relever pour intercepter la communication entre le pharynx buccal et le pharynx nasal ; il en résulte que la voix retentit dans les fosses nasales (nasonnement) et que les liquides défectueusement déglutis passent par les fosses nasales et sont rejetés par les narines.

Du côté de l'œil, on observe surtout la paralysie de l'accommodation ; elle peut exister à l'état isolé indépendamment de toute autre paralysie diphtérique, ce qui rend difficile son diagnostic causal. Le malade voit bien les objets éloignés mais il ne peut distinguer nettement les objets rapprochés.

La paralysie frappe quelquefois les membres inférieurs (paraplégie) ; lorsqu'elle envahit les nerfs bulbaires, elle aboutit à la mort par paralysie du cœur.

b. *Anémie postdiphtérique.* — L'anémie postdiphtérique est constante et souvent très prononcée. — La convalescence est longue, durant deux ou trois mois. Pendant la convalescence peuvent survenir de redoutables accidents cardiaques. — Nous avons vu que la néphrite de la période d'état pouvait se prolonger et aboutir à un mal de Bright chronique.

5° Évolution et pronostic. — La diphtérie est une affection fort grave et dont le pronostic doit être très réservé. Dans les cas favorables, sous l'influence du traitement, les fausses membranes se désagrègent au bout de quelques jours ; d'autres fois, elles se propagent rapidement au larynx ou aux fosses nasales, en produisant le croup ou le coryza diphtérique.

La diphtérie tue soit par propagation au larynx, à la trachée et aux premières bronches, c'est-à-dire par asphyxie, soit par intoxication générale de l'organisme et paralysie du cœur. Enfin la mort peut être le résultat d'une infection secondaire par un microbe différent du bacille de Löffler et qui causera par exemple une bronchopneumonie. Chacune des complications déjà énumérées (voy. p. 365) peut être mortelle.

6° Anatomie pathologique. — Les lésions intéressent le pharynx (fausses membranes), les divers viscères et les centres nerveux.

A. FAUSSES MEMBRANES. — Les fausses membranes de la

diphtérie qui tapissent les *amygdales* et le *pharynx* sont adhérentes, épaisses, stratifiées ; celles qui tapissent les *voies aériennes* sont plus minces et se détachent facilement ; elles se moulent sur le larynx, la trachée, les grosses bronches dont elles prennent le contour.

Les unes et les autres sont formées d'un *réticulum fibrineux* qui tient dans ses mailles des globules blancs, des globules rouges et des cellules épithéliales ; celles-ci sont déformées et émettent des prolongements ramifiés en bois de cerf (*dégénérescence rameuse* de WAGNER) ; les fausses membranes se forment donc aux dépens de l'épithélium, mais à mesure que la diphtérie avance dans son évolution, elles deviennent de plus en plus fibrineuses (LELOIR). Leur face profonde se double de nouvelles couches pendant que leur face superficielle s'effrite incessamment. Elles contiennent le bacille de Löffler isolé ou associé à d'autres microorganismes. — Après la mort, la fibrine des fausses membranes se désagrège et elles ne forment plus qu'un putrilage.

VIRCHOW a donné aux fausses membranes formées de couches superposées, épaisses et adhérentes, qui tapissent le pharynx, le nom de fausses membranes diphtériques ; au contraire sur les voies aériennes, sur le larynx, les fausses membranes sont très minces, moins adhérentes, elles forment des moules figurant le contour du larynx : VIRCHOW les appelle lésions croupales. Cette distinction a créé une confusion regrettable, car au fond, qu'il s'agisse du pharynx ou du larynx, le processus de formation des fausses membranes est toujours le même.

Ce qu'il est bon de savoir, c'est que ni les lésions croupales ni les lésions dipthériques ne sont synonymes de lésions produites par le bacille de Löffler ; les premières peuvent être produites par l'inhalation de vapeurs irritantes comme les vapeurs de chlore, et quant aux secondes, on les observe dans des maladies infectieuses générales, par exemple dans la dothiénentérie. D'autre part, le bacille de LÖFFLER peut donner une angine grave sans exsudat pseudo-membraneux.

Au-dessous des fausses membranes, la muqueuse est légèrement tuméfiée et infiltrée ; cette tuméfaction est beaucoup plus prononcée sur les amygdales. Ses vaisseaux sont dilatés, son tissu réticulé est infiltré de globules rouges et blancs.

Les ganglions lymphatiques de l'angle de la mâchoire sont augmentés de volume et infiltrés de sérosité.

B. Lésións viscérales. — Les lésions du *myocarde* sont très fréquentes (Leyden, Hayem et Huguenin); le cœur est étalé, couleur feuille morte, et se laisse facilement déchirer par les doigts; tantôt il s'agit de dégénérescence granuleuse, tantôt de dégénérescence vitreuse, c'est-à-dire que la fibre musculaire cardiaque est parsemée de blocs réfringents (Zenker), tantôt enfin dégénérescence vitreuse et granuleuse sont combinées. Ces lésions prédominent dans les parois du ventricule gauche, au voisinage de sa pointe. D'après Rabot et Philippe, ces lésions parenchymateuses ne sont que des lésions banales sans expression clinique; la myocardite interstitielle, avec périartérite ou infiltration du tissu conjonctif, foyers hémorragiques, interruption des fibres cardiaques par des amas embryonnaires, etc., serait seule capable d'entraîner des symptômes cardiaques mortels.

Le *sang* est très fluide, très foncé (couleur *sépia*); le nombre des globules rouges est diminué, ainsi que la fibrine : le nombre des globules blancs est souvent augmenté (leucocytose).

Les *reins* congestionnés, asphyxiques, présentent souvent des foyers hémorragiques (OErtel). D'autres fois la dégénérescence du parenchyme leur donne un aspect jaunâtre. Le microscope montre des lésions dégénératives de l'épithélium des glomérules et des tubes contournés; dans leur cavité s'opèrent de petites hémorragies. Les tubes droits sont remplis de cylindres hyalins; les artères ont leurs cellules endothéliales tuméfiées et les nombreux globules blancs qui tapissent leurs parois indiquent qu'il y a eu une stase sanguine intense.

La *bronchopneumonie*, qui est due à une infection secondaire par le streptocoque, est rarement pseudolobaire; c'est le plus souvent une bronchopneumonie à noyaux disséminés, avec atélectasie, emphysème et ecchymoses sous-pleurales dues à l'intensité de la congestion périnodulaire. Dans les lobules intéressés l'exsudat est tellement riche en fibrine qu'il simule une hépatisation franche. L'examen microscopique montre de nombreuses chainettes de streptocoques.

C. Lésions du système nerveux. — Importantes à connaître, car elles constituent la cause des paralysies dipthériques, ces lésions intéressent surtout les nerfs périphériques. Charcot et Vulpian (1862) ont mis en évidence celles des nerfs palatins dans un cas de paralysie du voile du palais; Déjerine, celles des racines antérieures; Gombault, Pitres et Vaillard, celles des nerfs des membres; Meyer, Vincent[1], celles des nerfs du plexus cardiaque. Cette névrite périphérique peut aboutir à la section des cylindraxes et à la dégénérescence wallérienne qui en résulte, mais à ses débuts elle atteint seulement la myéline des segments interannulaires (*névrite segmentaire périaxile* de Gombault): dans un même nerf, un grand nombre de tubes nerveux restés sains alternent avec les tubes nerveux dégénérés.

Les altérations des centres nerveux sont plus rares. Sharkey a vu les cellules des cornes antérieures de la moelle globuleuses et parsemées de grosses granulations masquant le noyau. OErtel, Pierret ont étudié et décrit une méningite bulbo-spinale pseudo-membraneuse qui paraît exceptionnelle.

7° Diagnostic de la diphtérie et des angines aiguës. — La diphtérie ne doit pas être confondue avec les affections suivantes :

a. L'*amygdalite aiguë* s'accompagne d'un état général moins grave, d'un engorgement ganglionnaire beaucoup moins marqué et par contre de troubles fonctionnels plus intenses (trismus, dysphagie douloureuse, etc.). Dans les cas où l'examen de la gorge ne montre qu'une rougeur et une tuméfaction diffuses, le diagnostic est relativement simple, bien qu'il existe cependant une forme érythémateuse de l'angine diphtérique, qui simule absolument par ses symptômes locaux l'angine catarrhale.

[1] Vincent. *Lésions du plexus cardiaque dans la diphtérie*. Arch. de méd. expér., 1894.

b. Quelquefois l'amygdalite aiguë aboutit à la formation d'un exsudat pultacé qui se loge dans les anfractuosités de l'amygdale et du pharynx, réalisant alors l'*amygdalite* ou l'*angine à points blancs;* ces îlots blanchâtres affectent quelque ressemblance au premier abord avec les fausses membranes, mais on reconnaît vite qu'il s'agit seulement de petits amas pultacés qui ne se laissent pas détacher et étaler comme une fausse membrane; ils n'arrivent jamais à égaler la confluence de celles-ci, qui finissent par tapisser toute la gorge et qui enveloppent la luette en doigt de gant.

c. L'*amygdalite phlegmoneuse,* habituellement unilatérale, s'accompagne d'un gonflement considérable de la région amygdalienne, sans dépôt pseudo-membraneux, de trismus, de douleurs très vives à la déglutition.

d. L'*angine herpétique* a des symptômes fonctionnels au moins aussi marqués que ceux de l'angine diphtérique ; mais elle ne produit ni engorgement ganglionnaire, ni albuminurie. L'examen de la gorge montre des vésicules d'herpès arrondies, isolées ou réunies de façon à former une érosion à contours polycycliques. Il est vrai que cette érosion est susceptible de se recouvrir de fausses membranes ; les caractères précédents peuvent alors être impuissants à faire le diagnostic et l'examen bactériologique devient indispensable.

e. Le *chancre de l'amygdale,* lorsqu'il se borne à une simple ulcération indurée, peut être facilement reconnu, mais parfois il est tapissé d'une fausse membrane étendue, l'engorgement ganglionnaire est énorme, l'état général grave. Sa lente évolution, l'unilatéralité de la lésion et de l'adénopathie sont les meilleurs éléments de diagnostic avant l'apparition des accidents secondaires.

f. L'*angine gangréneuse* (voy. p. 395) est reconnaissable à ses plaques de sphacèle.

g. Il existe enfin des *angines à fausses membranes* que leurs caractères cliniques ne permettent guère de distinguer de la diphtérie et qui ont été confondues avec elle jusqu'au jour où l'examen bactériologique a permis de les en séparer. Les éléments de leur symptomatologie et de leur diagnostic sont exposés page 383. *Dans tous les cas douteux il faut avoir recours à l'examen bactériologique :* il suffit au moyen d'un fil de platine qu'on a promené sur les fausses membranes, de tracer des stries sur un tube de sérum solidifié. On met à l'étuve à 35° et, s'il s'agit de diphtérie, on voit apparaître *au bout de vingt-quatre heures,* tout le long des stries, de petites colonies blanchâtres, à centre surélevé. En prélevant une parcelle d'une de ces colonies et en l'examinant au microscope après coloration on reconnaît le bacille de Loeffler (voy. p. 361). On peut aussi le rechercher directement dans les fausses membranes, mais l'ensemencement met mieux à l'abri de toute erreur.

8° Traitement. — Il doit poursuivre deux buts : 1° détruire directement le bacille dans les fausses membranes, c'est le *traitement local;* 2° s'opposer par la *sérothérapie* à sa pullulation et à l'intoxication de l'organisme.

A. TRAITEMENT LOCAL. — Les fausses membranes de la gorge peuvent être détachées au pinceau, au fur et à mesure de leur apparition, ou badigeonnées avec une solution de sublimé à 1 p. 100, avec du jus de citron, avec de l'acide phénique, etc. Ces attouchements doivent être faits sans violence ; en essayant de détacher des plaques trop adhérentes, on excorie quelquefois la muqueuse voisine qui se laisse facilement inoculer et on ne fait que favoriser l'extension du processus diphtérique. La résistance opposée par la plupart des enfants rend peu pratiques ces manœuvres qu'il faudrait répéter d'ailleurs toutes les deux heures ou même toutes les heures, tant est rapide la reproduction de la fausse membrane. Aussi se borne-t-on généralement à faire de fréquents lavages de la bouche, et des pulvérisations antiseptiques dont l'atmosphère doit être imprégnée tout autour du malade. Le traitement local est rationnel puisqu'il essaie de s'attaquer au bacille de Löffler qui habite les fausses membranes, et puisqu'il prévient dans une certaine mesure, par la propreté de la bouche, l'invasion secondaire des autres microbes; mais on le combine actuellement à la sérothérapie.

B. SÉROTHÉRAPIE. — Cette méthode, que nous devons à BEH-

RING et Kitasato (1891) ne s'est généralisée que depuis les travaux de Roux (1894). La sérothérapie diphtérique consiste à injecter à un malade atteint de diphtérie le sérum d'un animal immunisé contre cette maladie.

L'immunisation de l'animal s'obtient en lui injectant des doses croissantes de toxine : on cultive à cet effet le bacille de Löffler dans du bouillon et on active son développement au moyen d'un courant d'air; lorsque la culture est suffisamment riche en toxines, on la filtre sur une bougie Chamberland de façon à la débarrasser complètement des bacilles qu'elle contient puis on en injecte des doses de plus en plus fortes au cheval qu'on veut immuniser. Pour les premières injections on atténue la virulence de la toxine en la mélangeant avec du trichlorure d'iode ou la solution iodoiodurée; plus tard on injecte la culture pure en commençant par 2 ou 5 centimètres cubes et en arrivant à 100 ou 200 centimètres cubes. Au bout d'un temps variable, de 10 à 12 semaines, le cheval est immunisé contre la diphtérie; or, cette immunité, si longuement acquise par des injections successives de toxine, se transmet d'un seul coup à un autre animal ou à l'homme, si on lui injecte le sérum de l'animal immunisé; il devient alors pour un certain temps réfractaire à la diphtérie. Le sang du cheval immunisé est recueilli en ponctionnant la jugulaire; on le laisse coaguler et le sérum qui s'en sépare est aseptiquement conservé.

Ce sérum n'est pas seulement préventif, il est en même temps curateur, c'est-à-dire qu'une diphtérie déjà déclarée s'arrête sous son influence. La maladie une fois constatée, on injecte donc 20 centimètres cubes de sérum sous la peau du flanc[1]. S'il y a lieu, on refait le lendemain une ou plusieurs injections de 10 centimètres cubes. Consécutivement aux injections, les phénomènes généraux s'amendent et les fausses membranes se désagrègent; le sérum antidiphtérique est donc à la fois *anti-*

---

[1] Pour éviter qu'un mouvement intempestif de l'enfant ne fasse pénétrer l'aiguille dans l'abdomen il est bon de ne pas la fixer directement sur la seringue, mais de la relier à celle-ci par un tube en caoutchouc.

toxique et *microbicide* (NICOLAS), puisqu'il va porter atteinte à la vitalité des bacilles de Löffler qui, comme on le sait, restent dans la fausse membrane. La sérothérapie a considérablement abaissé dans ces trois dernières années la mortalité par diphtérie, surtout dans les hôpitaux d'enfants.

Par quel mécanisme physiologique se produit l'immunisation du cheval ? On admet qu'il se forme dans son organisme, sous l'influence des doses répétées de toxine, une substance très active, antagoniste de celle-ci et capable d'en neutraliser les effets : on la désigne sous le nom d'*antitoxine*. C'est elle qui, injectée à l'homme avec le sérum qui la contient, lui confère immédiatement l'immunité. Cette antitoxine n'est pas une sorte de transformation chimique de la toxine ; c'est un produit nouveau, élaboré par toutes les cellules de l'organisme et notamment par les leucocytes pour se défendre contre le microbe et ses produits solubles. Elle ne détruit pas, ne neutralise pas chimiquement la toxine, mais elle s'oppose à ses effets nocifs soit en activant la phagocytose, soit en exaltant les propriétés bactéricides et antitoxiques du sérum.

Le traitement de la diphtérie ne se résume pas tout entier dans la sérothérapie ; on doit encore prescrire de fréquents lavages de la bouche avec une solution antiseptique (acide salicylique à 3 p. 1000), relever l'état général par l'alcool et les toniques, enfin traiter les complications dès leur début. Le *croup* nécessite une intervention spéciale : le *tubage* (t. II, p. 194) ou la *trachéotomie*.

C. PROPHYLAXIE. — L'isolement des malades atteints de croup ou de diphtérie pharyngée doit être aussi précoce que possible, à cause de la grande contagiosité de l'affection ; il faut aussi se rappeler que ces malades, une fois guéris, portent encore pendant plusieurs semaines des bacilles de Löffler virulents dans leur bouche et leurs fosses nasales, d'où la nécessité d'isoler les convalescents ou tout au moins de ne pas les renvoyer directement à l'école.

Les fausses membranes ne doivent pas être projetées sur le sol ou crachées dans un mouchoir, mais recueillies dans des crachoirs et stérilisées. Les instruments, les vêtements du personnel qui approche les malades, les salles ou les appartements doivent être désinfectés par le sublimé, l'acide sulfureux ou la formaldéhyde. Dans quelques cas on a pratiqué des injections prophylactiques de sérum, mais leur action préservatrice n'est que transitoire.

ARTICLE II

ANGINES AIGUËS

Ces angines comprennent l'amygdalite aiguë, les angines secondaires aux maladies infectieuses, les angines à fausses membranes, l'angine herpétique.

§ 1. — AMYGDALITE AIGUË

La muqueuse de l'amygdale forme de nombreux replis et des cryptes. Les divers microorganismes apportés par les aliments ou par l'air inspiré, et surtout ceux qui descendent avec les sécrétions du pharynx nasal, se trouvent dans les meilleures conditions de pullulation : c'est ce qui explique l'extrême fréquence des infections amygdaliennes.

1° Étiologie et pathogénie. — L'amygdalite aiguë est surtout fréquente chez les enfants ; il en est chez lesquels elle récidive avec une ténacité remarquable.

Les amygdales hypertrophiées, friables et facilement inoculables, constituent une prédisposition ; mais cette hyhertrophie résulte elle-même de poussées aiguës répétées. Il est probable que l'amygdale se laisse inoculer par les sécrétions qui descendent du pharynx nasal, où se développent les microbes apportés par l'air inspiré. Ceux qui peuplent ses anfractuosités (microbisme latent) peuvent aussi sous l'influence de causes diverses, acquérir de la virulence et devenir ainsi pathogènes.

Le froid et l'humidité jouent un grand rôle dans l'apparition de l'amygdalite. Elle succède souvent à un coryza ou à une opération sur la muqueuse nasale (RUAULT).

Tantôt elle évolue isolément pour son propre compte; tantôt elle n'est que le prélude d'une maladie générale, telle que la grippe, etc.

Toutes les angines aiguës sont des maladies infectieuses; cette nature infectieuse est démontrée par leur contagiosité, par l'engorgement ganglionnaire, par leurs complications à distance (néphrite analogue à celle des maladies infectieuses, pseudo-rhumatismes, manifestations du côté des séreuses, méningites, endocardites, etc.).

Il n'existe pas de microbe spécifique de l'angine catarrhale aiguë; le streptocoque de l'érysipèle a été vu par FÜRBRINGER et par HANOT, le pneumocoque virulent par HANOT, par RENDU et par JACCOUD, le staphylocoque par d'autres observateurs.

Une réceptivité particulière est probablement nécessaire comme pour toutes les autres maladies infectieuses. Parmi les causes qui favorisent l'invasion microbienne le froid est certainement la plus importante.

2° Symptomatologie. — Souvent ce sont des troubles de l'état général qui ouvrent la scène : insomnie, malaise, courbature, nausées, état saburral de la langue, céphalalgie, gêne des mouvements du cou, frissons, élévation de la température. L'ensemble de ces divers troubles est décrit sous le nom de *fièvre préamygdalienne*. — Dans d'autres cas, ce sont les symptômes locaux qui s'installent d'emblée.

a. *Symptômes fonctionnels*. — Le malade éprouve dans la gorge une sensation de chaleur et de sécheresse, puis une *douleur* continue, considérablement augmentée par la pression en arrière de de l'angle de la mâchoire et par les mouvements de *déglutition ;* celle-ci, de plus en plus douloureuse, même pour les liquides et la salive, finit par devenir impossible, et ce n'est qu'au prix de pénibles efforts que le malade arrive à ingurgiter un peu de de boisson. Le pharynx et la bouche sécrètent un mucus épais, filant et visqueux, qui provoque d'incessants efforts de déglutition ou d'expuition. L'haleine est mauvaise et plus ou moins fétide.

La *voix* est nasonnée, ce qui tient à la gêne des mouvements du voile du palais ; en même temps elle est étouffée, à cause de la tuméfaction de la muqueuse du pharynx qui ne peut plus remplir son rôle de résonnateur.

La douleur se propage vers les oreilles ; elle s'accompagne de bourdonnements et d'un certain degré de *surdité*. Ces troubles fonctionnels sont dus à l'obstruction de la trompe d'Eustache dont l'orifice pharyngien participe à l'inflammation. Il est, en effet, tapissé d'un tissu réticulé analogue à celui de l'amygdale et connu sous le nom d'amygdale tubaire ou de Gerlach.

Un *trismus* intense rend difficile et très douloureux l'écartement des mâchoires.

b. *Signes objectifs*. — L'examen direct donne des résultats variables.

Dans l'*angine érythémateuse* ou catarrhale, la plus fréquente, la muqueuse pharyngienne et les amygdales sont injectées, d'un rouge vif ; celles-ci sont passablement saillantes. La paroi postérieure du pharynx présente, de chaque côté de la ligne médiane une saillie verticale, due à la tuméfaction de la muqueuse, et parallèle aux piliers postérieurs : c'est le *faux pilier postérieur*. La luette est allongée et œdématiée.

Dans l'*angine pultacée* les amygdales sont recouvertes d'un enduit crémeux, qui débute au niveau de leurs cryptes, d'où le nom d'angine à *points blancs*. Plongé dans l'eau cet enduit se désagrège rapidement, au lieu de résister comme le ferait une fausse membrane.

Dans l'*angine phlegmoneuse* ou suppurée, la tuméfaction d'une amygdale, plus rarement des deux, est très prononcée ; sa surface est lisse, tendue ; elle bombe fortement au-dessous du pilier antérieur œdématié qu'elle soulève et déforme, en même temps qu'elle touche la luette et atteint la ligne médiane.

Le gonflement du pilier antérieure et de la partie du voile contiguë atteint son maximum dans la *périamygdalite* suppurée ; l'amygdale est alors refoulée en dedans par le pus collecté entre elle et les parois de sa loge.

c. *Etat général* — L'état général est celui d'une maladie

infectieuse ; la fièvre se maintient entre 39° et 39°,5 ; la céphalalgie et l'état nauséeux sont la règle.

3° Évolution et pronostic. — La maladie met quatre ou cinq jours pour arriver à son apogée ; elle s'y maintient deux jours environ ; puis tous les symptômes décroissent rapidement. Son évolution ne dépasse ordinairement pas un septenaire. Sa défervescence est brusque, son tracé thermique comparable à celui d'une pneumonie. L'angine se termine généralement par la résolution ; chez un grand nombre de sujets, ce n'est là qu'une guérison apparente : tous les ans, tous les mois, aux changements de saisons, reparaît une nouvelle angine (*amygdalites à répétitions*).

Dans l'*angine phlegmoneuse*, qui reconnaît une étiologie analogue, les symptômes fonctionnels et la salivation sont plus pénibles ; l'état général est plus grave, la température oscille entre 40° et 41°. La surface de l'amygdale est lisse, sèche tendue ; le pus finit par s'ouvrir un passage vers la muqueuse ; cette issue est suivie d'une détente marquée et la pression sur l'amygdale ou sur la partie latérale du cou fait sourdre du pus en arrière du pilier antérieur. Dans les cas malheureux, le pus ne peut se frayer un passage au dehors ; il se propage vers le larynx, produit l'asphyxie par infiltration de la région sous-glottique, ou une hémorragie foudroyante par ulcération des gros vaisseaux du cou.

4° Complications : amygdalites infectieuses. — Indépendamment des complications locales dues à l'extension du processus phlegmasique (œdème de la glotte, suppuration, etc.), les angines aiguës peuvent s'accompagner d'une série de complications à distance, indices de l'atteinte générale de l'organisme. Lorsque ces complications sont nombreuses et importantes, elles donnent à la maladie un caractère tout particulier de gravité, et on désigne ces formes sous le nom d'amygdalites infectieuses, bien qu'entre elles et l'angine la plus bénigne il y ait tous les intermédiaires. Ces complications sont les suivantes :

a. La *néphrite* : l'albuminurie est très fréquente au cours ou à la fin de l'amygdalite aiguë, et les urines contiennent de nombreux microbes : tantôt elle est passagère et ne dure que quelques jours ; tantôt il s'agit d'une néphrite aiguë susceptible de passer à l'état chronique et d'entraîner des lésions irrémédiables. Cette néphrite infectieuse d'origine amygdalienne (BOUCHARD) est surtout à redouter dans les angines à répétition ; beaucoup de néphrites chroniques qu'on ne sait à quoi attribuer ne reconnaissent pas d'autre cause.

b. Les *douleurs articulaires* généralisées avec gonflement. Elles constituent une variété de *pseudo-rhumatisme infectieux*.

c. La *pleurésie*, la *péricardite* et l'*endocardite* valvulaire (FRANKEL, FURBRINGER).

d. L'*orchite* ou l'ovarite.

e. Les *paralysies* (GUBLER), des *méningites* etc.

En général, plus la réaction locale est importante, moins ces complications sont à redouter ; ainsi elles sont exceptionnelles dans l'amygdalite phlegmoneuse.

5° Traitement. — Contre la fièvre préamygdalienne et les phénomènes généraux on donnera de l'antipyrine (4 grammes) ou de la quinine (1 gramme à 1^{gr},50). Les phénomènes locaux réclament un traitement calmant : pulvérisations et gargarismes à la cocaïne ou à l'infusion de feuilles de coca. L'eau bicarbonatée en gargarismes (à 10 grammes par litre) dissout le mucus qui tapisse la gorge. L'amygdalite suppurée nécessite le plus souvent l'incision. On devra instituer sans retard le régime lacté si on constate de l'albuminurie post-amygdalienne.

Pour prévenir le retour des poussées, le meilleur traitement consiste dans l'ablation des amygdales ; il faut opérer *à froid*, c'est-à-dire dans l'intervalle de deux poussées aiguës. Chez l'adulte, cette ablation ne doit pas être faite à l'amygdalotome, parce que les vaisseaux, maintenus béants par le tissu de sclérose qui les environne, donnent du sang en abondance, mais à l'anse galvanique ou mieux encore *par morcellement*. On peut aussi recourir à la galvanopuncture, qui transforme l'amygdale en tissu fibreux mais cette manière de faire a l'inconvénient de produire des adhérences et d'exposer le malade par la suite a des abcès très douloureux en cas de récidive.

§ 2. — ANGINES AIGUËS SECONDAIRES AUX MALADIES INFECTIEUSES

L'amygdalite aiguë, la diphtérie, certaines angines à fausses membranes représentent des angines infectieuses primitives, c'est-à-dire des infections qui frappent d'abord le pharynx. Les angines infectieuses secondaires ou symptomatiques ne sont au contraire que la localisation pharyngée d'une infection déjà existante : on les observe dans la scarlatine, la rougeole, la variole, la fièvre typhoïde, la fièvre herpétique, la tuberculose, la syphilis. En raison de leur importance ces dernières sont décrites dans des articles spéciaux, d'autant qu'elles peuvent être quelquefois primitives.

1° Angine de la scarlatine. — L'angine de la scarlatine n'est pas une complication de cette maladie : elle compte parmi ses symptômes habituels. Elle se manifeste dès son début, quelquefois avant même l'éruption ; elle s'annonce par une sensation de chaleur et de sécheresse à la gorge et par de la douleur à la déglutition. L'examen direct fait alors constater un érythème intense de la luette, des amygdales, des piliers du voile du palais et de la paroi postérieure du pharynx, puis peu à peu cette rougeur devient écarlate, la muqueuse présente une sécheresse très appréciable, elle se tuméfie et les cryptes de l'amygdale laissent sourdre des amas pultacés. Dans quelques cas, l'amygdale s'ulcère par places, et ces ulcérations se recouvrent d'exsudats diphtéroïdes ou même de fausses membranes rappelant tout à fait celles de la diphtérie ; en réalité, ce n'est là qu'une angine pseudo-diphtérique : elle n'est pas due au bacille de Löffler, mais au streptocoque et à d'autres microbes associés. Elle s'accompagne très rarement de croup.

Certaines scarlatines (scarlatines frustes) peuvent être constituées uniquement par l'angine, l'éruption faisant défaut ; on en a observé de véritables épidémies (LASÈGUE).

L'otite suppurée est une complication fréquente de l'angine scarlatineuse ; l'infection de l'oreille s'opère par la trompe d'Eustache.

2° Angine de la rougeole. — L'angine de la rougeole est surtout prodromique. Cette maladie débute en effet par un catarrhe des muqueuses, surtout de la muqueuse oculo-nasale, qui précède de très près l'éruption. A cette période on peut voir sur le voile du palais, ses piliers, la luette, les amygdales un petit piqueté rouge.

D'autre part, à la période d'état de la rougeole, on observe parfois une éruption papuleuse du pharynx, le plus souvent discrète, mais quelquefois assez confluente pour donner à la paroi postérieure du pharynx un aspect gaufré. Cette lésion s'accompagne de dysphagie et d'un crachotement incessant.

Exceptionnellement, l'angine rubéolique peut devenir gangréneuse ; mais une complication bien autrement fréquente est l'otite suppurée, infiniment moins grave que celle de la scarlatine.

3° Angine de la variole. — L'angine de la variole consiste dans une éruption pustuleuse toujours consécutive à celle de la peau ; d'ordinaire elle lui est postérieure de plusieurs jours. Ces pustules, d'abord blanchâtres, arrondies, peu saillantes, s'ouvrent et laissent des ulcérations superficielles qui souvent se couvrent d'exsudats pseudo-membraneux et sont entourées d'une zone de congestion intense : la muqueuse sous-jacente est œdématiée, comme infiltrée. Des phénomènes analogues du côté du larynx (œdème de la glotte) nécessitent parfois la trachéotomie.

4° Angine érysipélateuse. — L'angine érysipélateuse est soit antérieure, soit postérieure à l'érysipèle de la face. Elle s'annonce par des symptômes généraux très marqués : malaise général, grands frissons, élévation de la température à 40 ou 41°, délire avec agitation ou adynamie. L'examen du pharynx montre d'abord une rougeur sombre et diffuse ; ensuite sur ce fond on voit se développer des phlyctènes analogues à celles de la peau, remplies d'un liquide d'abord citrin, puis purulent ou hémorragique. Ces phlyctènes, une fois rompues, laissent à leur place des ulcérations superficielles. L'érysipèle du pharynx possède une redoutable tendance à la propagation : il s'étend facilement aux fosses nasales ou au pharynx nasal. Les érosions peuvent se recouvrir de fausses membranes ou subir la transformation gangréneuse.

Il est vraisemblable que beaucoup d'érysipèles de la face, surtout les érysipèles à répétition, en apparence spontanés et débutant au pourtour des narines ou des points lacrymaux, ont pris naissance dans le pharynx dont la muqueuse anfractueuse présente toutes les conditions nécessaires à la conservation et au développement du streptocoque.

5° Angine de la fièvre typhoïde. — L'angine de la fièvre typhoïde anatomiquement décrite par LOUIS, consiste dans la lésion du tissu lymphoïde du pharynx dont la structure est analogue à celle des plaques de PEYER de l'intestin grêle. Les ulcérations qui en résultent s'accompagnent d'une vive dysphagie et peuvent se recouvrir de fausses membranes.

Il est indispensable de procéder, dans les fièvres éruptives et la fièvre typhoïde, à des lavages antiseptiques de la cavité buccale et pharyngée (gargarismes au chlorate de potasse à 4 p. 100 ou à l'eau boriquée).

§ 3. — ANGINES A FAUSSES MEMBRANES

Angine à fausses membranes et *diphtérie* ne sont pas deux termes absolument synonymes. La diphtérie est bien, en effet, la plus fréquente et la plus grave des angines pseudo-membraneuses, mais elle peut quelquefois se manifester par une simple angine érythémateuse, qui ressemble absolument à une amygdalite dite simple ou catarrhale ; et, d'autre part, il y a des angines pseudo-membraneuses parfois capables de se compliquer de croup et qui cependant ne sont pas de la diphtérie. Elles n'ont pu être séparées de cette dernière que depuis la découverte du bacille de Löffler ; on les désigne sous le nom d'angines *pseudo-diphtériques*. Assez fréquentes, elles constituent environ 1/5 de la totalité des angines à fausses membranes.

Tantôt elles sont primitives, tantôt elles sont secondaires à une manifestation pharyngée quelconque (syphilis, scarlatine, herpès, etc.).

1° Angines pseudo-membraneuses primitives. — Les *angines à cocci* (Roux et Yersin) sont habituellement remarquables par leur bénignité ; il n'y a ni albuminurie, ni engorgement ganglionnaire marqué ; ni les symptômes d'une intoxication profonde de l'organisme habituels dans la diphtérie.

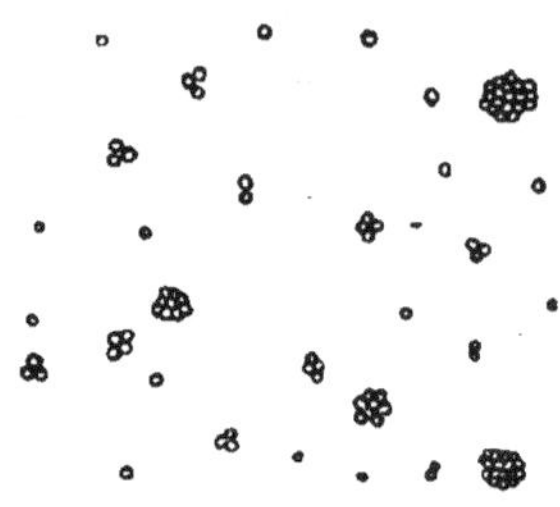

Fig. 72.
Coccus Brisou
(d'après L. Martin).

Les *angines à staphylocoques* (Martin, Netter) s'accompagnent d'un état général plus grave ; la guérison est cependant habituelle.

L'*angine à pneumocoques* (Jaccoud) s'annonce par un début brusque et une chute également rapide de la température au neuvième jour, rappelant la défervescence de la pneumonie.

En somme, les angines pseudo-membraneuses dues à ces trois agents pathogènes se distinguent de la diphtérie par une bénignité relative ; il n'en est plus de même pour l'angine à streptocoques, qui est souvent fort grave.

L'*angine à streptocoques* s'annonce en effet par une fièvre intense qui atteint rapidement 39 et 40° ; la gorge est tapissée de fausses membranes, l'haleine est fétide, les ganglions du cou énormes, la face pâle ; le coryza membraneux et l'albuminurie existent comme dans la diphtérie. L'affection peut s'accompagner de croup ; elle se termine souvent par la mort avant la fin de la première semaine.

Cliniquement cette angine se distinguerait de la diphtérie par son absence de contagiosité, par son invasion plus bruyante et plus rapide, par l'intensité de la dysphagie, par la précocité de l'engorgement ganglionnaire et par l'aspect des fausses membranes qui sont jaunes, sales, brunâtres, friables et adhérentes, comme enchâtonnées à leur pourtour par la muqueuse pharyngienne rouge et tuméfiée qui les surplombe ; celles de la diphtérie, au contraire, sont plus blanches et reposent sur une muqueuse presque saine dont on peut souvent les détacher avec facilité sans produire d'excoriation. En réalité, ce diagnostic ne peut être assuré que par l'examen bactériologique ; le bacille de Löffler, absent, est remplacé par de nombreuses chaînettes de streptocoques.

2° Angines pseudo-membraneuses secondaires. — Au lieu d'évoluer isolément comme les précédentes, elles accompagnent la scarlatine, la rougeole, les lésions syphilitiques du pharynx, l'herpès de la gorge, etc.

Les *angines de la scarlatine* sont les plus importantes. On a beaucoup discuté autrefois pour savoir si elles devaient être confondues avec la diphtérie ou en être nettement séparées. Il faut à ce point de vue établir une distinction entre l'*angine scarlatineuse précoce* qui survient dès les premiers jours de la maladie, et l'*angine tardive* qui ne se montre que dans le cours de la deuxième ou de la troisième semaine.

La première est une angine à streptocoques (BOURGES) ; elle est parfois fort grave, mais sa mortalité est cependant inférieure à celle de la diphtérie ; elle débute brusquement au deuxième ou au troisième jour de la scarlatine ; la température est élevée, la dysphagie intense ; les fausses membranes sont sales et épaisses ; l'engorgement ganglionnaire va quelquefois jusqu'à la suppuration ; mais le croup est exceptionnel. TROUSSEAU disait que « la scarlatine n'aimait pas le larynx ». Il se basait sur ce caractère et sur les précédents pour considérer cette angine comme indépendante de la diphtérie ; on voit que les constatations bactériologiques récentes lui ont donné raison.

L'angine tardive, au contraire, qui survient au déclin ou pendant la convalescence de la scarlatine, après la disparition de l'éruption, est bien une angine diphtérique ; les fausses membranes contiennent le bacille de Löffler, associé au streptocoque.

Le *chancre syphilitique de l'amygdale* se recouvre souvent d'une fausse membrane, et s'accompagne d'un engorgement ganglionnaire énorme siégeant en arrière de l'angle de la mâchoire. L'état général est même assez grave pour simuler la diphtérie dont le chancre se distingue toutefois par l'unilatéralité de la lésion, sa dureté cartilagineuse, son évolution plus lente (deux ou trois semaines), et enfin l'apparition des accidents secondaires (plaques muqueuses, roséole, etc.).

Les *plaques muqueuses* de la gorge peuvent aussi se recouvrir d'un exsudat pseudo-membraneux. La plaie que laisse après elle l'*amygdalotomie*, les ulcérations pharyngées de la rougeole, de la variole, etc., peuvent se comporter de la même façon.

Les *vésicules de l'angine herpétique* une fois rompues sont susceptibles de laisser une fausse membrane se développer à leur surface ; elle présente d'ordinaire un contour polycyclique dû à la confluence des vésicules d'herpès.

Dans ces différents cas il ne s'agit pas de diphtérie ; l'examen bactériologique ne montre en général, au lieu du bacille de Löffler [1], que des cocci ou le streptocoque ; la présence de ce dernier explique dans certains cas la gravité de l'état général.

§ 4. — ANGINE HERPÉTIQUE

L'angine herpétique affecte surtout les enfants à partir de la troisième année (DIEULAFOY) ; chez les adultes elle se présente avec des allures particulières, elle est influencée par les saisons, par la menstruation. Sa contagiosité et son épidémicité ont été mises en évidence par DAMASCHINO.

D'après cet auteur, la période d'incubation ne dépasse pas quelques heures ; d'après LASÈGUE, elle dure trois ou quatre jours.

La maladie *débute très bruyamment*, par un frisson solennel comme celui de la pneumonie, par une céphalée tellement

---

[1] Certaines ulcérations pharyngées de la fièvre typhoïde, de la variole ou du choléra se recouvrent cependant de fausses membranes à bacilles de Löffler.

intense qu'elle peut simuler la méningite, par une douleur atroce de la gorge, généralement unilatérale.

Les *ganglions* du cou sont légèrement tuméfiés, beaucoup moins que dans la diphtérie ou la scarlatine : la gorge, d'abord simplement rouge, est bientôt recouverte de vésicules qui siègent sur les amygdales, le voile du palais, les piliers, la paroi postérieure du pharynx. Leurs dimensions, d'ailleurs variables, sont en moyenne celles d'une tête d'épingle. Ces *vésicules*, arrondies, entourées d'un petit cercle de congestion, s'ouvrent, s'ulcère.. et se recouvrent de *fausses membranes fibrineuses*, identiques à celles de la diphtérie. Cette transformation est très rapide ; aussi le diagnostic peut-il présenter de réelles difficultés si on examine le malade pour la première fois à ce moment. Les fausses membranes de l'angine herpétique sont toutefois plus blanches. et ont un contour polycyclique dû à la confluence des vésicules ulcérées.

On peut trouver des vésicules d'herpès sur les lèvres, la face interne des joues, au pourtour des narines, sur les organes génitaux, et exceptionnellement sur le larynx ; ces constatations facilitent beaucoup le diagnostic.

Au bout de quelques jours, la dysphagie douloureuse et les symptômes fébriles disparaissent brusquement ; l'état général n'a jamais la gravité qu'il présente dans la diphtérie.

Le *traitement* est celui de l'amygdalite aiguë.

ARTICLE III

VÉGÉTATIONS ADÉNOIDES DU PHARYNX NASAL

La muqueuse pharyngienne possède un grand nombre de follicules lymphatiques, soit isolés, soit réunis en amas. Les amas lymphatiques portent le nom d'amygdales : ce sont les *amygdales palatines*, situées entre les piliers antérieurs et postérieurs du voile du palais ; l'*amygdale linguale* ou de LACAUCHIE, qui occupe la base de la langue ; l'*amygdale pharyngienne* ou de

Luschka, qui tapisse la voûte du pharynx nasal et l'apophyse basilaire; les *amygdales tubaires* ou de Gerlach, situées à l'orifice de chacune des trompes d'Eustache. Mais, indépendamment de ces masses volumineuses, une série de minuscules îlots lymphatiques sont disséminés dans toute la muqueuse du pharynx et forment une sorte de vaste lac lymphatique sous-muqueux. Il donne naissance à des canalicules, qui vont aboutir aux ganglions de l'angle de la mâchoire et aux ganglions carotidiens : Toutes ces amygdales peuvent s'hypertrophier simultanément ou isolément, mais cet article sera exclusivement consacré à la description des végétations adénoïdes ou hypertrophie du tissu lymphatique du pharynx nasal.

1° Étiologie des végétations adénoïdes. — Les végétations adénoïdes sont une affection de l'enfance, persistant pendant l'adolescence et plus rarement jusqu'à l'âge adulte. Elles consistent dans l'hypertrophie pure et simple de la nappe lymphoïde du pharynx *nasal* ou glande de Luschka; il faut les considérer comme dues à la réaction exagérée du tissu lymphatique contre les microbes pathogènes venus du dehors et apportés par le courant d'air inspiratoire, il existe toutefois des végétations adénoïdes tuberculeuses (Lermoyez).

2° Symptômes. — L'affection s'accuse par un ensemble de signes fonctionnels et physiques très caractéristique.

A. Symptomes fonctionnels. — Les *troubles respiratoires* sont les plus fréquents : l'enfant tient la bouche ouverte le jour et surtout la nuit; il ronfle en dormant; l'obstruction nasale est évidente. La *surdité* résulte de l'obstruction de la trompe d'Eustache et de fréquentes poussées d'otite suppurée. La *prononciation* des nasales est impossible, le P et l'M sont prononcés comme un B, le T comme un D : l'enfant dit *baba* pour *maman*.

B. Signes objectifs. — Le premier de ces signes est le *facies adénoïdien* : la bouche est entr'ouverte, le nez généralement aminci, la lèvre inférieure pendante, la face aplatie à cause du faible développement des maxillaires supérieurs; l'expression du visage est hébétée. La bouche une fois ouverte, on constate que la voûte palatine est fortement creusée, ogivale, que les incisives sont mal plantées, chevauchant les unes sur les autres. La paroi postérieure du pharynx est semée de grosses granulations : ce sont des îlots lymphatiques, de même nature que les végétations. Les amygdales sont souvent hypértrophiées. Les végétations ne sont naturellement pas directement visibles : mais on peut les apercevoir à la voûte du pharynx, soit par la rhinoscopie postérieure, soit à travers les fosses nasales quand celles-ci sont très larges. Le toucher pharyngien les fait parfaitement sentir; tantôt elles donnent la sensation d'une masse molle, vermiculée, tantôt elles sont plus dures et réunies en masse lobulée; ce toucher provoque toujours une légère hémorragie qui est comme leur signature.

3° Évolution et pronostic. — Abandonnées à elles-mêmes les végétations s'atrophient souvent à partir de la quinzième année; mais le plus souvent cette atrophie est incomplète (et la nappe lymphatique qui reste est le siège d'une pharyngite chronique muco-purulente); elle est inconstante et souvent des végétions volumineuses persistent après vingt ans avec tous leurs symptômes; enfin, même complète, elle peut laisser après elle des traces irréparables : surdité ou surdimutité, otite purulente chronique, déformations thoraciques. En effet outre les symptômes énumérés plus haut, les végétations sont la cause de nombreuses complications : laryngites et bronchites à répétition, fatigue de la voix, accès d'asthme, adénite cervicale, angines aiguës, coryzas, otites moyennes suppurées, céphalée persistante, convulsions, arrêt de développement. Beaucoup d'adénoïdiens sont petits et chétifs. Nombre d'entre eux deviennent tuberculeux, moins à cause de la nature de leur affection qu'à cause des troubles respiratoires qu'elle entraine. Enfin je considère les végétations comme la principale cause des accès de laryngite striduleuse. Parmi ces complications, les unes sont mécaniques ou réflexes, les autres dérivent de l'*adénoïdite* c'est-à-dire des poussées inflammatoires que subissent de temps à autre les végétations.

33.

4° Traitement. — Le traitement médical consiste dans les irrigations du pharynx, les toniques, l'huile de foie de morue, le séjour au bord de la mer; c'est plutôt un adjuvant du traitement chirurgical. Celui-ci ne doit pas être systématique : il ne faut enlever que les végétations qui déterminent des troubles fonctionnels. Je conseille, après anesthésie locale ou générale, d'enlever avec la pince pharyngienne la plus grande partie des végétations, en apportant un grand soin à celles qui siègent autour des trompes, dans les fossettes de ROSENMULLER, cause habituelle de la surdité; on évitera de blesser le vomer ou les cornets inférieurs qui donneraient une hémorragie persistante et de déchirer le pavillon tubaire, ce qui pourrait occasionner une obstruction cicatricielle de la trompe. Terminer l'ablation par un curetage du pharynx avec le couteau annulaire de GOTTSTEIN; employé d'emblée il risquerait de déterminer la chute dans le larynx d'un fragment trop volumineux et l'asphyxie.

L'hémorragie est abondante, mais cesse rapidement: elle peut nécessiter un tamponnement postérieur. Des insufflations antiseptiques seront faites les jours suivants.

ARTICLE IV

SYPHILIS DE L'AMYGDALE ET DU PHARYNX

Ces syphilis, souvent ignorées, mais décrites depuis longtemps (FRACASTOR), sont fréquentes : la salive se charge aisément de virus syphilitique et « l'amygdale est un nid tout préparé pour les germinations microbiques » (FOURNIER).

1° Etiologie et symptômes. — A ses trois périodes la syphilis peut intéresser l'amygdale et le pharynx.

a. *Chancre.* — La contagion peut être directe ou indirecte. Dans ce dernier cas elle se fait par l'intermédiaire d'objets contaminés : pipes, verres, cuillers, sifflets, instruments à vent, poudre dentifrice; ROLLET a observé chez des souffleurs de verre se servant de la même *canne* des épidémies de chancre bucco-pharyngien. La transmission peut se faire de la nourrice au nourrisson, en cas de lésions secondaires du mamelon. Les excoriations que présente si souvent l'amygdale servent de porte d'entrée à l'infection; le transport du virus à sa surface s'opère par les mouvements de déglutition (DIDAY).

Le chancre est ordinairement unique, quelquefois bilatéral. L'examen direct fait voir une tuméfaction considérable de l'amygdale, qui porte une ulcération cratériforme souvent recouverte de fausses membranes ou d'un enduit pultacé, simulant la diphtérie ou l'amygdalite gangréneuse.

Au toucher l'amygdale est dure, cartilagineuse ; cette dureté ne suffit pas pour affirmer le diagnostic, car elle se rencontre souvent dans les vieilles amygdalites à répétition. A la palpation de la région rétro-maxillaire on sent une adénopathie caractéristique formée par un gros ganglion induré, entouré d'autres plus petits. Cette adénopathie ne suppure jamais.

Le principal *symptôme fonctionnel* est une douleur persistante à la déglutition.

L'*état général* est loin d'être normal ; la fièvre est habituelle.

b. *Accidents secondaires.* — Ils consistent en plaques muqueuses blanchâtres, opalines, tranchant sur le fond rouge de la gorge hypérémiée ; elles débutent par un simple dépoli de la muqueuse qui aboutit à une érosion. Parfois elles se groupent en cercle entourant la luette ; d'autres fois, elles sont presque confluentes. De plus, on observe très souvent à la période secondaire une réaction inflammatoire de l'amygdale tout entière, qui se tuméfie en masse comme dans l'amygdalite aiguë (*amygdalite aiguë syphilitique*).

Ces diverses lésions s'accompagnent presque toujours d'un engorgement ganglionnaire plus ou moins prononcé au-devant du sternocléidomastoïdien.

Les symptômes fonctionnels de ces lésions secondaires sont fort variables : tantôt elles sont absolument latentes ou déterminent à peine un peu de gêne de la déglutition : tantôt elles se traduisent par une dysphagie douloureuse ou prolongée, tantôt enfin elles s'accompagnent de tous les symptômes d'une angine aiguë et déterminent de la salivation. Toutefois leur caractère général est d'être peu douloureuses et bénignes comparativement aux lésions tertiaires de la gorge.

c. *Syphilis tertiaire*. — Les gommes ou ulcérations de l'amygdale surviennent ordinairement longtemps après l'accident primitif, quel que soit son siège ; elles sont particulièrement fréquentes chez les fumeurs, les alcooliques, les sujets à amygdales délicates, et dans les cas de syphilis négligée dès son début (FOURNIER). Parfois cependant elles apparaissent moins d'un an après le chancre (syphilis tertiaire galopante).

La dysphagie douloureuse persistante est le principal symptôme ; cette persistance de la dysphagie pendant plusieurs semaines, qui ne se rencontre pas dans les angines simples, est un bon élément de diagnostic (GAREL) ; la toux, la gêne de la respiration n'apparaissent que lorsque le pharynx et le larynx sont envahis.

Les lésions sont rarement limitées à l'amygdale : on aperçoit un semis jaunâtre sur le voile du palais, ses piliers et l'amygdale, puis les points infiltrés se ramollissent et laissent à leur place une ulcération anfractueuse. Le voile du palais est souvent perforé, ou son bord libre déchiqueté porte de vastes échancrures ; les ganglions rétro-maxillaires sont moins tuméfiés que dans le chancre de l'amygdale.

A ces deux phases d'infiltration et de ramollissement en fait suite une troisième, la phase de cicatrisation et de rétraction. On voit alors le voile du palais adhérent avec la paroi postérieure du pharynx, au point que la communication avec le pharynx nasal ne se fait plus que par un étroit pertuis ou même est complètement interceptée ; les piliers sont rapprochés ; tout l'isthme du gosier est transformée en un tissu scléreux, cicatriciel, qui le rétrécit progressivement et ne laisse qu'un canal anfractueux, aboutissant au larynx et à l'œsophage. Un malade de D. MOLLIÈRE, d'ailleurs trachéotomisé, passait toute la journée à s'alimenter par cette filière dont on avait grand'peine à pratiquer le cathétérisme avec une sonde uréthrale.

2° Diagnostic. — Ces manifestations de la syphilis sont l'occasion habituelle d'embarras et d'erreurs de diagnostic.

1° La *diphtérie* se distingue par son évolution rapide, par la gravité de l'état général, par l'extension des fausses membranes au voile du palais, à la luette, à l'amygdale opposée ; elles sont plus adhérentes que celles du chancre amygdalien, qui consistent surtout en un enduit pultacé.

2° L'*amygdalite aiguë* ne peut être confondue avec le chancre qu'à son début, elle se résout rapidement, alors que le chancre a une évolution prolongée.

3° La *tuberculose miliaire aiguë de la gorge* est caractérisée par un semis de fines granulations sur la paroi postérieure du pharynx et tout le voile du palais, laissant une ulcération en nappe ; le larynx y participe ; l'état général est très grave.

4° Le *cancer* survient, à l'exception toutefois du lymphosarcome, chez les gens âgés ; il s'installe avec lenteur, s'accompagne de douleurs intenses irradiées. notamment dans l'oreille correspondante. Les ganglions sont énormes et indurés.

5° Le *lupus*, d'ailleurs assez rare, s'accompagne souvent de lésions analogues des fosses nasales, des narines, de la face ou de la bouche, plus faciles à diagnostiquer.

6° Les *abcès chroniques* enkystés de l'amygdale succèdent à une angine aiguë qui se termine par la suppuration ; il suffit de presser sur l'amygdale pour voir sourdre entre elle et le pilier antérieur ou postérieur une traînée de pus ou des masses d'aspect caséeux et d'odeur infecte.

3° Traitement. — Contre les accidents secondaires et le chancre, il faut recourir au traitement mercuriel ; les plaques muqueuses seront cautérisées par des attouchements au nitrate acide de mercure.

Dans les lésions tertiaires il faut agir vite, car la perforation est souvent imminente. L'iodure de potassium doit être administré à la dose de 4 grammes par jour ; quarante-huit heures après son administration, et alors que l'examen direct ne montre aucune modification, la dysphagie est déjà bien moindre ; en quelques jours, la cicatrisation est obtenue. Pour agir vite, on peut associer à l'iodure des frictions mercurielles.

Dans tous les cas, il est nécessaire de pratiquer l'antisepsie de la bouche, surtout lorsqu'on a recours au traitement mercuriel. Le malade devra se rincer la bouche avec une solution d'acide borique ou de chlorate de potasse (4 gr. pour 120 gr.).

Un gargarisme à la cocaïne ou avec de la décoction de pavot est employé dans les formes douloureuses en attendant l'effet du traitement spécifique.

Les cicatrices vicieuses, les adhérences et·le rétrécissement du pharynx relèvent d'un traitement chirurgical, qui ne se borne pas toujours à la dilatation.

ARTICLE V

TUBERCULOSE DU PHARYNX

La tuberculose du pharynx se présente sous deux formes : la forme aiguë et la forme chronique.

1° Forme aiguë. — La forme aiguë ou *tuberculose miliaire aiguë de la gorge* (ISAMBERT) n'est qu'une forme spéciale de la granulie (t. II), remarquable par sa localisation au pharynx.

Elle *débute* par une sensation de chaleur et de cuissson et par une petite toux ; mais le symptôme fonctionnel le plus caractéristique est la *dysphagie douloureuse* qui atteint bientôt une très grande intensité.

L'*examen objectif* montre sur l'amygdale, sur les piliers du voile du palais et sur la paroi postérieure du pharynx un semis de fines granulations grises ou jaunâtres à contours nets. Au bout de quatre ou cinq jours, elles donnent des érosions arrondies rappelant celles que laissent les vésicules d'herpès ; en s'étendant progressivement et en se fusionnant par leurs bords, elles dessinent des ulcérations à bords festonnés et serpigineux, dont le fond est tapissé de pus. En même temps la muqueuse est le siège d'un léger gonflement plus prononcé sur la luette et les piliers.

L'*engorgement ganglionnaire* sous-maxillaire est bilatéral, médiocrement prononcé. Ces ganglions suppurent rarement ; on y a trouvé le bacille de Koch et le streptocoque.

Les *symptômes généraux* sont excessivèment graves et tout à fait disproportionnés avec la lésion locale ; la température se maintient aux environs de 40°, ou présente de grandes rémissions matutinales : il y a des frissons, des sueurs nocturnes, de l'anorexie, un amaigrissement rapide. Les malades succombent le plus souvent avec des symptômes de granulie généralisée.

2° Forme chronique. — La forme chronique consiste dans des ulcérations qui se développent le plus souvent chez des tuberculeux avérés. L'ulcération est ordinairement unique ; on peut voir sur son pourtour des *granulations tuberculeuses jaunâtres*. Le principal symptôme est la dysphagie douloureuse. Les symptômes généraux se confondent avec ceux de la tuberculose pulmonaire. Cette lésion est due à l'inoculation de la muqueuse pharyngée· par les crachats tuberculeux, farcis de bacilles de Koch ; la tuberculose du larynx et celle de l'intestin reconnaissent presque toujours le même mécanisme. Au contraire, la tuberculose miliaire aiguë de la gorge paraît, *comme la granulie*, d'origine hématogène, c'est-à-dire que le bacille de Koch est apporté par les vaisseaux sanguins.

Le *lupus* de la gorge consiste dans des ulcérations étendues et torpides qui affectent une prédilection marquée pour le voile du palais et son bord libre ; on trouve le plus souvent du lupus des narines ou de la peau, qui facilite le diagnostic.

3° Traitement. — Attouchement des ulcérations avec de l'huile mentholée ou une solution concentrée d'acide lactique (32 gr. pour 8 gr. d'eau). Pulvérisations avec une solution de cocaïne ou de morphine si la dysphagie est trop intense. Le lupus est justiciable de la cautérisation ignée.

ARTICLE VI

ANGINE GANGRÉNEUSE

L'angine gangréneuse ou *gangrène du pharynx*, décrite par Borsieri, Bretonneau, puis Monneret, est tantôt *primitive*, tantôt *consécutive* à une amygdalite phlegmoneuse, à la diphtérie ou aux manifestations pharyngées d'autres maladies infectieuses, telles que la scarlatine, la rougeole, la variole, la dothiénentérie, etc.

Son *début*, très bruyant dans la forme primitive, est au contraire insidieux dans les formes secondaires.

L'*examen de la gorge* montre sur la muqueuse pharyngée des plaques de sphacèle qui s'étendent en profondeur et en surface. Ces plaques sont grises, noirâtres, à bords surélevés et taillés à pic ; on constate souvent des plaques analogues à la face interne des lèvres ou des joues.

Les *symptômes fonctionnels* sont la dysphagie douloureuse, le nasonnement, la salivation et surtout une horrible fétidité de l'haleine.

L'*état général* est très grave : les malades sont dans un état de prostration et de faiblesse extrême ; cette adynamie s'accompagne d'hypothermie, de cyanose, de faiblesse du pouls et de ralentissement de la respiration.

Parfois, après la chute de l'eschare, les tissus sous-jacents bourgeonnent et l'ulcération se cicatrise ; dans la plupart des cas, les malades sont emportés par l'intoxication générale, au milieu de symptômes nerveux ataxo-adynamiques, ou par une complication telle que la phlébite gangréneuse. La mort survient souvent dans le collapsus et par syncope.

CHAPITRE III

MALADIES DE L'ŒSOPHAGE

L'œsophage est un canal musculaire qui conduit les aliments du pharynx à l'estomac à travers le cou et le médiastin. Nous étudierons successivement les œsophagites, la paralysie, le spasme et le cancer de l'œsophage.

Quant aux rétrécissements qui peuvent résulter de ces diverses affections, tout ce qui a trait à leur diagnostic et à leur thérapeutique sera résumé, pour éviter les redites, dans un article spécial, essentiellement clinique, destiné à compléter les autres.

ARTICLE PREMIER

OESOPHAGITES

Littéralement, l'œsophagite est l'inflammation de l'œsophage, mais on désigne sous ce nom toutes les maladies organiques de l'œsophage autres que le cancer.

1° Etiologie. — L'œsophagite reconnaît les causes suivantes :

1° La déchirure de l'œsophage par un corps étranger muni d'aspérités (fragment d'os, dentier) ou par la sonde ;

2° La brûlure de l'œsophage par un liquide trop chaud ou caustique (soude, acide sulfurique, acide azotique, etc.) ;

3° L'ulcération d'une gomme syphilitique (rare) ;

4° D'autres fois, l'œsophagite vient spontanément compliquer une maladie infectieuse grave : fièvre typhoïde, diphtérie, variole. Le muguet buccal se propage assez souvent chez des

sujets profondément cachectiques jusqu'à la muqueuse œsophagienne (voy. p. 356) ;

5° Enfin, indépendamment de ces diverses causes, il peut se
développer sur l'œsophage un *ulcère simple* analogue à l'ulcère
rond de l'estomac et du duodénum et qui paraît lié, comme
ceux-ci, à l'hyperchlorhydrie.

L'œsophagite consiste tantôt dans des lésions superficielles,
tantôt dans une ulcération, tantôt enfin dans une suppuration
du tissu cellulaire sous-muqueux, qui décolle les tuniques œsophagiennes et peut même fuser dans le médiastin (*œsophagite
phlegmoneuse*).

2° Symptômes. — Les symptômes passent par deux phases
successives :

La première est caractérisée par des *douleurs irradiées* entre
les deux épaules augmentées par la déglutition. Cette douleur
est souvent très vive dans l'ulcère rond où elle peut se propager
jusqu'à l'épigastre et déterminer des vomissements ; d'autres
fois, cet ulcère est absolument latent jusqu'au jour où il détermine une abondante hématémèse ; dans certains cas, il ne se
révèle que par l'amaigrissement ou une anémie extrême simulant l'anémie pernicieuse.

La deuxième phase, consécutive à la cicatrisation des ulcérations et à la stricture qui en résulte, est caractérisée par des
symptômes de rétrécissement : gêne de la déglutition œsophagienne, vomissements œsophagiens, etc., (voy. p. 404).

3° Diagnostic. — Le diagnostic s'établit sur les commémo-
ratifs, sur la douleur et sur la dysphagie. Il est parfois difficile
de savoir si la cause de l'œsophagite persiste, par exemple dans
le cas de corps étrangers : des sensations subjectives trompent le
malade et le cathétérisme est imprudent.

4° Traitement. — Le traitement à la première période se
résume dans les injections de morphine pour calmer la douleur, et dans l'administration du bicarbonate de soude pour
combattre l'hyperchlorhydrie dans le cas d'ulcère rond. A la

deuxième période, il se confond avec le traitement des sténoses œsophagiennes.

ARTICLE I

PARALYSIE DE L'ŒSOPHAGE

Le nerf moteur de l'œsophage est le pneumogastrique ; toutefois, l'excitation électrique des nerfs vagues ne produit pas des mouvements péristaltiques, comme on en observe par exemple en excitant les nerfs moteurs de l'intestin ; elle produit une contraction en masse, une tétanisation de l'œsophage. Pour que ce conduit musculeux se contracte progressivement de haut en bas de façon à faire cheminer les aliments, il faut que l'excitation vienne des centres nerveux (du bulbe) où se trouve un appareil coordinateur des mouvements de l'œsophage, ingénieusement comparé par Mosso à un clavier ; c'est l'excitation, par les aliments, des nerfs sensitifs du pharynx qui se propage vers les centres et met en branle par le mécanisme de l'arc réflexe cet appareil coordinateur.

La paralysie de l'œsophage vient compliquer l'hémorragie cérébrale, les hémorragies et tumeurs du bulbe. On l'observe dans l'aliénation mentale, dans l'hystérie, au cours ou dans la convalescence de maladies graves infectieuses ou toxiques (fièvre typhoïde, diphtérie, syphilis) et dans l'agonie.

Cette paralysie est rarement isolée ; le plus souvent elle est associée à la paralysie du pharynx. La déglutition est alors impossible, à moins qu'on ne pousse les aliments jusqu'à l'entrée de l'œsophage ; la maladie se termine souvent par une bronchopneumonie mortelle, résultat de la pénétration des particules alimentaires dans les voies respiratoires.

Lorsque le pharynx n'est pas paralysé, la contraction de ses parois pousse le bol alimentaire jusqu'à l'œsophage, où il chemine sous la simple action de la pesanteur comme dans un tube inerte, au lieu d'être progressivement entraîné par la contraction péristaltique. La déglutition des liquides n'est en rien gênée : ils tombent d'un trait dans l'estomac[1].

Le traitement de l'affection ne consiste guère que dans l'application des courants galvaniques et l'emploi de la sonde œsophagienne, qui permet d'alimenter le malade.

ARTICLE III

SPASME DE L'ŒSOPHAGE

Cette affection est encore désignée, en raison de ses symptômes, sous le nom de *rétrécissement spasmodique.*

1° Étiologie. — On distingue les variétés suivantes :

a. Le *spasme idiopathique*, survient en dehors de toute lésion organique de l'œsophage, chez des hypocondriaques, chez des hystériques, à la suite d'une émotion, d'une contrariété, d'une crise d'hystérie ou de contracture.

b. Le *spasme symptomatique* vient compliquer une lésion organique de l'œsophage, impuissante par elle-même à causer un rétrécissement. Ainsi, un faible rétrécissement organique viendra se doubler d'un élément spasmodique important, qui en décuple, pour ainsi dire, les effets. Certaines lésions de l'estomac siégeant au voisinage du cardia, un cancer par exemple, pourront s'accompagner de spasme de l'œsophage ; il en est de même pour les affections du pharynx ou du larynx qui produisent de la dysphagie douloureuse (angines, phtisie laryngée, etc.). On peut voir le spasme œsophagien succéder à une angine, à l'ingestion d'un liquide trop chaud, à la déglutition d'un corps étranger, et persister pendant des mois après la disparition de cette cause occasionnelle.

[1] La contraction œsophagienne n'est nullement nécessaire à la déglutition des liquides. Lorsqu'un cheval, en train de boire, fait une série de déglutitions successives, dites *déglutitions associées,* son pharynx seul se contracte rythmiquement : l'œsophage se comporte comme un tube inerte (ARLOING).

c. Le *spasme dit sympathique* se montre dans les affections de l'intestin, l'helminthiase principalement, dans celles de l'utérus (métrites, dysménorrhée), dans la grossesse, etc.

Ces catégories sont reliées par des transitions insensibles ; en effet, le plus souvent, les causes organiques précitées ne produisent le spasme œsophagien que sur un terrain manifestement prédisposé par la névropathie.

2° Symptômes. — Le spasme œsophagien, surtout le spasme idiopathique, débute en pleine santé par un *accès de dysphagie subit* au début ou au milieu du repas. Il s'accompagne d'une sensation de constriction pénible à la région cervicale. Tantôt la dysphagie est complète et les aliments sont rejetés en totalité, tantôt elle est incomplète et le bol alimentaire ne peut passer qu'au prix de grands efforts, après une mastication et une insalivation minutieuses. Cette dysphagie est parfois élective, variable avec les aliments ingérés. Ainsi, dans certains cas, les solides passeront mieux que les liquides, les liquides froids mieux que les liquides chauds, ou réciproquement.

Au moins au début, le spasme semble gêner plus que le rétrécissement organique dont le malade élude parfois l'obstacle en fractionnant les substances à déglutir.

Les phénomènes spasmodiques peuvent se propager à la musculature du pharynx et même du larynx.

Le cathétérisme de l'œsophage fait sentir un obstacle facilement franchissable d'ordinaire et qui cède lorsqu'on maintient la sonde quelque temps à son contact ; le spasme s'efface ainsi peu à peu devant cette simple pression exercée sans violence. Enfin le rétrécissement arrête une sonde de petit diamètre aussi bien qu'une grosse.

La *durée de l'affection* est très variable. Le spasme peut se présenter sous forme d'accès ne durant que quelques minutes ou quelques heures. D'autres fois, il se prolonge pendant des semaines, des mois et même pendant une ou deux années ; il entraîne alors une émaciation considérable et retentit gravement sur l'état général au point qu'il est facile de le confondre avec un rétrécissement organique. Souvent la maladie est entrecoupée de rémissions ou affecte même une marche franchement **inter-mittente.**

ARTICLE IV

CANCER DE L'ŒSOPHAGE

Comme les symptômes du cancer de l'œsophage sont surtout des symptômes de rétrécissement, on voudra bien se reporter à l'article V (*Rétrécissements de l'œsophage en général*), pour ce qui a trait à la symptomatologie, au diagnostic et au traitement de cette affection.

1° Anatomie pathologique. — Le cancer forme presque toujours une tumeur unique, qui tantôt se développe sur un point de la paroi de l'œsophage, tantôt affecte une forme annulaire et le rétrécit concentriquement. La masse cancéreuse peut se substituer ainsi à ce canal musculo-membraneux, sur une hauteur de plusieurs centimètres. Elle produit un rétrécissement notable de l'œsophage, qui se laisse, par contre, dilater par les aliments au-dessus de l'obstacle : il s'agit rarement d'une dilatation cylindrique et généralisée du conduit ; le plus souvent il ne se forme qu'une ampoule ou une poche latérale. Tantôt la muqueuse œsophagienne est simplement soulevée par la tumeur ; tantôt elle est ulcérée et fongueuse.

Le néoplasme infiltre les ganglions lymphatiques : considérablement augmentés de volume, ils englobent et compriment les troncs nerveux du cou et du médiastin, et surtout les nerfs récurrents. Il se propage à la colonne vertébrale, au poumon, etc., et détermine des perforations de l'œsophage, qui le font communiquer avec la plèvre, la trachée ou l'aorte. — Histologiquement, le cancer de l'œsophage est un épithélioma, un squirrhe ou un encéphaloïde.

2° Symptomatologie. — Il présente l'ensemble des signes fonctionnels et physiques énumérés page 404. (*Caractères généraux des rétrécissements de l'œsophage*). La *dysphagie* est ordinairement progressive ; mais elle survient quelquefois brusquement, comme celle de l'œsophagisme. Sa progression est souvent très rapide : deux ou trois semaines après son début, l'obstruction même pour les liquides peut être complète.

Le *cathétérisme* ramène presque toujours du sang ou même des fragments de tumeur ; malgré la plus grande douceur, il expose à des fausses routes, dans la trachée, dans le médiastin, dans la plèvre, etc.

L'*adénopathie* sus-claviculaire est inconstante ; quand elle existe elle constitue un signe précieux.

La compression des nerfs contenus dans le médiastin est fréquente : celle du phrénique se traduit par le hoquet ; celle du récurrent par la paralysie de la corde vocale correspondante et la *raucité de la voix*. Cette compression s'opère surtout par l'intermédiaire des masses ganglionnaires du médiastin, envahies par le néoplasme.

3° Evolution et complications. — La durée du cancer de l'œsophage ne dépasse guère deux années, mais son évolution est parfois beaucoup plus rapide. — Au cours de son développement s'établissent des communications anormales avec la trachée, la plèvre, l'aorte, le péricarde : la première (*fistule trachéo-œsophagienne*) se traduit par une toux quinteuse succédant à l'ingestion des liquides, que le laryngoscope peut montrer dans la trachée, si ce sont des liquides colorés ; les autres sont rapidement mortelles. Le cancer peut encore se propager aux corps vertébraux et comprimer la moelle (paraplégie et *mal de Pott cancéreux*). La rupture de l'œsophage donne naissance à l'infiltration du tissu cellulaire du médiastin par les gaz et à l'emphysème sous-cutané consécutif.

Indépendamment de ces complications, souvent provoquées par un catéthérisme imprudent, la mort survient par suite des progrès de l'*inanition* et de la *cachexie*. Le nez et les extrémités se refroidissent ; les malades tombent dans le collapsus. A la période ultime, on a vu se produire des troubles respiratoires caractérisés par la suspension de la respiration : ces pauses se prolongeaient une minute et demi (Eichhorst).

4° Traitement. — Consistant dans l'intubation ou la gastrostomie, il est étudié dans l'article ci-après.

ARTICLE V

STÉNOSES DE L'ŒSOPHAGE

La plupart des affections que nous venons d'étudier : œsophagites, spasme, cancer, etc., produisent un rétrécissement ou sténose de l'œsophage. Ce syndrome, en raison de son importance clinique, nons parait mériter un article spécial de symptomatologie, de diagnostic et de traitement, qui complètera les pages précédentes.

1° Symptomatologie ; caractères généraux des sténoses de l'œsophage, — Après l'étude des *troubles fonctionnels,* nous allons exposer méthodiquement les principes de l'*exploration de l'œsophage.*

A. Symptômes fonctionnels. — Les caractères des sténoses œsophagiennes quelle que soit leur nature (compression, tumeurs, cicatrices, spasme, etc.), sont les suivants :

a. *La gêne de la déglutition.* — Lorsque le rétrécissement est serré, les liquides même ne peuvent plus être déglutis, l'inanition est absolue ; les malades meurent littéralement de faim. L'émaciation est extrême, le facies caractéristique.

b. *Le vomissement œsophagien.* — C'est plutôt une régurgitation. Il a pour caractère de se produire peu de temps après le repas. sans nausées, presque sans efforts ; il est ordinairement peu abondant. Le malade rejette ainsi des aliments ou bien de la salive déglutie dans l'intervalle des repas. — Le vomissement œsophagien est dû à l'accumulation des aliments au-dessus du rétrécissement. Dans certains cas, les aliments ingérés produisent peu à peu la distension de l'œsophage au-dessus de l'obstacle. Il en résulte une vaste poche dont la réplétion comprime les organes voisins, et cause une angoisse indéfinissable qui cesse avec la régurgitation ; c'est dans ces cas que la quantité des aliments rendus peut être considérable et simuler par son abondance un véritable vomissement stomacal.

Signes physiques. — Les plus importants sont fournis par le catéthérisme ; l'inspection directe (œsophagoscopie), la percussion et l'auscultation, la radioscopie, peuvent rendre des services.

a. *Catéthérisme.* — Cette exploration se pratique avec une sonde en baleine dont l'extrémité inférieure est munie d'une olive d'ivoire. On emploie des olives de différentes grosseurs, mais leur diamètre *ne doit pas dépasser 18 millimètres,* calibre de l'œsophage à ses deux points les plus rétrécis (extrémités supérieure et inférieure). Le malade doit être assis, la tête renversée en arrière, pendant que l'index gauche accroche l'épiglotte de façon à attirer le larynx en avant. La sonde lubréfiée avec un peu d'huile ou de glycérine est poussée dans l'œsophage. Il ne faut pas essayer de la diriger exactement sur la ligne médiane, mais plutôt un peu latéralement dans la gouttière pharyngo-laryngée. Si ce petit accident se produisait, on le reconnaîtrait vite à la suffocation qu'il détermine et à l'impossibilité où se trouve alors le malade d'émettre un son, puisque la sonde s'oppose au rapprochement des cordes vocales. Au contraire, l'instrument introduit dans l'œsophage pénètre facilement, à frottement doux, jusqu'au moment où le rétrécissement l'arrête.

1° On note alors à quelle distance de l'arcade dentaire se trouve le rétrécissement ; il faut se rappeler que l'extrémité supérieure de l'œsophage est à 0,15 environ de cette arcade, et que sa longueur totale est de 25 centimètres. Par exemple, si la sonde est arrêtée à 20 centimètres des incisives, on en conclura que le rétrécissement siège à la partie initiale de l'œsophage, à 0,05 de son origine ; si la sonde est arrêtée à 40 centimètres des incisives on en conclura que le rétrécissement siège au cardin. Ainsi se trouve précisé le *niveau* de l'obstacle.

2° On essaye de franchir l'obstacle en poussant doucement, et au besoin en remplaçant l'olive par une plus petite, puis, le rétrécissement une fois franchi, on retire l'instrument et on note à quelle distance des arcades dentaires il est arrêté dans son mouvement d'ascension. La différence entre le chiffre obtenu et le précédent, défalcation faite de la longueur de l'olive, indique la *longueur* du rétrécissement.

3° Le diamètre de la plus grosse olive susceptible de franchir l'obstacle donne des renseignements approximatifs sur l'*étroitesse* du rétrécissement.

4° L'olive doit être poussée jusqu'au cardia, afin de s'assurer qu'il n'y a pas *plusieurs* rétrécissements.

Au cours de cette exploration, la main est déjà renseignée sur la consistance de l'obstacle, sur les ressauts qu'il imprime à l'instrument, etc. L'olive ramène quelquefois un peu de sang, surtout dans les rétrécissements cancéreux, ou même des parcelles néoplasiques qn'on peut soumettre à l'examen microscopique.

Le catéthérisme de l'œsophage doit toujours être pratiqué *sans violence* : avant d'y recourir, il faut autant que possible s'assurer par l'auscultation que la sténose œsophagienne n'est pas due à une compresion de ce canal par un anévrysme de l'aorte.

b. *Œsophagoscopie* (Störk, Mikulicz). — Cette inspection directe se pratique au moyen d'un appareil spécial et permet d'examiner l'intérieur du tube œsophagien : elle peut renseigner sur l'aspect du rétrécissement (tumeurs, ulcérations, etc.), et par conséquent sur sa nature.

c. *Percussion*. — Elle ne renseigne pas sur le rétrécissement lui-même, mais sur la dilatation qui s'est développée au-dessus de lui. Le malade doit ingérer successivement une solution d'acide tartrique et de bicarbonate de soude. La poche, distendue par l'acide carbonique, est sonore à la percussion.

d. *Auscultation* (Hamburger). — Pour l'œsophage cervical, le stéthoscope doit être placé à gauche et en arrière de la trachée ; pour l'œsophage thoracique à gauche de la colonne vertébrale de préférence. — On constate que le bruit normal produit par le passage du bol alimentaire est très atténué au-dessous du rétrécissement ; au niveau de celui-ci on perçoit quelquefois comme un bruit de fusée.

e. Radioscopie. — On ne peut évidemment apercevoir aux rayons — X un rétrécissement de l'œsophage, mais en faisant ingérer au malade un ou deux verres d'eau pendant qu'on l'examine à l'écran fluorescent, on voit l'ombre projetée par le médiastin augmenter de largeur considérablement parce que l'œsophage se laisse distendre par le liquide. — La radioscopie ou la radiographie peuvent encore montrer un élargissement limité du médiastin dans le cas de cancer avec volumineuse adénopathie.

2° Diagnostic différentiel. — En présence d'un malade qui se plaint de ne pouvoir avaler les aliments, il faut d'abord pratiquer l'examen du pharynx et du larynx pour éliminer l'hypothèse de lésions de ces organes capables de produire la dysphagie (paralysie du pharynx, tumeurs du pharynx ou du larynx, adhérences d'origine syphilitique, phtisie laryngée, etc.).

a. Le *rétrécissement spasmodique* se laisse généralement diagnostiquer par son début brusque, sa cause occasionnelle, son intermittence ou sa moindre durée, la sensation de constriction qui l'accompagne, l'état mental particulier des malades et la présence fréquente de stigmates hystériques. Mais tous ces indices peuvent manquer. Les renseignements fournis par le cathétérisme sont beaucoup plus sérieux. Le rétrécissement cède au bout d'une ou deux minutes, sous la pression de la sonde exercée sans violence, et cette manœuvre réussit aussi bien avec une sonde assez grosse qu'avec une de petit calibre. En cas d'hésitation, il faut recourir au traitement antispasmodique, dont le succès lèverait évidemment tous les doutes.

b. Le *rétrécissement cancéreux* est caractérisé par la dysphagie *progressive*, quoique plus ou moins rapide, par l'apparition de ganglions sus-claviculaires ou cervicaux, par la compression des organes du médiastin et surtout du nerf récurrent (raucité de la voix par paralysie d'une corde vocale), par l'intensité de la cachexie. La sonde ramène du sang ou des fragments de tumeur qu'on peut examiner au microscope.

c. Les *rétrécissements organiques non cancéreux* sont habituellement précédés d'une phase prémonitoire pendant laquelle la maladie présente les symptômes d'une œsophagite plus ou moins aiguë : douleur à la déglutition le long de l'œsophage, à l'épigastre ou entre les épaules. L'interrogatoire nous apprend que le malade a ingéré un acide, de la soupe ou un liquide brûlant (rétrécissements d'origine caustique), qu'il a avalé un corps étranger (rétrécissement traumatique), qu'il a eu pendant des mois des douleurs œsophagiennes très vives et des hématémèses répétées, qu'il présente encore des signes d'hyperchlorhydrie (ulcère simple), qu'il a eu des accidents syphilitiques dont on peut quelquefois çà et là constater les vestiges (rétrécissement syphilitique). Dans ces différents cas, il s'agit d'un **rétrécissement** cicatriciel, c'est-à-dire consécutif à la guérison de la lésion causale : il forme une bride ou un cylindre qui donne souvent la sensation d'un obstacle rigide, et la sonde ne ramène pas de sang.

3° Traitement. — Le bromure de potassium et tous les antispasmodiques (valériane, belladone, etc.), sont indiqués dans le *spasme de l'œsophage*. La révulsion, l'électricité sous toutes ses formes, les applications locales de morphine ou de cocaïne portées par la sonde jusqu'au contact du rétrécissement sont aussi employées quelquefois sans aucun succès. Le plus souvent il faudra recourir à la dilatation répétée.

La *dilatation* constitue aussi le traitement de choix des rétrécissements cicatriciels ; elle doit être répétée et progressive : la sonde pneumatique de JABOULAY, qu'on peut gonfler par insufflation une fois qu'elle a pénétré à travers le rétrécissement, facilite beaucoup cette dilatation progressive et sans violence. Il ne faut pas oublier les frictions mercurielles et l'iodure (4 à 6 grammes par jour) lorsqu'on soupçonne la syphilis.

Le *tubage œsophagien* (RENVERS, KRISHABER) constitue un traitement palliatif du rétrécissement cancéreux et dispense de recourir à la dilatation quotidienne qui finit par aboutir un jour ou l'autre à la perforation mortelle de la plèvre ou d'un des organes du médiastin. Il consiste dans l'application d'une sonde à demeure qu'on laisse sortir par une narine et dans laquelle on injecte des liquides pour l'alimentation du malade.

Comme on a parfois des difficultés pour faire franchir le rétrecissement à cette sonde molle, j'ai coutume de procéder de la façon suivante : la sonde, munie d'un fil de fer rigide qui lui sert de mandrin est introduite *par la bouche* et poussée avec précaution bien au-delà de l'obstacle ; le mandrin est alors retiré. Cela fait, je passe une petite sonde uréthrale en caoutchouc dans la narine la plus large et la fais descendre derrière le voile du palais jusque dans la bouche où je la lie solidement à la première par son extrémité inférieure ; il suffit de tirer sur son extrémité nasale pour ramener, après elle, la sonde œsophagienne. Un autre procédé consiste à introduire un tube de caoutchouc rigide long de quelques centimètres, dans le rétrécissement, et à l'y laisser à demeure retenu par un simple fil. Il suffit à assurer pendant des semaines et des mois la perméabilité de l'œsophage, mais il est facile de comprendre que ce dernier procédé n'est pas applicable aux rétrécissements de l'extrémité supérieure ou de l'extrémité inférieure de l'œsophage.

Les rétrécissements infranchissables sont justiciables d'opérations chirurgicales qui ne visent plus à rétablir la perméabilité de l'œsophage, mais seulement à permettre l'alimentation par une voie artificielle ; *l'œsophagostomie* n'est applicable qu'aux rétrécissements de la partie toute supérieure de l'œsophage ; la *gastrostomie* s'applique aux autres cas. Pour diminuer les chances d'infection du péritoine, elle doit être faite en deux temps (PONCET) : on pratique d'abord la gastropexie, c'est-à-dire la suture de l'estomac à la paroi abdominale puis, quelques jours après, on incise l'estomac et on introduit directement les aliments dans sa cavité.

CHAPITRE IV

MALADIES DE L'ESTOMAC

Après avoir exposé les procédés d'exploration de l'estomac et les troubles de la sécrétion gastrique, j'étudierai successivement : 1° les lésions organiques, gastrites aiguës et chroniques, ulcérations, tumeurs, rétrécissement du pylore, dilatation de l'estomac ; 2° certains symptômes ou troubles fonctionnels d'une grande importance : la dyspepsie, la gastralgie, les crises gastriques, l'hématémèse.

ARTICLE PREMIER

EXPLORATION DE L'ESTOMAC

Les *méthodes physiques* employées pour l'exploration de l'estomac peuvent être classées en *cinq groupes* principaux : l'*inspection*, la *palpation*, la *percussion*, la *gastroscopie* et le *sondage*, ce dernier procédé comprenant un grand nombre de manœuvres de beaucoup les plus importantes. Nous ne ferons que mentionner l'auscultation, qui n'a jamais donné encore quelque résultat pratique pour l'estomac.

1° Inspection. — Avant tout examen plus approfondi, il importe, et cela se comprend, d'inspecter *de visu* la paroi abdominale ; le patient sera dans le décubitus dorsal ; on lui recommandera de faire de lentes et profondes respirations.

Si le sujet est adipeux, l'inspection n'a en général que peu de valeur, mais s'il est amaigri, on pourra souvent apercevoir aisément, surtout à jour frisant, quelques battements anormaux ou une tuméfaction plus ou moins prononcée, ou encore ces grands mouvements péristaltiques de l'estomac simulant de véritables vagues et décrits depuis longtemps par KÜSSMAUL chez les dilatés par sténose pylorique.

2° Palpation. — Cette méthode est bien plus féconde en résultats que la précédente. On mettra le malade dans la même attitude, mais en ayant soin de soulever très modérément la tête et la partie supérieure du thorax par un oreiller et même, si cela est nécessaire, de faire fléchir légèrement les jambes et les cuisses. Ces précautions ont pour but de faire relâcher le plus complètement possible la paroi abdominale. Pour le même motif, on fera respirer le patient la bouche ouverte, d'une façon calme et peu profonde, et on aura soin de ne pas avoir les mains trop froides. La palpation est pratiquée à jeun le plus souvent ; il est parfois utile d'introduire préalablement des liquides ou des gaz dans l'estomac ; en tout cas, il est toujours prudent de s'assurer de l'évacuation suffisante du gros intestin.

Avec BOUVERET, nous distinguerons parmi les résultats de la palpation : les modifications de la sensibilité, le bruit de clapotage, les indurations et les tumeurs.

Parmi les *troubles de la sensibilité*, le plus important est la douleur à la pression, surtout en un point bien localisé ; dans ces conditions, comme l'a démontré BOAS avec son algésimètre, elle devient un bon signe d'ulcère.

Le *bruit de clapotage* analogue à celui qu'on obtient en agitant une bouteille à moitié pleine d'eau, se produit parfois en déprimant vivement la paroi abdominale au niveau de l'estomac. On a certainement exagéré la valeur pathognomonique de ce signe dans la dilatation de l'estomac et l'on tend seulement à admettre aujourd'hui qu'il devient l'indice d'un état pathologique lorsqu'il est perçu plus de deux heures après un repas ordinaire, ou en dessous d'une ligne allant de l'ombilic à la dixième côte.

Les *indurations et les tumeurs* doivent surtout être cherchées dans leur lieu d'élection, la région pylorique, et à la palpation appartient particulièrement de reconnaitre leur siège, leur volume, leurs limites et leur mobilité.

3° Percussion. — Ce moyen est loin malheureusement de permettre toujours de bien délimiter l'estomac, à cause de la grande variabilité du son tympanique stomacal, qui se rapproche souvent beaucoup du son intestinal. Cependant la limite supérieure sera en général assez aisément fixée, vu la différence de la sonorité gastrique et de la sonorité pulmonaire ; quant à la limite inférieure, on peut la préciser bien davantage en faisant avaler au patient du bicarbonate de soude et de l'acide tartrique si l'intestin semble surtout contenir des matières liquides, et de l'eau s'il paraît au contraire contenir des gaz.

Il importe d'ailleurs de retenir que l'on complète souvent utilement les résultats fournis par la palpation et la percussion, en ayant recours à la *distension artificielle de l'estomac*. Cette distension s'opère en général par simple insufflation d'air dans la cavité gastrique au moyen d'une sonde introduite suivant les règles habituelles du cathétérisme. On peut également se servir du flacon de JAWORSKI, qui dose la quantité d'air qui pénètre dans l'estomac.

4° Gastroscopie et gastrodiaphanie. — Ce sont des procédés encore peu employés. La première de ces deux méthodes essaie de faire examiner directement la muqueuse gastrique par la voie œsophagienne, la seconde éclaire par une lampe électrique qui y est introduite l'intérieur de la cavité gastrique, dont les détails pathologiques apparaissent à l'observateur à travers la paroi abdominale.

5° Cathéthérisme de l'estomac, chimisme stomacal. — De beaucoup la plus importante cette méthode d'examen a comme résultat essentiel de permettre l'extraction du liquide de l'estomac à jeun ou après un repas pour le soumettre à l'analyse.

Le cathétérisme s'opère à l'aide de sondes en caoutchouc rouge destinées à retirer le contenu de l'estomac ou à y introduire un liquide ou un gaz. La sonde employée n'est en somme qu'une sonde de Nélaton de gros calibre et très longue. On aura soin d'assurer préalablement son asepsie.

La technique de cette petite opération est des plus simples : le sujet, à qui on aura recommandé de respirer très largement et sans aucune crainte, sera assis, la tête légèrement élevée, mais non renversée en arrière. On fera ouvrir la bouche, et mettant au besoin l'index gauche sur la langue, on y posera le tube lubréfié, si c'est nécessaire, avec du lait ou de la glycérine, et on le fera glisser doucement d'avant en arrière ; il se recourbe alors et arrive à l'extrémité supérieure de l'œsophage. Si le patient respire largement et fait un mouvement de déglutition, le tube est bientôt dans l'œsophage qu'il sera aisé de lui faire suivre en entier, jusqu'à ce que le trait noir dont il est muni et qui est situé à 40 centimètres de son extrémité soit au niveau des arcades dentaires. A ce moment, le tube est arrivé dans l'estomac.

On pratique alors l'*extraction du contenu stomacal*. Il arrive parfois qu'un vomissement produit le résultat désiré, mais le plus souvent cependant il faut recourir à des procédés d'évacuation artificielle. Celle-ci s'opère soit par aspiration, à l'aide de la pompe de Küssmaul ou de l'appareil de Potain, soit par la simple expression suivant la méthode d'Ewald et Boas. Cette dernière méthode consiste simplement, lorsque la sonde a pénétré dans l'estomac, à augmenter brusquement la tension de la cavité abdominale en invitant le malade à tousser. Après quelques secousses de toux, le liquide gastrique apparaît en général bien vite dans la sonde.

On peut extraire le contenu de l'estomac soit *à jeun*, soit *après un repas d'épreuve*.

A jeun, si l'on a eu soin, comme le recommande Bouveret, de vider et de laver l'estomac quatre ou cinq heures après le dernier repas du soir, et si le patient n'a absolument rien pris pendant la nuit, il ne doit point y avoir à l'état normal de liquide dans la cavité gastrique le lendemain matin.

L'examen *après un repas d'épreuve*, constitue le meilleur moyen d'étudier le fonctionnement de l'estomac. Ce repas d'épreuve sera composé uniquement de pain et d'eau pour Ewald et Boas; mais G. Sée préfère y ajouter un peu de viande. On retire le contenu gastrique, une heure après le repas dans le premier cas, et une heure et demie à deux heures après, dans le second.

L'*examen du liquide retiré* doit d'abord être fait *à l'œil nu* : si le chyme est épais et la viande en gros morceaux, cela indique en général une acidité faible, alors que l'hyperchlorhydrie produit au contraire des phénomènes inverses. *Au microscope*, on recherchera l'altération des grains de fécule et des fibres musculaires. Puis on *filtrera* le liquide : c'est en effet sur le résidu filtré que vont porter toutes les opérations ultérieures.

Ce *liquide filtré* doit d'abord être acide; son *acidité* sera reconnue au papier de tournesol, puis titrée à l'aide de la solution décinormale de soude avec la phénolphtaléine comme indicateur. Ce *titrage* est naturellement celui de l'*acidité totale*. La technique de cette opération est simple : on met avec une pipette graduée 10 centimètres cubes de liquide gastrique dans un verre à expérience, et on y ajoute trois ou quatre gouttes de solution alcoolique de phénolphtaléine. On place la solution décinormale de soude dans la burette de Mohr, et on la fait couler goutte à goutte dans le verre à expérience jusqu'à ce que le mélange garde une légère teinte rose ; à ce moment, qui est le point de saturation, on note exactement le nombre de centimètres cubes N de solution de soude employée, et dans ces conditions, l'acidité totale A est donnée par la formule suivante.

$$A = N \times 0,00365 \times 100.$$

Après un repas d'épreuve, l'acidité totale normale varie de 1,82 à 2,36 p. 1 000.

Le plus grand facteur de cette acidité totale est l'*acide chlorhydrique* : la *présence* de cet acide chlorhydrique est révélée par le réactif de Günzburg (phloroglucine-vaniline) qui d'incolore ou de légèrement jaunâtre vire au rouge vif sous l'action d'un liquide chaud contenant de l'HCl. On peut également employer le papier buvard imprégné de rouge du Congo : celui-ci, sous l'action d'HCl, devient bleu d'azur. Enfin dans les mèmes conditions la solution aqueuse bleue de vert brillant (LÉPINE) prend une teinte qui peut aller jusqu'au jaune d'or.

On dose *la quantité d'acide chlorhydrique* dans le liquide en expérience, par le procédé de HEHNER et SEEMANN qui donne la quantité totale, et par celui de MINTZ qui ne donne que l'HCl libre.

Le *procédé de Hehner et Seemann* consiste d'abord à neutraliser 10 centimètres cubes de liquide gastrique avec la solution décinormale de soude ; on note exactement la quantité de cette solution ainsi employée, et qui a transformé tous les acides du liquide en sels de Na. On évapore alors et calcine afin de transformer tous les sels de Na à acides organiques en $Co^3 Na^2$; il ne reste donc plus dans les cendres que des carbonates et du chlorure de sodium. On les dissout, et à cette solution on ajoute une quantité de solution décinormale d'HCl égale à celle de la solution décinormale de soude employée au début de l'opération ; les carbonates sont ainsi transformée en chlorure de sodium, mais la quantité d'HCl, restée libre actuellement, correspond exactement à la quantité de NaCl formée au début par la neutralisation avec la soude, c'est-à-dire à la quantité d'HCl existant dans les dix centimètres cubes du liquide gastrique examiné. Il ne reste donc plus qu'à doser avec la solution décinormale de soude cette partie de HCl restée libre.

Le *procédé de Mintz* repose, comme le fait remarquer BOUVERET, sur ce double fait : *a*) que le réactif de Günzburg ne révèle qu'HCl libre ; *b*) que, dans un milieu acide, de nature complexe, la soude, avant de se porter sur les autres éléments acides, neutralise d'abord HCl libre. — Dans 10 centimètres cubes de liquide gastrique on verse goutte à goutte de la solution décinormale de soude jusqu'à ce que la réaction de Günzburg cesse de se produire ; de la quantité de solution employée on déduit aisément la quantité d'HCl libre contenue dans le liquide examiné.

A côté de l'acide chlorhydrique on trouve normalement, surtout peu après le repas d'EWALD une faible quantité d'*acide lac-*

tique : celui-ci est mis en évidence par le *procédé d'Uffelmann*. On prend un peu de solution phéniquée à 4/100, que l'on étend de deux fois son volume d'eau, et on y ajoute une goutte de perchlorure de fer ; il se produit aussitôt une belle teinte bleu améthyste. L'addition d'un liquide contenant de l'acide lactique fait disparaître cette teinte et la remplace par une coloration jaune citron.

Après ces notions sommaires sur le chimisme gastrique, le cathétérisme doit encore permettre d'explorer, si cela est nécessaire, la *motilité de l'estomac* : on peut pour cela employer soit la méthode de Klemperer basée sur ce fait que les graisses ne sont ni transformées, ni absorbées dans l'estomac, soit le procédé de Leube, consistant simplement en l'ingestion d'un repas composé d'une assiette de soupe, d'un bifteck, d'un petit pain et d'un verre d'eau. Six heures après la fin de ce repas, on pratique un lavage de l'estomac par le procédé ordinaire : la motilité gastrique doit être considérée comme suffisante si le liquide ressort clair ou ne contient que quelques rares débris alimentaires.

ARTICLE II

TROUBLES DE LA SÉCRÉTION GASTRIQUE

Les troubles de la sécrétion gastrique comprennent l'hyperchlorhydrie, l'hypersécrétion, l'hypochlorhydrie et l'anachlorhydrie. Il convient toutefois de remarquer que la pepsine et les autres ferments gastriques subissent des modifications généralement parallèles à celles de la sécrétion de l'acide chlorhydrique, d'où les termes aussi employés d'hyperpepsie, d'hypopepsie et d'apepsie.

§ 1. — HYPERCHLORHYDRIE

L'hyperchlorhydrie est caractérisée par la sécrétion excessive d'acide chlorhydrique pendant la digestion.

C'est un trouble sécrétoire excessivement fréquent ; c'est le facteur le plus commun de la gastralgie. Les excès de table, l'abus de l'alcool et des épices, les boissons glacées, l'habitude de manger trop vite en mâchant incomplètement, le surmenage cérébral, les préoccupations excessives ou les chagrins sont ses principales causes.

1° Symptômes. — L'hyperchlorhydrie débute presque toujours insidieusement par quelques douleurs gastriques survenant pendant la digestion. Après des alternatives d'amélioration et de rechute elle finit par s'installer définitivement se révélant alors par des troubles fonctionnels et des symptômes objectifs.

A. *Troubles fonctionnels*. — La *gastralgie* est le principal d'entre eux. Elle se présente sous forme de crampes, brûlures ou douleurs épigastriques, survenant environ trois heures après chacun des repas, le plus souvent après le repas de midi. Le maximum de la douleur est à l'épigastre, mais elle s'irradie derrière le sternum et dans les derniers espaces intercostaux ; elle s'accompagne parfois de salivation. La durée de cet accès gastralgique est de quelques minutes à plusieurs heures ; il est rare qu'il se prolonge jusqu'au repas suivant. Généralement il cesse spontanément, en même temps que se produisent des régurgitations acides qui agacent les dents et s'accompagnent d'une sensation de brûlure œsophagienne. L'accès est encore abrégé par l'ingestion de liquides qui diluent le suc gastrique hyperacide, par l'ingestion de bicarbonate de soude ou de n'importe quel autre sel alcalin, ou par l'ingestion des aliments.

La digestion n'est pas troublée, car elle est améliorée pour les albuminoïdes et normale pour les amylacés et la motilité de l'estomac n'est pas diminuée ; elle est souvent même augmentée dans les cas récents ce qui raccourcit la digestion. L'appétit est bon, souvent même *exagéré*.

La constipation est habituelle. L'acidité des urines est diminuée ; elles laissent souvent déposer des phosphates, surtout pendant la digestion à cause de cette diminution d'acidité qui les rend moins solubles et les précipite.

B. SYMPTÔMES OBJECTIFS. — L'estomac n'est *pas dilaté :* sa percussion ne donne pas une sonorité plus étendue qu'à l'état normal et sa palpation ne fait pas percevoir à jeun le bruit de clapotage. Par contre il est *sensible à la pression,* non à l'épigastre comme dans l'ulcère, mais seulement à la région pylorique[1], encore n'est-ce le plus souvent que pendant les accès gastralgiques.

Le *cathétérisme* de l'estomac pratiqué *à jeun* ne ramène absolument rien ou seulement quelques centimètres cubes de liquide : il n'y a donc pas de rétention, *ni d'hypersécrétion.* — Pratiqué six ou sept heures après un *repas ordinaire,* il montre également l'estomac vide : celui-ci se vide donc avec la même rapidité qu'un estomac normal, du moins dans la grande majorité des cas. — Pratiqué deux heures après le *repas d'épreuve* de GERMAIN SÉE (pain, viande, eau pure) il ramène une fine bouillie dépourvue d'odeur butyrique. Le liquide obtenu par filtration offre une acidité totale élevée, 3 à 6 p. 1000 au lieu de 2,2 chiffre normal. Ce taux d'acidité est dû presque exclusivement à l'acide chlorhydrique, et l'acide chlorhydrique *libre* y figure pour une proportion considérable. Le liquide contient encore de la *pepsine en excès* et il est doué d'un pouvoir digestif très actif, ainsi qu'on peut le voir par l'épreuve de la digestion artificielle en le plaçant à l'étuve avec un fragment de fibrine.

Sur le filtre on retrouve des débris d'aliments, surtout du pain ; les albuminoïdes sont digérés ; aussi le microscope ne montre-t-il que quelques rares fibres musculaires déjà en voie de destruction.

2° Évolution et pronostic. — L'hyperchlorhydrie procède irrégulièrement par poussées et par rémissions très subordonnées au régime alimentaire des malades et à leur genre de vie. Sans traitement hygiénique elle finit par devenir permanente : les accès gastralgiques se prolongent, l'estomac devient atone et dilaté. La complication la plus à redouter est l'ulcère rond.

---

[1] « A l'état normal le pylore se trouve sur le prolongement du bord droit du sternum de 5 à 7 centimètres au-dessus de l'ombilic, un peu plus bas chez la femme que chez l'homme. » BOUVERET.

3° Diagnostic. — Le symptôme capital de l'hyperchlorhydrie est *l'accès gastralgique survenant trois heures après le repas et calmé par les alcalins ou l'ingestion des aliments, albuminoïdes surtout.*

On ne confondra pas l'hyperchlorhydrie :

1° Avec l'*hypersécrétion permanente* ou maladie de Reichmann : elle s'accompagne d'amaigrissement et de dilatation de l'estomac et le cathétérisme pratiqué *à jeun* ramène un liquide hyperacide.

2° Avec l'*ulcère de l'estomac :* la douleur est très vive, résistant davantage aux alcalins, exaspérée par l'ingestion des aliments, parfois soulagée par les changements d'attitude. La pression, en dehors même de tout accès, met en évidence un point doulou- reux épigastrique et un point dorsal. L'hématémèse se produit assez fréquemment et lève alors tous les doutes.

3° Avec les *accès gastralgiques* des chlorotiques, des hystéri- ques, des neurasthéniques : ils n'offrent pas un rapport régulier avec les repas, ne sont pas influencés de la même façon par le bicarbonate de soude.

4° Traitement. — Le malade évitera tout surmenage phy- sique ou cérébral ; le repos au lit sera nécessaire dans les formes sévères. L'alimentation consistera au début dans le régime lacté pendant une quinzaine ; plus tard on y ajoutera des œufs, des légumes et de la viande en quantité modérée, peu de pain. Les repas seront plutôt multipliés que copieux : les aliments devront être mâchés soigneusement. Le bicarbonate de soude sera donné à la dose de 8-10 grammes par jour, toujours pen- dant la digestion. On peut accessoirement modérer la sécrétion gastrique par la belladone (0,02 centigrammes d'extrait) ou l'atropine (1/2 milligramme). Donner des purgatifs doux contre la constipation.

§ 2. — HYPERSÉCRÉTION GASTRIQUE
(MALADIE DE REICHMANN.)

Cette affection consiste dans la sécrétion continue du suc gas- trique dans l'intervalle des périodes digestives. Elle a été isolée

en 1882 par Reichmann qui lui a donné le nom de gastrosucchor-
rée (*Magensaftfluss*)

Ses causes sont à peu près les mêmes que celles de l'hyperchlorhydrie.

1° Symptômes. — La maladie débute le plus souvent comme
une simple hyperchlorhydrie par quelques douleurs épigastriques
survenant quelques heures après le repas et terminées par des
régurgitations acides.

Après plusieurs mois ou davantage l'hypersécrétion qui s'est
surajoutée à l'hyperchlorhydrie se reconnaît aux caractères suivants :

A. Symptômes fonctionnels. — L'*accès gastralgique* survient
trois ou quatre heures après les repas du midi et du soir ; mais
la seconde de ces crises est plus constante et plus intense que
la première. Ce grand accès nocturne est très prolongé ; il dure
une heure, deux heures et davantage, pendant lesquelles les
malades se tordent de douleurs ; ils ne s'endorment que bien
avant dans la nuit, à moins qu'un vomissement ne vienne
mettre fin à la crise. C'est un vomissement copieux, *très acide*,
ne contenant que quelques débris alimentaires ; les malades
prennent l'habitude de le provoquer eux-mêmes pour leur soulagement. Ils arrivent à reposer pendant le reste de la nuit, mais
se réveillent le lendemain fatigués et brisés.

L'*appétit* est conservé ou augmenté : les accès sont même
précédés d'une sensation de faim et l'ingestion des aliments les
calme pour un temps ou les retarde un peu ; de même la soif
est vive pendant la nuit et l'ingestion de liquides calme la douleur. La constipation est très prononcée et persistante. L'urine
est pauvre en chlorures, ce qui s'explique par les abondants
vomissements riches en acide chlorhydrique ; son urée est par
contre augmentée à cause de la digestion parfaite des albuminoïdes par un suc gastrique très actif.

L'état général décline rapidement ; l'amaigrissement est très
appréciable, les forces disparaissent, le pouls est ralenti ; cette
dénutrition avec exagération de la soif et de l'appétit rappelle
un peu celle des diabétiques.

B. Symptômes objectifs. — L'estomac est toujours *dilaté*, quelquefois à un degré considérable. Il est *sensible* à la pression.

Le cathétérisme donne des renseignements décisifs : pratiqué à jeun, alors que l'estomac a été lavé la veille et n'a reçu depuis aucun aliment, il ramène un liquide acide, riche en HCl; on a ainsi la preuve de l'*hypersécrétion;* l'estomac sécrète en dehors des périodes digestives. Pratiqué à jeun, sans lavage la veille, le cathétérisme ramène souvent une bouillie acide dans laquelle on reconnaît des débris alimentaires : il y a hypersécrétion et de plus *rétention*. Pratiqué deux heures après le repas d'épreuve de G. Sée, il ramène une bouillie analogue dan laquelle on reconnaît surtout des amylacés et des graisses, les fragments de viande étant au contraire bien digérés et à peu près méconnaissables.

Le liquide filtré est, comme celui de l'hyperchlorhydrie, très acide. L'acidité totale est de 3 à 6 p. 1000. L'acide chlorhydrique libre et combiné s'y révèle abondant par un anneau rouge vif avec le réactif de Günzburg et une coloration jaune or avec le vert brillant. Enfin la motricité de l'estomac est diminuée, ainsi que le montre le cathétérisme qui ramène des débris alimentaires longtemps après la digestion : on voit également par l'épreuve du salol, que l'acide salicylique apparaît dans les urines beaucoup plus tard qu'à l'état normal.

2° Évolution et pronostic. — La maladie de Reichmann présente le plus souvent une marche continue, mais les exacerbations ne sont pas rares. Les malades traversent des périodes d'intolérance gastrique extrêmement pénibles où les douleurs sont continues, les vomissements presque incessants, et où l'état général décline rapidement ; cet état s'amende au bout de quelques jours et l'affection continue avec ses symptômes habituels pendant des années. La guérison complète est assez rare ; les récidives sont très fréquentes.

L'hypersécrétion, surtout lorsqu'elle s'accompagne de vomissements, se complique, dans des cas d'ailleurs rares, d'accès de tétanie (voy. p. 319) limitée aux extrémités ou généralisée. Cette complication a été attribuée à la déshydratation du sang par suite des vomissements abondants, à un réflexe déchaîné par l'excitation de la muqueuse gastrique, à une intoxication (peptotoxine de Brieger). De leurs expériences Bouveret et Devic concluent que l'intoxication est due à l'action de l'alcool sur la peptone en présence de l'acide chlorhydrique.

Au cours de la maladie on voit parfois, apparaître les symptômes d'un *ulcère rond*, dont l'hypersécrétion est, après l'hyperchlorhydrie la cause la plus fréquente. Cette éventualité assombrit beaucoup le pronostic.

A côté de la forme commune, permanente, de la maladie de Reichmann, il existe une *forme intermittente*. Elle consiste dans des accès de gastralgie périodiques, terminés par un vomissement acide, et durant un ou deux jours. C'est, en somme, une crise gastrique très analogue à celle du tabes.

3° Diagnostic. — Ses principaux éléments sont : l'*accès gastralgique*, surtout nocturne, survenant deux à trois heures après le repas et terminé par un *copieux vomissement acide*, la sensation de *soif* et de *faim* pendant la nuit, la *dilatation gastrique* prononcée, l'amaigrissement. Le cathétérisme à jeun en montrant l'*hypersécrétion* confirme le diagnostic.

Celui-ci doit être fait avec toutes les dyspepsies douloureuses :

1° Avec l'*hyperchlorhydrie* qui se distingue par une moindre intensité des symptômes douloureux, la conservation d'un bon état général, l'absence d'acide chlorhydrique dans l'estomac dans l'intervalle des périodes digestives notamment le matin à jeun.

2° Avec l'*ulcère rond* qui se reconnaît à ses points douloureux, à l'apparition ou l'exacerbation de la douleur sous l'influence des aliments ou des boissons acides. L'hématémèse est plus fréquente et plus importante dans l'ulcère rond.

3° Avec le *cancer* caractérisé par l'anorexie, par sa marche rapide, par ses douleurs moins périodiques et le plus souvent moins intenses, par l'anachlorhydrie à moins qu'il ne s'agisse d'un cancer greffé sur un ulcère.

4° Avec les diverses variétés de *gastralgie;* elles ne s'accompagnent pas d'hypersécrétion.

La forme intermittente peut être confondue avec une crise gastrique tabétique : la recherche des symptômes de la période préataxique (signes de Westphal, de Romberg, d'Argyll Robertson, etc., voy. p. 20) ferait alors le diagnostic.

4° Traitement. — Le régime est le même que celui de l'hyperchlorhydrie. Les alcalins sont absolument indiqués. De plus l'hypersécrétion gastrique doit être combattue par l'ingestion ou l'injection sous-cutanée de morphine (0,02 et plus) ou d'atropine (0^{gr}, 001 par jour), pratiquées avant le repas. La rétention sera traitée par le lavage de l'estomac qu'on pratiquera un peu avant l'apogée de la crise douloureuse.

§ 3. — HYPOCHLORHYDRIE ET ANACHLORHYDRIE

Ces deux termes désignent l'un la diminution de l'acide chlorhydrique du suc gastrique, l'autre sa disparition. D'une façon générale la sécrétion de la pepsine et des autres ferments digestifs est diminuée parallèlement, aussi le terme d'hypopepsie (HAYEM) est-il plus rationnel.

La diminution ou la suppression des principes actifs de la sécrétion gastrique s'observent dans le catarrhe chronique, dans le cancer, dans certaines dyspepsies nerveuses et dans l'atrophie de la muqueuse gastrique.

Les *symptômes* de l'hypopepsie sont ceux de la gastrite catarrhale chronique (voy. p. 431) ; anorexie, vomissements alimentaires ou muqueux, lenteur des digestions.

L'*examen chimique* du contenu de l'estomac après un repas d'épreuve montre une acidité très faible.

La diminution ou l'absence des sécrétions gastriques est démontrée par les réactions habituelles qui donnent un résultat faible ou négatif : réaction de Gunzburg pour HCl libre ; réaction du vert brillant pour l'HCl combiné. Peu ou pas de pepsine. En conséquence le liquide ne renferme pas de peptones et ne produit pas la digestion artificielle du blanc d'œuf cuit. Par contre les malades peuvent bien digérer les amylacés.

Le *traitement* consiste à suppléer à l'insuffisance de la sécrétion

par l'acide chlorhydrique (2 gr. par jour) par la pepsine, par la
pancréatine. On l'excitera par les amers. On s'adressera enfin
à la cause de la maladie.

§ 4. — PATHOGÉNIE DES TROUBLES
DE LA SÉCRÉTION GASTRIQUE

L'*hyperchlorhydrie* est généralement considérée comme un
trouble fonctionnel des nerfs sécrétoires de l'estomac ou de son
appareil glandulaire.

L'hypersécrétion a une pathogénie un peu plus compliquée.
L'examen anatomique a montré à KORCZINSKY et JAWORSKY
une lésion spéciale consistant dans l'augmentation de nombre
des cellules de revêtement ou *cellules bordantes* des glandes gastriques au détriment des cellules principales. La même lésion a
été décrite par HAYEM sous le nom de *gastrite hyperpeptique*.
Elle a des caractères bien spéciaux : elle est à opposer à
l'état vacuolaire et à la désintégration granuleuse [des cellules
glandulaires qui caractérise le catarrhe gastrique. Le même
auteur a remarqué que la plupart des cas de maladie de REICH-
MANN s'accompagnaient de lésions pyloriques ou juxtapyloriques,
notamment d'ulcère : elles produiraient un spasme du pylore,
d'où rétention des liquides gastriques et irritation permanente
de la muqueuse et de l'appareil glandulaire. Il ne faut donc pas
attribuer à l'hypersécrétion un rôle excessif ; il faut tenir compte
aussi du spasme pylorique et de la rétention qui en résulte.

L'*hypochlorhydrie* ou l'anachlorhydrie s'accompagnent de lésions glandulaires évidentes ; ainsi dans la gastrite chronique
des buveurs, dans celle des cancéreux, etc., on observe la désintégration des cellules des glandes gastriques avec un certain degré d'infiltration interstitielle. Dans l'atrophie de la muqueuse
gastrique qui s'accompagne d'une anachlorhydrie absolue, il y
a disparition complète des éléments glandulaires, la muqueuse
est lisse et amincie comme une séreuse : cette atrophie vient
compliquer le catarrhe chronique ou le cancer ; plus souvent elle
est en rapport avec l'anémie pernicieuse (FENWICK) dont elle est

pour les uns la cause, pour les autres le résultat ; il existe aussi une atrophie gastrique sénile, sans cause apparente.

En résumé les troubles de la sécrétion gastrique s'accompagnent le plus souvent de lésions glandulaires. La question de savoir si ces lésions sont constantes et précèdent tout trouble fonctionnel (HAYEM), n'a pas encore reçu une solution définitivement acceptée.

ARTICLE III

GASTRITES AIGUES

Les gastrites aiguës relèvent d'une infection ou d'une intoxication.

Tantôt l'*intoxication* est causée par un poison minéral ou un caustique : sublimé, acide phénique, acide sulfurique ou chlorhydrique, potasse, etc., tantôt par des viandes gâtées agissant surtout par leurs toxines.

Le type des *gastrites infectieuses* est la gastrite charbonneuse que nous étudierons séparément.

Entre ces deux groupes de gastrites dont l'étiologie est bien nette il y a place pour une série de cas intermédiaires, qu'on désigne sous le nom collectif d'*embarras gastriques*. Il s'agit souvent d'une intoxication alimentaire et souvent aussi d'une infection ; dans d'autres cas enfin, d'une infection généralisée avec manifestations gastriques ; ces manifestations s'observent dans nombre de maladies infectieuses.

Laissant de côté ces considérations étiologiques, nous allons étudier dans cet article les principales gastrites aiguës, c'est-à-dire : 1° les gastrites toxiques ; 2° l'embarras gastrique ; 3° la gastrite charbonneuse ; 4° la gastrite phlegmoneuse qui n'est qu'une variété de gastrite infectieuse.

§ 1. — GASTRITES TOXIQUES

On désigne sous ce nom les gastrites aiguës qui succèdent soit à l'ingestion de substances toxiques (acide arsénieux, sublimé,

36.

champignons vénéneux, etc.), soit à l'ingestion de substances caustiques (acide sulfurique ou azotique, soude, potasse, phosphore, etc.).

1° Anatomie pathologique. — Elles s'accompagnent de lésions ulcéreuses de la bouche, du pharynx et de l'œsophage. Quant à la gastrite, elle peut offrir tous les degrés : gastrite catarrhale, ulcérations, eschares, perforation de l'estomac. Les eschares sont circonscrites par une zone de muqueuse tuméfiée. Ces lésions affectent une prédilection remarquable pour le voisinage du pylore et du cardia ; quelquefois même elles sont limitées à ce dernier orifice. L'estomac est rempli d'un liquide brunâtre, formé en majeure partie de sang, dans lequel baignent des lambeaux de muqueuse décollée et ramollie. Lorsque le processus ulcératif va jusqu'à la perforation, on trouve une péritonite aiguë suppurée. Même guéries, les lésions laissent après elles des sténoses orificielles consécutives à leur cicatrisation et de l'atrophie généralisée des glandes gastriques.

2° Symptômes. — Cette gastrite aiguë s'annonce brusquement par une atroce sensation de brûlure à la gorge, le long de l'œsophage et au creux épigastrique. La douleur stomacale est encore exaspérée par la pression et par l'ingestion de liquides. Les vomissements sont fréquents et sanguinolents. En même temps le malade éprouve une anxiété extrême, le pouls est petit, la respiration rapide et superficielle, le facies grippé et angoissé.

Ce tableau clinique présente quelques variations suivant la substance ingérée. C'est dans l'empoisonnement par les acides que les symptômes locaux atteignent leur maximum d'intensité, ainsi l'acide sulfurique provoque des douleurs intolérables, des vomissements brunâtres avec rejet de lambeaux [1] de muqueuse gastrique, une perforation rapide. La diarrhée fait défaut ; la densité des urines augmente parfois jusqu'à 1050 (LITTEN), à

---

[1] Il ne s'agit pas d'une simple exfoliation du revêtement épithélial, car l'examen microscopique montre dans le fragment ainsi rejeté les vaisseaux du chorion (BOUVERET).

cause de la résorption de l'acide. L'acide\chlorhydrique donne
des vomissements effervescents comme le précédent et de coloration noire à cause de son action sur le sang. Dans l'intoxication par l'acide phénique les vomissements, très rares, exhalent
une odeur de phénol caractéristique ; ce qui prédomine, c'est
un collapsus rapide. L'acide arsénieux produit une diarrhée
intense, des crampes et une algidité cholériforme. Le phosphore
se reconnaît aux vomissements blanchâtres, d'odeur alliacée et
phosphorescents dans l'obscurité. Le sulfate de cuivre provoque
des selles verdâtres et sanguinolentes. Le malade empoisonné
par le sublimé a constamment à la bouche une horrible saveur
styptique et métallique, sa langue est tuméfiée. Enfin l'empoisonnement par les champignons est caractérisé par des vomissements incessants et des coliques violentes, par le ralentissement du cœur et la petitesse du pouls, la salivation et la
diarrhée.

3° Évolution. — La mort survient dans le collapsus au bout
de peu de jours ; une péritonite par perforation ou une hématémèse foudroyante viennent souvent hâter cette terminaison.
S'il ne succombe pas à ses lésions immédiates, le malade est
voué au rétrécissement du pylore ou du cardia ; c'est surtout
dans l'empoisonnement par les acides que cette complication
tardive est à redouter.

4° Traitement. — Le traitement consiste dans une évacuation aussi rapide que possible du toxique et dans sa neutralisation : il faut donner de la magnésie calcinée ou du sesquioxyde
de fer dans l'empoisonnement par l'arsenic, de l'eau albumineuse dans l'empoisonnement par le sublimé, du bicarbonate de
soude ou de la craie contre les acides.

§ 2. — EMBARRAS GASTRIQUE

On comprend sous le titre de gastrite catarrhale aiguë ou
d'embarras gastrique une série d'états pathologiques fort dissemblables relevant d'infections ou d'intoxications variées.

1° Étiologie. — L'embarras gastrique succède le plus souvent à des excès de table, à l'usage de viandes avariées, à l'ingestion d'une trop grande quantité d'eau ou de fruits verts, à l'abus de médicaments irritants pour la muqueuse gastrique, tels que l'iode, le phosphore ou les balsamiques. C'est une affection plus fréquente en été, et susceptible de se montrer sous forme de petites épidémies atteignant les sujets placés dans des conditions hygiéniques identiques. Les eaux de mauvaise qualité jouent un grand rôle dans son apparition. Un fait fort remarquable, c'est la fréquence des embarras gastriques au cours des épidémies de fièvre typhoïde (CHANTEMESSE) ou de choléra (BOUVERET) ; il est logique de supposer qu'il constitue alors une forme atténuée de ces infections.

Les *lésions* gastriques paraissent se borner à une vive congestion de la muqueuse avec tuméfaction et desquamation des cellules épithéliales. Souvent l'intestin participe à ces altérations : il s'agit d'une gastro-entérite.

2° Symptômes. — Dans sa forme la plus bénigne l'embarras gastrique se traduit seulement par de la céphalée, un état nauséeux, de l'anorexie, des vomissements, de la sensibilité à la pression du creux épigastrique, une langue blanche, étalée, saburrale.

Dans d'autres cas, la température monte en deux jours à 40°, la céphalée est intolérable, les vomissements incoercibles et bilieux ; ces symptômes peuvent même s'accompagner d'un état typhique alarmant avec stupeur et prostration des forces. Entre ces deux types extrêmes il y a place pour une série d'intermédiaires. On donne le nom de *fièvre synoque* à une de ces formes assez analogue par l'intensité de ses symptômes à la fièvre typhoïde.

La gastrite catarrhale aiguë évolue en quelques jours.

3° Diagnostic. — On ne doit pas confondre la gastrite catarrhale aiguë : 1° *avec une indigestion grave*, qu'il est facile de reconnaître à sa cause immédiate ; 2° *avec la dothiénentérie :* la longueur des prodromes avec insomnies, cauchemars, épistaxis, l'ascension progressive de la température, la rareté des vomissements, la présence des taches rosées, l'état typhique sont évidemment des signes en faveur de cette dernière affection ; mais aucun d'eux n'est pathognomonique : quelques-uns d'entre eux peuvent faire défaut au début de la fièvre typhoïde, et l'on sait que le sérodiagnostic peut donner à cette période de la dothiénentérie un résultat négatif.

4° Traitement. — Le traitement consiste dans l'administration d'un purgatif salin (30 grammes de sulfate de soude, eaux de *Pulna*, d'*Huniady Janos*, etc.), ou d'un vomitif (1^{gr},20 d'ipéca). Le malade sera soumis à une diète à peu près absolue ; on ne permettra que le lait coupé avec de l'eau de Vichy, le bouillon froid ; dans certains cas de vomissements incoercibles l'intolérance gastrique est telle que les malades ne peuvent supporter que de la glace ou du thé glacé.

§ 3. — GASTRITE CHARBONNEUSE

C'est une des formes de l'infection charbonneuse ; elle frappe les bouchers, les tanneurs et ceux qui ingèrent de la viande d'animaux charbonneux. Sur la tuméfaction uniforme de la muqueuse gastrique se détachent de grosses pustules ulcérées ; le tissu cellulaire sous-péritonéal est œdématié, la rate ramollie, les ganglions mésentériques engorgés, tuméfiés. La fièvre, la douleur épigastrique, les vomissements sanguinolents, la soif, les coliques, la diarrhée, sont les principaux symptômes, comme dans la plupart des gastrites aiguës ; mais la prostration, la dyspnée, l'algidité, la petitesse du pouls indiquent une extrême gravité de l'état général et l'examen du sang montre la bactéridie charbonneuse.

§ 4. — GASTRITE PHLEGMONEUSE

C'est une complication rare des septicémies ou de la pyohémie ; elle se montre habituellement dans ces conditions et de préférence chez les alcooliques. Toutefois on l'a vue quelquefois coexister avec des affections locales de l'estomac (l'ulcère, le cancer), qui paraissaient en être le point de départ.

Elle affecte *deux formes* : circonscrite et diffuse. Dans la première on trouve un ou plusieurs abcès disséminés dans l'épaisseur de la sous-muqueuse. La seconde est une sorte de *phlegmon diffus de l'estomac ;* le pus infiltrant les mailles de la tunique celluleuse forme une nappe qui décolle la muqueuse de la musculeuse dans une plus ou moins grande étendue et s'ouvre soit dans le péritoine, soit dans la cavité stomacale. L'estomac est distendu par des gaz abondants et fétides; les lésions de la péritonite suppurée sont à peu près constantes.

La douleur stomacale, l'hyperthermie, la température élevée, le délire, la tuméfaction du foie et de la rate, la teinte subictérique des téguments, la *sensation d'empâtement* à la palpation de la région épigastrique, les *vomissements* sanglants et *purulents*, tels sont les principaux symptômes de la gastrite phlegmoneuse. A ces signes viennent le plus souvent s'ajouter ceux d'une péritonite par perforation ou d'un abcès sous-phrénique (voy. p. 439). La maladie évolue en trois ou quatre jours vers la mort.

ARTICLE IV

GASTRITE CHRONIQUE

C'est une maladie caractérisée par la dégénérescence et l'atrophie des éléments sécréteurs des glandes de la muqueuse stomacale, et par la sécrétion d'un suc gastrique moins actif.

1º **Étiologie**. — Ses causes sont très diverses : après l'*alcoolisme*, qui est la principale, viennent l'abus des épices, du tabac, du thé ou du café, les excès de table, l'abus des purgatifs ou de certains médicaments, tels que le fer ou les balsamiques, le mauvais état de la dentition. La tuberculose, le diabète, la goutte, l'urémie, les affections du foie, sont des causes assez fréquentes de gastrite chronique. Enfin le développement du cancer de l'estomac s'accompagne des lésions diffuses de la gastrite chronique, lésions définitives et qui survivent même à son ablation chirurgicale.

2° Anatomie pathologique. — L'estomac est dilaté, plus rarement rétracté. Sa muqueuse est mamelonnée, formant des saillies comparables à celles qui caractérisent la vessie à cellules ou à colonnes ; elle est le siège d'une *congestion diffuse* allant çà et là jusqu'à la production d'*ecchymoses*. Lorsque la gastrite est fort ancienne et de tendance atrophique, la muqueuse est au contraire amincie et lisse comme une séreuse. Les *érosions* ou les ulcérations superficielles ne sont pas rares.

Le microscope montre des lésions généralisées à tous les éléments de la muqueuse. Les cellules superficielles qui forment le revêtement épithélial sont tuméfiées. Les *glandes* sont profondément modifiées : elles sont atrophiées ou kystiques ; leur cavité est gorgée de mucus ; les cellules *principales* ont subi la transformation muqueuse ou la dégénérescence graisseuse ; on ne reconnaît plus les cellules de revêtement qui forment sur la paroi externe des tubes glandulaires des bosselures caractéristiques à l'état normal. Enfin une abondante *infiltration par les leucocytes* ou les cellules embryonnaires s'est effectuée entre les glandes et au-dessous d'elles, surtout le long des vaisseaux sanguins ou lymphatiques ; les lésions d'artérite sont habituelles.

Les *fibres de la tunique musculeuse* sont dissociées par l'infiltration et frappées par la dégénérescence graisseuse, surtout au niveau de la grosse tubérosité. Il s'agit en somme d'un processus atrophique généralisé, qui frappe tous les éléments *nobles* des tuniques gastriques (muqueuse ou musculeuse).

3° Symptômes. — Les *digestions* sont longues et pénibles, s'accompagnent d'oppression, de ballonnement du ventre, de congestion de la face, d'éructations gazeuses et de régurgitations acides qui déterminent une sensation de brûlure en arrivant au pharynx. Il n'y a pas de douleur épigastrique comme dans l'hyperchlorhydrie ou l'ulcère, mais une sensation de gêne, de barrement ou de pesanteur, quelquefois des coliques. Les malades ont souvent des indigestions ; elles se terminent par des vomissements qui amènent un soulagement complet.

Le matin, à jeun, ils éprouvent des nausées suivies de vomissements aqueux parfois striés de sang, d'un goût amer, auxquels on donne le nom de *pituite*.

L'amaigrissement est peu prononcé, mais la face est décolorée ; la langue et le pharynx sont recouverts d'un enduit muqueux, adhérent et visqueux ; les malades ont une soif constante, mais *peu d'appétit*, la sécrétion salivaire est augmentée.

Toute une série de *troubles nerveux*, d'origine réflexe, se surajoutent chez certains sujets à ces troubles fonctionnels : des migraines fréquentes, de la céphalalgie, des vertiges, des accès de tachycardie ou de palpitations, des crises rappelant celle de l'angine de poitrine, enfin des *accès d'oppression* attribués par POTAIN à la dilatation du cœur droit sous l'influence d'une constriction réflexe des vaisseaux pulmonaires. C'est la muqueuse gastrique pathologiquement excitée qui serait le point de départ de tous ces réflexes.

L'*examen objectif* montre habituellement l'estomac dilaté. Le lavage pratiqué à jeun ramène un liquide muqueux et des débris alimentaires. L'exploration de la sécrétion gastrique après un repas d'épreuve montre une diminution de l'acide chlorhydrique, un excès de l'acide lactique et d'acide butyrique reconnaissable à son odeur de beurre rance. L'albumine et la fibrine sont mal digérées ; par suite de l'absence de ferment *lab*, le lait n'est plus coagulé (BOUVERET). Enfin la motilité gastrique est ralentie.

4° Évolution et pronostic. — A son début, la gastrite chronique est susceptible de s'amender si on supprime sa cause ; plus tard ses lésions deviennent irrémédiables et elle aboutit à l'atrophie. Bien avant cette terminaison, on voit survenir des troubles profonds de la nutrition (amaigrissement, diarrhée, sueurs), par suite d'altérations intestinales consécutives. Elle constitue une prédisposition importante à la tuberculose.

5° Diagnostic. — L'*hyperchlorhydrie* et l'*ulcère* se distinguent par la douleur épigastrique, ici absente ou très peu marquée, et par l'examen du suc gastrique qui montre un excès d'HCl au lieu de sa diminution.

Le *cancer* de l'estomac peut présenter à son début les mêmes symptômes fonctionnels que la gastrite chronique et les mêmes modifications du chimisme, mais l'état général est beaucoup plus touché ; le teint est jaune paille, la nutrition compromise, l'anémie précoce ; la constatation de l'engorgement ganglionnaire, de la tumeur gastrique ou d'une hypertrophie bosselée du foie lèveraient évidemment tous les doutes.

6° Traitement. — Il doit s'adresser aux causes nocives qu'il s'agit tout d'abord de supprimer (voy. à l'*Étiologie*). On doit resteindre la quantité des boissons et des aliments : il faut qu'ils soient suffisamment nutritifs sous un petit volume (œufs, lait, viandes, purées). Les amers, l'acide chlorhydrique sont tout indiqués ; il faut y joindre le lavage lorsque l'estomac se vide mal.

ARTICLE V

ULCÈRE ROND

Cette maladie, encore appelée *ulcère simple* a été isolée par CRUVEILHIER en 1830 ; d'où le nom de *maladie de Cruveilhier* sous lequel on la désigne également.

1° Étiologie. — L'ulcère rond, deux ou trois fois plus fréquent chez la femme que chez l'homme, se rencontre surtout de vingt à trente ans. Parmi ses causes importantes figure la chlorose, que nombre d'auteurs (LETOX) considèrent comme secondaire à l'ulcère ; en tout cas la coexistence des deux affections est souvent notée. Le traumatisme de la région épigastrique a paru jouer dans quelques cas un rôle évident ; cependant, le plus souvent, la plaie gastrique se cicatrise : il faut des troubles profonds de la sécrétion pour que l'autodigestion se produise et la transforme en ulcère rond. Les excès de table, les troubles digestifs antérieurs, l'usage des aliments trop chauds, sont aussi des causes ordinairement citées ; mais celle qui domine toutes les autres est l'hyperchlorhydrie (voy. p. 418).

2° Anatomie pathologique. — L'ulcère rond a son siège de prédilection au niveau de la paroi postérieure de l'estomac de la petite courbure et de la région pylorique. Il n'est pas toujours unique : il peut y avoir plusieurs ulcères. Quelquefois ils sont tous au même degré de leur évolution ; d'autres fois, les uns sont cicatriciels, les autres en pleine activité.

A. ANATOMIE MACROSCOPIQUE. — L'ulcère est arrondi, cratériforme ; ses bords sont comme taillés à l'emporte-pièce, le fond n'est pas plat, mais se compose d'une série de gradins concentriques, dont l'ensemble forme un cône à sommet dirigé vers l'enveloppe péritonéale de l'estomac. Ce fond répond soit aux fibres de la membrane *musculeuse*, mises à nu par l'ulcération, soit à un organe voisin (foie, rate) qui fait corps avec l'estomac. Les artérioles gastriques sont comme sectionnées par l'ulcère : tantôt elles sont fermées, et dans ce cas leur oblitération contribue à l'extension de l'ulcère par auto-digestion, à cause de la nécrobiose des tissus voisins par irrigation défectueuse ; tantôt leur lumière reste béante, ce qui explique la fréquence et la gravité des *hémorragies*. L'artère coronaire, la splénique, la gastro-épiploïque sont celles qu'on a trouvées le plus souvent intéressées dans les cas d'hémorragie mortelle.

Les dimensions de l'ulcère sont variables : on les a vus faire le tour d'un des orifices de l'estomac, cardia ou pylore ; dans ce cas, leur cicatrisation doit forcément entraîner le rétrécissement de ces orifices.

Au contact de l'ulcère, le péritoine réagit ; il se forme des *plaques de périgastrite*, qui, à la palpation, peuvent pendant la vie en imposer pour une tumeur. Des adhérences unissent l'estomac aux organes voisins, de telle sorte que lorsque ses tuniques sont perforées de part en part, c'est le tissu même de ces organes qui vient former le fond de l'ulcère qui les envahit à leur tour. Le pancréas est l'organe le plus souvent intéressé ; son parenchyme est parfois dissocié et digéré ; vient ensuite le foie, qui est attaqué dans son lobe gauche par les ulcères de la région pylorique ; la rate n'est envahie qu'exceptionnellement car la grosse tubérosité n'est pas un siège habituel de l'ulcère. Enfin un ulcère de la petite courbure peut, après avoir perforé le centre phrénique, ouvrir le péricarde ou entamer le cœur lui-même.

Lorsque la séreuse péritonéale n'est pas protégée par des adhérences, l'extension en profondeur de l'ulcère aboutit à une *perforation ;* il en résulte une péritonite généralisée, ou une péritonite localisée : dans ce dernier cas on trouve une vaste cavité remplie de pus et de gaz, limitée en haut par le diaphragme, en bas par l'estomac, le foie et le côlon tapissés de fausses membranes, en avant par la paroi abdominale (pyo-pneumothorax sous-diaphragmatique).

Enfin, lorsque l'estomac adhère à l'intestin, il en peut résulter une communication entre les deux (fistule gastro-intestinale, fistule gastrocolique), etc.

L'ulcère n'a pas toujours cette marche envahissante et progressive ; il *se cicatrise* dans un nombre de cas à peu près égal. La cicatrice est étoilée et plissée, à bords indurés au point de simuler parfois un squirrhe, doublée d'adhérences péritonéales qui l'unissent aux organes voisins. Lorsqu'elle siège au voisinage du cardia ou du pylore, elle peut en déterminer l'occlusion ou le rétrécissement, avec toutes leurs conséquences.

B. ANATOMIE MICROSCOPIQUE. — Au niveau de l'ulcère la paroi stomacale est infiltrée de leucocytes ou de cellules rondes pénétrant entre les tubes glandulaires ; les capillaires sont thrombosés ; les artérioles présentent des lésions d'endartérite végétante, parfois oblitérante (CORNIL et RANVIER). La muqueuse stomacale présente les lésions de la gastrite hyperpeptique (HAYEM), caractérisée par l'augmentation de nombre et de volume et l'aspect granuleux des cellules bordantes ou cellules de revêtement des glandes gastriques, constatation très importante au point de vue pathogénique. Dans quelques cas, ces lésions glandulaires sont généralisées à la totalité de la muqueuse gastrique ; on a également signalé à distance, dans son épaisseur, des foyers d'infiltration interstitielle (LAVERAN).

Au niveau des cicatrices.les glandes sont hypertrophiées, enroulées sur elles-mêmes (adénome gastrique); cette lésion irritative épithéliale peut aboutir à la formation d'un cancer.

3° Symptômes. — L'ulcère rond peut avoir un *début* brusque et violent; rarement il s'annonce par une perforation de l'estomac, comme dans le cas d'Henriette d'Angleterre; beaucoup plus souvent il débute par une hématémèse. Mais dans la plupart des cas cet accident n'est initial qu'en apparence; depuis plus ou moins longtemps les malades accusaient des troubles gastriques divers, de la douleur augmentée ou provoquée par l'ingestion des aliments, des signes de dilatation de l'estomac, d'hyperchlorhydrie ou de maladie de Reichmann.

A la période d'état les principaux symptômes sont la douleur, les vomissements et les hémorragies.

1° La *douleur*, comparée à celle d'une plaie à vif, est quelquefois tellement intense qu'elle s'accompagne de pâleur et de petitesse du pouls. Elle est *réveillée par l'ingestion des aliments* à cause de leur contact avec la muqueuse ulcérée. Les aliments durs, la viande, le pain, les boissons acides ou alcooliques, trop froides ou trop chaudes, la provoquent facilement et la rendent atroce. Les malades cherchent à l'atténuer par des changements d'attitude. Elle débute pendant le repas ou immédiatement après, et persiste pendant une heure ou davantage à moins qu'un vomissement, en évacuant l'estomac, ne vienne y mettre un terme. Souvent elle présente une recrudescence très marquée trois ou quatre heures après le repas, indice de l'hyperchlorhydrie à laquelle l'ulcère est fréquemment lié.

La douleur, quel que soit le siège de l'ulcère, est localisée au creux épigastrique où la moindre pression l'augmente; mais il y a ordinairement un point très limité sur lequel il suffit d'appuyer le doigt pour la rendre intolérable; elle s'accompagne d'un point douloureux dorsal (*douleur en broche*). Des irradiations douloureuses se font vers les épaules, les lombes, les espaces intercostaux.

2° Les *vomissements* surviennent immédiatement après les repas ; ils sont alors alimentaires, et mettent fin à la crise douloureuse. Indépendamment des repas surviennent pendant la journée des vomissements muqueux, abondants, dus à la gastrite hyperpeptique. Enfin les malades traversent parfois des périodes d'intolérance gastrique pendant lesquelles toute alimentation, même bornée à l'ingestion de liquides, devient impossible.

3° Les *hémorragies* sont variables dans leur intensité. Tantôt il s'agit d'un simple suintement sanguin, communiquant aux vomissements une teinte noirâtre, une couleur de suie ou de marc de café, qu'on retrouve aussi dans les selles (melœna) ; l'examen microscopique (présence des globules sanguins), ou chimique, est parfois nécessaire pour affirmer qu'il s'agit bien de sang. Tantôt il s'agit d'hémorragies importantes, dues aux artérioles béantes intéressées par l'ulcère : le sang séjourne alors peu de temps dans l'estomac ; il est rutilant, vermeil et l'hématémèse est abondante ; elle est précédée de pâleur de la face, de nausées avec sensation de chaleur ou de pesanteur à l'épigastre, de vertiges, de bourdonnements d'oreilles, de tendance à la syncope, de refroidissement des extrémités. Les hémorragies se produisent avec prédilection après le repas et, chez la femme, pendant les règles. L'ulcération de l'artère coronaire ou splénique provoque une hématémèse foudroyante ; le malade pâlit brusquement, tombe comme une masse et meurt en rendant quelques gorgées de sang rouge.

En même temps qu'on observe ces trois grands symptômes, ou même en leur absence, les *fonctions digestives* sont généralement troublées avec les caractères qu'elles présentent chez les hyperchlorhydriques : appétit capricieux, constipation, douleurs constantes au niveau de l'estomac avec sensation de faim, régurgitations acides pendant la digestion. Le *chimisme stomacal* montre qu'il y a toujours ou presque toujours de l'hyperchlorhydrie, seule ou associée à l'hypersécrétion gastrique. Pour cette recherche il faut, en général, se contenter de l'examen des matières vomies, l'introduction de la sonde pouvant provoquer une perforation.

37.

Dans bien des cas les symptômes locaux fonctionnels font défaut et l'évolution de l'ulcère ne se traduit que par une *anémie* intense, résultant des hémorragies répétées et pouvant prendre le masque de la chlorose, ou bien par une *cachexie* simulant le cancer, par des troubles nerveux, par des troubles utérins (dysménorrhée).

4° Complications. — Les plus importantes sont : la perforation, l'hémorragie foudroyante de l'estomac, l'anémie grave (anémie pernicieuse) résultant des troubles gastriques et des hémorragies répétées, les rétrécissements orificiels portant sur le cardia ou le pylore, complication tardive consécutive à la cicatrisation de l'ulcère (voy. p. 456 *Rétr. du pylore*).

La perforation peut se faire dans le péritoine ou *dans les organes voisins :* celle du gros intestin produit une fistule gastro-colique, celle du diaphragme un pneumothorax, celle du péricarde un pyopneumopéricarde ; celle du cœur une hémorragie foudroyante.

La perforation de l'estomac *dans le péritoine* provoque une péritonite généralisée ou enkystée ; elle se produit à l'occasion d'un effort, d'une secousse de toux ou d'un vomissement, quelquefois sans cause occasionnelle appréciable.

La *péritonite généralisée* s'annonce par une douleur subite, très vive, généralisée à tout l'abdomen, et rendue atroce par l'ingestion des boissons, accompagnée de hoquet, de refroidissement des extrémités, avec pouls filiforme et facies grippé. L'abdomen se météorise et la *matité hépatique disparaît* à cause de l'épanchement des gaz dans le péritoine ; les *vomissements font défaut*, car l'estomac vide son contenu dans le péritoine au lieu de l'évacuer par l'œsophage. La mort survient en quelques heures, en deux ou trois jours au plus.

La *péritonite enkystée* (voy. p. 519) débute de la même façon ; seulement, au bout de quelques heures, les symptômes de péritonite généralisée s'atténuent et la douleur se limite à la région sus-ombilicale de l'abdomen, où elle est exagérée par la pression, la toux et l'inspiration profonde. Un foyer purulent se collecte au-dessous du diaphragme dans la profondeur de l'hypochondre gauche : c'est l'*abcès sous-phrénique*. En raison de cette limitation les vomissements porracés et le météorisme font défaut ; la douleur, très atténuée est localisée dans l'hypochondre et s'irradie vers l'épaule. De plus l'abcès refoule la moitié correspondante du diaphragme et arrive ainsi à faire saillie dans le thorax où il simule un épanchement pleurétique. Si on ponctionne cette collection qui paraît intrapleurale le pus s'écoule avec plus de force pendant l'inspiration que pendant l'expiration à cause de l'abaissement du diaphragme ; ce serait l'inverse s'il s'agissait d'une pleurésie (*signe de Pfuhl*).

L'abcès sous-phrénique contient le plus souvent des gaz. Aussi la confusion avec un pneumothorax est-elle fréquente. Les éléments de ce diagnostic différentiel sont exposés page 520.

5° Évolution et pronostic. — A l'inverse des autres ulcérations gastriques, la maladie de Cruveilhier suit une marche progressive ; mais cette progression n'est pas régulière : elle est entrecoupée de périodes de rémission ou de guérison apparente suivies d'aggravation caractérisées par le retour des douleurs, des vomissements et des hémorragies. L'ulcère rond peut cependant guérir et laisser à sa place une cicatrice. On ne peut affirmer la guérison que lorsque la pression de l'épigastre ne réveille plus aucune douleur depuis longtemps. La guérison n'est en somme définitive qu'après la disparition de tout signe d'hyperchlorhydrie ; l'ulcère peut en effet récidiver. Il peut aussi donner lieu, sur ses bords ou sur sa cicatrice, au développement d'un cancer squirrheux, dont les signes se substituent insensiblement à ceux de l'ulcère à l'exception toutefois des modifications du chimisme gastrique : l'hyperchlorhydrie persiste, au point qu'on peut considérer les cancers avec hyperchlorhydrie comme des cancers greffés sur des ulcères. En même temps la douleur reparaît, accompagnée d'anorexie, d'amaigrissement, de perte des forces, de cachexie avec teint jaune pâle ; enfin la palpation fait percevoir une tumeur bosselée trop volumineuse pour être confondue avec une cicatrice d'ulcère.

La durée habituelle de l'ulcère rond est d'environ deux années ; la mort survient soit du fait d'une des complications énoncées précédemment, soit par inanition, cachexie ou tuberculose. Le pronostic dépend beaucoup de la cause de l'ulcère, plus grave lorsqu'il est lié à l'hypersécrétion gastrique ; il est également plus bénin chez la femme que chez l'homme.

6° Pathogénie. — On a considéré l'ulcère simple comme le résultat d'un infarctus par stase veineuse (ROKITANSKY), d'une thrombose, d'une embolie (VIRCHOW) ; SCHIFF, BROWN-SÉQUARD ont vu se produire des ulcérations gastriques après lésions des centres nerveux. PAVY accorde un grand rôle à la diminution de l'alcalinité du sang, alcalinité qui, normalement, protège la muqueuse contre l'action digestive du suc gastrique. QUINCKE par ses expériences montre que l'anémie retarde la cicatrisation des plaies gastriques. LAVERAN incrimine la gastrite interstitielle qui produirait de légères exulcérations de la barrière épithéliale protectrice. BŒTTCHER, LETULLE, voyant des colonies microbiennes sur les bords de certains ulcères, concluent à leur origine infectieuse, conséquence de maladies aiguës antérieures. Mais toutes les ulcérations produites par ces divers mécanismes se cicatrisent ; elles n'offrent pas la progression caractéristique de l'ulcère rond. Quelle est donc la cause de cette progression ? Il faut la chercher dans l'état de la sécrétion gastrique. Le chimisme nous montre l'*hyperchlorhydrie* avec ou sans *hypersécrétion ;* c'est cette hyperpepsie vraisemblablement liée aux altérations glandulaires énumérées plus haut (gastrite hyperpeptique) qui empêche une ulcération gastrique de se cicatriser et en fait l'ulcère.

7° Formes cliniques et diagnostic. — Suivant la prédominance de tel ou tel symptôme, on a décrit à l'ulcère une forme gastralgique ou douloureuse, une forme vomitive, une forme hémorragique, une forme dyspeptique, une forme anémique, une forme cachectique, une forme latente ne se manifestant que par une hémorragie foudroyante ou une perforation.

Le diagnostic repose sur les caractères de la douleur remarquable par sa fixité et exaspérée par l'ingestion des aliments, sur l'hyperacidité, sur les hématémèses.

a. La *gastralgie des hyperchlorhydriques* simule la douleur de l'ulcère rond, mais elle n'est pas exaspérée par l'ingestion des aliments et on n'observe pas d'hématémèse ;

b. Les *crises gastriques du tabes* sont intermittentes, s'accompagnent quelquefois de collapsus, et, de plus, on constate les principaux signes de la période préataxique (abolition des réflexes, troubles pupillaires, signe de Romberg) ;

c. Le *cancer*, même lorsqu'il n'est pas perceptible à la palpation, s'accompagne de troubles caractéristiques du chimisme stomacal (hypochlorhydrie ou anachlorhydrie), à moins qu'il ne s'agisse d'un cancer greffé sur un ulcère ; l'anorexie, le facies jaune paille, la cachexie avec œdèmes, la généralisation hépatique ou ganglionnaire facilitent le diagnostic.

d. La *colique hépatique* se distingue par le maximum de la douleur au voisinage de l'ombilic ou sous le rebord costal droit où la pression l'augmente ; on sent parfois la vésicule distendue ; la douleur n'est pas exaspérée par les boissons acides ; elle s'irradie vers l'épaule droite ; enfin les liquides vomis ne contiennent pas un excès d'acide chlorhydrique.

e. L'*ulcère du duodénum* se distingue par le siège différent de la douleur au-dessus et à droite de l'ombilic, par son apparition tardive trois ou quatre heures après le repas, par la rareté des vomissements et des hématémèses constrastant avec la fréquence des melœnas.

L'existence de l'ulcère une fois admise, il n'y a pas grand intérêt à préciser son siège. Le diagnostic de l'ulcère de la région pylorique offre toutefois un intérêt pronostique à cause du rétrécissement cicatriciel qu'il est susceptible de déterminer plus tard : il se reconnaît aux *ondulations épigastriques* pendant la digestion, et aux *caractères de la douleur*, plus tardive, survenant à la fin de la digestion gastrique, localisée plus à droite, irradiée dans l'épaule droite, atténuée par le décubitus latéral gauche, augmentée par le décubitus latéral droit.

8° Traitement. — Il consiste dans le régime lacté et l'administration du bicarbonate de soude (10 grammes par jour, d'heure en d'heure pendant les périodes digestives).

Le vin, les acides, la viande doivent être sévèrement proscrits.

Parfois il est nécessaire de mettre l'estomac au repos complet pendant quelques jours, en ne soutenant le malade que par l'alimentation rectale et en calmant sa soif par des lavements.

On passera ensuite au régime lacté pendant deux ou trois semaines, puis on donnera une alimentation progressivement plus substantielle : potages au lait, œufs à peine cuits, bouillon, purées, poudre de viande, volaille ou veau finement haché, fromages frais. On fera ainsi 4 ou 5 petits repas dans la journée, toujours additionnés de bicarbonate de soude. La constipation sera combattue par la rhubarbe ou les lavements laxatifs.

Dans les formes douloureuses on a recours à un pansement des ulcérations gastriques connu sous le nom de méthode de FLEINER ; il consiste à faire ingérer 8 à 10 grammes de bismuth en suspension dans un verre d'eau et à immobiliser le malade dans une position telle que l'ulcère réponde à la région la plus déclive de l'estomac, de façon que le bismuth se dépose à sa surface.

Chaque complication de l'ulcère nécessite un traitement spécial : l'hémorragie sera traitée par le repos, la glace, les piqûres de morphine (0,01 à 0,02) et d'ergotine (1 gramme), les injections de sérum artificiel, la transfusion. La perforation, habituellement traitée par la morphine qui prévient la péritonite en immobilisant l'estomac et l'intestin, nécessite parfois l'intervention chirurgicale : celle-ci est tout à fait indiquée dans le cas de péritonite enkystée.

Longtemps après la guérison il faudra prévenir le retour de l'hyperchlorhydrie ou la combattre par un régime approprié : alcalins, alimentation modérée, suppression des boissons alcooliques.

ARTICLE VI

ULCÉRATIONS GASTRIQUES

Indépendamment de l'ulcère rond ou maladie de Cruveilhier, auquel nous consacrons une description spéciale, et des cancers ulcérés, l'estomac peut présenter une série d'ulcérations ou d'érosions, dont voici les principales causes :

1° *Intoxications :* ingestion d'alcalis, d'acides ou de sublimé (voy. *Gastrites aiguës*), alcoolisme.

La gastrite chronique des alcooliques aboutit assez souvent à la production de petites ulcérations ; elles peuvent même être la cause d'hémorragies considérables lorsqu'une artériole de la sous-muqueuse se trouve intéressée.

2° *Auto-intoxications :* goutte, urémie, athrepsie, cirrhoses.

Les ulcérations stomacales des brûlés, longtemps attribuées à des embolies sont plutôt considérées actuellement comme le résultat d'une intoxication.

3° *Infections* ou *parasites :* fièvre typhoïde (ulcérations superficielles par folliculite, et profondes par artérite ou thrombose), syphilis (Balzer, Dieulafoy), pemphigus, lymphadénie gastrique, gastrite phlegmoneuse, charbon, trichinose, tuberculose. Les ulcérations de la tuberculose rappellent assez l'ulcère rond ; elles sont parfois entourées de granulations tuberculeuses.

4° *Causes mécaniques :* traumatismes, corps étrangers (tourneurs de porcelaine), embolie chez les cardiaques.

Les ulcérations observées chez les cardiaques asystoliques ne reconnaissent pas l'embolie comme cause univoque ; elles peuvent résulter de l'endartérite ou de l'artério-sclérose.

Ces diverses ulcérations *n'ont pas une marche progressive* comme l'ulcère rond ; elles sont presque toujours multiples et ont pour la plupart une tendance manifeste à la cicatrisation. Leur principal symptôme est la douleur, augmentée par l'ingestion des aliments ; l'hématémèse se produit quelquefois et peut être très abondants.

Une autre variété particulière d'ulcération gastrique, dont la cause est inconnue, bien que quelques auteurs l'attribuent à l'alcoolisme, a été décrite par Dieulafoy sous le nom d'*exulceratio simplex*. C'est une petite ulcération étalée, ayant tout au plus le diamètre d'une pièce de 1 franc, siégeant de préférence sur la face postérieure de l'estomac et vers la petite courbure ; il faut souvent des recherches minutieuses pour la découvrir. Elle intéresse la muqueuse et la sous-muqueuse, mais ne va pas plus loin, contrairement à l'ulcère rond; on voit parfois autour d'elle de petits abcès miliaires ou une augmentation de volume des follicules lymphatiques normaux de la muqueuse gastrique. Les vaisseaux artériels et veineux ne sont pas thrombosés, ce qui explique la production d'hémorragies formidables.

ARTICLE VII

CANCER DE L'ESTOMAC

En raison de sa grande fréquence et de l'importance de ses symptômes, le cancer de l'estomac sera décrit à part; nous consacrons un article succinct à l'étude des autres tumeurs de l'estomac.

1° Etiologie. — Le cancer de l'estomac, le plus fréquent des cancers après celui de l'utérus, est une maladie de l'âge mûr ou de la vieillesse ; il existe cependant un *cancer précoce*, frappant de jeunes sujets.

A part l'hérédité, indiscutable dans un grand nombre de cas, on ne sait rien des conditions étiologiques; les traumatismes de la région épigastrique, les affections chroniques de l'estomac ne sont peut-être pas étrangères à son développement. Dans un certain nombre de cas, le cancer se greffe sur un ancien ulcère rond ; sa symptomatologie présente alors quelques particularités sur lesquelles nous reviendrons. Toutefois, d'après DUPLANT (thèse de Lyon, 1898) cette transformation de l'ulcère en cancer ne serait qu'apparente, on se trouverait en présence d'un cancer à ulcération rapide d'emblée, analogue à l'*ulcus rodens* de la face et qui en impose pour un ancien ulcère.

2° Anatomie pathologique. — Tous les auteurs sont actuellement d'avis que le cancer de l'estomac est un néoplasme d'origine épithéliale. Les cellules sont enveloppées d'un stroma connectif, d'importance variable suivant la modalité de l'élément épithélial et suivant la réaction du tissu conjonctif (THIERSCH, WALDEYER).

La tumeur peut être saillante, végétante ou étendue en nappe. Parfois son centre est ulcéré, formant une vaste perte de substance limitée par des bords durs qui donnent un relief irrégulier.

Elle siège au pylore dans 60 p. 100 des cas, sur la petite courbure (20 p. 100), sur le cardia (10 p. 100), sur la grande courbure (10 p. 100). On peut rencontrer, en outre, des tumeurs secondaires au voisinage de la néoplasie primitive.

A. ASPECT MACROSCOPIQUE. — L'aspect macroscopique de ces néoformations est variable ; à ce titre on peut diviser les cancers gastriques en trois groupes principaux : 1° l'*épithelioma cylindrique* et ses variétés donnent à la coupe un tissu rappelant celui des centres nerveux, d'aspect blanchâtre plus ou moins parcouru de travées conjonctives (*forme encéphaloïde*) ; 2° le *squirrhe*, blanc également, mais dur, criant sous le scalpel, possède une trame connective de grande importance ; il est ordinairement bien limité, de petit volume, et se généralise difficilement ; 3° le *cancer colloïde* donne de grosses masses lobulées, d'aspect gélatineux.

La *forme villeuse*, possédant de véritables franges molles, n'est qu'une variété du premier groupe. On décrit également le *cancer hématode* dont l'aspect est dû au développement excessif des vaisseaux de la tumeur et qui se greffe avec la plus grande facilité sur les veines de l'estomac.

L'épithéliome gastrique *se généralise* fréquemment. Rapidement les ganglions sont infiltrés et, par les lymphatiques, les éléments cancéreux vont se greffer sur le péritoine, la plèvre, et même sur le poumon. On trouve alors la plèvre et le péritoine parsemés de granulations aplaties, comparables à des taches de bougie, et ces cavités séreuses sont remplies d'un liquide séro-fibrineux ou hémorragique. Le *foie*, grâce aux ramifications gastriques de la veine porte, se trouve chargé de gros noyaux cancéreux, dont les éléments rappellent le type de la cellule néoplasique de l'estomac. Les reins, le cerveau, les os, spécialement les vertèbres dorsales, peuvent être atteints.

Outre les généralisations, on peut rencontrer secondairement au cancer de l'estomac, soit des adhérences de cet organe avec le péritoine voisin, soit des lésions infectieuses des parois de l'estomac et de la tumeur elle-même. Ces dernières favorisent l'ulcération du néoplasme. La perforation est rare, grâce à la fréquence des adhérences péritonéales. Le siège de la tumeur au pylore, produisant un spasme des fibres musculaires de cette région et une obstruction véritable, favorise la stagnation des aliments et la dilatation de l'estomac.

B. ASPECT MICROSCOPIQUE. — Au microscope, on rencontre de même trois variétés de cancer, correspondant aux types macroscopiques décrits ; cette distinction est basée sur l'aspect spécial de l'élément primitif épithélial, et sur l'importance plus ou moins grande du stroma.

a. *Épithélioma cylindrique.* — Supposons que nous examinions un tube glandulaire normal avec sa limitation bien nette, ses cellules régulièrement disposées le long de ses parois. Si la glande pousse, dans ces conditions, des prolongements anormaux qui s'étendent dans les tissus voisins, un adénome est formé (voy. p. 454). Cet adénome est une tumeur bénigne. Mais que dans un tube les cellules perdent leur type cylindrique ou sécréteur, qu'elles se multiplient et remplissent sans ordre une cavité élargie, qu'elles rompent leur limitante en un point, la cellule possède alors les propriétés d'un élément cancéreux. Si les tissus de l'organe sont infiltrés de ces cellules formant des nappes d'éléments à noyaux volumineux, à protoplasma réduit, s'étendant sans ordination conjonctive dans tous les tissus, la *forme diffuse atypique* est constituée. Au contraire, si des alvéoles conjonctifs limitent ces productions anormales, s'il est possible d'y reconnaître le type des cellules épithéliales, qui le plus souvent gardent leur forme cylindrique, l'*épithélioma alvéolaire cylindrique* a pris naissance. Cette dernière forme constitue le carcinome de CORNIL et RANVIER, de VIRCHOW. — Que les vaisseaux à parois embryonnaires de la tumeur soient très nombreux, se rompent facilement, que les veines aient sur leur tunique interne des végétations cancéreuses, nous avons le *type hématode.* Lorsqu'il existe des ramifications conjonctives saillantes sur la surface interne de l'estomac, recouvertes d'une couche de cellules cylindriques on retrouve l'aspect du *cancer villeux*.

b. *Épithélioma squirrheux*. — Nous avons observé dans les préparations précédentes une trame conjonctive assez délicate, limitant des alvéoles remplis de cellules épithéliales plus ou moins atypiques. Le squirrhe possède également, comme tout épithélioma, des cavités remplies d'éléments cancéreux. Mais ces logettes sont petites et possèdent peu de cellules. Le stroma, au contraire, est très développé, d'épaisses bandes fibreuses cloisonnent les cavités qui paraissent étouffées. Cette tumeur, à marche lente, est très pauvre en vaisseaux.

c. *Cancer colloïde*. — Il ne doit son caractère qu'à la dégénérescence colloïde des cellules épithéliales qui le forme. Ces éléments contenus dans de larges cavités possèdent dans leur protoplasma des boules colloïdes gélatineuses. Leur noyau est petit. se logeant où il peut. En dehors des cellules, la substance colloïde est répandue dans des logettes et donne une transparence caractéristique à la préparation. Les éléments conjonctifs du stroma sont formés de fibrilles peu serrées, à direction irrégulière. Les cellules fusiformes connectives assez rares sont toutefois faciles à reconnaître.

3° Symptômes. — Le cancer gastrique *débute* le plus souvent par des troubles dyspeptiques à évolution chronique et progressive. Cependant leur apparition à la suite d'une indigestion simule quelquefois un début aigu. Dans d'autres cas, les troubles digestifs sont au second plan ; on ne constate qu'une anémie intense avec pâleur des téguments, et on songe à une anémie pernicieuse progressive. Enfin exceptionnellement les symptômes du cancer se substituent peu à peu à ceux d'un ulcère rond évoluant depuis plus ou moins longtemps. Lorsqu'un cancer occupe le cardia ou son voisinage, il n'est pas rare de voir les symptômes gastriques précédés à longue échéance par des symptômes de spasme de l'œsophage.

a. *Symptômes fonctionnels*. — Les *troubles digestifs*, la lenteur des digestions, l'anorexie et surtout le dégoût pour la viande et les matières grasses sont les signes les plus constants du cancer de l'estomac. Il s'y ajoute des *douleurs* épigastriques diffuses augmentées par la pression et des *vomissements*. Les vomissements des cancéreux exhalent une odeur de beurre rance; ils ne sont pas acides; ils ne contiennent pas d'acide chlorhydrique; on y trouve des fragments de viande intacts à cause de l'absence de cet acide. Lorsque le cancer occupe le pylore ces vomissements sont caractéristiques; ils sont peu fréquents, très abondants et on y retrouve les débris d'aliments ingérés plusieurs jours auparavant. L'*hématémèse* est rarement foudroyante ou aussi abondante que celle de l'ulcère rond, à moins que le cancer n'ait ulcéré un gros vaisseau de la paroi stomacale; le plus souvent il n'y a qu'un suintement sanguin à la surface du cancer ulcéré : le sang peu à peu déversé dans l'estomac donne aux vomissements une teinte brune rappelant la suie ou le marc de café. Lorsque le sang passe dans l'intestin, il s'élimine avec les matières fécales (*melæna*) en leur communiquant la même teinte noire.

b. *Signes physiques*. — La palpation permet de sentir la *tumeur* lorsqu'elle occupe la face antérieure de l'estomac ou la grande courbure; on perçoit alors une masse arrondie de la grosseur d'un œuf ou d'une mandarine au niveau du creux épigastrique : lorsque la tumeur occupe le pylore, on la sent à droite de la ligne médiane, même sous le rebord costal.

La *dilatation de l'estomac*, reconnaissable à l'extension de la zone de sonorité et au clapotage, est constante ou à peu près dans le cancer du pylore et s'accompagne de *mouvements péristaltiques* visibles à travers la peau; elle est tout à fait inconstante lorsque le néoplasme ne s'oppose pas à la sortie du chyme.

L'*envahissement du foie* se traduit souvent par l'augmentation de volume de cet organe, dont la matité est accrue et dont le bord inférieur, marronné, fait saillie au-dessous des fausses côtes. D'ailleurs, en présence d'un cancer du foie, il faut immédiatement songer à examiner l'estomac, les cancers primitifs du foie étant exceptionnels par rapport aux cancers secondaires.

L'*envahissement de l'épiploon* produit une tuméfaction dure et bosselée au-dessous de l'ombilic.

L'*infiltration cancéreuse* de la *ligne blanche* ou de l'*ombilic* se traduit par une induration qui est un assez bon signe de cancer gastrique ou tout au moins abdominal (WICKHAM LEGG).

Les *ganglions* inguinaux, axillaires et sus-claviculaires gauches (TROISIER) sont quelquefois envahis et on les sent rouler sous la peau comme de petites masses indurées ; ils indiquent une généralisation péritonéale ou pleurale.

L'*ascite* qu'on peut observer au cours du cancer de l'estomac est le résultat de l'envahissement du foie ou de la carcinose généralisée du péritoine ; elle a une grande valeur diagnostique, mais c'est une complication tardive, assez rare, et sur laquelle on ne peut guère compter.

Dans de nombreux cas il n'y a ni ganglions hypertrophiés, ni bosselures du foie, et la palpation de l'épigastre ne révèle aucune tumeur, ou bien la tension des muscles droits empêche de la sentir avec certitude. Le diagnostic ne repose alors que sur les troubles fonctionnels.

c. *Examen de la sécrétion gastrique.* — Il donne les résultats suivants :

L'*acide chlorhydrique* est diminué, puis totalement absent. Ce défaut de sécrétion n'est pas dû à la présence du cancer lui-même, car l'acide chlorhydrique ne reparaît pas dans les cas où l'on pratique la résection de la tumeur, mais à des modifications histologiques de la muqueuse gastrique, à l'atrophie des glandes.

Il paraît démontré que les cas de cancer où l'acide chlorhydrique existe en proportion normale ou exagérée sont des cas de cancer greffé sur un ancien ulcère rond ; on sait, en effet, que cette dernière maladie s'accompagne d'hyperchlorhydrie (voy. p. 437).

La présence de l'*acide lactique* révélé par la réaction d'UFFELMANN (voy. p. 416) est un signe auquel BOAS attribue une grande valeur diagnostique.

Dans le cas de cancer du pylore, le lavage, pratiqué à jeun, ramène des débris d'aliments ingérés plusieurs jours auparavant ; il y a rétention gastrique.

d. *Cachexie cancéreuse.* — L'état général ne tarde pas à s'altérer et ses modifications, constatées au cours d'une dyspepsie chronique, ont une grande valeur diagnostique, surtout chez un sujet déjà âgé. Le malade perd rapidement ses forces, il maigrit; son teint prend la couleur jaune paille des cancéreux ou présente une pâleur extrême. Les membres inférieurs s'œdématient. Le sang est pâle, pauvre en globules rouges, sa densité est diminuée, de même que la richesse des globules en hémoglobine. Le nombre des leucocytes est augmenté dans la moitié des cas. L'anémie est quelquefois telle qu'elle prime par son intensité tous les autres symptômes et que la confusion avec l'anémie pernicieuse progressive est presque fatale. Le taux de l'urée est très diminué : de 21 grammes, chiffre normal, elle tombe à 12 grammes (ROMMELÆRE). Les chlorures urinaires peuvent s'abaisser à 1 gramme et au-dessous, surtout lorsqu'il y a de copieux vomissements.

4° Formes cliniques. — Le cancer gastrique n'offre pas toujours une symptomatologie aussi complète ; il peut être *latent*, jusqu'à ce que se produise une violente hématémèse ; il peut, chez les *jeunes sujets* qu'il emporte en quelques mois, ne se révéler que par l'ascite et l'anasarque, par la pâleur de la face et l'anémie extrême, l'anorexie et les douleurs ne survenant que tardivement ; il peut ne s'accuser que par des troubles digestifs sans caractères, c'est la *forme dyspeptique ;* il peut réaliser le syndrome de l'anémie pernicieuse progressive ; il peut simuler par sa rapide généralisation un cancer primitif du foie ou s'annoncer par des douleurs très vives comme un ulcère de l'estomac. Enfin les complications qui suivent, peuvent, lorsque leur symptomatologie est prédominante, constituer autant de formes cliniques du cancer de l'estomac (forme *ascitique*, forme *pleurale*, forme *pulmonaire*, etc.).

5° Complications. — La complication la plus fréquente est la *généralisation du cancer*.

1° Au foie elle se traduit par une hypertrophie de l'organe dont le bord inférieur bosselé dépasse le rebord costal, par une teinte subictérique et elle ne permet qu'une survie de quelques semaines ;

2° L'ascite ou péritonite cancéreuse s'accompagne d'un épanchement ascitique souvent hémorragique ; la palpation fait sentir des masses indurées dues à l'infiltration cancéreuse de l'épiploon ; on constate de l'adénopathie inguinale, de l'infiltration de l'ombilic ou de la ligne blanche.

3° Le cancer pleuro-pulmonaire, qui siège surtout à gauche, est caractérisé par des douleurs thoraciques, une dyspnée progressive et une expectoration sanguinolente ; il s'accompagne d'adénopathie sus-claviculaire et de pleurésie séreuse ou hémorragique.

La *phlegmatia alba dolens* possède, lorsqu'elle survient au cours des troubles gastriques de nature jusque-là indéterminée, une grande valeur diagnostique ; on connaît le cas de TROUSSEAU qui reconnut à ce signe le cancer gastrique dont il était atteint.

La *fistule gastrocolique*, qui résulte de l'ulcération de la tumeur et de son ouverture dans le côlon, est une complication assez rare qui s'annonce par la cessation ou la diminution subite des vomissements au cours d'une obstruction pylorique datant de quelques semaines ou de quelques mois. Ses principaux symptômes sont : le vomissement fécal ou tout au moins la similitude des vomissements et des selles, l'odeur fécaloïde de l'haleine, la diarrhée lientérique succédant de très près à l'ingestion des aliments, la suppression de la douleur gastrique immédiatement suivie d'une envie d'aller à la selle. De plus par l'insufflation de l'estomac on n'arrive pas à le distendre, tandis que l'insufflation de l'intestin produit la dilatation de l'estomac et non celle du cæcum. L'examen des selles y montre intacts des aliments, comme le vermicelle, qui ne peuvent subsister dans l'intestin grêle et d'autre part, si on donne un lavement coloré au bleu de méthylène, on provoque l'apparition des vomissements colorés.

La *fièvre*, d'ailleurs assez rare, ne s'observe pas uniquement dans les cancers à marche rapide ; elle complique surtout les cancers ulcérés et relève d'une infection dont l'ulcération est la porte d'entrée. Elle est caractérisée par de grands accès intermittents.

Les *complications infectieuses*, endocardite ulcéreuse, gastrite phlegmoneuse, bronchopneumonie, abcès du foie, épanchements purulents des séreuses, se produisent assez souvent dans le cancer de l'estomac. Dans un cas de HANOT elles réalisaient le tableau d'une véritable septicémie.

6° Evolution et pronostic. — La durée du cancer de l'estomac ne dépasse guère une année ; elle est encore abrégée chez les jeunes gens et lorsque la tumeur siège au pylore.

La *mort* survient du fait de la cachexie progressive ; d'autres fois elle est hâtée par une hémorragie foudroyante, par une perforation suivie de péritonite généralisée ou d'abcès sous-phrénique, enfin par le coma. Ce dernier s'accompagne de dyspnée, d'hypothermie, de collapsus cardiaque et emporte le malade en deux ou trois jours ; les urines contiennent l'acide oxybutyrique β (KLEMPERER), qu'on a mis évidence dans le coma diabétique.

7° Diagnostic. — Les principaux éléments du diagnostic sont : l'âge du sujet, les troubles digestifs, l'anorexie, la cachexie, l'anachlorhydrie, la présence de l'acide lactique, l'engorgement ganglionnaire, la diminution de la valeur globulaire. L'apparition d'une hématémèse, d'un melœna ou d'une phlegmatia alba dolens constituent des signes de présomption. La tumeur épigastrique ou la tuméfaction bosselée du foie sont évidemment des signes de certitude. Mais souvent la plupart de ces signes font défaut, et, suivant ses *formes cliniques*, le cancer peut être confondu avec :

1° Une *gastrite chronique* avec anachlorhydrie ; mais dans ce cas l'anorexie n'est pas continue, les vomissements sont muqueux, il y a parfois de la pituite matinale, l'hématémèse d'ailleurs rare consiste dans quelques filets de sang et non dans un vomissement marc de café, les troubles digestifs sont moins intenses et susceptibles d'amélioration au moins passagère, l'amaigrissement est bien moins prononcé, la cachexie et les altérations du sang font défaut, la douleur est nulle et il n'y a pas de tumeur perceptible à la palpation.

2° L'*ulcère de l'estomac ;* il se distingue ordinairement par l'âge moins avancé des malades, par la conservation de l'appétit, par l'hyperchlorhydrie, par les douleurs très vives succédant à l'ingestion des aliments, par le vomissement alimentaire qui les calme, par la fréquence des hématémèses, par la facilité avec laquelle l'organisme répare ses pertes sanguines.

3° La *leucocythémie ;* l'augmentation de volume de la rate, l'hypertrophie *généralisée* des ganglions, une augmentation des globules blancs infiniment plus prononcée que dans le cancer permettent d'habitude le diagnostic.

4° *L'anémie pernicieuse progressive;* l'examen du sang montre des déformations globulaires (exceptionnelles dans le cancer). des globules géants et une augmentation de la valeur globulaire. Toutefois il paraît prouvé que le cancer gastrique est susceptible de produire le syndrome anémie pernicieuse

Enfin dans un certain nombre de cas l'attention est attirée par des œdèmes qu'on rapporte à un mal de Bright ou à une cardiopathie, par une ascite, une pleurésie ou une augmentation de volume du fôie dont on peut méconnaitre la véritable cause.

La tumeur épigastrique une fois constatée, les chances d'erreur deviennent beaucoup plus rares. En effet les tumeurs du pancréas disparaissent par l'insufflation de l'estomac; elles s'accompagnent d'ictère progressif et de cachexie très rapide. — Les tumeurs du côlon s'accompagnent de symptômes d'obstruction intestinale et de selles sanglantes. Les tumeurs de la vésicule biliaire sont symptomatiques de la lithiase (quelquefois accompagnée de cancer de la vésicule) dont il est facile de rechercher les signes : ictère sujet à variations, coliques hépatiques, etc. Les tumeurs du foie sont généralement consécutives au cancer gastrique et constituent ainsi un indice, exception faite pour le cancer primitif qui se reconnaît à son hypertrophie lisse le plus souvent. Les cicatrices indurées de l'estomac sont presque toujours consécutives à un ulcère : l'interrogatoire permet d'en reconstituer les signes et l'évolution.

8° Traitement. — Le traitement médical ne peut être que symptomatique. On combattra les douleurs par la morphine. les vomissements par la morphine et par les boissons gazeuses et glacées, les hémorragies par le perchlorure de fer (quelques gouttes dans un demi-verre d'eau) et l'ingestion de fragments de glace, la rétention et les fermentations gastriques anormales par les lavages alcalins, au moyen du tube de Faucher. Le lait, les poudres de viande, la peptone sont les aliments le mieux tolérés ; on est quelquefois obligé, en présence de vomissements incessants, de recourir à l'alimentation rectale qui d'ailleurs ne prolonge pas longtemps les jours du malade.

L'intervention chirurgicale est surtout indiquée dans le cancer du pylore : à la *pylorectomie,* on préfère généralement la *gastro-entéroanastomose* (voy. p. 456, *Rétr. du pylore*). Dans un cas d'infiltration néoplasique diffuse, SCHLATTER (de Zürich) a récemment pratiqué l'ablation totale de l'estomac avec une longue survie. RICARD a eu un succès analogue.

ARTICLE VIII

TUMEURS DE L'ESTOMAC

Le cancer épithélial que nous venons de décrire est la néoplasie rencontrée le plus fréquemment dans l'estomac, mais elle n'est pas la seule. Tous les tissus de cet organe peuvent donner des tumeurs, soit bénignes, soit malignes.

1° Tumeurs bénignes. — Elles n'ont pour ainsi dire *pas d'histoire clinique* et constituent des trouvailles d'autopsie. — Le *lipome* se rencontre sous la séreuse péritonéale ou sous la muqueuse gastrique, il est ou sessile, ou interstitiel ou le plus souvent pédiculé. — Les *fibromes et fibromyomes* forment de petites tumeurs dures, composées de fibres musculaires lisses et d'une trame conjonctive, incluses dans les parois de l'estomac, ou pédiculées.

Les *polyadénomes,* plus fréquents, présentent un grand intérêt à cause de leurs rapports avec le cancer et l'ulcère, et non de leur étude clinique, car à l'état de tumeurs bénignes ils ne donnent pas lieu à des troubles fonctionnels. Décrits par MORGAGNI, CRUVEILHIER, étudiés ensuite par MÉNÉTRIER et BRISSAUD, ils ont été l'objet d'un travail récent de HAYEM[1]. Ce sont des tumeurs bénignes qui peuvent se présenter soit sous la forme *polypeuse,* soit sous l'aspect de *nappes néoplasiques.* Le polype muqueux de

l'estomac en est une forme : les glandes à pepsine par leur prolifération donnent naissance à des tubes glandulaires nouveaux
dont les masses constituent la tumeur. Le *polype* est formé de la
couche externe de la muqueuse, légèrement épaissie, dans laquelle
se trouve enfermé un tissu composé de glandes dont la portion
tubulée profonde devient sinueuse. Les tubes sont nettement
limités par une membrane, les cellules ordonnées comme celles
d'une glande normale présentent le type prismatique. Elles peuvent contenir des boules de mucus et même parfois être nettement caliciformes. Les adénomes en nappe infiltrent une partie
plus ou moins considérable de la muqueuse. Les tubes gardent
leur limitation exacte, mais leur longueur s'accroit et leur trajet
devient flexueux.

Hayem [1] a vu en outrë des tumeurs adénomateuses, dans lesquelles les cellules et la disposition des tubes rappellent celles
des glandes de Brünner (adénome à type brunnerien).

Ces tumeurs peuvent, en s'ulcérant, donner le type clinique de
l'ulcère d'estomac ; leur dégénérescence épithéliomateuse est un
des processus histogéniques du cancer. Si, après s'être ulcérées,
elles deviennent tumeurs malignes, on peut croire à la transformation d'un ulcère en cancer (Hayem).

2° Tumeurs malignes. — Elles comprennent des tumeurs
primitives et des tumeurs secondaires. Hâtons-nous de dire que
ces dernières sont excessivement rares, et qu'elles affectent le
type de la néoplasie originelle.

Les *tumeurs primitives* sont :

1° Le *sarcome*, considéré en tant que tumeur maligne du tissu
conjonctif. On en cite cinq ou six cas authentiques

2° Les *lymphadénomes*, qui sont des néoplasies étrangères à la
muqueuse, coïncidant avec des tumeurs analogues de la rate,
de l'intestin. des os, etc. Ils peuvent se présenter en noyaux isolés
ou bien infiltrent les tuniques de l'estomac. Au *microscope* on y
rencontre des cellules rondes analogues aux globules blancs, avec

---

[1] Hayem, *Les polyadénomes gastriques*, Presse médicale, 4 août
1897.

un très gros noyau, enveloppées d'un réticulum réfringent caractéristique des tissus lymphoïdes.

3° Le *cancer*, que nous avons décrit dans l'article précédent.

ARTICLE IX

RÉTRÉCISSEMENT DU PYLORE

Le rétrécissement du pylore mérite une description spéciale à cause de l'importance de ses symptômes et des indications thérapeutiques qu'il comporte.

1° Étiologie. — La sténose du pylore est exceptionnellement *congénitale*. — Parmi les sténoses acquises, la plus commune est la *sténose cancéreuse :* tantôt il s'agit de l'obstruction en masse de l'orifice par une tumeur volumineuse ou végétante, tantôt le pylore est progressivement rétréci par la rétraction d'un squirrhe annulaire, tantôt enfin le néoplasme provoque une réaction péritonéale et la formation d'adhérences fibreuses qui brident le pylore et finissent par déterminer sa compression, son occlusion. La *sténose cicatricielle* compte aussi parmi les plus fréquentes : généralement il s'agit d'une ulcère [1] qui par sa cicatrisation fronce et rétracte la muqueuse voisine, ou qui provoque la formation d'adhérences péritonéales. Plus rarement la cicatrice est celle d'une gastrite caustique consécutive à l'ingestion de soude, de potasse ou d'acide sulfurique ; la position déclive de la région pylorique, surtout chez la femme, explique comment les liquides déglutis peuvent s'y porter et y séjourner avec prédilection en épargnant relativement le reste de l'estomac.

Les *sténoses par compression* sont réalisées soit par des tumeurs des organes voisins : foie, pancréas, ganglions lymphatiques, etc., soit par des brides péritonéales formées principalement au con-

---

[1] Un ulcère en pleine activité peut aussi produire la sténose du pylore par sa tuméfaction ou par le spasme qu'il provoque.

tact de la vésicule biliaire enflammée, atteinte de cholécystite calculeuse (voy. p. 604).

Enfin dans des cas exceptionnels la sténose est produite par un corps étranger, par une tumeur bénigne pédiculée, ou par l'hypertrophie du pylore : cette dernière lésion dont la cause est inconnue consiste dans l'hyperplasie des éléments conjonctifs et musculaires du pylore qui fait alors saillie dans le duodénum avec un aspect analogue à celui du col utérin.

2° Symptômes. — Nous le diviserons en symptômes fonctionnels et signes physiques.

A. Symptômes fonctionnels. — La *douleur*, d'abord intermittente, se produit quelques heures après le repas : plus tard elle devient continue avec paroxysmes se produisant au même moment. Elle est due à la contraction des tuniques stomacales au devant de l'obstacle, aussi n'est-il pas rare de la voir s'atténuer à mesure que la maladie est plus ancienne et triomphe de la tonicité gastrique, tandis qu'elle atteint son maximum chez les jeunes sujets et dans les sténoses à marche rapide.

Les *vomissements* font habituellement suite aux accès douloureux qu'ils terminent : ils évacuent ce qui n'a pu franchir le pylore.

Plus tard, à mesure que sa contractilité diminue, l'estomac devient plus tolérant et les vomissements plus rares ; mais par contre ils sont plus copieux et cependant l'estomac se vide mal. On voit alors survenir tous les deux ou trois jours un *grand vomissement* d'odeur beurre rance, dans lequel on retrouve des débris d'aliments ingérés plusieurs jours auparavant. Ce grand vomissement est caractéristique du rétrécissement pylorique. Il ne contient pas de bile.

La soif, la faim, l'amaigrissement rapide et la perte des forces sont le résultat de l'inanition. La constipation est habituelle. Par suite des vomissements la sécrétion urinaire est très diminuée ; le taux des chlorures et de l'urée est très abaissé ; celle-ci tombe à 7 ou 8 grammes par jour.

B. SIGNES PHYSIQUES. — Les deux principaux sont l'exagération du péristaltisme stomacal et la dilatation gastrique.

On voit se produire sous la peau de la région épigastrique des *ondes péristaltiques* se propageant de gauche à droite, c'est-à-dire de la grosse tubérosité vers le pylore ; elles montrent la contraction des tuniques de l'estomac qui essaient de triompher de l'obstacle pylorique. On voit aussi des ondes antipéristaltiques c'est-à-dire en sens inverse.

Cette tonicité exagérée se traduit également par une *voussure du creux épigastrique* plus bombé que normalement : la grande courbure dessine ainsi son relief sous la paroi abdominale. Il suffit de percuter modérément cet estomac tendu pour y provoquer l'apparition des mouvements péristaltiques.

La *dilatation de l'estomac* est d'autant plus prononcée que l'affection est plus ancienne et a fini par triompher de la contractilité gastrique. Elle se révèle facilement par la sonorité très étendue, par le bruit de clapotage perçu le matin à jeun et par ses signes habituels (voy. p. 411) : c'est dans les rétrécissements du pylore qu'on trouve les dilatations gastriques les plus considérables.

La *palpation du pylore* ne donne de résultat que s'il s'agit d'une tumeur ; une cicatrice, une bride fibreuse ne se révéleront à la palpation profonde que par de la douleur à la pression ou une vague résistance ou même seront complètement imperceptibles. La tumeur étant une fois reconnue il faut encore rechercher si elle est plus ou moins mobile, c'est-à-dire libre d'adhérences ce qui a une grande importance au point de vue du traitement chirurgical.

3° Évolution et pronostic. — Le rétrécissement du pylore a une marche essentiellement variable suivant sa cause. Le rétrécissement cancéreux et celui qui succède à la cicatrisation des gastrites caustiques amènent la mort en quelques mois au milieu des symptômes de l'inanition et de la cachexie ; les symptômes d'obstruction dans la sténose cancéreuse cessent parfois brusquement par suite de la formation d'une fistule gastro-colique mais la cachexie n'en continue pas moins ses progrès.

Au contraire les rétrécissements consécutifs à la rétraction d'une bride péritonéale ou d'une cicatrice fibreuse évoluent beaucoup plus lentement et finissent par s'accompagner d'une énorme dilatation gastrique.

4° Diagnostic. — Les principaux signes du rétrécissement du pylore sont les douleurs, les vomissements, la *dilatation* gastrique, l'exagération du *péristaltisme*, et par-dessus tout la constatation d'une *tumeur* dans la région pylorique.

Seul le dernier de ces signes est caractéristique, mais il manque dans un très grand nombre de cas. En son absence on peut être exposé à confondre la sténose avec la maladie de Reichmann, le vomissement nerveux ou une dilatation.

Il peut être confondu avec le *spasme du pylore* qui ne s'observe que chez les hystériques ou à titre de complication de l'ulcère simple ou de l'hypersécrétion.

Enfin le rétrécissement du pylore une fois admis il s'agit encore de déterminer quelle en est la nature : est-il dû à un cancer, à un ulcère, à une gastrite caustique, à la lithiase?

Dans ces deux derniers cas l'étude des anamnestiques est suffisamment claire ; pour décider s'il s'agit d'un cancer ou d'un ulcère les caractères suivants sont en faveur du cancer : malade plus âgé, début récent de l'affection, cachexie plus prononcée, absence d'acide chlorhydrique dans les vomissements ou le liquide retiré par la soude.

En cas d'incertitude, et l'état général du malade s'aggravant, on est autorisé à recourir à la laparotomie exploratrice qui peut n'être d'ailleurs que le début d'une intervention rationnelle.

5° Traitement. — Le traitement *médical* ne peut être que palliatif : lavages fréquents de l'estomac pour combattre la fermentation des liquides de rétention et prévenir les vomissements, piqûres de morphine contre la douleur, compression de la région hypogastrique au moyen de la sangle de Glénard.

Le traitement *chirurgical* consiste surtout dans les trois opérations suivantes :

1° La *pylorectomie*, ou résection du pylore, qui s'adresse seulement aux néoplasmes *dépourvus d'adhérences* et aux rétrécissements cicatriciels.

2° La *gastro-entérostomie*, ou abouchement de l'estomac avec une anse d'intestin grêle de façon que le chyme n'ait plus à passer par le pylore : elle est indiquée dans les rétrécissements cicatriciels ou cancéreux, avec adhérences étendues ; dans le cas de cancer elle ne constitue qu'une opération palliative qui n'empêche pas l'évolution ultérieure de la tumeur et de la cachexie, mais qui fait cesser les vomissements, l'inanition et les pénibles symptômes de la rétention.

3° La *pyloroplastie* ou opération de HEINEKE-MIKULICZ indiquée seulement dans les rétrécissements cicatriciels : elle consiste à pratiquer sur le pylore une incision longitudinale dont on suture les bords de telle façon qu'elle forme une ligne transversale. Le pylore se trouve ainsi reconstitué et élargi.

ARTICLE X

DILATATION DE L'ESTOMAC

La dilatation de l'estomac nous est surtout bien connue depuis les travaux de BOUCHARD.

1° Etiologie. — La dilatation de l'estomac relève de deux séries de causes :

a. *Obstacle au passage du chyme* de l'estomac dans le duodénum : il est réalisé par le spasme, le cancer, l'hypertrophie ou le rétrécissement cicatriciel du pylore, la coudure ou l'étranglement du duodénum.

b. *Affaiblissement de la motricité gastrique,* qu'il relève d'altérations organiques des fibres musculaires lisses, sous l'influence de la gastrite chronique ou d'une gastrite aiguë antérieure (fièvre typhoïde) ou qu'il relève d'une innervation défectueuse (neurasthénie). Ces causes sont d'ailleurs susceptibles de se combiner.

2° Anatomie pathologique. — L'autopsie montre en général

de la dégénérescence des fibres musculaires ; quant à la muqueuse
elle présente souvent, mais non toujours, les lésions décrites à
propos de la gastrite chronique (voy. p. 431).

3° Symptômes. — Les symptômes de la dilatation de l'estomac se distinguent en physiques et fonctionnels :

A. Signes physiques. — A la simple *inspection* on note déjà du
ballonnement abdominal et épigastrique et souvent des mouvements péristaltiques.

La *percussion* fait constater une augmentation de la sonorité,
qui remonte dans l'hypocondre gauche et descend dans la direction du pubis ; il est quelquefois très difficile de la distinguer
du tympanisme intestinal, et cette limite inférieure est très
délicate à préciser.

La *succussion* pratiquée en secouant le malade saisi à bras le
corps, ou en donnant avec la main de petits coups sur la région
de l'estomac, produit le *bruit de clapotage :* ce clapotage gastrique n'a de valeur que constaté à jeun, il indique surtout la
rétention.

La *distension* de l'estomac soit par insufflation au moyen
d'une sonde, soit en faisant successivement ingérer au malade
un paquet d'acide tartrique et un paquet de bicarbonate de
soude, de façon à produire un dégagement gazeux, permet bien
d'apprécier la dilatation et de préciser sa limite inférieure.

La *gastrodiaphanie*, exceptionnellement employée, peut donner aussi de bons renseignements.

Le *cathétérisme* pratiqué à jeun ramène du liquide et des
débris alimentaires qui indiquent qu'il y a rétention.

Enfin l'épreuve de l'huile ou du salol indique le ralentissement de la motilité gastrique.

B. Symptômes fonctionnels. — Les principaux sont les troubles de la digestion, les vomissements et la diminution des urines ;
mais la symptomatologie varie suivant divers types cliniques.

Les *dilatations de cause mécanique*, dues à un rétrécissement
organique du pylore, sont les plus considérables ; c'est dans de
pareils cas qu'on voit l'estomac descendre jusqu'au pubis. Les

39.

vomissements sont peu fréquents; ils ne se répètent que tous les trois ou quatre jours, mais ils sont très abondants, atteignant plusieurs litres et contenant des débris d'aliments ingérés plusieurs jours auparavant. Ces dilatations s'accompagnent de symptômes d'inanition et de cachexie intense. L'*autopsie* montre des altérations profondes des tuniques stomacales : désintégration granuleuse des fibres musculaires, dégénérescence des plexus d'Auerbach et de Meissner (JÜRGENS).

Les *dilatations de cause nerveuse* revêtent soit la forme douloureuse, soit la forme flatulente, soit la forme latente (BOUCHARD); dans ce dernier cas, des troubles multiples concourent plutôt à égarer le diagnostic qu'à appeler l'attention du côté de l'estomac ; ce sont surtout des troubles nerveux (étourdissements, céphalalgie, vertiges, migraines, crampes, tétanie, paralysies transitoires, etc.), de la tachycardie, des intermittences cardiaques ou de la dyspnée nerveuse, suivant le mécanisme invoqué par POTAIN, de l'albuminurie, des nodosités aux deuxièmes phalanges des doigts (*nodosités de* BOUCHARD, etc.). Le rachitisme et la tuberculose seraient souvent le résultat de la dilatation gastrique qui jouerait aussi un grand rôle dans la genèse des maladies mentales. — L'interprétation de ces phénomènes n'est pas univoque : pour BOUCHARD la dilatation de l'estomac est le fait primitif et tous ces troubles nerveux en sont la conséquence; pour CHARCOT c'est la neurasthénie qui est le fait primitif et la dilatation gastrique ne fait qu'en résulter; cette interprétation ne peut évidemment s'appliquer qu'aux dilatations de cause nerveuse.

4° Diagnostic. — Par l'exploration méthodique de l'estomac voy. p. 411) on reconnaît s'il est dilaté : on reconnaît aussi s'il existe un obstacle dans la région du pylore.

On peut confondre avec l'estomac dilaté (BOUVERET) :

1° L'estomac naturellement grand ; *il se vide en temps voulu.*

2° L'*estomac atone ;* il ne contient pas à jeun de résidus alimentaires et ne donne pas de bruit de clapotage (voy. *Dyspepsie atonique*).

3° L'*estomac disloqué* verticalement et la *gastroptose.*

4° L'*entéroptose* ou maladie de GLÉNARD qui s'accompagne de beaucoup des symptômes généraux et fonctionnels de la dilatation gastrique, habituelle d'ailleurs en pareil cas. L'abdomen est flaccide, déformé : sa région sous-ombilicale est saillante, sa région sus-ombilicale aplatie. La sonorité intestinale est diminuée. La palpation de l'abdomen fait sentir, comme une corde roulant sous la main, l'intestin rétracté (corde colique transverse répondant au côlon, cordon sigmoïdal répondant à l'S iliaque, boudin cæcal). L'épigastre est soulevé par des battements artériels. Le foie et le rein droit sont abaissés. Enfin l'estomac participe à cette *ptose* générale des viscères : sa petite courbure descend jusqu'à l'ombilic et on obtient facilement le bruit de clapotage gastrique : il est atone ou dilaté en même temps qu'abaissé. La constipation habituelle, la marche et la station debout s'accompagnent de tiraillements pénibles. Tous ces troubles sont supprimés ou très améliorés par la sangle hypogastrique de GLÉNARD qui comprime et soutient les organes abdominaux.

5° Pronostic. — Le pronostic est commandé par la cause de la dilatation et par l'ancienneté de l'affection.

6° Traitement. — En cas de rétention il faut évacuer par des lavages le contenu de l'estomac pour éviter des fermentations toxiques ; le naphtol et les autres antiseptiques gastro-intestinaux rempliront le même but. Les courants continus, les préparations de noix vomique sont indiqués pour exciter la contractilité gastrique. Il faut enfin diminuer la quantité des boissons et des aliments, lutter contre la constipation et traiter directement les troubles nerveux lorsqu'ils sont primitifs.

ARTICLE XI

DYSPEPSIES

La dyspepsie est au sens étymologique (δυς, mal ; πέψις, digestion) une digestion défectueuse, un trouble de la digestion ; mais peu à peu on en est venu à désigner sous ce terme tous les troubles gastriques que n'explique pas une lésion anatomique grossière. Son domaine se restreint de plus en plus, car les recherches histologiques de HAYEM ont montré qu'il y avait des lésions anatomiques dans la plupart des cas où on ne croyait qu'à un trouble fonctionnel, qu'on ne se trouvait pas en présence d'une dyspepsie, mais d'une variété de gastrite chronique.

D'autre part, l'étude du chimisme stomacal a jeté une grande lumière sur les dyspepsies ; on a ainsi vu que l'excès ou le défaut des principes actifs de la sécrétion gastrique (acide chlorhydrique et pepsine) était un facteur essentiel. Toutefois la dyspepsie ne se résume pas dans les troubles de la sécrétion gastrique ; il y a aussi à envisager des troubles moteurs et des troubles sensitifs. Ces trois catégories de troubles peuvent exister isolément ou se combiner, multipliant ainsi les formes de dyspepsies.

Je vais les étudier successivement suivant leurs caractères et suivant leurs causes.

§ 1. — DYSPEPSIES ÉTUDIÉES SUIVANT LEUR CARACTÈRES (PRINCIPALES FORMES DE DYSPEPSIES)

On peut décrire un certain nombre de formes suivant que ce sont des troubles sécrétoires, moteurs ou sensitifs qui prédominent ; mais il ne faut pas oublier qu'ils peuvent se combiner.

La *dyspepsie avec hyperchlorhydrie* se caractérise par un accès gastralgique survenant trois heures environ après les principaux repas ; il est accompagné de régurgitations acides ou *pyrosis* qui agacent les dents et qui produisent une sensation de brûlure le long de l'œsophage et du pharynx. L'ingestion de liquides qui diluent le suc gastrique, ou d'alcalins qui le neutralisent, soulage les douleurs et met fin à l'accès. — La digestion se fait rapidement. L'appétit est conservé ou même exagéré. L'examen du chimisme stomacal montre que le liquide recueilli après un repas d'épreuve est plus acide que normalement ; la pepsine est augmentée de même que l'acide chlorhydrique libre et combiné.

Une autre forme de dyspepsie avec hyperchlorhydrie est celle désignée sous le nom de *maladie de Reichmann;* elle rappelle beaucoup la précédente par sa symptomatologie, toutefois la crise gastralgique survient avec prédilection quelques heures après le repas du soir : elle est donc nocturne et, de plus, excessivement violente. Elle se termine par des vomissements copieux, *très acides,* et se prolonge fort avant dans la nuit si ces vomissements ne surviennent pas. Ces caractères sont donc, à un degré d'intensité plus considérable ceux de l'hyperchlorhydrie simple ; mais de plus l'état général s'altère, les forces déclinent, les malades maigrissent, l'estomac se dilate, il se vide mal, il sécrète un suc gastrique acide dans l'intervalle des digestions : il y a donc hyperchlorhydrie avec rétention et hypersécrétion continue.

La *dyspepsie avec hypochlorhydrie* n'est généralement pas douloureuse. Elle est caractérisée par l'anorexie, par la lenteur des digestions, par une sensation de pesanteur au creux épigastrique ; il y a parfois des régurgitations acides, mais elles n'agacent pas les dents, elles sont dues aux acides lactique et butyrique résultant des fermentations que n'entrave plus comme à l'état normal la présence de l'acide chlorhydrique ; pour la même raison les vomissements exhalent souvent une odeur de beurre rance et les éructations sont plus ou moins fétides. L'estomac est distendu par des gaz. Le chimisme stomacal, après un repas d'épreuve, et les digestions artificielles montrent une diminution de l'acide chlorhydrique et du pouvoir digestif du suc gastrique.

La *dyspepsie avec atonie* se rapproche beaucoup de la précédente quant à ses symptômes : appétit incertain, tension et plénitude au niveau de la région épigastrique pendant les digestions, lenteur de celles-ci, éructations gazeuses, régurgitations, indigestion et vomissements à l'occasion du moindre excès ou seulement d'un repas un peu copieux, absence de douleurs. L'estomac se vide bien dans l'intervalle des repas ; il n'y a pas de rétention gastrique.

La *dyspepsie avec dilatation* se distingue précisément de la précédente en ce que l'estomac se vide mal ; à jeun il renferme encore des résidus alimentaires et des liquides et on perçoit facilement le bruit de clapotage. — La dilatation coexiste fréquemment avec des troubles de la sécrétion gastrique : hypochlorhydrie, hyperchlorhydrie ou hypersécrétion qui lui donnent une symptomatologie très variée : les signes physiques seuls sont invariables.

La *dyspepsie flatulente* est caractérisée, outre les autres symptômes de digestion difficile, par un abondant développement de gaz ; l'estomac et l'intestin se laissent distendre par la pneumatose. Ce ballonnement, très pénible, cesse après de nombreuses éructations.

La *dyspepsie douloureuse* n'est pas forcément liée à l'excès d'acide chlorhydrique, bien que l'hyperchlorhydrie et l'hypersécrétion s'accompagnent d'accès gastralgique pendant la digestion. On l'observe aussi chez beaucoup de névropathes, notamment chez les hystériques [1]. Elle est caractérisée par des crampes ou par des douleurs vives, parfois avec traits tirés et facies angoissé. Une de ses formes particulières est l'*hyperesthésie de la muqueuse* gastrique, fréquente dans les affections nerveuses et chez les chlorotiques, consistant en une douleur qui succède immédiatement à l'ingestion des aliments.

§ 2. — DYSPEPSIES ÉTUDIÉES SUIVANT LEURS CAUSES

Les types que je viens de décrire suivant la prédominance de tel ou tel symptôme sont susceptibles de rester isolés, mais il arrive fréquemment qu'ils se combinent et qu'on reconnaît la mise en jeu d'un élément sécrétoire, sensitif et moteur. Ainsi :

La *dyspepsie des cardiaques* est caractérisée par l'atonie de la tunique musculaire et par la diminution ou même la disparition de l'acide chlorhydrique ; ses symptômes sont ceux du catarrhe gastrique, avec palpitations et oppression considérable pendant la digestion.

[1] Il ne faut pas oublier qu'elle peut être aussi symptomatique d'une ulcération gastrique, d'un cancer ou d'une ulcère.

La *dyspepsie des urinaires et des brightiques* s'accuse avant tout par l'anorexie, par la sécheresse de la bouche, par l'état saburral ou la rougeur de la langue, par l'hypopepsie. Les vomissements ne sont pas rares ; dans l'urémie ils contiennent de l'urée et du carbonate d'ammoniaque.

La *dyspepsie des alcooliques* répond aux symptômes de la gastrite chronique ou catarrhe de l'estomac (s'y reporter).

La *dyspepsie des goutteux* précède souvent les accès, mais peut aussi exister dans leur intervalle ; on la voit s'accompagner de congestion du foie, de poussées eczémateuses, d'hémorroïdes. Pendant les digestions le ventre est ballonné, il se produit des bouffées congestives à la face, avec tendance au sommeil, lourdeur de tête, vertiges, et inaptitude au travail.

La *dyspepsie des cirrhotiques* s'accuse surtout par l'anorexie, par des symptômes d'hypopepsie et d'atonie.

La *dyspepsie des tuberculeux* est excessivement fréquente. Elle est longuement décrite à l'article *phtisie*.

La *dyspepsie des chlorotiques* se distingue par l'irrégularité et les perversions de l'appétit. L'état de la sécrétion gastrique est très variable : tantôt elle est normale, tantôt diminuée, tantôt exagérée, toutefois l'hyperpepsie domine (HAYEM). La gastralgie et l'hyperesthésie de la muqueuse sont très fréquentes.

La *dyspepsie nerveuse* est encore plus variée dans ses modalités. La forme la plus fréquente, surtout chez les neurasthéniques, consiste dans une faiblesse *irritable* de l'appareil gastrique. L'appétit est incertain, irrégulier ; une demi-heure après le repas survient un malaise vague avec congestion de la face, somnolence, légers vertiges. La digestion se fait lentement, avec quelques renvois aigres. La constipation est habituelle. Ce sont en somme des symptômes d'atonie gastro-intestinale. La dyspepsie flatulente s'observe aussi assez fréquemment. La *dyspepsie douloureuse* est plus rare, mais beaucoup plus grave : la gastralgie, l'hyperesthésie gastrique, l'hyperchlorhydrie, sont ses principales manifestations ; enfin elle se montre quelquefois sous la forme de *crises* douloureuses où l'élément moteur et l'élément sécrétoire ont leur place à côté de l'élément nerveux ; c'est la gastroxynsis de Rossbach, gastroxie de Lépine, que je décris à l'article *crises gastriques*.

§ 3. — Symptômes communs aux diverses dyspepsies

La plupart des dyspepsies, du moins à un certain degré, retentissent sur la totalité de l'organisme : elles sont une *cause d'inanition*, car elles nuisent à l'absorption et à la digestion gastriques ; elles sont une *cause d'intoxication* ; enfin la souffrance de l'estomac est une *cause de troubles réflexes* portant sur les divers organes. Aussi les dyspepsies s'accompagnent-elles de vertiges, d'irritabilité vague, de migraine, de diplopie, de tachycardie, de fausse angine de poitrine, de palpitations, de dilatation du cœur droit (Potain), de toux quinteuse, d'accès d'asthme. La tétanie ne s'observe pas uniquement dans l'hypersécrétion mais vient compliquer d'autres dyspepsies. Le coma (Bouchard, Senator, Jacksch) traduit une profonde intoxication de l'organisme.

La nutrition est troublée, ainsi qu'en témoignent l'amaigrissement fréquent et les modifications des urines dans les dyspepsies graves : leur quantité est diminuée, leurs chlorures également en cas d'hyperpepsie. Le chiffre de l'urée s'abaisse s'il y a des vomissements fréquents ; des peptones, l'acétone, l'acide diacétique font quelquefois leur apparition dans l'urine.

Enfin le paragraphe précédent a énuméré quelques-unes des parentés morbides des dyspepsies.

§ 4. — Traitement

Il doit s'adresser : 1° aux éléments prédominants de chaque dyspepsie ; 2° à la cause de chacune d'elles.

Le traitement et le régime applicables aux troubles de la sécrétion sont exposés ailleurs en détail (voy. p. 423).

L'anorexie et l'atonie sont justiciables des amers (colombo, gentiane) et de la strychnine ; la gastralgie, de l'opium, de la morphine, de la cocaïne, de l'eau chloroformée (voy. p. 472).

ARTICLE XII

DE LA GASTRALGIE

La gastralgie ou douleur de l'estomac est un des plus importants symptômes des affections gastriques ; mais peut aussi exister indépendamment d'elles.

1° Description. — La gastralgie n'est généralement pas continue : elle procède par accès ou paroxysmes. Elle consiste dans une douleur quelquefois précédée de nausées ou de salivation, occupant l'*épigastre* et accessoirement l'hypocondre gauche, s'irradiant dans le dos, derrière le sternum, vers l'abdomen ou la base de la poitrine. Elle est très variable comme caractère et comme intensité ; lorsqu'elle est très vive les malades fléchissent le tronc et les cuisses, leurs traits expriment l'angoisse, le pouls se ralentit, il y a tendance à la syncope.

Après une durée variant de quelques minutes à quelques heures, l'accès cesse tantôt brusquement, tantôt progressivement. Il n'est pas rare qu'il se termine par un vomissement. Certaines gastralgies sont provoquées par l'ingestion des aliments ; d'autres sont calmées par la même cause. Ce sont là autant d'éléments de diagnostic sur lesquels nous reviendrons. Un accès gastralgique intense laisse après lui une vive courbature, un besoin d'assoupissement ; il est souvent suivi de l'émission d'urines claires et abondantes (urines nerveuses).

2° Etiologie. — Quant à ses causes la gastralgie peut être nerveuse, réflexe, dyscrasique, alimentaire ou symptomatique d'une affection de l'estomac.

a. *Gastralgie nerveuse.* — Dans cette catégorie rentrent le tabes, les myélites, la compression du sympathique abdominal, l'hystérie, la neurasthénie. J'y rattache les crises gastriques dites essentielles (gastroxie de Lépine, vomissement périodique de Leyden) (voy. *Crises gastriques*, p. 474).

b. *Gastralgie réflexe.* — Le *rein mobile* est sa principale cause : des lésions des organes génitaux (salpingite, ovarite varicocèle) et l'helminthiase intestinale peuvent aussi la provoquer.

c. *Gastralgie dyscrasique.* — C'est celle qui dérive des altérations du sang, des intoxications ou des maladies de la nutrition dans leur acception la plus large : gastralgie des anémiques, des chlorotiques, gastralgie tabagique, gastralgie des goutteux, etc.

d. *Gastralgie alimentaire.* — L'abus de la glace, de l'alcool, du thé, des épices, de certains médicaments tels que le mercure, l'iodure de potassium, le fer, les balsamiques, la quinine sont ses principales causes.

e. *Gastralgie symptomatique d'une affection de l'estomac.* — A peu près toutes les affections de l'estomac sont susceptibles de s'accompagner de gastralgie ; mais de préférence l'hyperchlorhydrie, l'hypersécrétion, l'ulcère, les ulcérations gastriques et certaines formes de cancer.

3° Diagnostic. — Il faut éviter de confondre la gastralgie avec la plupart des douleurs viscérales ; il faut ensuite remonter à sa cause.

a. *Diagnostic différentiel.* — La gastralgie peut être confondue :

1° Avec la *colique hépatique ;* dans ce cas cependant la douleur est localisée plus à droite et s'irradie souvent vers l'épaule droite : elle est provoquée par une pression localisée au bord inférieur du foie en dehors du muscle grand droit de l'abdomen ; on peut même percevoir en ce point une masse arrondie qui est la vésicule distendue. La fièvre est loin d'être exceptionnelle. L'ictère, de même que la présence de calculs dans les selles, lèverait tous les doutes, mais il est inconstant, il manque tant que le canal cystique est seul intéressé.

2° Avec la *névralgie intercostale* qui se reconnaît à ses points douloureux (voy. p. 256).

3° Avec l'*hyperesthésie de la muqueuse gastrique* (Bouveret) : celle-ci consiste dans des douleurs provoquées par l'ingestion des aliments et manquant toujours à jeun, caractère qui ne s'observe guère dans la gastralgie si ce n'est dans celle de l'ulcère.

b. *Diagnostic causal.* — La *gastralgie nerveuse* se reconnaît aux stigmates du tabes (voy. *Crises gastriques*) de l'hystérie ou de la neurasthénie.

La *gastralgie réflexe* ne peut guère être diagnostiquée que par l'examen attentif des organes génito-urinaires.

Les *gastralgies toxiques* ou alimentaires ne sont reconnues que par l'interrogatoire du malade. Parmi les *gastralgies dyscrasiques* une des plus intéressantes est la gastralgie goutteuse ; assez souvent chronique elle se présente parfois sous forme d'accès formidables qui ont reçu le nom de *goutte remontée*. Ils sont caractérisés par une violente douleur épigastrique avec *angoisse*, nausées, pyrosis, ballonnement, vomissement et s'accompagnent d'un état général grave : collapsus, pouls filiforme, algidité. Ils reconnaissent pour cause l'irritation de la muqueuse gastrique par l'acide urique en excès. Comme ils coïncident avec un accès de goutte ou lui *succèdent*, il est en général facile de les diagnostiquer.

La *gastralgie symptomatique* des affections de l'estomac est la plus commune et ses caractères sont variables avec chacune d'elles. La *gastralgie de l'ulcère* est caractérisée par son intensité et sa ténacité, par sa localisation, par ses points douloureux épigastrique et dorsal, par son réveil sous l'influence des aliments, surtout des aliments acides : les hématémèses ne permettent plus le doute. La *gastralgie de l'hyperchlorhydrie* survient trois ou quatre heures après chaque repas ; elle s'accompagne de régurgitations acides et se termine quelquefois par un vomissement acide ; elle est calmée par les alcalins et par l'ingestion des aliments, surtout des aliments riches en albuminoïdes ; elle ne persiste pas à jeun et la pression ne la réveille pas le chimisme stomacal montre de l'hyperacidité du suc gastrique pendant la digestion. La gastralgie de la *maladie de Reichmann* se présente principalement sous la forme d'un grand accès nocturne survenant quatre ou cinq heures après le repas du soir et terminé par un abondant vomissement acide. Le chimisme stomacal montre qu'il y a de l'hyperchlorhydrie, et de l'hypersécrétion en dehors des périodes digestives. La gastralgie du *rétré-cissement du pylore* ne manque presque jamais : elle survient quelques heures après les repas, au moment ou le chyme essaie de franchir l'obstacle ; la dilatation de l'estomac souvent considérable, les contractions péristaltiques de l'estomac visibles à travers la peau, les vomissements abondants facilitent le diagnostic. La gastralgie du *cancer* existe même lorsqu'il n'occupe pas le pylore : elle est presque continue, mais avec exacerbations ; il est plus rare qu'elle revienne sous forme de paroxysmes, durant plusieurs jours, et accompagnés d'intolérance gastrique. L'anorexie, la cachexie, l'anachlorhydrie, la tumeur sont les principaux éléments du diagnostic : on les complétera par la recherche de tous les signes du cancer.

4° Traitement. — Le traitement *symptomatique* comprend de nombreux moyens : chlorhydrate de morphine (0^{gr},01) en injection sous-cutanée, chlorhydrate de cocaïne (6 à 8 cuillerées d'une solution à 1/1000), eau chloroformée, sulfate d'atropine (1/4 de milligramme à 1 milligramme par jour en solution), applications chaudes sur la région épigastrique. — Le traitement *causal* est fort compliqué : celui de la gastralgie toxique, alimentaire ou réflexe n'a pas besoin d'être exposé. La gastralgie des anémiques est justiciable du fer, bien qu'il provoque lui-même des douleurs gastriques ; on peut d'ailleurs le donner en injections (1 cent. cube de solution de citrate de fer à 5 p. 100) ; contre la gastralgie nerveuse, bromure de potassium, antipyrine (2-4 grammes), pyramidon (0^{gr},25-0^{gr},50). La gastralgie symptomatique des affections de l'estomac relève du traitement propre à chacune d'elles.

ARTICLE XIII

CRISES GASTRIQUES

On désigne sous ce nom des *paroxysmes douloureux* remarquables par leur début inopiné, leur cessation brusque, et l'intégrité des fonctions digestives dans leur intervalle.

Nous étudierons successivement les crises gastriques du tabes celles des maladies organiques du système nerveux, et enfin celles des maladies inorganiques.

1° Crises gastriques du tabes. — La crise gastrique du tabes débute *brusquement* par une douleur ardente au creux épigastrique, et par des vomissements d'abord bilieux puis acides. Au début cette acidité est excessive, mais la proportion d'acide chlorhydrique ne tarde pas à diminuer dans la plupart des cas (VON NORDEN) et le liquide aqueux rendu en abondance contient une forte proportion de mucus. Il y a une véritable intolérance gastrique, ne permettant l'ingestion ni d'aliments, ni de boissons. La pression de la région épigastrique est très douloureuse, les muscles abdominaux sont contracturés. La répétition constante des vomissements s'accompagne d'une dépression considérable pouvant aller jusqu'au collapsus et à la lipothymie. Les urines sont rares. La mort subite a été observée dans quelques cas exceptionnels. — Au bout de plusieurs heures, généralement au bout de deux ou trois jours, les douleurs et les vomissements cessent *tout d'un coup;* tous les symptômes disparaissent ne laissant après eux qu'une sensation de brisement et d'extrême fatigue ; l'appétit est intact et les malades qui rejetaient toute boisson peuvent immédiatement s'alimenter.

La symptomatologie de la crise gastrique n'est pas invariable chez tous les tabétiques ; les douleurs peuvent être moins vives, se bornant à de simples crampes; les vomissements peuvent être remplacés par un abondant dégagement de gaz (*forme flatulente* de FOURNIER), être mêlés de stries de sang provenant d'ecchymoses de la muqueuse gastrique comparables à celles qu'on voit sur les téguments après de violentes douleurs fulgurantes, ou constituer de véritables hématémèses résultat d'une gastrite ulcéreuse. Parfois enfin les fonctions gastriques présentent, depuis un temps plus ou moins long, des troubles auxquels l'abus de l'iodure de potassium n'est pas toujours étranger.

La crise gastrique est un accident précoce du tabes survenant le plus souvent au cours de la période préataxique, et quelquefois même devançant tous les autres symptômes; sa valeur

40.

diagnostique est donc considérable : l'erreur le plus fréquemment commise est celle qui consiste à méconnaître le tabes. La douleur est parfois tellement intense qu'on pourrait croire à une perforation de l'estomac ; mais chacun sait que dans ce dernier cas les vomissements font défaut puisque l'estomac se vide dans le péritoine.

La crise reconnaît pour cause des lésions du grand sympathique, vues pour la première fois par Lengley. Tout récemment J.-Ch. Roux [1] a noté dans le sympathique abdominal des tabétiques ayant présenté des crises gastriques, la disparition des petites fibres à myéline, les grosses fibres à myéline et les fibres de Remak restant intactes.

2° Crises gastriques non tabétiques. — Les crises gastriques peuvent encore se produire à titre exceptionnel dans les maladies de la moelle autres que le tabes (Hayem), dans la compression du sympathique abdominal par la capsule surrénale droite ou un anévrysme aortique, dans l'hémorragie cérébrale.

Le *vomissement périodique* de Leyden présente les mêmes symptômes que la crise gastrique tabétique ; son existence était contestée par Charcot qui le considérait comme le signe avant-coureur d'un tabes dont il fallait attendre les manifestations ultérieures.

La *gastroxie* de Lépine (gastroxynsis de Rossbach) est caractérisée par des douleurs gastriques et des vomissements très acides, accompagnés d'une violente migraine. Cet accident provoqué par le surmenage cérébral, disparaît au bout de vingt-quatre heures au plus.

L'*hystérie* présente quelquefois des crises gastriques simulant à s'y méprendre celles du tabes (Gilles de la Tourette) ; mais cela est assez exceptionnel. Le plus souvent la crise gastrique a une physionomie bien spéciale. Elle débute avec l'ingestion des aliments au moment où ceux-ci franchissent le cardia et comme

---

[1] Jean-Charles Roux. *Lésions du sympathique dans leurs rapports avec les crises viscérales du tabes*, Thèse de Paris, 1900.

s'ils comprimaient alors une zone hystérogène de la muqueuse.
Certains symptômes accessoires, tels qu'un hoquet durant pendant plusieurs heures, des convulsions cloniques ou en arc de cercle, facilitent le diagnostic.

On a enfin décrit des *crises réflexes* provoquées notamment par un rein flottant.

3° Diagnostic. Crises gastriques des dyspeptiques. — Les

dyspepsies chroniques traversent parfois des périodes d'exacerbation assez intenses pour mériter le nom de crises. Ainsi au cours du cancer de l'estomac, du rétrécissement du pylore, on voit se produire une intolérance gastrique absolue durant plusieurs jours. — L'ulcère rond s'accompagne d'une violente crise gastralgique provoquée par l'ingestion des aliments. — L'hyperchlorhydrie est caractérisée par une crise douloureuse survenant trois ou quatre heures après chaque repas. — La maladie de Reichmann a pour principal symptôme une crise nocturne que termine un vomissement acide.

4° Traitement. — Contre les crises gastriques du tabes employer

l'antipyrine (2-4 grammes), l'acétanilide (2 cachets de $0^{gr},50$) ou le pyramidon (par cachets de $0^{gr},25$). La gastroxie cède aux alcalins ou à l'ingestion d'un verre d'eau tiède. Les crises gastriques des dyspepsies et des affections organiques de l'estomac sont en général justiciables des alcalins : on a enfin à appliquer le traitement de la gastralgie (s'y reporter).

ARTICLE XIV

HÉMATÉMÈSE

L'hématémèse ou vomissement de sang (αἷμα, sang ; ἐμεῖν, vomir) doit être étudiée ici, car elle est presque toujours consécutive à une gastrorragie, c'est-à-dire à une hémorragie de l'estomac. Toutefois, dans des cas plus rares, l'hématémèse peut résulter de la rupture de varices œsophagiennes, ou d'une épistaxis dont le sang a été d'abord dégluti.

1° Description. — L'hématémèse est précédée de pâleur, de tintements d'oreille, de défaillance, de nausées, de chaleur ou de pesanteur au creux épigastrique ; tous ces symptômes résultent de l'irruption du sang dans la cavité stomacale. Quelques minutes après, le plus souvent, quelquefois beaucoup plus tard surviennent les vomissements. Tantôt le sang est rutilant, lorsqu'il n'a presque pas séjourné dans l'estomac, tantôt il est noir, marc de café, ce qui indique un séjour prolongé, tantôt il se réduit à une fine poussière noire. Le microscope montre alors des hématies déformées [1].

Une hématémèse abondante, par ulcération d'un gros vaisseau, peut entraîner la mort immédiate (hématémèse foudroyante). Presque toujours l'hématémèse laisse après elle de la **pâleur** et une anémie intense qui demandera des semaines pour se réparer.

Enfin il peut arriver que le sang versé dans l'estomac ne soit pas rejeté par vomissement et passe dans l'intestin où l'examen des selles pourra le faire reconnaître : l'hématémèse est alors remplacée par un *melæna*.

2° Étiologie. — Les causes de l'hématémèse peuvent se ranger sous trois chefs : lésions de l'estomac, troubles circulatoires, maladies hémorragiques. C'est ce que résume le tableau ci-dessous :

1° Lésions de l'estomac	ulcère. cancer. ulcérations gastriques. lésions traumatiques. anévrysmes miliaires (rare).

[1] En cas de doute il faut agiter dans un tube à essai une petite quantité du liquide vomi, avec 1 centimètre cube de teinture de gaïac fraîche et 1 centimètre cube du mélange suivant : eau distillée 1 gramme, acide acétique 2 grammes, essence de térébenthine 100 grammes, alcool 100 grammes. Il se développe, si le liquide contient du sang, une belle coloration bleue.

2° Troubles circulatoires. .

passifs ou par stase. . . . .
- dans le domaine de la veine porte : cirrhoses.
- dans le domaine de la circulation générale : cardiopathies.

actifs ou par vasodilatation.
- hématémèse supplémentaire (suppression du flux menstruel ou hémorroïdal).
- hystérie.
- tabes.

3° Maladies hémorragiques. . . .
- variole hémorragique.
- typhus.
- ictère grave.
- fièvre jaune.
- purpuras infectieux.

3° Diagnostic. — Il faut décider s'il s'agit bien d'une hématémèse et en déterminer la cause.

a. *Diagnostic différentiel*. — L'hématémèse ne peut guère être confondue qu'avec l'*hémoptysie*. Celle-ci est précédée d'une sensation de chaleur à la poitrine, d'oppression, de chatouillement laryngé, de toux ; elle est suivie pendant plusieurs heures ou plusieurs jours du rejet de crachats sanglants ; la fièvre est habituelle. Le sang est rutilant, spumeux, aéré, il a été rendu en toussant. La nausée, les tintements d'oreille, la tendance à la syncope qui précèdent l'hématémèse, font ici défaut. Les selles ne sont pas noirâtres pendant les jours qui suivent. L'accident est survenu chez un tousseur ou chez un sujet en bonne santé apparente et non chez un malade souffrant de l'estomac depuis plus ou moins longtemps.

Pour éviter de confondre l'hématémèse avec une hémorragie provenant du nez, de la gorge ou de la bouche, il suffit d'examiner ces cavités, précaution d'autant moins inutile que, dans certains cas, le sang venant de ces cavités a pu être dégluti (ceci rentre dans le diagnostic causal de l'hématémèse dont de tels faits ne constituent qu'une variété).

b. *Diagnostic causal*. — Pour l'hématémèse des maladies hémorragiques pas de difficulté ; le diagnostic de l'affection causale, d'ailleurs très bruyante, s'impose.

L'hématémèse du tabes vient compliquer une crise gastrique (voy. p. 473) ; elle constitue comme celle de l'hystérie un accident fort rare. Il faut rechercher les stigmates de ces affections. L'hématémèse supplémentaire se diagnostiquera par l'interrogatoire.

L'hématémèse des cirrhoses peut être quelquefois difficilement rapportée à sa cause, lorsqu'elle constitue un accident très précoce, un symptôme avant-coureur, précédant l'ascite ; mais, même dans ces cas, le foie est petit (ou gros s'il s'agit d'une cirrhose hypertrophique), la rate volumineuse, l'estomac n'est pas douloureux, il y a souvent des antécédents alcooliques.

En présence d'une hématémèse il faut immédiatement songer à l'ulcère, au cancer ou aux ulcérations gastriques. L'hématémèse du cancer est moins fréquente, moins abondante, le sang a souvent une coloration marc de café ; elle laisse après elle une anémie qui se sépare lentement, difficilement, et qui devient de plus en plus intense si l'accident se reproduit. L'hématémèse de l'ulcère est plus abondante, souvent rutilante ; elle se répète habituellement plusieurs fois, mais l'anémie consécutive se répare en quelques semaines ; il faut se baser surtout, pour ce diagnostic différentiel, sur les autres signes des deux affections, sur l'âge des malades, etc. L'hématémèse de l'exulceratio simplex de DIEULAFOY n'est précédée d'aucun symptôme d'affection gastrique.

4° Traitement. — A l'intérieur fragments de glace, boissons glacées, potion avec quelques gouttes de perchlorure de fer ; injections sous-cutanées d'ergotine (1 gramme), de morphine (1 centigramme associé à 1/2 milligramme d'atropine) ; vessie de glace au creux épigastrique; ventouses sèches. Injection sous-cutanée de 5 à 600 grammes de sérum artificiel s'il y a consécutivement tendance au collapsus.

CHAPITRE V

MALADIES DE L'INTESTIN ET DU PANCRÉAS

Ce chapitre comprend les entérites aiguës et chroniques, l'entérite tuberculeuse, l'ulcère du duodénum, l'appendicite, les parasites intestinaux, les perforations intestinales, les pancréatites et le cancer du pancréas.

ARTICLE PREMIER

ENTÉRITES AIGUËS

Nous les étudierons séparément chez l'adulte et chez l'enfant.

§ 1. — ENTÉRITES AIGUËS DE L'ADULTE

Chez l'adulte l'entérite aiguë peut être *symptomatique :* c'est le cas pour l'entérite de la fièvre typhoïde, du choléra, du charbon, qui ne représente qu'un des éléments de la maladie. D'autres fois l'entérite aiguë se présente bien comme une affection *primitive.* Le refroidissement, l'ingestion immodérée de fruits et surtout de fruits verts, l'usage d'eaux contaminées ou de viandes avariées, l'indigestion sont ses principales causes. Elle reconnaît en somme une origine infectieuse ou toxique.

Les coliques, la diarrhée, le ballonnement du ventre, la langue saburrale sont les symptômes habituellement observés. Fréquemment il s'y joint des douleurs gastriques, des vomissements et de l'adynamie qui indique l'intoxication de l'organisme. Entre ces formes bénignes et l'*entérite cholériforme* caractérisée par les évacuations incessantes, la prostration et l'algidité, on observe tous les intermédiaires.

Le traitement se résume dans la diète, les opiacés (XX gouttes de laudanum de Sydenham), le sous-nitrate de bismuth et les boissons albumineuses, le tout précédé d'un purgatif salin, administré la veille.

§ 2. — ENTÉRITES AIGUËS DES ENFANTS

Ces entérites s'observent chez les nourrissons.

1° Étiologie et pathogénie. — Elles reconnaissent pour cause les chaleurs de l'été, la dentition, le sevrage prématuré, mais surtout les altérations du lait ou sa digestion défectueuse dans l'intestin.

En effet le lait non stérilisé, ou infecté par un biberon mal nettoyé, peut, abandonné à lui-même, subir diverses fermentations. Il contient en abondance, outre les *microbes* inoffensifs qui président aux fermentations normales, du colibacille en abondance et toute une végétation cryptogamique. D'autre part le lait non stérilisé ou stérilisé tardivement contient, des *substances toxiques*, leucine, tyrosine, ammoniaque, acides organiques, résultat de la fermentation de la caséine ou de la fermentation lactique ; VAUGHAN en a isolé une substance toxique et cristallisable, le *tyrotoxicon*. L'*infection* du tube digestif par les microbes d'un lait altéré ou l'*intoxication* par les produits de leur activité peuvent donc être ainsi réalisées.

Parfois cependant l'entérite aiguë succède à l'emploi d'un lait aseptique. On est alors obligé de l'attribuer aux parasites habituels de l'intestin prenant tout d'un coup une virulence inaccoutumée. Les matières fécales contiennent en quantité prédominante le coli bacille et le streptocoque (isolés ou associés), accessoirement des staphylocoques ou des tyrothrix. — On comprend que les fermentations anormales, dans l'intestin malade, d'un lait de bonne qualité, puissent produire une intoxication générale de l'organisme.

2° Symptômes et évolution. — La forme habituelle est désignée sous le nom de *gastro-entérite aiguë simple*. Elle se caractérise par des symptômes fébriles et des symptômes abdominaux : les premiers sont la soif, la rougeur et la sécheresse de la langue, l'élévation de la température avec oscillations entre 39° et 40°, l'agitation ; les seconds sont le météorisme, les coliques, la sensibilité douloureuse de l'abdomen, les selles fréquentes, liquides, encore jaunes, mais mélangées de mucus. Cette diarrhée, le plus souvent acide, irrite les téguments et détermine l'apparition d'un érythème des fesses et des bourses. L'enfant, d'abord agité, est ensuite abattu et somnolent, il maigrit rapidement ; la mort ou la guérison surviennent en quelques jours.

Les complications de la gastro-entérite aiguë sont des éruptions diverses, érythèmes infectieux rubéoliformes ou scarlatiniformes, des convulsions, des phénomènes méningés qui ne peuvent pas égarer longtemps le diagnostic, car la diarrhée ne tarde pas à apparaître, au lieu de la constipation habituelle dans la méningite.

La *diarrhée verte* ne diffère pas de la diarrhée précédente par l'ensemble de ses symptômes. Il y a deux sortes de diarrhée verte : tantôt la coloration des selles résulte du mélange des matières et de la bile, tantôt elle résulte de la présence d'une variété de coli bacille, qui sécrète un pigment. Ce bacille, cultivé par LESAGE, a reproduit sur le lapin la diarrhée verte.

La forme la plus grave est désignée sous le nom de *choléra infantile* (TROUSSEAU) ou entérite cholériforme. La maladie survient d'emblée ou succède à une diarrhée banale ; elle débute par des vomissements et une *diarrhée séreuse* abondante ; des selles liquides surviennent à de fréquents intervalles. Rapidement apparaissent des phénomènes généraux graves : cyanose et refroidissement des extrémités, abaissement de la température centrale à 36° et au-dessous, facies grippé, pouls filiforme et rapide, dyspnée intense et prostration. Les yeux s'excavent, le ventre se déprime, la peau est pâle, froide et ridée, puis présente la dureté cireuse du sclérème, les muscles, déshydratés, deviennent rigides, la langue à son tour se sèche et se rétracte. Les urines sont rares et albumineuses. Le petit malade, au bout de deux ou trois jours, ne tarde pas à succomber dans le collapsus algide au milieu de ces symptômes cholériformes. L'autopsie montre l'intestin pâle et comme lavé.

Dans les cas heureux, et ils constituent la minorité, l'algidité fait place à la réaction, les selles deviennent moins nombreuses en même temps qu'elles perdent leur aspect séreux, les vomissements cessent. Il n'est pas rare que cette heureuse terminaison ne soit que passagère : les rechutes sont fréquentes, et, d'autre part, souvent les enfants sont tellement épuisés, qu'ils succombent à l'athrepsie quelques mois après.

3° Traitement. — Dans les formes légères le traitement peut se borner aux potions gommeuses, à l'eau albumineuse, au laudanum (1/2 goutte ou plus, suivant l'âge), au sous-nitrate de bismuth, au tannigène ($0^{gr},30$ à $0^{gr},50$). L'acide lactique (1 gramme en potion) est employé surtout dans la diarrhée verte (HAYEM). L'acidité des selles est combattue par l'eau de Vichy qu'on ajoute au lait, ou qu'on fait prendre par cuillerées avant les tétées. On diminuera la quantité de lait prise quotidiennement ou on la coupera avec de l'eau bouillie.

Dans le choléra infantile ce traitement est insuffisant : il faut recourir à la *diète hydrique*, c'est-à-dire remplacer toute alimentation par l'eau bouillie donnée par cuillerées pendant un jour ou même deux. A mesure que l'amélioration se produit, on peut y ajouter de l'eau albumineuse, puis du lait étendu d'eau. Contre l'algidité on luttera par les bains chauds, les bains sinapisés et l'injection sous-cutanée de sérum artificiel (chlorure de sodium à 7 p. 1000).

ARTICLE II

ENTÉRITES CHRONIQUES

L'entérite chronique ne fait pas toujours suite à l'entérite aiguë ; on désigne sous ce terme des maladies fort dissemblables.

§ 1. — ÉTIOLOGIE

Il y a des entérites chroniques s'accompagnant de lésions en quelque sorte spécifiques, dues à la syphilis, à la leucémie, à la tuberculose, à l'actinomycose. Les entérites chroniques succédant aux aiguës, l'entérite alcoolique, l'entérite médicamenteuse (abus des purgatifs), l'entérite des urémiques (TREITZ), l'entérite qui accompagne ou précède la cirrhose constituent autant d'entérites symptomatiques.

Nous décrirons à part l'entérite rhumatismale et celle des pays chauds, l'entérite paludéenne, l'entérite des nourissons et l'entérite muco-membraneuse, qui se présentent comme de véritables entités morbides.

§ 2. — SYMPTÔMES ET TRAITEMENT

L'entérite chronique ne se prête pas à une description d'ensemble, à cause de l'extrême variabilité de ses symptômes ; nous allons étudier successivement ses principaux types.

1° Entérite rhumatismale. — Elle s'observe surtout chez des arthritiques, migraineux ou hémorroïdaires ; elle est même quelquefois remarquable par son alternance avec des manifesfestations cutanées telles que l'eczéma. Elle se traduit par des coliques survenant une demi-heure à une heure après les repas et par une diarrhée assez intense. Les purgatifs, et au besoin l'ipéca, constituent son traitement.

2° Entérite paludéenne. — Elle coexiste avec des accès de fièvre intermittente ; son traitement, comme celui des autres accidents paludéens, consiste dans la quinine.

3° Entérite des nourrissons. — Elle reconnaît pour cause les tétées mal réglées, le sevrage précoce, les aliments indigestes et les fermentations qui sont le résultat de ces mauvaises conditions hygiéniques. Les enfants qui en sont atteints sont amaigris ; ils ont la peau ridée ou collée aux os, l'abdomen développé. Ils refusent le sein ou vomissent presque tout de suite le lait qu'ils viennent d'ingérer. L'estomac dilaté donne facilement un bruit de clapotage à la palpation ; le chimisme gastrique montre une augmentation de l'acidité totale, due surtout à la plus grande abondance de l'acide chlorhydrique libre. Le foie est volumineux. La diarrhée est constante, de teinte jaunâtre, variable dans son abondance, et ses recrudescences s'accompagnent d'une élévation de température. L'amaigrissement est progressif; on voit des enfants perdre 100 grammes et plus chaque jour.

L'affection dure plusieurs mois ; les enfants succombent souvent à cette cachexie progressive. L'autopsie montre une dilatation de l'estomac et de l'intestin avec lésions diffuses de gastrite parenchymateuse et interstitielle. Le traitement consiste à mettre l'enfant dans de meilleures conditions hygiéniques (choix d'une bonne nourrice, régularité des tétées). Le tannigène est donné à la dose de 0^{gr},30 à 0^{gr},50.

4° Entérite des pays chauds ou diarrhée de Cochinchine. — Elle se caractérise par la desquamation de la langue qui devient d'un rouge vif sous l'influence de l'acidité de la salive, par l'anémie intense, l'amaigrissement, le teint jaune pâle, l'abattement et surtout des selles très nombreuses dont l'aspect rappelle la farine de maïs cuite. Elle produit à la longue une cachexie souvent mortelle. L'affection a été attribuée à divers parasites, tels que l'anguillule stercorale ou une amibe (l'*amœba coli*), ou encore à un colibacille très virulent. L'anguillule stercorale peut être vue facilement en diluant dans l'eau une parcelle de matières fécales ; elle a un millimètre de long. On la trouve en abondance dans toute l'étendue du tube intestinal. Le traitement de la maladie consiste dans la diète lactée, dans l'emploi des purgatifs et de l'eau sulfo-carbonée ou chloroformée.

5° Entérite muco-membraneuse. — C'est une affection « follement fréquente ». Rarement isolée, elle coexiste souvent avec l'entéroptose, et survient surtout chez les femmes, chez les neurasthéniques ou les hystériques, chez les goutteux ou les hémorroïdaires. La constipation et une vie sédentaire sont aussi des causes adjuvantes très fréquentes.

a. *Symptômes*. — La maladie est caractérisée par la présence à la surface des matières fécales de glaires analogues au blanc d'œuf ou de longs rubans muco-membraneux, simulant quelquefois des lombrics.

La constipation est habituelle ; elle alterne avec des débâcles qui ne sont pas franchement diarrhéiques, mais se composent d'une sérosité mêlée de scybales. Des douleurs siégeant dans la fosse iliaque ou au niveau du côlon surviennent à tous les moments de la journée, le plus souvent sous la forme de paroxysmes ou de coliques intestinales. La palpation fait sentir, à travers la masse intestinale, flasque et sans résistance, l'aorte et la colonne vertébrale; il y a souvent de l'entéroptose, plus rarement de la néphroptose ou de l'hépatoptose.

Des *symptômes généraux* variés sont la conséquence de cette entérite : les malades ont des troubles nerveux, de l'insomnie, de l'agitation nocturne et une sensation de grande fatigue au réveil ; la neurasthénie et l'aboulie ne sont pas rares. L'amaigrissement est fréquent et on observe parfois des poussées fébriles intenses.

b. *Complications.* — L'affection peut se compliquer de lithiase intestinale (MATHIEU, DIEULAFOY), caractérisée par l'expulsion de sable ou de graviers et par un soulagement consécutif, d'appendicite (exceptionnellement d'après DIEULAFOY, souvent d'après RECLUS), de troubles réflexes (palpitations, intermittences cardiaques, angine de poitrine, insuffisance tricuspidienne passagère), de troubles cérébraux (hypochondrie, idées de suicide, et chez les enfants chorée ou épilepsie), de pertes blanches et de divers troubles utérins.

La maladie procède habituellement par poussées aiguës douloureuses accompagnées parfois de vomissements ou d'élévation de la température.

c. *Anatomie pathologique et pathogénie.* — Les fausses membranes sont formées de mucus concrété et non de fibrine, contrairement à ce qu'on voit dans la plupart des affections pseudo-membraneuses, les bronchites par exemple. L'intestin est intact ou présente les traces d'un catarrhe superficiel.

On explique la pathogénie de cette affection par une atonie intestinale, habituelle chez les arthritiques, aboutissant à la constipation et à l'irritation consécutive de la muqueuse intestinale par suite de la coprostase ; d'autres auteurs incriminent les affections utérines. Quant à la lithiase intestinale, elle est habituellement considérée comme le résultat de l'entérite muco-membraneuse.

d. *Traitement*. — Le traitement consiste dans le lavage de l'intestin par de grands lavements au moyen d'une sonde molle profondément introduite, dans l'hydrothérapie et une alimentation laxative. Il faut aussi traiter la constipation et les affections concomitantes. Les poussées aiguës douloureuses nécessitent le séjour au lit et l'application de cataplasmes laudanisés.

ARTICLE III

TUBERCULOSE INTESTINALE

C'est une des complications les plus fréquentes et les plus graves de la tuberculose pulmonaire.

1° Etiologie et pathogénie. — La tuberculose intestinale est rarement primitive. Elle succède presque toujours, et surtout chez l'adulte, à la tuberculose pulmonaire ; il n'est pas impossible que des lésions antérieures de l'intestin (entérites chroniques, dothiénentérie) favorisent la localisation du bacille, jouant le rôle de causes prédisposantes. C'est par les *crachats* bacillifères que déglutit incessamment le phtisique que s'opère la tuberculisation de l'intestin, beaucoup plus que par la voie sanguine ; l'ingestion du lait ou de la viande des animaux tuberculeux agit d'une façon analogue.

2° Anatomie pathologique. — A. AUTOPSIE. — Le siège de prédilection des lésions est au niveau de la portion terminale de l'iléon ; ces lésions consistent en *tubercules* ou granulations, et en *ulcérations* qui résultent de la fonte des tubercules. Certaines ulcérations sont lenticulaires : ce sont celles qui succèdent aux tubercules isolés. Les autres sont beaucoup plus étendues. Lorsqu'elles siègent sur les plaques de Peyer, elles sont ovalaires et leur grand axe est parallèle à celui de l'intestin ; lorsqu'elles siègent en dehors des plaques de Peyer, leur disposition est plutôt transversale : elles s'étendent transversalement, et en s'étendant dans cette direction, elles finissent par faire tout le tour du tube intestinal en rejoignant leurs extrémités (*ulcérations annulaires*). Cette disposition annulaire a été attribuée soit à une thrombose artérielle, car on sait que les vaisseaux affectent dans l'intestin une distribution annulaire, soit à une dissémination par les lymphatiques (GIRODE).

Les ulcérations tuberculeuses ont un contour festonné dû à la réunion d'ulcérations de moindre importance, souvent décollé et parsemé de granulations tuberculeuses jaune grisâtre. Ce bord est peu saillant et l'ulcération peu profonde ; elle ne dépasse pas la musculeuse. En examinant l'intestin par sa face externe, on voit le péritoine épaissi et vascularisé. Chez l'enfant, les ganglions mésentériques sont engorgés.

Lorsque les ulcérations siègent sur les plaques de Peyer, celles-ci ne sont pas saillantes, comme dans la fièvre typhoïde, mais simplement parsemées d'ulcérations lenticulaires.

B. HISTOLOGIE. — Le tubercule débute dans les couches profondes de la muqueuse, et dans la tunique celluleuse sousjacente. Son siège de prédilection est dans les follicules clos ; à mesure qu'il se développe et se ramollit, les couches superficielles qui le recouvrent cèdent et disparaissent ; ainsi est constituée l'ulcération lenticulaire ; elle s'agrandit par sa réunion avec les ulcérations voisines. — Les lymphatiques voisins sont le siège d'une lymphangite tuberculeuse (GIRODE). Le microscope montre dans leur cavité des cellules géantes. Les vaisseaux sanguins sont souvent thrombosés ; les glandes de Lieberkühn s'atrophient, deviennent kystiques ou subissent une prolifération adénomateuse.

3° Symptômes. — La tuberculose intestinale survient d'ordinaire à une période avancée de la phtisie pulmonaire : la diarrhée, le météorisme abdominal, un amaigrissement et une cachexie rapides annoncent alors cette complication. Beaucoup plus rarement la tuberculose intestinale précède les autres manifestations d'une phtisie encore latente : elle ne se révèle que par une diarrhée persistante qu'on ne sait rapporter à sa véritable cause et par un amaigrissement progressif ; ce n'est qu'ultérieurement que les signes pulmonaires s'accentuent et permettent le diagnostic. A sa période d'état voici ses principaux symptômes :

a. *Douleur*. — La douleur est spontanée ou provoquée par l'ingestion des aliments, par la pression de l'abdomen, surtout au niveau de la fosse iliaque droite. Elle est continue ou se présente sous la forme de coliques.

b. *Diarrhée*. — La diarrhée est le symptôme le plus fréquent et le plus caractéristique. Les selles sont liquides, grisâtres. Le suintement du sang à la surface des ulcérations leur communique une teinte noirâtre ou couleur de suie. Elles sont fétides à cause des fermentations anormales dont l'intestin est le siège, ou *lientériques*, c'est-à-dire renfermant des aliments non digérés. Enfin, vers la phase ultime de l'affection, survient une diarrhée profuse.

Lorsque les lésions prédominent sur le gros intestin, les selles sont striées de sang, ou même sanguinolentes et quelquefois mêlées de lambeaux de muqueuse ; elles s'accompagnent de douleurs abdominales vives, de ténesme rectal avec épreintes excessivement pénibles ; elles sont très nombreuses, mais peu abondantes. En même temps, le *facies* est grippé, les yeux excavés, comme dans les formes graves de la dysenterie (*forme dysentérique* de SPILLMANN).

La diarrhée peut manquer, être remplacée ou précédée par du météorisme et de la constipation avec hémorroïdes.

c. *État général*. — L'état général devient rapidement très mauvais ; la digestion est troublée, l'amaigrissement et l'épuisement du malade augmentent, et il arrive vite au dernier degré de la cachexie tuberculeuse.

d. *Examen de l'abdomen*. — L'examen de l'abdomen ne révèle ordinairement rien de particulier quand la tuberculose est limitée à l'intestin. G. DE MUSSY a seulement signalé des sueurs limitées à l'abdomen, qui est assez souvent un peu ballonné. Mais si le péritoine ou les ganglions mésentériques sont envahis, cette participation se traduit par de l'ascite, un développement anormal du réseau veineux sous-cutané abdominal, de l'œdème des membres inférieurs, etc.

Enfin, il existe une forme de tuberculose intestinale limitée au cæcum (*typhlite tuberculeuse*), qui s'accompagne parfois d'une augmentation de volume considérable de cet organe, au point de simuler un cancer de l'intestin.

4° Evolution, complications. — La tuberculose intestinale a ordinairement une marche chronique et conduit, en quelques mois, le malade à la cachexie tuberculeuse. Exceptionnellement elle revêt une forme aiguë, pouvant même simuler la fièvre typhoïde : le ventre est alors ballonné et douloureux, la température élevée ; le malade est, le plus souvent, emporté par une hémorragie intestinale foudroyante.

La terminaison de la tuberculose intestinale chronique peut être hâtée par divers accidents :

a. La *perforation intestinale :* si des adhérences ont eu le temps de se former en raison de la lenteur du processus ulcératif, comme c'est le cas le plus ordinaire, elle peut passer inaperçue, faire communiquer entre elles deux anses intestinales, ou donner lieu à un phlegmon stercoral qui s'ouvrira à la région ombilicale. Si la séreuse n'est pas protégée par des adhérences, on a tout le tableau clinique de la péritonite généralisée par perforation, que la mort vient rapidement terminer.

b. L'*occlusion intestinale* par rétrécissements cicatriciels consécutifs aux ulcérations est exceptionnelle (LITTEN).

c. L'*hémorragie intestinale* foudroyante est assez rare. Mais très souvent il se produit des hémorragies répétées communiquant aux selles une couleur de suie et déterminant à la longue, par la déperdition de sang qu'elles entraînent, une anémie profonde.

En dehors même de ces complications, la tuberculose intestinale a un *pronostic* fatal, et elle accélère l'évolution d'une tuberculose pulmonaire plus ou moins ancienne. A son début, la diarrhée paraît influencée pour un temps par le traitement, qui plus tard reste absolument sans action.

5° Diagnostic. — Indépendamment des principaux signes (douleur, diarrhée, état général), il faut tenir le plus grand compte des autres symptômes de la tuberculose et surtout des signes stéthoscopiques sans négliger la recherche du bacille. Le diagnostic différentiel doit être fait :

a. *Avec la fièvre typhoïde* dans quelques cas à marche aiguë ;

b. *Avec la dysenterie ;*

c. *Avec les diarrhées chroniques* dues aux affections du cœur, du foie, des reins, dont on recherchera les signes ;

d. *Avec les ulcérations lymphadéniques ;* celles-ci s'accompagnent d'un engorgement précoce des ganglions mésentériques et l'examen du sang montre souvent la leucocythémie.

6° Traitement. — Il se résume dans l'emploi de la viande crue et du lait. On donne de l'acide lactique à la dose de 6 grammes par jour en potion.

ARTICLE IV

ULCÈRE DU DUODÉNUM

L'ulcère du duodénum a été étudié d'abord par KLINGS (de Würtzbourg) en 1860, puis par TRIER et par CHVOSTEK [1].

1° Anatomie pathologique et pathogénie. — L'ulcère est presque toujours unique, il siège dans la première portion du duodénum, dans le voisinage immédiat de la valvule pylorique, et coexiste fréquemment avec un ulcère de l'estomac. Il aboutit dans plus de la moitié des cas à la perforation ; elle occupe ordinairement la face antérieure du duodénum.

[1] Consulter : BUCQUOY, *Arch. génér. de méd.*, 1887. — LETULLE, *Presse médicale*, 1894, p. 333. — COLLIN, Th. de Paris, 1894.

La fréquence des lésions gastriques, le siège juxtapylorique de l'ulcère, par conséquent au-dessus du point d'abouchement des canaux biliaire et pancréatique à sécrétion alcaline, laissent supposer qu'il reconnaît une pathogénie identique à celle de l'ulcère de l'estomac : à savoir l'hyperchlorhydrie. Traumatismes, infections, embolies, intoxications, etc., n'agissent vraisemblablement qu'en produisant des ulcérations gastriques ou duodénales que l'hyperacidité empêchera de se cicatriser et transformera en ulcère rond.

2° Symptômes. — La *douleur*, spontanée ou réveillée par la pression, a son maximum au-dessous du bord inférieur du foie, à quelques centimètres de la ligne médiane ; elle s'accompagne quelquefois d'irradiations dorsales (*point dorsal*), comme l'ulcère de l'estomac. Elle n'est pas continue, mais apparaît de deux à quatre heures après le repas, au moment où le contenu de l'estomac est évacué dans le duodénum.

Les *troubles digestifs* se rattachent le plus souvent à l'hyperpepsie.

Les *hémorragies*, dues surtout à l'ulcération de l'artère pancréatico-duodénale, se traduisent par des melœnas, exceptionnellement par des hématémèses : abondantes, elles peuvent produire la syncope ; répétées, elles conduisent rapidement le malade à une anémie extrême.

3° Diagnostic. — On ne peut guère confondre l'ulcère du duodénum avec les autres ulcérations intestinales. La confusion est plutôt possible avec *l'ulcère de l'estomac* dont il se différencie par le siège de la douleur, par l'apparition tardive de celle-ci, trois ou quatre heures après l'ingestion des aliments, par l'absence ou la rareté des hématémèses.

4° Evolution et pronostic. — L'ulcère duodénal aboutit souvent à la perforation et à la péritonite consécutive, ordinairement mortelle ; la mort peut encore résulter d'une hémorragie. Dans certains cas où l'ulcère guérit, il peut amener par sa cicatrisation un rétrécissement sous-pylorique du duodénum.

5° Traitement. — Il consiste dans l'emploi des alcalins, puisque l'affection relève le plus souvent de l'hyperchlorhydrie : le bicarbonate de soude doit être donné tardivement (LETULLE), deux ou trois heures après l'ingestion des aliments, afin que le chyme soit neutralisé peu de temps avant son passage dans le duodénum.

ARTICLE V

APPENDICITE

L'appendicite, ou inflammation de l'appendice iléo-cæcal, est considérée depuis GRISOLLE et LEUDET comme une affection primitive ; au contraire ALBERS (de Bonn) et DANCE la croyaient toujours secondaire à la typhlite et lui refusaient toute autonomie. Aujourd'hui la question est définitivement tranchée ; les autopsies et les laparotomies ont montré que dans les cas diagnostiqués typhlite les lésions intéressaient l'appendice et que d'autre part, s'il existait anatomiquement une typhlite, elle ne se traduisait pas par les symptômes qu'on lui attribue habituellement et qui relèvent en réalité de l'appendicite. Les recherches de TRÈVES et de TUFFIER ont fait voir que l'appendice n'était pas accolé au cæcum, mais libre dans l'abdomen, recouvert de tous côtés par la séreuse péritonéale qui lui forme un méso-appendice.

1° Étiologie et pathogénie. — L'appendicite frappe des sujets de dix à vingt ans, plus rarement de vingt à quarante. C'est en Allemagne, en Angleterre, en Amérique qu'elle atteint son maximum de fréquence. Les entérites, la dysenterie, la fièvre typhoïde sont des causes prédisposantes. Une indigestion un refroidissement, un traumatisme, le surmenage sont ses principales causes occasionnelles.

La maladie est due soit à la pénétration de germes, soit au développement de ceux qui sont déjà dans l'appendice (*microbisme latent*). Mais comment se produira cette exagération de leur virulence ?

Pour Talamon, il y a d'abord *colique appendiculaire ;* un corps étranger, une boulette stercorale, un calcul pénètrent dans le col de l'appendice et alors se produit une oblitération avec réaction douloureuse ; puis les liquides sécrétés en arrière provoquent de la distension de l'appendice allant jusqu'à sa nécrose et à sa rupture. La compression des vaisseaux de l'appendice jouerait aussi un rôle dans ce processus nécrotique ; on a fait observer cependant que les artères nourricières viennent du méso-appendice et ne peuvent être ainsi comprimées.

Dieulafoy admet qu'il faut une *cavité close ;* la ligature, même aseptique, de l'appendice produit une exaltation de la virulence des germes qui y sont contenus. Ainsi agira son obstruction par une cause quelconque, si elle persiste. Clado a démontré qu'il pouvait après cette ligature se produire sans perforation une péritonite par les voies lymphatiques. — Mais l'appendice est souvent trouvé parfaitement perméable et, d'autre part, l'autopsie montre quelquefois qu'un appendice obstrué n'avait provoqué aucun trouble.

Poncet pense que l'appendice s'enflamme pour son propre compte sous l'influence des germes microbiens, au même titre que n'importe quel organe, que l'amygdale notamment.

Reclus n'admet pas la théorie du vase clos ; d'après lui, il n'y a pas obstruction, mais seulement *stagnation* du liquide dans l'appendice.

En appliquant avec éclectisme ces données pathogéniques, on peut admettre quatre variétés d'appendicite : *a,* l'appendicite primitive ; *b,* l'appendicite de cause locale due à l'obstruction ; *c,* l'appendicite par propagation ou secondaire à une affection intestinale ; *d,* l'appendicite de cause générale, par exemple l'appendicite tuberculeuse.

Les *examens bactériologiques* ont montré l'association du colibacille et du streptocoque ; d'après Achard et Broca, le streptocoque produit les premières lésions et, consécutivement, la virulence du coli se trouve augmentée.

L'appendicite expérimentale a été surtout reproduite par ligature de l'appendice (Josué).

2° Anatomie pathologique. — a. *Anatomie macroscopique.*
— L'appendice est tuméfié, augmenté de volume ou en forme
de battant de cloche.

Sa *surface péritonéale* montre une vascularisation anormale
et parfois des plaques grisâtres indiquant une gangrène imminente. Plus tard se produisent des perforations. La perforation
se produit plus souvent au niveau d'une dilatation, au-dessous
d'un rétrécissement formé par un corps étranger ou par la
muqueuse turgescente.

La *muqueuse* présente de petites ulcérations qui précèdent la
perforation.

La *cavité* de l'appendice contient du pus ou une sérosité louche.

L'appendice contracte des *adhérences* très précoces, avec les
anses intestinales voisines agglutinées et avec les autres organes
abdominaux. Ce sont elles qui circonscrivent le foyer purulent ;
si elles se rompent ou si l'appendice se perfore avant leur formation, il en résulte une péritonite généralisée. Ces adhérences
constitueront la principale lésion de l'appendicite chronique.

b. *Anatomie microscopique.* — Les lésions histologiques de
l'appendicite aiguë nous sont bien connues depuis les travaux de
PILLIET (1895) et de LETULLE (1897). Dans la forme catarrhale il y
a une accumulation de cellules rondes infiltrant la muqueuse,
le chorion et même les plans musculaires sous-jacents ; mais la
lésion la plus remarquable est celle des *follicules clos,* qui s'hypertrophient comme dans une amygdalite ; la suppuration et la
gangrène sont consécutives (*formes suppurée* et *gangréneuse*).

Dans l'appendicite chronique les glandes ont pris un développement exagéré, mais accompagné d'un développement du tissu
fibreux et des follicules ; il n'y a plus de distinction entre les
follicules ; ils forment à eux seuls tout le revêtement muqueux,
c'est ce qu'on a appelé *forme hyperplasique.*

Dans d'autres cas, (*forme atrophique*), l'appendice est atrophié,
ratatiné, sa cavité cloisonnée par des bandes fibreuses.

3° Symptômes. — L'appendicite *débute* brusquement par
une douleur vive, « en coup de pistolet » (ROUX, de Lausanne)
dans la fosse iliaque, par du tympanisme, des nausées, de la

contracture des parois abdominales, de l'empâtement de la fosse iliaque.

La *douleur* s'irradie vers les membres inférieurs, la région lombaire ou le foie ; elle perd assez rapidement son acuité du début.

Les *vomissements*, d'abord alimentaires, puis bilieux, deviennent porracés quand le péritoine est intéressé. La *constipation* est opiniâtre.

Au bout de quelques heures la douleur se localise, s'accompagne d'hyperesthésie, et on peut quelquefois percevoir un *boudin tuméfié* sur le milieu d'une ligne allant de l'ombilic à l'épine iliaque antéro-supérieure (point de Mac Burney).

Souvent aussi on a un *empâtement diffus* perceptible au toucher rectal, aussi bien qu'à la palpation. Tantôt la collection se limite, tantôt apparaissent les signes d'une péritonite généralisée.

Si l'appendice est situé près de la paroi, on perçoit comme une sorte de plastron induré dans la fosse iliaque droite ; s'il est à direction ascendante, remontant du côté du rein, la collection simule un phlegmon périnéphrétique ; si l'appendice plonge dans le bassin, l'appendicite revêtira la « forme pelvienne » avec tuméfaction dans le cul-de-sac vaginal droit simulant une lésion des annexes ; enfin si l'appendice est inclus dans un sac herniaire, on aura les symptômes de l'appendicite ordinairement doublés de ceux de l'étranglement (appendicite herniaire).

4° Complications. — Evolution. — La *péritonite généralisée* est caractérisée par des douleurs étendues à tout l'abdomen, du tympanisme, une constipation absolue, des vomissements porracés, l'abaissement de la température, la petitesse du pouls (pouls filiforme), le facies grippé.

Indépendamment de la péritonite suppurée, qui est la complication la plus fréquente et la plus grave, l'appendicite peut donner naissance à un abcès de la paroi abdominale ou de la cavité de Retzius, à une pyléphlébite, à un abcès du foie, à des abcès du rein ou du cerveau, enfin à la pyohémie.

L'appendicite qui survient *pendant la grossesse* [1] entraîne l'avortement, dans un tiers des cas environ, et la mortalité est considérable à cause de l'infection puerpérale consécutive. Cet avortement reconnaît plusieurs causes : d'abord la fièvre et le mauvais état général qui accompagne toute infection grave comme l'appendicite ; ensuite les connexions lymphatiques entre l'appendice et l'utérus, capables de propager l'infection à celui-ci ; enfin BOUVERET a vu à l'autopsie d'un cas de ce genre le pavillon de la trompe plonger dans la collection purulente appendiculaire et porter ainsi, comme un siphon, le pus jusque dans la cavité utérine.

Dans la majorité des cas l'appendicite guérit au bout de quelques jours : la température tombe, les phénomènes douloureux et l'empâtement diminuent progressivement ; mais les adhérences persistent et le malade est encore sous le coup de nouvelles poussées appendiculaires. Ces récidives se renouvellent assez fréquemment pour mériter le nom d'*appendicites à répétition*.

5° Diagnostic. — On évitera de confondre l'appendicite avec les coliques et les vomissements d'une simple indigestion, avec une salpingite, un phlegmon du ligament large, une funiculite, une hernie étranglée, un phlegmon périnéphrétique.

La confusion avec l'étranglement interne ou *occlusion intestinale* a été plus souvent commise ; aussi, en présence des symptômes de cette dernière, faut-il immédiatement se porter du côté de l'appendice ; toutefois l'occlusion intestinale s'accompagne généralement d'une température plus basse et d'un tympanisme localisé au-dessus de l'obstacle. La confusion ne peut d'ailleurs se produire que dans un appendicite grave et la laparotomie est indiquée dans les deux cas.

L'*appendicite tuberculeuse* forme une masse énorme qui simule par son volume un cancer du cæcum. L'*appendicite cancéreuse* ne se distingue pas par son évolution d'un cancer quel-

[1] G. BOULLIER. *De l'appendicite pendant la grossesse*, Th. de Lyon, novembre 1897.

conque de l'intestin ; cependant on l'a vue ouvrir la porte à des infections secondaires et devenir le point de départ d'abcès du foie. L'*appendicite actinomycosique* a une marche plus torpide que l'appendicite aiguë ; elle débute par un plastron induré qui se ramollit et produit de *nombreuses fistules* d'où s'écoule un pus tenant en suspension les grains jaunes de l'actinomycose ; il n'y a pas de péritonite.

Il existe bien une *typhlite*, c'est-à-dire une inflammation limitée au cæcum dans la fièvre typhoïde, la dysenterie, l'entérocolite mucomembraneuse, la tuberculose intestinale ou le cancer ; mais elle donne peu de symptômes cliniques. Le syndrome qu'on lui attribuait revient en réalité à l'appendicite.

6° Traitement. — Le traitement est médical et chirurgical.

a. *Médical*. — Dans l'appendicite aiguë il faut immobiliser l'intestin par les opiacés (0,08 ou 0,10 d'extrait thébaïque) ou une piqûre de morphine, appliquer de la glace sur le ventre, ou 10 à 20 sangsues sur la région de l'appendice. Le malade sera condamné à une immobilité absolue.

b. *Chirurgical*. — Il est surtout indiqué dans l'appendicite à rechutes, et consiste alors dans la résection de l'appendice pratiquée « à froid », c'est-à-dire entre deux poussées aiguës. Dans l'appendicite aiguë on se tient prêt à opérer s'il y de la petitesse du pouls ou de l'abaissement de la température. De plus, si au bout de six à neuf jours la température reste élevée ou présente de grandes oscillations, il faut faire la laparotomie, surtout s'il y a dans la fosse iliaque un empâtement qui indique une collection limitée : l'opération consistera dans l'ouverture et le drainage.

ARTICLE VI

DYSENTERIE

La dysenterie est une entérite spécifique à lésions prédominantes dans le gros intestin.

1° Etiologie. — La dysenterie se présente quelquefois sous la forme de cas isolés survenant pendant les chaleurs de l'été (*dysenterie sporadique*) ; mais dans les pays chauds, surtout dons l'Indo-Chine et l'Amérique équatoriale, il existe des foyers intenses et constants où la dysenterie est *endémique*. Enfin, dans les camps, dans les armées en campagne, elle sévit sous forme d'*épidémies* qui sont dues à la fois à la dissémination de son agent pathogène, surtout par les eaux de boisson, et aux conditions hygiéniques défectueuses, telles que le surmenage et la mauvaise nourriture.

Mais on est mal fixé sur la nature de cet agent pathogène. Lœsch, Kartulis, pensent que c'est une amibe ; Chantemesse et Widal ont découvert une bactérie spéciale, Ogata également ; d'autres auteurs enfin pensent plutôt que la dysenterie est due à une exaltation de virulence de microbes habitant normalement les voies digestives, et notamment du coli-bacille ; cette dernière interprétation est surtout valable pour la dysenterie de nos pays.

2° Anatomie pathologique. — Les lésions occupent à peu près uniquement le gros intestin, et elles sont d'autant plus intenses qu'on se rapproche de l'anus.

Dans la *dysenterie aiguë*, la paroi intestinale est épaissie, comme œdématiée, et sa surface interne montre des *ulcérations* qui siègent avec prédilection sur les follicules clos. Dans quelques cas la muqueuse intestinale est parsemée d'eschares gangréneuses qui s'éliminent en laissant de vastes pertes de substance et peuvent même aboutir à la perforation intestinale suivie de péritonite suraiguë (*forme gangréneuse*). En somme, la maladie est anatomiquement caractérisée par une nécrose des divers éléments de la muqueuse : cette nécrose reconnaît en partie pour cause les importantes altérations vasculaires de la sous-muqueuse.

Dans la *dysenterie chronique*, les parois du gros intestin, très épaissies, au point qu'elles peuvent atteindre un centimètre et plus, sont en même temps indurées et réduisent le calibre de ce viscère. Au contraire l'intestin grêle, envahi par la sclérose (Kelsch), devient d'une extrême minceur : tout l'iléon est ainsi atrophié et comparable à une membrane de baudruche.

3° Symptômes. — Les principaux symptômes de la dysenterie aiguë sont les douleurs, le ténesme et les caractères des selles[1].

Les *douleurs abdominales*, spontanées, apparaissent au moment où le malade éprouve le besoin d'aller à la selle et disparaissent immédiatement après. On les provoque par une pression profonde exercée sur le gros intestin et surtout au niveau du côlon ; — les coliques sont généralement en rapport direct avec l'intensité de l'affection.

Le *ténesme* est caractérisé par des épreintes douloureuses dans la région de l'anus avec besoin incessant de défécation, le plus souvent sans résultat ; il s'accompagne quelquefois, mais pas forcément, de constriction du sphincter anal.

Les *selles*, toujours nombreuses, mais quelquefois répétées à chaque instant, sont d'abord muqueuses et glaireuses ; puis, à mesure que la maladie progresse, elles deviennent sérosanguinolentes, tenant en suspension des débris membraniformes de couleur pâle : STOLL les comparait à de la *lavure de chair*. Cet aspect indique déjà une dysenterie grave. Enfin, dans les formes gangréneuses, les malades expulsent des lambeaux de muqueuse de plusieurs centimètres de longueur, exhalant une odeur infecte.

Les formes graves s'accompagnent de *symptômes généraux inquiétants :* algidité, facies grippé, crampes, suppression des urines : c'est ce qu'on appelle la dysenterie choléroïde. Il existe aussi une *forme typhoïde* dans laquelle les symptômes généraux rappellent ceux d'une dothiénentérie grave, et une *forme hémorragique* (KELSCH et KIENER), caractérisée par du purpura et des hémorragies muqueuses et viscérales.

4° Évolution et pronostic. — Lorsque la dysenterie aiguë doit évoluer vers la guérison, cette terminaison favorable est annoncée par la diminution de fréquence des selles, en même temps qu'elles reprennent les caractères des selles stercorales.

Dans d'autres cas la maladie passe à l'état chronique. La *dysenterie chronique* succède le plus souvent à une série d'at-

---

[1] Consulter VAILLARD, Article *Dysenterie* du Traité de médecine de BROUARDEL et GILBERT, t. II, p. 90.

teintes de dysenterie aiguë ; les selles gardent alors leurs caractères pathologiques, sauf pendant de courts intervalles, le malade perd ses forces, il s'amaigrit rapidement et succombe dans la *cachexie dysentérique*.

Les complications de la dysenterie sont les arthropathies multiples (*forme rhumatismale* de STOLL), les paralysies, la péritonite par perforation, et surtout l'*abcès du foie;* on verra plus loin que les grands abcès du foie reconnaissent le plus souvent une origine dysentérique.

5° Diagnostic. — Il ne faudra pas confondre la dysenterie avec les diarrhées, et notamment avec la diarrhée de Cochinchine, qui s'en distingue par ses selles peu colorées, comparables à de la purée ou à de la farine de maïs cuite.

6° Traitement. — Le traitement prophylactique se réduit à éviter les écarts de régime et à faire usage d'une eau de boisson non contaminée.

La maladie une fois déclarée, on la traite par les *purgatifs* répétés, surtout par le *calomel* (1 gramme par jour).

L'*ipéca* est administré soit dès le début et en une seule fois (3 grammes), soit à doses décroissantes pendant trois jours (*méthode brésilienne*). L'alimentation doit se composer d'œufs et de lait.

On emploie, surtout dans les dysenteries chroniques, des lavements au nitrate d'argent à 1/500 ou 1/1000 (TROUSSEAU).

ARTICLE VII

PARASITES INTESTINAUX

Par suite de la facilité de son infection, et par suite de la nature de son contenu, l'intestin est, beaucoup plus fréquemment que tout autre organe, l'habitat de parasites d'un ordre relativement élevé dans la série animale. Ce sont, avant tout, des *hel minthes* et on les distingue zoologiquement et cliniquement en deux grands groupes :

1° Les *tænias, vers plats* ou *cestodes;*

2° Les *vers ronds* ou *nématodes.*

§ 1. — CESTODES

Trois espèces principales rentrent dans cette classe : le *tænia solium,* le *tænia mediocanellata* et le *bothriocephalus latus.*

1° Histoire naturelle. — Les cestodes appartiennent tous au genre bien connu dans le public sous le nom de ver solitaire, qui est loin cependant de mériter une telle dénomination, étant donnée sa multiplicité relativement fréquente dans l'intestin. Ce sont de longs rubans blanchâtres, plats, formés d'une série d'anneaux successifs qui atteignent de plus en plus, à mesure qu'on s'éloigne de la tête de l'animal, des caractères de sexualité, et qui finissent par se détacher d'eux-mêmes pour être rejetés dans les selles sous le nom de *cucurbitains* : ceux-ci contenant les œufs fécondés servent ainsi à la propagation de l'espèce. Un caractère, commun en effet à toute la classe des cestodes, est de ne passer dans l'intestin humain qu'une partie de leur existence : la phase adulte. Leurs œufs, rejetés au dehors avec les excréments humains, arrivent par la voie digestive dans le corps des animaux domestiques; l'embryon, mis en liberté dans l'intestin, en perfore les parois pour aller pénétrer dans les muscles où il devient *cysticerque,* et si la viande de l'animal contenant des cysticerques est absorbée par l'homme sans avoir été suffisamment cuite, au moins à 42° (PERRONCITO), le cysticerque devient tænia dans l'intestin humain.

Ce cycle biologique a été longtemps discuté et n'est vraiment prouvé d'une manière absolument certaine que depuis les expériences de VOGT, KUCHENMEISTER et LEUCKART.

a. Tænia solium ou tænia armé. — Cette espèce est caractérisée par une tête ronde, très petite, portant à son centre une saillie ou rostre entourée de deux rangées de crochets, au nombre de 26 ou 30, et quatre ventouses.

Les anneaux émis ou cucurbitains, que l'on a souvent seuls à sa disposition pour trancher le diagnostic, offrent une alternance régulière des pores génitaux latéraux. En comprimant entre deux lames de verre un de ces anneaux, on constate de chaque côté de la ligne médiane l'existence de six à dix branches latérales irrégulières, dendritiques, alors que dans l'espèce suivante on a vingt à trente branches latérales bifurquées ou au plus trifurquées ; ces branches sont l'utérus.

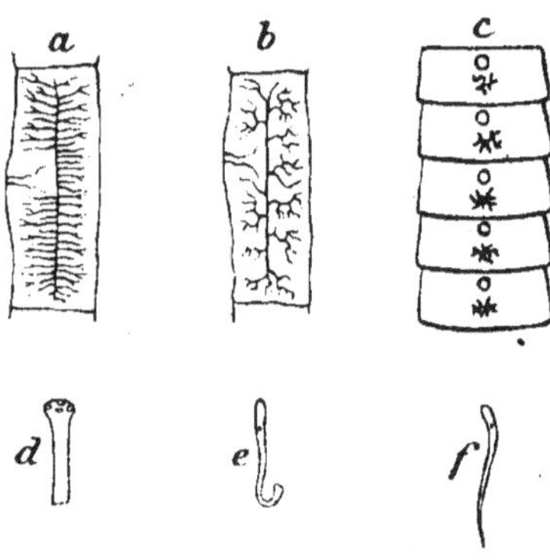

Fig. 73.

Principaux parasites de l'intestin
(d'après DRIVON).

a, anneau du tænia mediocanellata. — *b*, anneau du tænia solium. — *c*, anneau du bothriocéphale. — *d*, tête ou scolex. — *e*, *f*, ankylostome duodénal mâle et femelle.

Le cycle habituel du tænia solium comprend une phase adulte dans l'intestin humain et une phase embryonnaire dans le tissu conjonctif des muscles ou des viscères du porc, où il détermine l'état particulier connu sous le nom de ladrerie ou de cysticercose. Mais, en sa qualité d'omnivore, l'homme a aussi le privilège d'héberger le tænia solium à l'état larvaire; il peut être lui aussi atteint de ladrerie, dont les symptômes sont naturellement variables suivant le siège occupé par le cysticerque.

b. *Tænia mediocanellata ou tænia inerme, ou tænia saginata.* — C'est l'espèce la plus commune dans nos régions. Elle est caractérisée par une tête plus volumineuse que celle du tænia armé, munie de quatre ventouses, mais ne portant pas de crochets. Quant aux anneaux, on y observe que les pores génitaux sont deux ou trois de suite du même côté, puis un ou plusieurs du côté opposé, sans alternance régulière. Ces anneaux d'ailleurs sont éliminés beaucoup plus facilement que dans n'importe quelle autre espèce. Les malades en rejettent quelquefois dans l'intervalle des selles.

Avant d'arriver à l'état adulte dans l'intestin humain, le

T. inerme a une phase embryonnaire dans les muscles du bœuf.

c. *Bothriocephalus latus*. — Ce genre diffère du précédent en ce que les pores génitaux sont médians au lieu d'être latéraux. La tête est dépourvue de ventouses, de rostre et de crochets ; elle est creusée à ses faces dorsale et ventrale de deux sillons longitudinaux ou bothridies à paroi peu ou point musculeuse.

La phase larvaire se passe dans les muscles des poissons des lacs, comme le ferrat du Léman ; on les trouve surtout dans les masses charnues de la partie antérieure de l'animal.

2° Symptômes. — Les accidents causés par les trois grands cestodes de l'homme sont assez analogues : *troubles digestifs*, appétit diminué ou exagéré, douleurs épigastriques parfois vives, diarrhée, prurit anal. Ajoutons à cela une série de *troubles réflexes* : diminution de la vue et de l'ouïe, mouches volantes, hypochondrie, vertiges et surtout convulsions épileptiformes.

3° Diagnostic. — On comprend aisément, d'après les symptômes précédents, qu'on ne puisse affirmer l'existence d'un plathelminthe qu'en le constatant *de visu* dans les selles. Cet examen a en outre l'avantage, si l'on se rappelle les caractères des anneaux précédemment décrits, de faire reconnaître à quelle espèce on a affaire.

Au point de vue *pronostique*, cette connaissance a une certaine importance, vu la facilité que présente le tænia saginata, de se rompre, ce qui fait que sa guérison complète est plus difficile à obtenir.

4° Traitement. — Le malade ayant été mis à la diète depuis la veille, on lui fait prendre comme tænifuge 4 à 6 grammes d'extrait éthéré de fougère mâle, ou 20 grammes de fleur de kousso, ou 50 à 100 grammes de semence de courge, ou encore 40 grammes d'écorce fraîche de racines de grenadier en macération. On peut aussi employer la pelletiérine, alcaloïde retiré de cette racine, à la dose de 30 à 50 centigrammes. L'administration du tænifuge est suivie de celle d'un purgatif; on fait rendre au malade son ver sur un vase rempli d'eau tiède pour en éviter la rupture, et on s'assure que la tête est bien contenue dans les selles.

§ 2. — NÉMATODES

Nous devons décrire dans ce groupe trois espèces principales, savoir : l'*ascaris lombricoïde*, l'*oxyure vermiculaire* et l'*ankylostome duodénal*.

1° Ascaris lombricoïde.— C'est un ver rond, cylindrique, grisâtre, long le mâle de 20 centimètres, la femelle quelquefois de plus de 30. Le développement embryonnaire de cette espèce s'accomplit dans l'eau, et la vitalité de ses œufs y est souvent considérable.

Ces parasites atteignent les individus de tout âge, mais de préférence les enfants.

Les symptômes qu'ils déterminent sont très variables : par leur migration dans les voies digestives supérieures, ou même en dehors d'elles, ils peuvent produire toute une série d'accidents locaux faciles à comprendre ; obstruction ou perforation intestinale. On leur a attribué un grand nombre de symptômes réflexes, mais le seul vraiment fréquent, c'est l'éclampsie infantile.

On devra pour se débarrasser des ascarides, dont la présence aura été reconnue dans les selles par le ver lui-même ou ses œufs, avoir recours à la mousse de Corse (5 à 15 grammes), ou à la santonine (5 à 10 centigrammes), le vermifuge étant dans les deux cas suivi d'un purgatif léger.

2° Oxyure vermiculaire. — Ce petit ver blanchâtre de 5 à 15 millimètres occupe en grand nombre, surtout chez les enfants, la région inférieure du tube digestif et le voisinage de l'anus. Toutefois il passe également une partie importante de sa vie dans l'intestin grêle, où il se développe et où a lieu l'accouplement. Dans le rectum, il manifeste sa présence par un prurit bien connu atteignant son maximum au moment du coucher. Les malades se grattent, et leurs ongles se chargent d'œufs du parasite, qui deviennent une source de nouvelle infection, s'ils arrivent à être déglutis.

On se débarrasse des oxyures par des lavements d'eau salée, d'eau savonneuse, ou l'administration de calomel à petite dose, de fleur de soufre ou de santonine.

3° **Ankylostome duodénal**. — C'est un petit ver long de 6 à 15 millimètres, et vivant dans l'intestin grêle, dont il peut, grâce à des dents chitineuses dont il est muni, léser profondément les parois. En se fixant ainsi, il intéresse les capillaires sanguins, et, produisant sur eux une succion énergique, il devient l'agent de petites hémorragies, quelquefois abondantes, mais qui par leur nombre et leur répétition causent bientôt une anémie extrême.

L'ankylostome duodénal a été ainsi reconnu comme producteur de l'anémie dite des mineurs, observée principalement dans les bassins houillers de Saint-Étienne et de Liège, et dont on a observé un grand nombre de cas lors du percement du tunnel du Gothard.

Le diagnostic de cette affection est souvent délicat, car elle simule à s'y méprendre toutes les autres anémies. La première chose est d'y songer en présence d'un cas de ce genre survenant chez un ouvrier travaillant sous terre ; on confirmerait son opinion par l'examen attentif des selles, où l'on découvrirait l'œuf du parasite, caractérisé par sa coque claire, son contenu brunâtre, sa forme ovale et sa longueur de 50 μ environ.

Le meilleur traitement est l'extrait éthéré de fougère mâle (8 à 10 grammes).

Nous devons enfin ajouter, pour clore la liste des parasites intestinaux habituels de nos régions, le *trichocephalus dispar*, qui, d'après Drivon, serait l'entozoaire le plus fréquemment observé dans notre pays. C'est un petit ver long de 35 à 50 millimètres, et remarquable en ce que son extrémité antérieure est très effilée, la postérieure étant notablement plus grosse. Mais si, malgré sa fréquence, ce parasite mérite peu de nous arrêter, c'est qu'il est dans la grande majorité des cas, en petit nombre et presque entièrement inoffensif.

ARTICLE VIII

PERFORATIONS INTESTINALES

La perforation intestinale n'est pas une maladie, mais un accident qui peut venir compliquer diverses affections intestinales.

1° Etiologie. — Les causes qui la produisent agissent de dehors en dedans ou de dedans en dehors :

a. *Causes agissant de dehors en dedans*. — Ce sont les traumatismes (plaies pénétrantes de l'abdomen), les affections des voies biliaires (angiocholites, hydatides du foie), les suppurations du grand et du petit bassin, le phlegmon périnéphrétique, les anévrismes de l'aorte abdominale.

b. *Causes agissant de dedans en dehors*. — Ce sont toutes les ulcérations intestinales. Remarquons cependant qu'une perforation peut avoir lieu sans ulcération préalable ; ainsi des parasites intestinaux, des lombrics, peuvent perforer les tuniques intestinales saines.

Parmi ces ulcérations les plus importantes sont les ulcérations spécifiques : celles du charbon ou de la syphilis sont exceptionnelles ; celles de la dysenterie siègent sur le rectum ou l'S iliaque ; celles de la tuberculose et surtout de la dothiénentérie sont les plus fréquentes. Dans ce dernier cas la perforation unique ou multiple occupe la partie inférieure de l'iléon. La perforation peut encore succéder à l'ulcère rond du duodénum ou de l'intestin grêle, au cancer, aux ulcérations de l'entérite simple ou des entérites toxiques provoquées par l'alcool, le mercure, l'arsenic, le mal de Bright.

La hernie étranglée, l'étranglement interne, l'appendicite, les corps étrangers produisent des perforations dans lesquelles le trouble de la circulation intestinale joue un grand rôle ; celles qui accompagnent les brûlures étendues sont attribuées à de minuscules embolies des branches terminales de l'artère mésentérique.

2° Conséquences de la perforation. — La conséquence de la perforation est une péritonite généralisée, ou localisée si la séreuse a pu se défendre par la formation d'adhérences. Quand la perforation fait communiquer la cavité intestinale avec une anse voisine ou un des organes abdominaux, il n'y a évidemment pas de péritonite. — Les microbes trouvés dans le péritoine sont les staphylocoques, le streptocoque et surtout le *colibacille*, au point que sa présence dans le péritoine peut faire supposer que la péritonite est d'origine intestinale, la constatation du streptocoque étant au contraire en faveur d'une origine génitale (MALVOZ).

3° Symptômes. — Pour la symptomatologie, nous renvoyons à la description de la péritonite aiguë, de l'appendicite et de la perforation dans la fièvre typhoïde.

4° Diagnostic. — Le diagnostic différentiel doit être fait avec la rupture de la rate et des voies biliaires, avec l'étranglement interne et le choléra.

5° Traitement. — Il faut immobiliser l'intestin par les opiacés (injection de 1 ou 2 centigrammes de morphine), afin que l'absence de mouvements péristaltiques favorise la formation d'adhérences. L'intervention chirurgicale est quelquefois indiquée.

ARTICLE IX

OCCLUSION INTESTINALE

L'occlusion intestinale (iléus, colique de miserere, étranglement interne) est le résultat d'un obstacle au cours des matières

dans l'intestin. Toutefois on décrit à part les hernies étran-
glées.

1° Étiologie. — Les causes de l'occlusion intestinale sont très
variées :

a. *Causes siégeant en dehors de l'intestin*. — Les principales
sont :

1° La compression de l'intestin par des *brides péritonéales* ou
des *adhérences* consécutives à une péritonite partielle. Cette péritonite résulte avant tout des suppurations pelviennes chez la
femme, de l'appendicite, de la cholécystite calculeuse. La péritonite tuberculeuse est aussi souvent en cause ;

2° L'étranglement de *hernies intra-abdominales*, par exemple la
hernie rétro-péritonéale qui se fait dans l'arrière-cavité des
épiploons à travers l'hiatus de Winslow, celles qui se font dans
les fossettes duodénales, etc. ;

3° L'étranglement d'une hernie diaphragmatique ;

4° La réduction totale d'un sac herniaire ;

5° L'étranglement de l'intestin par des *diverticules*, notamment par le diverticule de Meckel.

6° L'étranglement par l'*appendice* iléo-cæcal ;

7° La compression par des *tumeurs* abdominales, par la rate
ou le rein déplacés.

b. *Déplacements de l'intestin*. — Des coudures à angle aigu,
des nœuds peuvent se former sur l'intestin grêle. Le *volvulus*
résulte de la torsion des anses intestinales qui s'enroulent autour
du mésentère ou du mésocôlon ; il porte surtout sur l'S iliaque.

c. *Invagination de l'intestin*. — Chez l'enfant c'est presque la
seule cause d'occlusion. Un segment d'intestin pénètre et s'em-
boîte dans la portion qui lui fait suite, comme deux tubes de
lorgnette glissent l'un dans l'autre. Le segment qui a pénétré est
comprimé, sa lumière s'efface ; tantôt cette occlusion persiste
et amène la mort, tantôt le segment se gangrène, il est éliminé
sous forme de boudin : c'est un mode de guérison spontanée, à
moins que les adhérences péritonéales soient insuffisantes et
qu'une péritonite par perforation mortelle en soit la conséquence.

d. *Lésions des parois intestinales. Rétrécissement de l'intestin.*
— Le rétrécissement *cicatriciel* est consécutif à la syphilis, à la dysenterie, à des entérites prolongées ; la tuberculose cæcale dans sa forme hypertrophique est une cause importante d'occlusion. Le rétrécissement *néoplasique* résulte d'un épithélioma qui a pour siège de prédilection l'S iliaque ou les deux angles du côlon.

e. *Obstruction intestinale.* — Cette obstruction est due le plus souvent à de gros calculs biliaires qui n'ont pas passé par le cholédoque, mais directement de la vésicule enflammée dans l'intestin ; elle est due plus rarement à des calculs intestinaux, à des lombrics, à des corps étrangers (noyaux de cerises), à l'accumulation de matières fecales.

f. *Spasme et paralysie.* — Chez les hystériques, ou bien au cours d'une péritonite aiguë, dans l'appendicite, après l'opération d'une hernie étranglée, on voit parfois se produire des accidents d'occlusion intestinale attribués à l'une de ces deux causes (iléus paralytique ou spasmodique).

2° Symptômes. — L'occlusion intestinale évolue sous deux formes : aiguë et chronique.

a. *Forme aiguë.* — La maladie débute brusquement sans prodromes, par une *douleur* abdominale vive, par du hoquet, par des nausées. Rapidement surviennent les vomissements, alimentaires d'abord, puis bilieux, enfin *fécaloïdes*. Le *ventre est ballonné*, météorisé, uniformément douloureux ; la pression peut toutefois réveiller en un point une douleur plus vive. Les anses intestinales s'accusent sous la peau par des *mouvements péristaltiques*. Il y a *suppression absolue des selles et des gaz* (au début, toutefois, cette suppression peut ne pas être complète parce que l'intestin vide son bout inférieur, situé au-dessous de l'obstacle ; de même chez l'enfant l'invagination s'accompagne souvent de l'écoulement par l'anus d'un liquide sanglant ou séro-sanguinolent). En même temps l'état général est profondément atteint, le facies est terreux, les traits tirés, le nez aminci, les yeux excavés ; les téguments se couvrent d'une sueur froide et visqueuse, le pouls file, la voix s'éteint. La température reste normale ou s'abaisse à 36°,5 ou à 36°. La mort survient dans le collapsus en deux ou trois jours. Cet état général grave est attribué soit à l'intoxication (*stercorémie*) soit à l'infection colibacillaire.

b. *Forme chronique*. — Cette forme a un début plus lent et insidieux. Elle s'annonce par un météorisme intermittent, par des alternatives de constipation et de débâcles.

Souvent on observe à plusieurs reprises et à d'assez longs intervalles, comme une ébauche d'occlusion, après laquelle les accidents se dissipent.

Lorsque l'occlusion est définitivement constituée, les symptômes sont les mêmes que dans la forme précédente, mais avec une évolution moins foudroyante. Le météorisme est énorme. Les vomissements fécaloïdes, la constipation absolue, l'hypothermie, le facies grippé sont caractéristiques.

L'occlusion intestinale est une affection toujours fort grave ; l'obstruction l'est un peu moins. Le *pronostic* dépend beaucoup du traitement.

3° Diagnostic. — Il ne consiste pas seulement à reconnaître l'occlusion, mais encore à essayer de déterminer son siège et, si possible, sa cause.

a. *Diagnostic différentiel*. — Avant tout il faut éviter de confondre l'occlusion avec une *hernie étranglée* : c'est l'erreur la plus souvent commise et la plus regrettable ; une exploration attentive des orifices herniaires permet de l'éviter. La *péritonite aiguë* peut être confondue avec l'occlusion : elle se distingue par ses vomissements porracés, non fécaloïdes, par la constipation moins absolue, par l'élévation de la température, sauf dans la période agonique. Mêmes remarques pour *l'appendicite*.

b. *Siège de l'occlusion*. — Si l'obstacle porte sur l'intestin grêle, les phénomènes généraux sont plus graves, la marche des accidents plus rapide, le ballonnement de l'abdomen est plus central. Au contraire, si l'obstacle porte sur le gros intestin, on constate la dilatation du cæcum et du côlon ascendant, on a du clapotage et du péristaltisme dans la fosse iliaque droite. Le siège maximum de la douleur peut aussi fournir des indications; de même l'entéroclyse en mesurant la quantité de liquide qui pénètre. Il ne faut jamais négliger le toucher rectal.

c. *Diagnostic causal*. — L'invagination doit se diagnostiquer presque à coup sûr chez les enfants. Chez les aliénés il faut toujours songer d'abord à la coprostase. Il faut enfin s'enquérir des antécédents des malades (lithiase biliaire, ancienne affection pelvienne). Une tumeur intestinale se reconnaît à l'âge du malade, à la palpation, aux melœnas qui l'ont annoncée. En dehors de ces quelques données on ne peut rien préciser.

4° Traitement. — Le traitement *médical* se résume, tout à fait au début, dans l'emploi des purgatifs d'ailleurs discutés (pas de drastiques, pas de purgatifs violents), plus tard dans l'emploi de l'opium qui soulage la douleur et diminue le spasme. On essaie de lever l'obstacle par des lavements pris dans la position génupectorale, par l'entéroclyse, par les lavements gazeux, par un grand lavement d'huile (KÜSSMAUL). Le lavement électrique (BOUDET) consiste à remplir le rectum d'eau salée et à y introduire une électrode pendant que l'autre est appliquée sur l'abdomen ; on fait passer un courant continu pendant un quart d'heure.

Le traitement *chirurgical* consiste dans l'établissement d'un anus contre, nature ou dans la laparotomie qui découvre directement l'obstacle et permet de le lever.

ARTICLE X

MALADIES DU PANCRÉAS

Les fonctions du pancréas sont multiples et incomplètement connues. De leurs troubles on peut néanmoins dégager à grands traits un *syndrome pancréatique*. Le suc pancréatique concourt à la digestion des albuminoïdes, des amylacés et des graisses ; sa suppression engendre une dyspepsie bien caractéristique :

anorexie, selles graisseuses (stéarrhée), présence de graisses dans l'urine (lipurie), vomissements simples ou graisseux. Le suc pancréatique jouit de la propriété de dédoubler le salol en acides phénique et salicylique : après l'administration de ce médicament, l'urine contient ce dernier acide qui se révèle, en ajoutant quelques gouttes de perchlorure de fer, par une coloration violette ; rien de pareil ne se produit si le suc pancréatique est supprimé. On peut encore mettre en évidence sa suppression en administrant de l'iodure de potassium ou des substances colorantes dans des capsules de gélatine durcies au formol, normalement attaquées par le suc pancréatique : ces substances ne se retrouvent plus dans l'urine. Le pancréas a de plus une sécrétion interne qui joue un rôle dans la glycémie ; sa suppression entraîne la glycosurie : celle-ci est donc encore un signe des affections pancréatiques. La digestion insuffisante des graisses et des amylacés, la digestion imparfaite des albuminoïdes aboutissant à la formation de peptones impures et toxiques, les troubles de la fonction glycogénique, toutes ces causes finissent par altérer profondément la nutrition d'où l'amaigrissement et la cachexie rapide qui caractérisent les affections du pancréas.

Ce n'est pas tout. Cet organe est en rapport avec le duodénum, le cholédoque, les gros vaisseaux abdominaux, le plexus cœliaque que ses tumeurs envahissent facilement, d'où une série de *symptômes d'emprunt* : ictère, dilatation de la vésicule biliaire, douleurs, ascite, etc., qui mettent sur la voie du diagnostic beaucoup plus que les symptômes pancréatiques proprement dits. L'expression clinique du cancer du pancréas est donc fort nette ; les pancréatites sont au contraire des affections obscures.

1° Pancréatites aiguës. — Les pancréatites aiguës s'observent après les traumatismes abdominaux, dans les infections et dans quelques intoxications. Les traumatismes produisent le plus souvent une pancréatite hémorragique ; les infections atteignent la glande soit par la voie sanguine, soit par la voie des canaux excréteurs ; ce dernier mécanisme est d'autant plus facilement réalisable que l'extrémité du canal de Wirsung n'est pas défendue par un sphincter, et se laisse envahir par des microbes venus de l'intestin tels que le coli-bacille, le streptocoque ou le bacille d'Eberth; aussi on a pu voir les septicémies, la pyohémie, l'appendicite, la fièvre typhoïde, les angiocholites se compliquer de pancréatite.

Les pancréatites aiguës sont tantôt hémorragiques, tantôt caractérisées par la congestion et la dureté de l'organe, sorte de phlegmon à la période présuppurative, tantôt suppurées; dans ce dernier cas l'abcès est unique ou multiple; on appelle forme *angiectasique* celle dans laquelle les conduits excréteurs sont dilatés et gorgés de pus et où le pancréas représente une sorte d'éponge purulente. Les lésions de pancréatite aiguë sont généralement étendues parce que la glande se digère elle-même; aussi n'est-il pas rare, par suite de cette auto-digestion, de voir le pancréas complètement désagrégé ou réduit en fragments qui nagent dans le foyer purulent.

De même dans la pancréatite hémorragique la glande est remplacée par un énorme caillot; d'autres fois l'hémorragie se collecte ou se fait dans l'arrière-cavité des épiploons. Nombre de kystes du pancréas sont d'origine hémorragique.

La symptomatologie des pancréatites aiguës est très confuse: douleur épigastrique profonde, intense, à caractère lipothymique, facies grippé, mort en quelques heures dans le collapsus, tel est le tableau clinique des pancréatites traumatiques. Les formes infectieuses, moins bruyantes, ne se caractérisent que par la fièvre, les douleurs épigastriques, les phénomènes péritonéaux tels que le hoquet ou les vomissements; la stéarrhée et la glycosurie ne s'observent pour ainsi dire jamais; par contre l'amaigrissement est rapide et très considérable. La maladie se termine par la mort à moins que l'intervention chirurgicale ne puisse évacuer le pus.

2° Pancréatites chroniques. — Les pancréatites chroniques résultent des infections chroniques (tuberculose, syphilis), des cachexies, de l'obstruction des canaux pancréatiques. Elles sont assez souvent associées à des lésions chroniques du foie et de la rate. Les principales formes anatomiques sont : 1° la *sclérose*, partielle ou totale ; lorsqu'elle est très prononcée, la glande se trouve réduite à quelques grammes, sillonnée de bandes fibreuses, de canaux dilatés, avec ou sans lithiase, de cavités kystiques ; 2° la *lithiase*, isolée ou associée à la sclérose ; les calculs sont multiples, grisâtres, quelquefois ramifiés ; 3° la *stéatose*, la glande se trouve alors transformée en une masse graisseuse, mais elle garde sa disposition lobulée ; 4° l'*atrophie*, surtout observée dans le diabète.

La dyspepsie pancréatique, la stéarrhée, l'amaigrissement, la glycosurie sont les seuls signes des pancréatites chroniques, encore n'existent-ils pas au complet. Ce qui constitue l'intérêt des pancréatites chroniques c'est qu'elles sont probablement la cause d'un grand nombre de cas de diabète ; de plus certaines dyspepsies doivent s'accompagner d'un élément pancréatique : PAWLOW a montré que l'acidité du suc gastrique est l'excitant normal de la sécrétion du pancréas.

3° Cancer du pancréas. — Nous étudions ici seulement le cancer primitif du pancréas.

a. *Anatomie pathologique.* — Il occupe le plus souvent la tête de l'organe, qui forme une masse dure, globuleuse, adhérente au duodénum, déterminant par compression la dilatation rétrograde du canal de Wirsung, du cholédoque et de la vésicule biliaire. Les adhérences avec les organes voisins, avec le rein et l'estomac surtout, sont habituelles. Les ganglions du hile du foie sont envahis. La généralisation hépatique, par l'intermédiaire de la veine porte, rappelle l'aspect de taches de bougie.

L'étude histologique permet de distinguer deux variétés : 1° le *type glandulaire* formé de cellules cubiques à gros noyaux, fortement colorées par les réactifs, réparties dans un stroma alvéolaire ; 2° le *type excréteur*, épithélioma cylindrique à stroma peu caractérisé. Le premier de ces types a pour origine la cellule pancréatique, le second l'épithélium des canaux excréteurs de la glande (BARD et PIC).

b. *Symptômes.* — La maladie offre à sa période d'état les symptômes suivants :

1° Un *ictère progressif* et continu, de plus en plus intense, aboutissant finalement à des teintes vertes ou brunes ; cet ictère par rétention (avec urines vertes et selles décolorées) s'accompagne de *dilatation de la vésicule biliaire*, le foie est d'abord augmenté de volume pour la même cause, puis il se rétracte par suite des progrès de la cirrhose biliaire.

2° Des *douleurs épigastriques* profondes, irradiant vers les hypochondres et dans tout l'abdomen (*névralgie cœliaque*).

3° Des *symptômes de compression;* de la veine porte (ascite), de la veine cave (œdème des membres inférieurs), de l'aorte (battements artériels), du pylore ou du duodénum (dilatation gastrique), de l'uretère (hydronéphrose).

4° Un *amaigrissement* et une *cachexie* rapides reconnaissant pour cause le cancer lui-même et les *troubles des fonctions pancréatiques :* la *dyspepsie pancréatique* se caractérise par l'anorexie, par les selles graisseuses (stéarrhée d'autant plus abondante que l'excrétion biliaire est elle aussi troublée), par la lipurie, par des vomissements simples ou graisseux. Par contre la glycosurie est rare, sauf peut-être au début ; elle s'observe tout au plus dans un tiers des cas. L'urée tombe à quelques grammes.

5° Une *tumeur épigastrique* dont la constatation est inconstante et en tout cas habituellement très tardive.

La durée du cancer du pancréas dépasse rarement six ou huit mois ; la mort survient dans une cachexie profonde.

c. *Diagnostic.* — Les symptômes cardinaux sont : l'ictère progressif, la dilatation de la vésicule biliaire, l'amaigrissement et la cachexie rapides, la dyspepsie pancréatique. Le cancer du pancréas peut être confondu : 1° avec la lithiase biliaire dont il se distingue par la dilatation de la vésicule, généralement mais non toujours rétractée dans la lithiase (TERRIER) ; 2° avec le cancer des voies biliaires; 3° avec le cancer de l'ampoule de VATER (ictère plus variable dans son intensité).

d. *Traitement.* — On peut lutter contre la rétention biliaire par l'abouchement à la peau de la vésicule dilatée (cholécystostomie). Contre la cachexie on a essayé d'administrer du pancréas de porc.

CHAPITRE VI

MALADIES DU PÉRITOINE

La séreuse péritonéale affecte surtout des rapports avec le tube digestif et ses annexes beaucoup plus qu'avec n'importe lequel des organes de la cavité abdominale. L'étude des maladies du péritoine doit donc trouver sa place ici. Nous étudierons sous ce titre les péritonites aiguës, la péritonite tuberculeuse, l'ascite, et les épanchements chyliformes du péritoine. En raison du cadre élémentaire de ce précis, nous ne pouvons consacrer un article spécial aux péritonites chroniques des brightiques, des alcooliques, des cirrhotiques ou au cancer du péritoine ; nous en dirons seulement quelques mots à propos du diagnostic de la péritonite tuberculeuse.

ARTICLE PREMIER

PÉRITONITES AIGUËS

La péritonite aiguë est l'inflammation aiguë du péritoine quelle que soit sa cause.

1° Étiologie. — Les principales causes des péritonites aiguës sont :

1° Les *traumatismes* (plaies pénétrantes) et les opérations chirurgicales ;

2° Les *lésions viscérales*, surtout lorsqu'elles s'accompagnent d'une perforation viscérale ou de la rupture d'un abcès, ulcère de l'estomac, fièvre typhoïde, tuberculose et cancer de l'intestin, appendicite, lithiase biliaire, abcès du foie, salpingite, etc., mais la perforation n'est pas toujours nécessaire, par exemple dans l'appendicite et l'infection puerpérale;

3° Les *infections générales* (variole, septicémie).

Tantôt les microbes, causes de la péritonite, pénètrent par une sorte d'effraction; tantôt ils sont apportés par les voies lymphatique ou sanguine. Parmi ces microbes le *streptocoque* et le *colibacille* sont de beaucoup les plus fréquents; la présence de ce dernier est constante après les perforations intestinales. Viennent ensuite les staphylocoques, les microbes de la putréfaction et plus rarement le pneumocoque.

2° Anatomie pathologique. — Si le malade a été emporté par une péritonite suraiguë, les lésions ne sont pas encore très avancées et l'autopsie ne montre qu'une rougeur diffuse de la séreuse avec arborisations vasculaires et *dilatation des anses intestinales*. Cette dilatation paralytique, parfois énorme, est la cause du météorisme. A un degré plus avancé la séreuse se recouvre çà et là d'un *dépôt fibrineux*, et du pus ou de la sérosité louche s'accumule dans les parties déclives. Enfin on peut trouver toute la cavité abdominale remplie de *pus* et les organes tapissés de fausses membranes fibrinopurulentes. Lorsque la maladie a traîné en longueur, on voit les anses intestinales et les divers organes soudés entre eux par des *adhérences* qui limitent quelquefois la collection purulente.

3° Symptômes. — La péritonite aiguë débute par une *douleur intense*, d'abord localisée à l'ombilic et à l'hypogastre, qui se généralise, rapidement. Cette douleur, continue avec paroxysmes, est augmentée par les contractions intestinales, par le déplacement des gaz intestinaux. Les secousses de toux, les vomissements, le moindre mouvement, la pression la plus douce l'exagèrent, au point que le poids des couvertures devient intolérable. Pour ne pas la réveiller, ou la rendre plus forte par la tension des muscles abdominaux, le malade reste immobile, étendu sur le dos, les genoux fléchis; sa respiration devient rapide, superficielle; le type costal tend à se substituer au type diaphragmatique.

L'*abdomen* très sensible à la pression est distendu et sa sonorité augmentée. Cette distension ne porte d'abord que sur quelques anses intestinales et se traduit par des bosselures, puis ce météorisme se généralise et la paralysie intestinale s'accuse par un ballonnement de tout l'abdomen. Dans les parties déclives s'accuse un léger épanchement reconnaissable à sa matité. Beatty et Bright ont signalé dans quelques cas un bruit de frottement ou de cuir neuf. On constate une élévation de la température locale directement prise sur la paroi abdominale (Peter).

Les *vomissements* font suite aux nausées ; d'abord alimentaires, ils sont colorés en vert par la bile (*vomissements porracés*). La *constipation* est habituelle.

Le *hoquet* est souvent un symptôme du début ; il survient ou reparaît aux approches de la mort.

Les *urines sont rares*, riches en indican (Jaffé), probablement à cause de la paralysie intestinale. L'inflammation du péritoine vésical se traduit par de fréquentes envies d'uriner et du ténesme vésical.

La *fièvre* s'annonce par de petits frissons, puis monte à **40°** et au delà ; la peau devient chaude et sèche, la langue rouge vif le malade est tourmenté par une soif ardente.

Le *pouls* est fréquent, petit, serré.

Le *facies* s'altère rapidement ; il exprime l'anxiété et la souffrance ; les yeux sont excavés, les narines pulvérulentes, le sillon nasolabial se creuse (*faciès grippé*). Les extrémités se refroidissent et se couvrent de sueur.

4° Evolution. — La péritonite aiguë évolue en quelques jours. La terminaison fatale s'annonce par un redoublement de la douleur, du météorisme et des vomissements. Le pouls devient filiforme. La mort est précédée de délire et d'agitation ou survient dans une adynamie progressive, dans la prostration et le collapsus.

La guérison est au contraire précédée d'une amélioration progressive des symptômes.

5° Formes cliniques. — Nous nous bornerons aux principales.

a. *Péritonite par perforation.* — C'est une péritonite suraiguë. La douleur est très vive, déchirante : elle se localise avec son maximum au niveau du siège de la perforation, mais elle s'irradie et se généralise très rapidement.

Tous les symptômes de la péritonite aiguë (hoquet, vomissements, pouls filiforme) se retrouvent ici avec leur maximum d'acuité. La suppression des selles et des urines est absolue. Le météorisme est énorme ; il n'est pas dû seulement à la paralysie intestinale, mais à l'épanchement des gaz contenus dans le tube digestif : ceux-ci peuvent masquer par leur tympanisme la matité hépatique. Les vomissements font défaut dans la péritonite par perforation de l'estomac, car celui-ci vide son contenu dans le péritoine au lieu de l'évacuer par l'œsophage. La mort survient en un ou deux jours ou même en quelques heures.

b. *Péritonite puerpérale.* — Elle survient du deuxième au cinquième jour après l'accouchement et débute par un météorisme généralisé et par des vomissements.

c. *Péritonite circonscrite.* — La plus intéressante est celle qui se limite au-dessous du diaphragme et porte le nom d'*abcès sous-phrénique*. Le diaphragme paralysé par l'inflammation est plus ou moins profondément repoussé dans le thorax ; l'abcès fait donc saillie non du côté de l'abdomen, mais dans la cavité thoracique où il refoule le poumon et se traduit par de la matité, simulant une pleurésie de la base, de là son nom de *pyothorax sous-phrénique* ou de *pyopneumothorax* sous-phrénique, suivant qu'il renferme ou non des gaz. C'est une *affection abdominale à symptomatologie thoracique*.

Si le foyer purulent ne contient que du liquide, ses signes sont ceux d'une *pleurésie ;* matité dans la moitié inférieure du thorax, abolition des vibrations thoraciques, abolition du murmure vésiculaire ; mais il n'y a pas de souffle pleurétique (à moins que ne se soit développée une pleurésie consécutivement à l'infection de la plèvre à travers le diaphragme). On constate de la dyspnée, du hoquet à cause de l'irritation du phrénique, de la voussure de l'épigastre et de l'hypochondre, de l'œdème de la paroi thoracique dans sa région la plus déclive, de la douleur à la pression de l'épigastre.

Si le foyer purulent contient des liquides et des gaz, on a tous les signes d'un *pneumothorax* : souffle amphorique, tintement métallique, bruit d'airain, bruit de glou-glou à la succussion, sonorité exagérée à la percussion, abolition des vibrations vocales.

L'abcès sous-diaphragmatique se développe le plus souvent à gauche : il peut toutefois s'étendre plus ou moins à droite au point de masquer par ses gaz la matité hépatique.

Son *diagnostic* est souvent fort difficile : on est exposé à le confondre avec une pleurésie ou une pyopneumothorax limitées à la base du thorax. Les données suivantes sont en faveur de l'abcès sous-phrénique.

L'abcès sous-phrénique est rendu probable par l'absence d'une affection antérieure de l'appareil respiratoire (tuberculose surtout), par la présence d'une affection abdominale antérieurement constatée (ulcère de l'estomac, appendicité, etc.), par la voussure

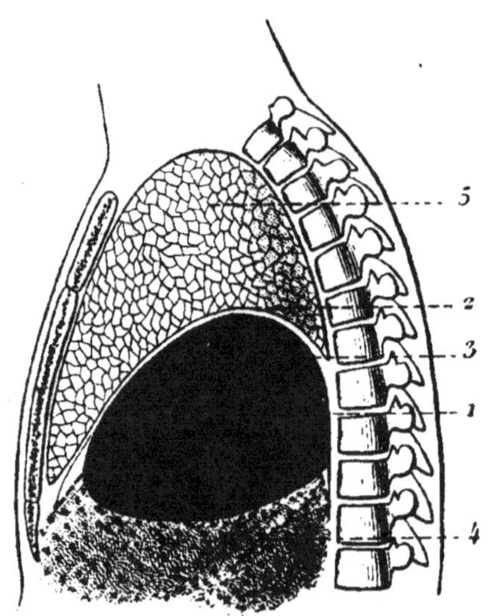

Fig. 74.
Abcès sous-phrénique.

1, voussure normale du diaphragme (en pointillé). — 2, voussure du diaphragme exagérée par l'abcès qui refoule sa face inférieure. — 3, cavité de l'abcès. — 4, foie ou masse intestinale formant sa paroi inférieure. — 5, poumon refoulé ou atélectasié.

de l'hypochondre et de la région épigastrique, par la douleur à la pression de l'épigastre, par les frottements péritonéaux, par la disparition de la matité hépatique, par le refoulement du cœur de bas en haut et non latéralement comme dans la pleurésie, par le décubitus dorsal et non latéral comme chez les pleurétiques.

Enfin la ponction évacuatrice montre que l'écoulement du liquide s'accélère pendant l'inspiration et se ralentit ou cesse pendant l'expiration à l'inverse de ce qui se passe dans les épanchements pleurétiques : c'est le signe de PFUHL. Ce phénomène est dû à l'abaissement inspiratoire du diaphragme qui comprime le foyer situé au-dessous de lui. On peut d'ailleurs quelquefois remarquer, avant toute ponction, que la limite supérieure de la matité s'abaisse à chaque inspiration.

L'abcès sous-phrénique ne reste pas indéfiniment enkysté et finit par s'évacuer le plus souvent à travers les bronches en provoquant une abondante vomique horriblement fétide. Plus rarement il s'ouvre dans la plèvre en déterminant une pleurésie purulente, dans l'intestin grêle ou le côlon, à la peau de la région abdominale, dans le péricarde, dans le péritoine en déterminant une péritonite généralisée rapidement mortelle. Dans tous les cas c'est une affection fort grave ; son ouverture chirurgicale par la région abdominale ou à travers un espace intercostal peut seule essayer de conjurer l'issue fatale.

6° Diagnostic. — La *colique intestinale, hépatique* ou *néphrétique*, la *gastralgie* peuvent s'accompagner d'une douleur aussi vive que celle de la péritonite, mais dont la localisation est plus spéciale dans chacun de ces accidents, au niveau du côlon, de l'hypochondre droit, de la région lombaire ou de l'épigastre, au lieu d'être généralisée comme celle de la péritonite. Les vomissements sont moins abondants et n'ont pas le caractère porracé ; les traits expriment la douleur et l'angoisse, mais ce n'est pas le facies grippé de la péritonite. Enfin il n'y a ni température, ni météorisme.

7° Traitement. — Le malade restera dans l'immobilité la plus absolue ; on calmera sa soif par des boissons gazeuses et glacées, prises souvent mais en petite quantité ; on évitera le contact des couvertures dont le simple poids suffit à réveiller les douleurs abdominales. On appliquera sur le ventre un sachet de glace. L'intestin sera immobilisé par des injections hypodermiques de morphine. On conseille aussi l'application de 10 à 20 sangsues. Contre les vomissements on emploie la potion de Rivière, l'ingestion de fragments de glace ou d'eau additionnée de quelques gouttes de teinture d'iode. L'intervention chirurgicale est indiquée surtout quand on a quelques présomptions sur le siège de la lésion causale (perforation, appendicite, etc.).

ARTICLE II

PÉRITONITE TUBERCULEUSE

Cette maladie était autrefois désignée sous le nom de péritonite chronique. Louis (1825) reconnut sa nature tuberculeuse.

1° Étiologie et pathogénie. — La péritonite tuberculeuse présente son maximum de fréquence dans l'enfance et l'adolescence ; toutefois elle est rare au-dessous de quatre ans. Les sujets qui en sont porteurs sont souvent indemnes d'autres manifestations tuberculeuses ou ne présentent que des signes peu avancés de tuberculose pulmonaire. Elle peut toutefois coexister avec une phtisie confirmée.

Comment se fait l'infection du péritoine ?

On a supposé que l'apport du bacille de Koch à la séreuse se faisait par l'intermédiaire :

a. *De l'intestin* (Cruveilhier, Kœnig). — Cette théorie a contre elle : 1° la fréquence des péritonites tuberculeuses sans ulcérations intestinales ; 2° la rareté et le peu d'étendue de la péritonite tuberculeuse, au cours de la tuberculose intestinale. Mais on a fait remarquer que les bacilles de Koch introduits par la voie digestive pouvaient traverser la muqueuse intestinale saine, sans laisser de traces de leur passage (expériences de Dobroklonsky) ;

b. *De la dégénérescence caséeuse des ganglions mésentériques ou iliaques :* l'inoculation du péritoine qui les recouvre se ferait ainsi de proche en proche ;

c. *De la tuberculose des organes génitaux* (Brouardel). Des lésions tuberculeuses de la prostate, des vésicules séminales, des trompes ont été quelquefois rencontrées ;

d. *De la tuberculose pleurale ;*

c. *De la voie sanguine ;* ce dernier mécanisme pathogénique est surtout applicable à la tuberculose miliaire aiguë péritonéale. Quelques auteurs (MARFAN) estiment cependant que la plupart des cas de tuberculose péritonéale chronique reconnaissent la même origine ; il est certain que les lésions ganglionnaires, pleurales ou génitales, qu'on a considérées avec trop d'exclusivisme comme cause immédiate de la péritonite tuberculeuse sont inconstantes et ne peuvent expliquer la généralité des cas.

2° Anatomie pathologique. — Il existe, tant au point de vue anatomique qu'au point de vue clinique, plusieurs formes de péritonite tuberculeuse.

a. Dans la *tuberculose miliaire aiguë* du péritoine et dans certaines formes chroniques (*formes ascitiques*), la lésion se borne à la présence de granulations tuberculeuses ou de tubercules de la grosseur d'une lentille, disséminés à la surface du péritoine viscéral ou pariétal. En même temps la cavité péritonéale contient une quantité plus ou moins abondante d'un liquide limpide citrin ; la séreuse ne réagit pas davantage.

b. Dans la *péritonite tuberculeuse commune* (*forme fibro-caséeuse*), les lésions sont bien différentes : l'intestin est revêtu de fausses membranes épaisses qui recouvrent également le mésentère, le mésocôlon, tous les replis du péritoine et leur donnent une épaisseur anormale. Par suite de l'organisation de ces fausses membranes infiltrées de tubercules et de leur transformation en tissu fibreux, les anses intestinales adhèrent entre elles et leur agglomération forme d'énormes gâteaux péritonéaux parsemés de masses caséeuses perceptibles à la palpation à travers la paroi abdominale. Ces adhérences circonscrivent des cavités remplies d'un liquide séreux, hémorragique ou purulent. Des perforations s'établissent : elles créent des fistules qui vont s'ouvrir à la paroi abdominale ou font communiquer entre eux divers segments de l'intestin. Son calibre est parfois rétréci par des brides cicatricielles qui produisent une occlusion plus ou moins complète.

c. La *tuberculose des annexes de l'utérus* et surtout la *tuber-*

culose intestinale s'accompagnent aussi de lésions péritonéales, mais ordinairement très limitées ; ainsi, si on regarde par sa face externe un intestin dont la muqueuse présente des altérations tuberculeuses, on voit à leur niveau des traînées de lymphangite tuberculeuse et quelques fausses membranes, mais tout se borne là (voy. p. 487). Nous laisserons ces cas de côté.

Les autopsies de péritonite tuberculeuse montrent environ dans la moitié des cas de la pleurésie sèche ou avec épanchement.

3° Symptomatologie. — Il y a lieu de distinguer la forme aiguë et la forme chronique :

A. Forme aiguë. — La tuberculose miliaire aiguë du péritoine peut n'être qu'un épisode de la tuberculose aiguë généralisée ou granulie, mais elle peut aussi exister seule ; la fièvre, les douleurs abdominales, le météorisme, les vomissements, l'ascite, la constipation, la paralysie vésicale (quand le péritoine qui recouvre la vessie est parsemé de granulations) en constituent les principaux symptômes. Parfois l'éruption tuberculeuse péritonéale ne provoque pas grande réaction, au point qu'elle peut rester latente, et passer complètement inaperçue au cours d'une granulie.

B. Formes chroniques. — Tantôt elles ont un début aigu marqué par des symptômes analogues à ceux que nous venons d'énumérer, et passent à la chronicité après cet orage péritonéal, tantôt, et c'est le cas le plus fréquent, elles sont chroniques d'emblée.

a. *Symptômes objectifs*. — Dans la *forme ascitique* on ne remarque qu'une augmentation de volume progressive de l'abdomen ; le ventre est étalé, on constate tous les signes physiques de l'ascite (matité des flancs, phénomène du flot, etc., voy. p. 528).

Dans la *forme commune*, *fibrocaséeuse*, l'abdomen est inégalement distendu. La palpation fait sentir les anses intestinales agglomérées et l'épiploon épaissi, faisant corps avec des masses caséeuses (*gâteaux péritonéaux*). Leur percussion donne un son mat, alors que la distension des anses intestinales sur d'autres points se traduit par du météorisme ; c'est à cette alternance de zones mates et sonores irrégulièrement distribuées, qu'on donne le nom de *matité en damier*. Enfin il n'est pas rare de trouver à l'auscultation des poumons des signes de pleurésie (frottements ou abolition du murmure vésiculaire) ou des traces de tuberculose.

b. *Symptômes fonctionnels.* — Les troubles digestifs sont habituels dès le début ; l'appétit est diminué, les digestions difficiles : la diarrhée alterne avec la constipation. Le ventre est douloureux spontanément et sensible à la pression ; il est souvent ballonné. Des vomissements se produisent.

L'évolution chronique de la péritonite tuberculeuse est souvent entrecoupée de poussées aiguës pendant lesquelles ces symptômes sont accusés au maximum. En même temps l'amaigrissement augmente ; la fièvre est persistante, quelquefois ne dépassant guère 38°, dans d'autres cas atteignant 40°. A la phase ultime de la maladie la fièvre hectique à grandes oscillations, les sueurs nocturnes, l'œdème des membres inférieurs, réalisent l'ensemble des symptômes de la cachexie tuberculeuse.

4° Pronostic, complications. — La péritonite tuberculeuse chronique dure de quelques mois à deux ans. La forme commune est la plus grave ; la forme ascitique a un pronostic meilleur et est susceptible de guérir spontanément.

Parmi les complications, une des plus graves est l'*occlusion intestinale* ; elle est quelquefois incomplète et se traduit seulement par une constipation opiniâtre et une augmentation du météorisme. Lorsqu'elle est absolue, il y a suppression des selles et des gaz, énorme ballonnement du ventre, mouvements péristaltiques très douloureux, vomissements porracés, puis fécaloïdes, avec gravité extrême de l'état général (algidité, phénomènes cholériformes). Cette complication est due à la compression de l'intestin par les fausses membranes ou les masses caséeuses, à sa coudure et surtout à son étranglement par une bride fibreuse cicatricielle. — La perforation intestinale faisant communiquer une anse avec une anse voisine ou avec l'extérieur par une *fistule*, constitue une autre complication.

5° Diagnostic. — La péritonite tuberculeuse se distinguera des autres *péritonites chroniques* (alcoolisme, mal de Bright), par l'amaigrissement, la fièvre, l'auscultation du poumon et les gâteaux péritonéaux perceptibles à la palpation ; il faudra aussi rechercher pour les éliminer les signes de ces affections.

Certaines *affections chroniques de l'abdomen* (cirrhose avec ascite, cancer du foie ou de l'estomac) peuvent donner le change par leurs *signes physiques*, mais ne présentent pas les symptômes généraux de la péritonite.

La *péritonite cancéreuse* est ordinairement secondaire à un cancer d'un des organes abdominaux (estomac, foie, intestin) ; l'âge du malade, beaucoup plus avancé que dans la péritonite tuberculeuse, la cachexie précoce et intense, le caractère souvent hémorragique de l'épanchement, la coexistence fréquente des signes objectifs ou fonctionnels d'une tumeur de l'abdomen, faciliteront le diagnostic. Enfin l'examen microscopique de l'épanchement montre de grandes cellules vacuolaires qui auraient, d'après REGAUD, une certaine valeur diagnostique, quand elles sont en nombre considérable.

6° Traitement. — Le traitement est médical et chirurgical :

a. *Médical.* — Il se résume dans le traitement général de la tuberculose, les pointes de feu légères et répétées sur l'abdomen. L'application d'une ou plusieurs couches de collodion sur la paroi abdominale diminue le météorisme.

b. *Chirurgical.* — Depuis la célèbre erreur de diagnostic de SPENCER WELLS qui pratiqua par hasard la laparotomie dans une péritonite tuberculeuse et guérit ainsi sa malade sans autre intervention, on a eu souvent recours au traitement opératoire. C'est dans les formes ascitiques qu'il réussit le mieux ; on laisse écouler le liquide, on éponge l'intestin avec des tampons aseptiques et on referme simplement l'abdomen. Cette simple exploration suffit pour guérir dans bien des cas la péritonite tuberculeuse, bien que le mode d'action en demeure mystérieux. Dans les autres formes, à vastes collections purulentes enkystées, le traitement chirurgical est rarement indiqué.

ARTICLE III

ASCITE

L'ascite est l'épanchement de sérosité dans la cavité péritonéale.

1° Symptômes. — Nous étudierons d'abord les signes physiques, de beaucoup les plus importants.

A. SIGNES PHYSIQUES. — Ils sont fournis par l'inspection, la palpation, et la percussion.

a. *Inspection*. — A l'inspection :

1° L'abdomen est étalé (*ventre de batracien*) ; l'augmentation de volume porte sur les flancs, aussi bien que sur la région ombilicale : dans les tumeurs, dans les kystes de l'ovaire, au contraire, la région ombilicale est saillante, l'abdomen est *acuminé*.

2° Souvent on voit un réseau veineux sous-cutané se dessiner sur l'abdomen, particulièrement au voisinage de l'ombilic où il forme les arborisations connues sous le nom de *tête de Méduse*.

3° La cicatrice ombilicale, au lieu d'être déprimée comme normalement, est saillante, en doigt de gant.

b. *Percussion*. — A la percussion, l'abdomen est mat ; la matité est plus prononcée à l'hypogastre et dans les flancs, c'est-à-dire dans les parties déclives ; elle fait place à la sonorité normale ou au tympanisme, au-dessus de l'ombilic et à l'épigastre (à cause de l'intestin). C'est donc le contraire de ce qu'on observe dans les kystes de l'ovaire où la matité est centrale et où les flancs restent sonores.

En faisant coucher alternativement le malade sur un côté puis sur l'autre, on produit des *déplacements de la matité* correspondant au déplacement du liquide qui s'accumule toujours dans les points les plus déclives ; ces déplacements, faciles à constater quand la quantité de liquide n'est pas trop considérable, manquent dans les ascites cloisonnées.

De même en plaçant le malade dans la position genu-pectorale et en percutant l'ombilic, on peut mettre en évidence, même lorsqu'il y a très peu de liquide, une zone de matité péri-ombilicale.

c. *Palpation*. — La palpation permet d'apprécier la tension des parois abdominales et met en évidence le *phénomène du flot*. Si on frappe doucement sur le flanc gauche par exemple, ou si on y donne une chiquenaude, la main placée à plat sur le flanc droit perçoit l'ébranlement. Ce phénomène peut être très atténué dans les ascites cloisonnées ; il ne faut pas alors le chercher d'un côté à l'autre de l'abdomen, mais rapprocher les deux mains. Pour rechercher le phénomène du flot on conseille de faire placer de champ sur l'abdomen la main d'un aide de façon à empêcher la propagation de l'ébranlement à travers les parois abdominales et à éviter l'erreur qui en résulterait ; mais ce procédé a l'inconvénient d'atténuer beaucoup et même de supprimer le flot dans des cas où l'ascite est peu abondante, mais cependant certaine.

A ces signes physiques, il faut ajouter l'effacement des culs-de-sac vaginaux et la mobilité du col utérin, facilement constatables par le toucher vaginal, et la propagation nette des bruits du cœur entre l'ombilic et le pubis.

B. Troubles fonctionnels. — L'ascite ne les produit que si elle est abondante et ils sont en raison directe de sa quantité ; elle amène alors des irrégularités du pouls, la syncope, des nausées, des vomissements, de la constipation. La respiration est superficielle ; elle tend à prendre le type costo-supérieur par suite de la gêne des mouvements du diaphragme.

2° Anatomie pathologique. — Indépendamment des diverses lésions qu'ils peuvent présenter et qui sont souvent la cause première de l'ascite, les *viscères* sont anémiés, décolorés, *lavés*.

Le *liquide* s'accumule vers les parties déclives, surtout vers le bassin, lorsqu'il est en petite quantité. A mesure qu'il augmente, il envahit la grande cavité abdominale et refoule en haut les anses intestinales. Il peut atteindre et dépasser 20 litres.

Sa couleur est citrine, jaunâtre ; il est quelquefois teinté en vert par la bile dont il peut renfermer des quantités importantes. Sa densité est de 1005 à 1024. Il est pauvre en albumine et en fibrine ; chez les diabétiques il contient du sucre.

L'*ascite hémorragique* s'observe surtout dans le cancer du péritoine, mais aussi dans la tuberculose péritonéale.

L'*ascite gélatineuse* accompagne le cancer colloïde du péritoine.

L'*ascite laiteuse* sera étudiée dans un chapitre spécial (voy. p. 532).

3° Etiologie. — Voici les principales causes de l'ascite :

a. L'ascite se produit au cours du mal de Bright, du scorbut, de la leucocythémie, des états cachectiques.

b. Elle se produit surtout dans certaines maladies gênant directement ou à distance la circulation porte : *cirrhose* atrophique, tumeurs du foie, du pancréas, du rein droit, ganglions hypertrophiés dans la leucocythémie ou le cancer, maladies des poumons et du cœur, foie cardiaque, compression de la veine cave. Elle peut compliquer la grossesse.

c. Les *affections du péritoine* (tuberculose miliaire aiguë ou tuberculose chronique, tumeurs, péritonite alcoolique) entraînent la production de l'ascite par lésion des radicules d'origine de la veine porte ou par toute autre cause.

d. On l'a encore attribuée au froid, aux traumatismes de l'abdomen, à la suppression du flux menstruel, etc. Il existe une ascite fœtale congénitale.

4° Pathogénie. — La pathogénie de l'ascite est fort obscure.

Les cas les plus simples sont ceux où elle résulte de la congestion passive, par gêne de la circulation dans la veine porte, comprimée par une masse ganglionnaire par exemple. Mais ordinairement la stase n'est pas seule en cause et il faut faire

encore une large part aux altérations du sang et des vaisseaux,
aux altérations des radicules originelles de la veine porte dans
l'intestin, aux altérations du péritoine (périhépatite, périsplénite, etc.). C'est le cas notamment pour la cirrhose atrophique
dont l'ascite a été attribuée avec beaucoup trop d'exclusivisme
à la compression des ramifications terminales de la veine porte
par la sclérose intrahépatique.

Enfin de même qu'il existe dans le poumon ou le tissu cellulaire des œdèmes actifs et des œdèmes passifs, il est probable
qu'une division analogue existe pour la séreuse péritonéale.
L'ascite du froid, de la rougeole, etc., s'expliquerait par ce mécanisme.

5⁰ Evolution et pronostic. — L'évolution de l'ascite varie
avec sa cause : ainsi elle se développera rapidement dans la
carcinose ou la tuberculose aiguë du péritoine, lentement dans
la cirrhose atrophique. Son abondance peut entraîner la mort
par dyspnée ou syncope, mais la gravité du pronostic résulte
ordinairement de l'affection causale.

6⁰ Diagnostic. — Il consiste à reconnaître l'ascite et à préciser sa cause :

a. *Diagnostic différentiel.* — On ne confondra pas l'ascite :
1⁰ avec l'œdème de la paroi abdominale, qui d'ailleurs l'accompagne quelquefois, mais qui s'en distingue par l'absence de
fluctuation et par l'empreinte en godet que laisse la pression
du doigt ; 2⁰ avec un kyste de l'ovaire, une grossesse, ou une
vessie excessivement distendue (dans ce dernier cas il y a
rétention d'urine et le cathétérisme lèverait tous les doutes) ;
3⁰ les péritonites aiguës se distinguent par leurs troubles fonctionnels graves (vomissements fréquents et porracés, pouls
imperceptible, faciès grippé, fièvre, etc.); 4⁰ la péritonite tuberculeuse présente à la percussion des zones alternatives de matité
et de sonorité (matité en damier), et la palpation fait sentir
des masses dues aux anses intestinales agglomérées et aux productions tuberculeuses ; il existe cependant une forme ascitique
de la tuberculose péritonéale aiguë ou chronique qui ne peut se

diagnostiquer que par le jeune âge des sujets, l'auscultation des sommets, l'état général, la température, l'absence de toute autre cause appréciable d'ascite ; encore tous ces signes sont-ils contingents.

b. *Diagnostic de l'affection causale.* — La valeur diagnostique de l'ascite est considérable : toutes les fois qu'on constate ce symptôme, il faut remonter à sa cause, explorer surtout les organes abdominaux et le cœur. Elle est le plus souvent symptomatique de la cirrhose atrophique, du foie cardiaque, de la tuberculose ou du cancer péritonéal.

7° Traitement. — Le *traitement médical* se résume dans les purgatifs, les diurétiques et surtout le traitement de l'affection causale (mal de Bright, affection hépatique, cardiopathie, etc.).

La *ponction évacuatrice* doit être réservée pour les cas où l'ascite devient gênante par son abondance. Il ne faut pas en abuser, car, en raison de la reproduction rapide du liquide, ces ponctions répétées affaiblissent rapidement l'organisme. (On se reportera pour le manuel opératoire aux règles posées à propos de la cirrhose atrophique.)

ARTICLE IV

ASCITE CHYLIFORME

Les épanchements chyliformes peuvent exister dans la plèvre (voy. t. II), la vaginale, le péricarde, le péritoine.

1° L'*ascite chyleuse* est l'épanchement dans le péritoine d'un liquide ayant tous les caractères d'une *émulsion graisseuse*, et bactériologiquement aseptique. (Ce liquide est étudié au sujet des pleurésies chyliformes.)

Elle coexiste le plus souvent avec des lésions de péritonite chronique, tuberculeuse ou cancéreuse. On a pu dans quelques cas mettre en évidence une solution de continuité, portant sur un ou plusieurs chylifères, par où le chyle se déversait dans le péritoine ; on a vu aussi des chylifères rompus produire de petits épanchements sous-séreux. Ces faits sont très significatifs et montrent bien que l'affection peut être due au déversement du chyle dans le péritoine (QUINCKE). Le liquide a d'ailleurs exactement la composition chimique du chyle, et STRAUSS a démontré qu'une alimentation très riche en graisse pouvait doubler la proportion des matières grasses contenues dans l'épanchement.

Mais il est des cas où aucune lésion des chylifères n'est appréciable, où cette théorie ne peut être invoquée ; on en est alors réduit à supposer qu'il s'agit soit de la transformation graisseuse d'un épanchement péritonéal, soit même d'un épanchement primitivement graisseux (DEBOVE). LANCEREAUX assigne à ces épanchements une origine parasitaire, la *filariose*. Il y aurait donc des ascites chyleuses proprement dites et des ascites chyliformes ; malheureusement l'analyse chimique et microscopique ne permet pas de les différencier.

2° *Tout autre est l'ascite laiteuse non chyleuse* observée dans le cancer de l'ovaire ; elle présente les mêmes caractères macroscopiques que la précédente, mais en est chimiquement et microscopiquement distincte (LION) ; en effet, elle ne contient aucun globule graisseux en suspension, et doit son aspect non à de la graisse, mais à la dissolution d'une substance spéciale très voisine de la caséine. Le microscope y montre des cellules néoplasiques isolées ou en amas : ces éléments, déversés dans le péritoine par les alvéoles cancéreux, pourraient y vivre et y proliférer un certain temps pour subir à un moment donné la dégénérescence et la fonte, aboutissant à la production d'un épanchement laiteux [1].

Les *signes* des épanchements chyliformes sont les signes habituels de l'ascite auxquels s'ajoutent ceux d'une péritonite chronique tuberculeuse ou cancéreuse, d'un néoplasme abdominal ou d'une néphrite.

Le *diagnostic* ne se fait que par la ponction.

La mort est la terminaison habituelle.

Le *traitement* consiste dans les ponctions répétées.

[1] LION, *Arch. de méd. expér.*, 1er novembre 1893.

CHAPITRE VII

MALADIES DU FOIE ET DES VOIES BILIAIRES

Après avoir brièvement rappelé la physiologie de la cellule hépatique, nous étudierons les causes et les signes de son insuffisance. Viendra ensuite l'étude des maladies du foie, celle des maladies des voies biliaires (lithiase, angiocholites), et, enfin l'étude du syndrome ictère dans ses diverses modalités.

ARTICLE PREMIER

FONCTIONS ET INSUFFISANCE
DE LA CELLULE HÉPATIQUE

La cellule hépatique a des fonctions multiples : sécrétion biliaire, élaboration de l'urée et du glycogène, destruction des poisons et des déchets venant de l'intestin par la veine porte, rénovation du sang. Lorsqu'elle est au-dessous de sa tâche, son insuffisance retentit par conséquent sur la nutrition et sur presque tous les appareils de l'organisme ; la mort en est, au bout de peu de temps, la conséquence. Une affection hépatique bien tolérée, et compatible avec une longue survie, devient rapidement fatale lorsque la cellule hépatique est atteinte dans sa vitalité. Il y a donc un intérêt pronostique de premier ordre à être renseigné sur son activité.

§ 1. — FONCTIONS DE LA CELLULE HÉPATIQUE

Ces fonctions sont la sécrétion de la bile, les fonctions uropoïétique, glycogénique et hématopoïétique et l'action antitoxique.

45.

1° Sécrétion de la bile. — La cellule hépatique sécrète la bile et par conséquent les pigments biliaires. La bilirubine, la biliverdine sont les pigments biliaires normaux; mais, si la cellule hépatique est malade, insuffisante, on voit apparaître dans le sérum et dans l'urine des pigments anormaux : le pigment rouge-brun, l'urobiline, etc. Enfin si la cellule hépatique est fonctionnellement annihilée, par exemple dans l'ictère grave, il n'y a plus de sécrétion biliaire; on désigne ce trouble sous le nom d'*acholie*.

2° Fonction uropoïétique. — Le principal lieu de formation de l'urée est le foie (BROUARDEL). Cette urée se produit aux dépens des sels ammoniacaux circulant dans cet organe. Si le foie est détruit, ces sels restent dans le sang, s'y accumulent malgré leur passage considérable dans l'urine et amènent la mort au milieu de convulsions. Mais le foie n'est pas le *seul* organe formateur de l'urée; il s'en produit une partie par transformation directe des substances albuminoïdes, sans qu'elles passent par l'état de sels ammoniacaux (urée de DRESCHFELD des Allemands); aussi n'y a-t-il pas disparition complète de l'urée bien que le foie soit inerte. Toutefois sa diminution considérable fournit des indications diagnostiques précieuses.

3° Fonction glycogénique. — Le foie transforme en glycogène le glucose qui provient des hydrocarbonés de l'alimentation et qui lui est apporté par la veine porte; puis il transforme de nouveau ce glycogène en glucose au fur et à mesure des besoins de l'organisme. Mais ce n'est pas seulement avec le sucre du sang que le foie fabrique du glycogène; il en fait aussi au moyen des albuminoïdes. — La fonction glycogénique est intimement liée à l'intégrité de la cellule hépatique. Nous aurons donc un nouveau signe d'insuffisance hépatique, si l'activité de cette fonction diminue, et nous allons voir plus loin comment cette diminution peut être mise en évidence.

4° Fonction antitoxique. — On savait, depuis ORFILA, que le foie retient les substances toxiques minérales. HEGER, de

Bruxelles, montra par la méthode des circulations artificielles qu'en faisant plusieurs fois passer des alcaloïdes à travers le foie on finissait par ne plus les retrouver dans le liquide circulant ; donc le foie les retenait.

Schiff et Lautenbach ont aussi mis en lumière ce rôle anti-toxique de foie. Pour obtenir la mort d'un animal par injection de nicotine dans une branche de la veine porte, il faut une dose deux fois plus considérable que si on l'injectait dans le système veineux général. De même la nicotine, broyée avec des fragments de substance hépatique perd en partie ses propriétés toxiques. Par contre, une grenouille privée de foie succombe à l'injection d'une dose de nicotine moitié moindre que celle qui serait nécessaire pour tuer une grenouille normale. Schiff attribuait la mort rapide qui se produit chez les mammifères après ligature de la veine porte à l'action d'une substance narcotisante élaborée dans l'intestin et qui ne pourrait plus aller se détruire dans le foie. Ce n'était là qu'une hypothèse, mais en anastomosant le bout péri-phérique de la veine porte avec le bout central de la veine cave, opération connue sous le nom de *fistule d'Eck* et qui a pour résul-tat d'empêcher le sang porte de passer par le foie, on a vu que les poisons ingérés par le tube digestif agissaient plus activement.

Ceux injectés dans les membres inférieurs agissent au con-traire moins activement, quand on pratique, comme l'a fait Cotliar, l'opération inverse qui consiste à amener directement leur sang au foie en anastomosant le bout périphérique de la veine cave inférieure avec le bout hépatique de la veine porte.

Mais il ne faut cependant pas exagérer le rôle antitoxique du foie et lui accorder une action trop exclusive, vis-à-vis des pro-duits toxiques élaborés dans l'intestin, car l'épithélium intesti-nal joue un premier rôle de défense vis-à-vis d'eux. Cet épithé-lium, en vertu de son pouvoir électif, ne résorbe pas tout ; par exemple on sait que le curare n'est pas absorbé.

Les recherches de Roger ont aussi montré que le foie emma-gasine les métaux lourds, détruit les alcaloïdes et élimine des poisons par la sécrétion biliaire, qui est, comme on sait, très toxique. Il admet un rapport entre la fonction glycogénique et la fonction antitoxique du foie, l'une ne pouvant s'exercer sans l'autre ; ce qui est certain, c'est que l'une et l'autre ne peuvent s'exercer que quand la cellule hépatique est intacte.

5° Fonction hématopoïétique. — Enfin le foie, même chez l'adulte, concourt activement à la rénovation des globules sanguins.

§ 2. — INSUFFISANCE DE LA CELLULE HÉPATIQUE

L'insuffisance de la cellule hépatique se traduit par les troubles des diverses fonctions que nous venons d'énumérer.

1° Causes de l'insuffisance hépatique. — L'insuffisance de la cellule hépatique se produit dans des conditions variées.

Les maladies des voies biliaires (angiocholites), des vaisseaux hépatiques, du tissu conjonctif du foie (cirrhose) atteignent d'une façon plus ou moins précoce la vitalité de la cellule. Dans d'autres cas, cette lésion de la cellule est encore plus précoce ou constitue le fait dominant (dégénérescence graisseuse, cancer étendu, diabète bronzé, intoxication phosphorée, ictères graves, etc.). En somme, l'insuffisance hépatique est l'aboutissant ultime de la plupart des maladies du foie, comme l'urémie est l'aboutissant des affections du rein.

2° Symptômes de l'insuffisance hépatique. — C'est l'examen des urines qui nous renseigne le mieux sur les fonctions de la cellule hépatique. L'abaissement du taux de l'urée, la glycosurie alimentaire mise en évidence par LÉPINE et COLRAT, l'urobilinurie, l'hypertoxicité urinaire constituent ce qu'on a appelé fort justement le « syndrome urinaire révélateur de l'insuffisance hépatique ».

a. *Abaissement du taux de l'urée.* — Le taux de l'urée émise dans les vingt-quatre heures est abaissé ; de 20 grammes, chiffre normal, il tombe à 10 grammes, 8 grammes, et bien au-dessous ; on l'a vu descendre jusqu'à 1 gramme par jour.

b. *Glycosurie alimentaire.* — Chez un individu normal l'ingestion de glucose ne détermine pas de glycosurie puisque ce sucre absorbé en excès est temporairement emmagasiné dans le foie à l'état de glycogène. Au contraire, si la cellule hépatique est insuffisante et n'emmagasine pas cet excès de glycose, il passera dans les urines ; il y aura hyperglycémie et glycosurie. Pour apprécier l'état de la fonction glycogénique dans une affection hépatique, il suffit donc de faire ingérer au malade 150 grammes de sirop de sucre, de recueillir ses urines pendant les heures qui suivent et d'y chercher le sucre au moyen de la liqueur de Fehling.

c. *Urobilinurie.* — Les urines contiennent de l'urobiline ; elle se révèle à l'examen spectroscopique par une bande d'absorption située entre le bleu et le vert. Dans le cas où les urines sont chargées de pigments biliaires, la constatation de cette bande d'absorption est difficile parce que toute la partie droite du spectre est obscurcie ; il faut alors user de l'artifice indiqué par HAYEM et TISSIER. Il consiste à verser doucement un peu d'eau à la surface de l'urine, dans un tube à essai : l'urobiline, très diffusible, y passe immédiatement, avant les autres pigments, et il suffit alors d'examiner la partie supérieure du tube à essai pour voir nettement la bande d'absorption de l'urobiline. — L'urobiline est un pigment (doué d'ailleurs d'un très faible pouvoir tinctorial) sécrété par la *cellule hépatique malade ;* elle constitue donc elle aussi un signe de son insuffisance.

d. *Hypertoxicité urinaire.* — Enfin la toxicité des urines, injectées dans la veine auriculaire du lapin, est ordinairement augmentée parce que le foie ne détruit plus qu'incomplètement les poisons de l'organisme.

Au bout d'un temps plus ou moins long, cette diminution des fonctions hépatiques se traduit par des phénomènes d'auto-intoxication qui atteignent tout l'organisme, par une dégénérescence de tous les parenchymes, par une cachexie progressive, et elle aboutit enfin à la production de lésions rénales ; les signes de l'insuffisance hépatique se doublent alors de ceux de l'insuffisance rénale : l'*urémie hépatique* est constituée, et les malades *succombent avec le complexus symptomatique de l'ictère grave.*

3° Traitement. — Il comprend d'abord le traitement de l'affection causale. Mais il faut aussi s'attacher à ménager la cellule hépatique elle-même en supprimant ou atténuant les causes d'intoxication : on combattra donc les fermentations digestives; on prescrira les antiseptiques intestinaux (calomel, benzonaphtol, salicylate de bismuth) et le régime lacté.

ARTICLE II

FOIE CARDIAQUE

On désigne sous ce terme l'ensemble des lésions et des symptômes que présente le foie dans les affections du cœur. Le foie cardiaque est surtout une congestion passive du foie.

1° Etiologie. — Sa plus grande fréquence est *chez les mitraux*, mais ils sont atteints de façon inégale. Les symptômes du foie cardiaque peuvent se manifester avant l'apparition de l'albuminurie, de la stase pulmonaire ou de l'œdème des membres inférieurs. Celui-ci fera son asystolie dans le poumon, celui-là dans le rein, un autre dans le foie ou le tissu cellulaire. Ces différences nous montrent bien qu'il ne faut pas réduire l'asystolie à un ensemble de phénomènes purement mécaniques, et que le système nerveux vasomoteur qui règle les circulations locales doit y jouer son rôle. Il n'est d'ailleurs pas impossible qu'il existe à l'abouchement des veines sus-hépatiques dans la veine cave inférieure telle ou telle disposition anatomique qui facilite chez certains sujets le reflux du sang à travers le foie (PARMENTIER). Mais dans cette prédilection de l'asystolie pour le foie, un rôle bien plus important revient aux maladies antérieures de l'organe, qui préparent le terrain (alcoolisme, paludisme, lithiase).

Le foie cardiaque est *rare chez les aortiques*. Dans les myocardites, dans l'insuffisance tricuspide consécutive aux affections chroniques du poumon, les symptômes ne revêtent pas l'intensité qu'ils affectent chez les mitraux et n'ont aucune prédominance sur les autres localisations de l'asystolie.

FR. FRANCK, PARMENTIER, ont pu reproduire *expérimentale-*

ment les lésions du foie cardiaque en produisant chez le chien une insuffisance tricuspidienne traumatique ; l'autopsie, pratiquée quelques jours après, montrait un foie muscade typique avec distension des veines sus-hépatiques et des capillaires du centre du lobule, foyers d'apoplexie, et atrophie des travées cellulaires de l'organe. — Telle est la reproduction mécanique grossière de la congestion hépatique. D'autres facteurs doivent expliquer les variations particulières propres à chaque cas en pathologie humaine (l'innervation vaso-motrice, l'alcoolisme, etc.).

2⁰ Anatomie pathologique. — *A.* Autopsie. — Le foie congestionné est augmenté de volume et de poids ; l'hypertrophie porte surtout sur le lobe droit. Les bords et les angles de l'organe sont émoussés. La capsule lisse et tendue laisse voir par transparence la coloration du parenchyme sous-jacent, d'un brun violacé.

A la coupe, la veine et les capillaires du centre de chaque lobule, distendus et béants, figurent un ilot qui tranche par sa coloration rouge-brun sur la périphérie du lobule plus pâle.

En raison du contraste entre ces îlots et le reste du parenchyme hépatique, on a comparé cet aspect à celui de la noix de muscade (*foie muscade*). De loin en loin on observe des foyers hémorragiques ordinairement limités ; il peut exister cependant sous la capsule une hémorragie en nappe (Parmentier).

Telle est la première étape de la lésion. Quand la congestion se prolonge, elle aboutit à la sclérose. L'organe garde toujours son aspect muscade, mais il est dur, résistant à la coupe, sillonné de fines bandes fibreuses ; sa surface est chagrinée, sa capsule épaissie. Chaque veine sus-hépatique est entourée d'un cercle fibreux.

B. Histologie. — Pendant la *première période* on voit au centre de chaque lobule la veine sus-hépatique dilatée et donnant naissance à des capillaires également dilatés qui se portent en rayonnant vers la périphérie du lobule ; ils sont de moins en moins dilatés à mesure qu'ils s'éloignent du centre. Ces capillaires ectasiés, en allant rejoindre les territoires sus-hépatiques voisins également dilatés, circonscrivent un espace porte avec son parenchyme hépatique normal. De la sorte les îlots de parenchyme hépatique ne sont plus ordonnés par rapport à la veine sus-hépatique centrale du lobule, mais par rapport aux espaces portes : on a un *foie interverti* (SABOURIN), une *démonstration des lobules biliaires*.

Dans les points où la dilatation des capillaires est le plus

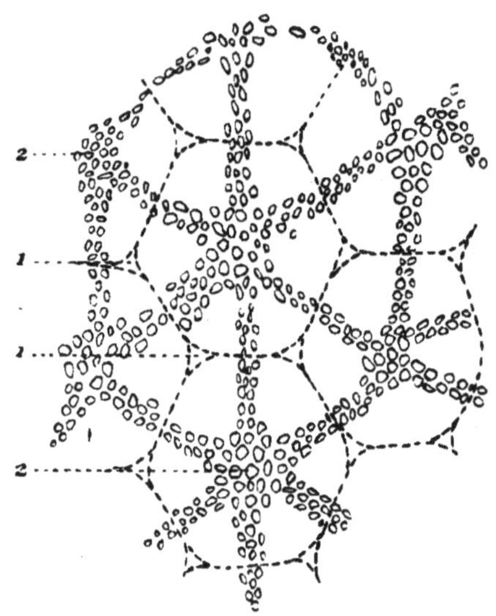

Fig. 75.

Schéma du foie cardiaque.

1, 1, espaces portes. — 2, 2', veines sus-hépatiques.
Les traits pointillés indiquent les contours de chaque lobule hépatique. On voit que la dilatation veineuse commence au centre du lobule.

prononcée, c'est-à-dire vers le centre du lobule, prédomine aussi l'atrophie des trabécules hépatiques : comprimée, la cellule s'allonge, s'aplatit, se charge de graisse ou de pigment, s'atrophie, ne laissant finalement à sa place qu'une traînée de granulations.

La *deuxième période* (*congestion avec cirrhose*) est marquée par l'épaississement des parois des veines sus-hépatiques et des capillaires radiés qui en partent. Cette *sclérose* périsushépatique aboutit à la formation d'une plaque fibreuse d'où se séparent,

en suivant le trajet des capillaires, des bandes scléreuses destinées à rejoindre celles émanées des territoires sus-hépatiques
voisins; elles forment par leur réunion des anneaux scléreux
(cirrhose annulaire) circonscrivant un ou plusieurs espaces portes
(foie interverti); ces espaces portes conservent habituellement
leur intégrité, mais peuvent accessoirement être envahis par la
cirrhose (cirrhose périportale) et montrer des lésions de l'artère
hépatique. TALAMON fait jouer à ces lésions artérielles un grand
rôle dans la production de la cirrhose cardiaque ; il n'est probablement qu'accessoire, la plus grande part des altérations
revenant aux veines sus-hépatiques.

On rencontre ici encore les foyers d'apoplexie capillaire et
l'atrophie des cellules.

3° Symptômes. — Ils sont de deux ordres : fonctionnels et
objectifs.

A. SYMPTÔMES FONCTIONNÉLS. — Ce sont eux qui ouvrent ordinairement la scène. Le cardiaque se plaint d'une sensation de
malaise augmentant pendant la période digestive, de tension,
de pesanteur, de barrement dans la région de l'hypochondre droit.
La douleur, lorsqu'elle existe, est une douleur vague augmentée
par la pression. Les troubles digestifs sont fréquents : anorexie,
digestions pénibles, langue saburrale, constipation habituelle,
météorisme.

B. SIGNES OBJECTIFS. — L'*augmentation de volume du foie* est
perceptible à la palpation et à la percussion d'ailleurs douloureuses. Le foie, sensible à la pression, n'est pas seulement augmenté de volume, mais encore abaissé en raison de son poids,
ce qui en impose pour une hypertrophie plus considérable. Cette
hypertrophie n'est d'ailleurs pas immuable ; au moment des
poussées asystoliques, l'organe subit un accroissement prononcé,
puis sous l'influence du repos, de la digitale, et d'un régime
approprié il se rétracte et revient sur lui-même pour augmenter
de nouveau à l'occasion de la poussée suivante. Ces alternatives
de distension et de rétraction lui ont fait donner par HANOT le
nom de « foie en accordéon ».

Les *battements hépatiques* (Friedreich, Mahot) ne consistent pas dans un simple soulèvement de l'organe, mais dans un mouvement d'expansion systolique, comme on peut en juger dans les cas où il est possible de saisir entre les doigts le bord antéro-inférieur du foie. Cette pulsation en masse est due au reflux systolique du sang dans les veines sus-hépatiques, à la faveur de l'insuffisance tricuspidienne (Friedreich).

L'*ascite* est quelquefois très précoce, ou bien elle existe presque isolément, sans les autres signes habituels du foie cardiaque et devient alors la cause d'erreurs de diagnostic. Son abondance varie dans des limites assez étendues, comme les œdèmes des cardiaques. Elle est due à la stase sanguine, à la sclérose hépatique, et, pour une part, à la péritonite chronique (Rendu).

L'*ictère* est d'ordinaire modéré : le visage et les sclérotiques présentent seulement une teinte jaunâtre. Il peut s'agir d'un véritable ictère par rétention dû à la compression exercée sur les canalicules biliaires par les vaisseaux gorgés de sang, ainsi que l'a démontré expérimentalement Lépine ; mais la présence de l'urobiline dans les urines montre qu'il s'agit plus souvent d'un ictère hémaphéique.

Les *urines* sont diminuées de quantité ; l'urée subit une diminution parallèle (Brouardel, Rendu) ; l'acide urique et les urates existent au contraire en abondance. L'urobilinurie et la glycosurie alimentaire sont très fréquentes. Ces constatations urologiques traduisent l'insuffisance relative de la cellule hépatique, prélude de la cachexie hépatique.

4° Evolution. — La mort survient dans l'asystolie, du fait de la lésion cardiaque elle-même, ou bien elle arrive au milieu des symptômes de l'ictère grave : les phénomènes nerveux, l'état typhoïde, la langue sèche, les dents fuligineuses, la fièvre ou l'hypothermie indiquent une intoxication profonde. Des phénomènes infectieux hâtent quelquefois la terminaison fatale.

5° Formes cliniques et diagnostic. — Rien de plus variable que la physionomie clinique du foie cardiaque. Tantôt il figure seulement dans l'ensemble des symptômes d'une asystolie commune, tantôt l'asystolie est à prédominance hépatique, tantôt enfin les symptômes hépatiques sont tellement précoces et tellement importants qu'ils masquent les signes d'une cardiopathie à peu près latente. Ainsi cette *asystolie hépatique* se traduira par une teinte subictérique, par de l'ascite, accompagnant un foie modérément hypertrophié, par des troubles digestifs ; l'urine contient de l'urobiline, la recherche de la glycosurie alimentaire est positive ; au cœur il n'y a qu'une légère arythmie ; pas d'albumine, pas d'œdème des membres inférieurs ni des poumons. On conçoit que dans ces conditions la cardiopathie puisse passer inaperçue et le syndrome hépatique ne pas être ramené à sa véritable cause; de tels malades « font leur asystolie dans le foie ». Entre ces différentes formes cliniques tous les intermédiaires peuvent s'observer. En général les râles sous-crépitants aux bases des poumons, la dilatation du cœur droit, la notion de troubles cardiaques antérieurs mettent sur la voie du diagnostic.

Dans un autre cas la cachexie profonde jointe aux signes locaux pourra faire confondre le foie cardiaque avec un *cancer du foie*, qui s'en distingue cependant par son augmentation de volume rapide, l'anorexie absolue, l'anémie intense, les douleurs plus vives qui l'accompagnent.

6° Traitement. — Il se résume dans le *traitement de la cardiopathie* existante, le lait, les diurétiques, le calomel, quelques purgatifs, la révulsion sur la région hépatique et les eaux minérales alcalines.

ARTICLE III

CLASSIFICATION ET ANATOMIE PATHOLOGIQUE
GÉNÉRALE DES CIRRHOSES DU FOIE

On appelle cirrhose hépatique l'envahissement généralisé du foie par du tissu scléreux. Le terme de cirrhose, consacré par Laennec [1], correspond à la coloration générale de l'organe

---

[1] Laennec, *Traité de l'auscultation médiate*.

(κιρρος, *roux*), dans un des types les plus fréquents, la cirrhose atrophique des alcooliques. Anatomiquement il représente une lésion hépatique dans laquelle la prolifération du tissu conjonctif joue le rôle prédominant. Pour qu'il y ait cirrhose, dit CHAUFFARD [1], trois conditions sont nécessaires : 1° l'état adulte du tissu conjonctif ; 2° sa prolifération anormale dans tout l'organe ; 3° une altération plus ou moins tardive, mais fatale, de l'élément glandulaire.

§ 1. — HISTORIQUE

Trois grandes périodes sont à distinguer dans l'évolution de la doctrine des cirrhoses.

a. *Première période.* — Déjà avant LAENNEC, FERNEL, VESALE, MORGAGNI, BICHAT signalent les rapports qui existent entre l'hydropisie, l'atrophie hépatique et l'alcoolisme. Mais c'est au grand clinicien du début du siècle que revient l'honneur d'avoir nettement isolé des affections du foie le type anatomique et clinique que l'on nomme à juste titre cirrhose atrophique de Laennec (1819).

b. *Deuxième période. Distinction anatomique de différentes formes de cirrhoses.* — BRIGHT, en 1827, rapporte cinq observations de cirrhoses du foie et, à côté d'une observation parfaite des lésions de l'organe hépatique, de la rate, du péritoine, de l'intestin, il décrit admirablement les symptômes qui leur correspondent. Il entrevoit la cirrhose hypertrophique et l'hépatite nodulaire. KIERNAN [2] (1833) donne une excellente description des espaces conjonctifs qui portent son nom. Il indique le rôle prépondérant de ce tissu dans le développement de la cirrhose. OPPOLZER (1844) tente de distinguer les scléroses accompagnées d'oblitération des canalicules biliaires, de celles qui relèvent des lésions des radicules de la veine porte. GUBLER [3] (1853)

---

[1] CHAUFFARD, *Traité de médecine* CHARCOT-BOUCHARD, t. III, et *Congrès de Moscou*, 1897.

[2] KIERNAN, *Philosophical Transactions*, 1833.

[3] GÜBLER, Thèse d'agrégation, 1853.

déclare que tous les foies cirrhosés ne sont pas atrophiés, que l'hypertrophie de l'organe constitue une entité spéciale. REQUIN [1] et surtout TODD (1856) démontrent l'autonomie de la cirrhose hypertrophique. OLIVIER, HAYEM, CORNIL précisent son origine biliaire, et, en 1876, la célèbre thèse de HANOT établit définitivement l'affection que cet auteur dénomme *cirrhose hypertrophique avec ictère chronique*.

c. *Troisième période.* — *L'expérimentation* vient compléter et confirmer les données anatomiques. CHARCOT et GOMBAULT [2] par la ligature permanente du cholédoque reproduisent l'angiocholite et la périangiocholite des canalicules biliaires avec sclérose consécutive. BOUCHARD, injectant dans les radicules de la veine porte du naphtol en suspension dans l'eau, produit des obstructions et de l'inflammation de ces veinules autour desquelles s'hyperplasie le tissu conjonctif. Les intoxications lentes produites par STRAUSS et BLOCQ, SABOURIN, LAFFITE [3], font naître chez les animaux des lésions analogues à celles de la cirrhose atrophique.

Bientôt un grand nombre de types sont analysés et reproduits expérimentalement. DIEULAFOY, ayant démontré l'existence de formes intermédiaires entre les deux grandes classes de cirrhoses déjà connues, les appelle *cirrhose mixtes*. HUTINEL, SABOURIN décrivent la cirrhose hypertrophique graisseuse des tuberculeux. HANOT et CHAUFFARD étudient les cirrhoses pigmentaires des diabétiques, KELSCH et KIENER les hépatites et cirrhoses paludéennes, HANOT et BOIX (Congrès de Rome, 1894) les cirrhoses des dyspeptiques. POTAIN (1888), CHARPENTIER (Thèse de Paris, 1896), FIALON (Thèse de Paris, 1897) font des études très complètes de la cirrhose saturnine. Enfin GILBERT et DOMINICI, GILBERT et FOURNIER, 1897, indiquent les rapports de l'angiocholite infectieuse et de la cirrhose hypertrophique.

Citons enfin les remarquables rapports de CHAUFFARD, de GIL-

<hr>

[1] REQUIN, *Union médicale*, 1849.

[2] CHARCOT et GOMBAULT, *Arch. de physiologie*, 1876.

[3] LAFFITE. *L'Intoxication alcoolique expér. et la cirrh. de Laennec*, Th. de Paris, 1892.

46.

BERT et SURMONT, sur les formes cliniques des cirrhoses, au congrès de Moscou en 1897.

Nous essaierons, en prenant pour guides ces derniers auteurs de présenter une classification des innombrables formes des scléroses du foie, et nous nous efforcerons en outre d'en décrire les types anatomiques les plus saillants, les plus simples.

§ 2. — CLASSIFICATION

La première classe comprend les *cirrhoses simples*, dans lesquelles l'élément primitif est la prolifération anormale du tissu conjontif, l'élément secondaire l'atrophie ou l'hypertrophie plus ou moins tardives de la cellule hépatique. La deuxième comprend les *cirrhoses compliquées* dans lesquelles le phénomène capital est la dégénérescence des éléments glandulaires constituant une lésion étendue et précoce, le phénomène accessoire étant constitué par le développement d'un tissu fibreux pathologique.

Nous diviserons ainsi les cirrhoses en deux grands groupes ;

1° Cirrhoses primitivement conjonctives ;

2° Cirrhoses avec dégénérescence épithéliale prédominante.

Nous résumerons dans le tableau suivant la classification générale des cirrhoses :

1° Cirrhoses primitivement conjonctives.	1° *Toxiques*	*Alcoolisme.*	Cirrhose atrophique de Laennec. Cirrhose hypertrophique alcoolique (HANOT et GILBERT).
		Saturnisme.	
		Auto-intoxications.	Cirrhose des goutteux. — des diabétiques — des dyspeptiques (HANOT et BOIX).
	2° *Infectieuses.*		Cirrhose paludéenne. — syphilitique. — tuberculeuse. — biliaire de Hanot. — biliaire par obstruction.
	3° *Mécaniques.*		Foie cardiaque.

<table>
<tr><td rowspan="5">2° Cirrhoses avec dégénérescence épithéliale prédomi-nante.</td><td rowspan="2">Cirrhose avec dégénérescence</td><td>graisseuse.</td><td>Alcoolisme.
Tuberculose.</td></tr>
<tr><td>pigmentaire.</td><td>Diabète.
Paludisme.</td></tr>
<tr><td rowspan="2">Cirrhose avec hépatite parenchymateuse</td><td>diffuse.</td><td></td></tr>
<tr><td>nodulaire.</td><td></td></tr>
<tr><td colspan="3">Cirrhose avec adéno-épithéliome (voy. p. 592, Adéno cancer avec cirrhose).</td></tr>
</table>

Au point de vue de leur étiologie, les cirrhoses peuvent être divisées en cirrhoses toxiques, infectieuses et mécaniques, ainsi que l'indique le tableau ci-contre ; mais cette division n'est pas aussi absolue qu'elle le paraît au premier abord. Il y a des cirrhoses dont la cause n'est pas facile à préciser : ainsi la cirrhose alcoolique est attribuée par les uns à l'action directe de l'alcool, par d'autres aux troubles dyspeptiques qu'il provoque et à l'auto-intoxication qui en résulte ; la cirrhose hypertrophique graisseuse a été tour à tour attribuée à l'alcoolisme et à la tuberculose ; les cirrhoses infectieuses résultent en grande partie de l'action des produits toxiques d'origine microbienne ; la cirrhose d'origine cardiaque n'est pas due uniquement à la stase sus-hépatique, mais présente aussi des lésions artérielles et l'alcoolisme joue souvent un rôle important dans son étiologie.

La topographie et le point de départ de la sclérose ont une très grande importance : on décrit ainsi des cirrhoses capsulaires, des cirrhoses sus-hépatiques (foie cardiaque), des cirrhoses périportales, c'est-à-dire naissant autour des ramifications de la veine porte, des cirrhoses biveineuses reconnaissant cette double origine, des cirrhoses biliaires.

La disposition du tissu conjonctif permet encore de décrire des cirrhoses annulaires enserrant les lobules dans un anneau de sclérose, des cirrhoses insulaires, des cirrhoses extralobulaires, c'est-à-dire ne pénétrant pas dans l'intérieur des lobules, des cirrhoses monocellulaires qui le dissocient au contraire cellule à cellule ; mais cette division a moins d'importance que la précédente. Il ne faut pas oublier enfin les lésions de la cellule hépatique, très variables dans leur intensité avec chacune des cirrhoses, et la formation des pseudo-canalicules biliaires. Enfin, macroscopiquement le foie cirrhotique est tantôt augmenté de volume, tantôt atrophié, tantôt de volume normal, ce qui légitime une distinction anatomique et clinique en cirrhoses atrophiques et cirrhoses hypertrophique.

§ 3. — ANATOMIE PATHOLOGIQUE

Nous étudierons d'abord les cirrhoses primitivement conjonctives, puis les cirrhoses à prédominance épithéliales.

1° Cirrhoses primitivement conjonctives. — Leur étude comprend les cirrhoses veineuses ou toxiques, les cirrhoses biliaires, les cirrhoses mécaniques.

a. *Cirrhoses veineuses*. — Nous prendrons pour type de notre description la *cirrhose alcoolique* de LAENNEC.

Au microscope avec un grossissement faible, une coupe de foie cirrhosé, colorée au picrocarmin, nous montre deux tissus principaux : de larges bandes roses de tissu conjonctif formant un vaste stroma aux anneaux bien limités, et dans cette trame fibreuse des îlots de parenchyme ayant l'aspect d'une masse granuleuse jaune. Dans les parties élargies de ce stroma fibreux on rencontre des radicules de la veine porte, des canaux biliaires non altérés, et plus loin des veines sus-hépatiques. SABOURIN [1], remarquant ce détail, a conclu que les îlots de substance hépatique ne correspondaient pas à des lobules, mais à des groupes de lobules enfermés dans un stroma partant à la fois de la veine sus-hépatique et des branches de la veine porte, d'où le nom qu'il a proposé de cirrhoses biveineuses. Cette opinion n'est pas admise par tous les histologistes. Sous la capsule, le tissu conjonctif est encore plus dense, et, à sa surface, de petites végétations, sessiles ou pédiculées, sont visibles. Analysons maintenant avec un objectif plus puissant les détails de cette coupe. Le tissu conjonctif est variable suivant la nature du processus ; s'il appartient à une cirrhose à évolution rapide, les éléments cellulaires prédominent, cellules fusiformes parfois rondes à noyaux vive-

---

[1] SABOURIN. *Rev. de méd.*, 1882.

ment colorés, la substance fibrillaire est peu abondante. En cas d'évolution lente, celle-ci est très abondante. Les *canalicules biliaires sont intacts. Par contre les parois veineuses sont atteintes d'endophlébite* avec oblitérations plus ou moins complètes. Des îlots de cellules embryonnaires les entourent. Dans le tissu conjonctif on rencontre des groupements cellulaires ayant l'aspect de petits vers de terre tortueux : les noyaux bien colorés occupant une grande partie de la cellule, la diposition canaliculée des éléments ont suggéré à CHARCOT, à ZIEGLER l'idée qu'il s'agissait de canalicules biliaires néoformées à parois embryonnaires. SABOURIN, au contraire, y voit un état de cellules hépatiques en voie de régression. L'élément glandulaire est atteint d'une façon bien variable. C'est de sa résistance que dépend la forme de la cirrhose. S'il dégénère, sous forme d'atrophie pigmentaire ou graisseuse, s'il lutte faiblement, le tissu fibreux l'étouffe et l'atrophie de l'organe en résulte. Au contraire *dans la cirrhose hypertrophique alcoolique* la cellule se défend ; loin de dégénérer elle s'hypertrophie, refoule le tissu scléreux et le foie augmente de volume. De l'état de l'élément épithélial dépend la gravité de de la lésion. L'existence ou l'absence d'insuffisance hépatique chez un malade est liée à la résistance de l'élément noble de l'organe, de la cellule glandulaire (GILBERT et SURMONT).

Si cette hyperplasie, c'est-à-dire cette augmentation du nombre des cellules, présente un développement très actif par zones, les nodules ainsi formés peuvent donner naissance à des foyers adénomateux constitués par des éléments ayant une grande activité vitale et analogues en cela à des cellules néoplasiques. *Cette hyperplasie nodulaire* constitue *les adénomes* rencontrés dans les cirrhoses et qui ont été décrits par SABOURIN. Ces adénomes sont-ils des néoplasmes véritables (HANOT, GILBERT) ou des proliférations cellulaires de défense CHAUFFARD) pouvant ultérieurement évoluer avec l'épithéliome ? Telles sont les deux grandes théories proposées au sujet de cette intéressante question dont la solution jetterait peut-être quelque peu de lumière dans le problème de l'histogenèse du cancer.

On comprend par ce court exposé quelle est l'importance de l'étude de la cellule hépatique dans les cirrhoses. HANOT l'a expliqué magistralement en disant : « En matière de cirrhose, le diagnostic se tire de l'état du tissu conjonctif, le pronostic de l'état des cellules hépatiques. »

b. *Cirrhoses biliaires*. — Nous prendrons pour type la cirrhose biliaire hypertrophique de HANOT, car elle est la mieux caractérisée, bien qu'elle ne soit pas la plus fréquente. La cirrhose biliaire par obstruction, beaucoup moins rare, s'en rapproche notablement. Le processus anatomique fondamental de la cirrhose de HANOT est une angiocholite catarrhale, avec périangiocholite, réaction intense du tissu conjonctif autour des canalicules biliaires et hypertrophie de l'élément glandulaire indiquant une vive réaction cellulaire. Dans cette forme, le foie uniformément lisse est considérablement augmenté de volume (1.500 à 3.000 grammes). Il peut être bosselé dans les formes prolongées. La capsule de Glisson est en général enflammée et adhérente. Les voies biliaires extrahépatiques et la vésicule ne sont pas altérées. Tout l'organe est vert foncé par surcharge de pigments biliaires. La section des tissus est facile, malgré la sclérose. La rate est très volumineuse (500 à 600 grammes). Le cœur droit est dilaté. Tous les téguments de l'organisme sont profondément imprégnés par la bile. L'intestin et le péritoine sont sains, mais on peut rencontrer des ganglions du hile énormes (JACCOUD).

Au microscope, avec un faible grossissement on trouve de vastes îlots conjonctifs à point de départ biliaire, formant de véritables presqu'îles (cirrhose insulaire). Le tissu glandulaire, de couleur jaune brunâtre ou verdâtre, ne semble pas étouffé, comme dans la forme atrophique, mais des arborisations conjonctives le pénètrent et le divisent. De ce coup d'œil d'ensemble il faut retenir que cette cirrhose est *insulaire, extra et intralobulaire, monolobulaire, et que l'élément glandulaire c'est-à-dire la cellule hépatique, paraît intact.*

A un plus fort grossissement on constate qu'il n'y a pas seulement des fibres conjonctives, mais aussi de nombreuses cellules rondes, infiltrant le parenchyme hépatique. Les canalicules biliaires des espaces de Kiernan sont atteints d'angiocholite avec épaississement de leurs parois, proliférations de l'endothélium, amas de cellules embryonnaires. D'autres constituent ces néocanalicules biliaires dont nous avons déjà parlé à propos de la cirrhose de Laënnec ; d'autres enfin à parois amincies mais à cavité dilatée, donnent de petites cavités kystiques. Les tuniques veineuses intactes ou fort peu lésées laissent une lumière parfaitement perméable.

Le lobule a été pénétré et dissocié par le tissu conjonctif, mais la disposition des trabécules reste régulièrement radiée. Au contraire dans les foies infectieux dans lesquels l'élément cellulaire est profondément touché, avec tuméfaction trouble, ces colonnes glandulaires sont disloquées de fond en comble (HANOT)[1]. Ceci ne se rencontre pas d'ordinaire dans le type hypertrophique que nous décrivons. — En somme, cellule hépatique souvent intacte avec une vitalité parfois exaltée.

c. Cirrhoses mécaniques ou sus-hépatiques. — D'après les idées classiques, la stase longtemps prolongée donne naissance à un processus sclérogène à point de départ sus-hépatique. Les îlots de cirrhose partis de la veine centrale s'étendent radiairement et, réunissant leurs rameaux d'un lobule à l'autre, ils peuvent entourer le lobule d'anneaux scléreux (voy. *Foie cardiaque*).

2° Cirrhoses avec dégénérescence épithéliale prédominante. — Les trois suivantes sont les principales :

a. *Cirrhose avec dégénérescence graisseuse.* — La cellule hépatique, dans cette grande classe de cirrhoses, semble avoir subi, bien plus que le tissu conjonctif, une altération profonde. Des vacuoles graisseuses se forment dans son protoplasme, en débutant à la périphérie du lobule, puis l'élément tout entier ne devient qu'une vésicule de graisse. Cette lésion se produit sans régénération possible, avec ou sans développement important de tissu fibreux. La nécrobiose cellulaire est le fait capital.

b. *Cirrhose avec dégénérescence pigmentaire.* — Étudiée par HANOT et CHAUFFARD, par AUSCHER et LAPICQUE, elle est encore mal connue. La cirrhose évolue avec une mélanodermie généralisée. Le pigment de couleur ocre, devenant noir sous l'action du sulfhydrate d'ammoniaque, se dépose dans le protoplasma

---

[1] HANOT, *Ictère avec dislocation de la travée.* Sem. méd., 1895.

de la cellule hepatique, autour du noyau, parfois dans les cellules conjonctives jeunes (AUSCHER et LAPICQUE). On rencontre en outre des lésions de cirrhose biveineuse. — Il existe des cas de cirrhoses pigmentaires dans lesquels le processus semble s'être limité au foie.

c. *Cirrhose avec adéno-épithéliome.* — Ce processus n'est peut-être pas une dégénérescence. CHAUFFARD y voit une exagération de la vie cellulaire, une réaction de défense.

ARTICLE IV

CIRRHOSE ATROPHIQUE, ALCOOLIQUE

(CIRRHOSE DE LAENNEC)

C'est la première cirrhose connue (LAENNEC, 1819) et on la considère encore comme le type des cirrhoses.

1° Étiologie. — L'alcoolisme est la cause la plus habituelle ; mais il est des cas exceptionnels où on ne peut retrouver son influence.

D'ailleurs l'influence nocive des boissons alcooliques est diversement interprétée. Les uns incriminent l'alcool lui-même (LABORDE, expériences de STRAUSS et BLOCQ), les autres les troubles dyspeptiques qu'il engendre (BOIX), d'autres avec LANCEREAUX accusent le bisulfate de potasse (plâtrage des vins).

2° Anatomie pathologique. — a. *Autopsie.* — Ce qui frappe dès l'ouverture du cadavre, c'est l'écoulement du liquide qui remplit la cavité péritonéale. Ce liquide d'*ascite* est ordinairement limpide, citrin, rarement hémorragique.

Le foie est *petit*, atrophié, caché dans l'hypocondre droit ; son poids ne dépasse guère 1 kilogramme. Sa *surface* n'est plus lisse, mais inégale, parsemée de points saillants de couleur roussâtre. Ce sont ces granulations que LAENNEC prenait pour des formations pathologiques et auxquelles il donnait, en raison de leur couleur, le nom de « cirrhoses » ; elles représentent en réalité le parenchyme hépatique normal, enserré par les bandes de sclérose qui tendent à l'énucléer et à le faire saillir au dehors, Parfois ces granulations sont larges et aplaties, analogues à des têtes de clous (*foie clouté* des auteurs anglais).

A la coupe, le foie est dur, résiste et crie sous le couteau comme si on incisait un fibrome. On y retrouve l'aspect granuleux de la surface, moins prononcé toutefois. Le parenchyme hépatique est jaune clair, sillonné de bandes connectives grisâtres.

Le *péritoine* périhépatique est villeux, tomenteux ou recouvert de fausses membranes unissant le foie aux parties voisines, principalement au diaphragme et aux parois abdominales. Ces fausses membranes conjonctives sont parcourues par des vaisseaux veineux néoformés, véritables veines portes accessoires qui suppléent à l'insuffisance de la circulation intrahépatique entravée par la sclérose périportale et constituent pour elle des voies de dérivation. Elles vont s'anastomoser avec les réseaux veineux des organes voisins.

Les *branches de la veine porte*, en raison de l'oblitération de leurs terminaisons intrahépatiques, sont dilatées et variqueuses, (veines mésaraïques, œsophagiennes, etc.). On constate de plus une dilatation énorme des veines portes accessoires, décrites par Sappey, surtout de celles contenues dans le ligament suspenseur du foie et dans le ligament triangulaire. Les premières font communiquer la veine porte avec les diaphragmatiques et le réseau veineux sous-cutané du thorax, les secondes avec le réseau veineux sous-cutané de l'abdomen, l'épigastrique et la mammaire interne.

La *rate* est très augmentée de volume. Son tissu est gorgé de sang.

L'*intestin* est atrophié, rétracté ; ses tuniques sont amincies, et sa largeur est diminuée.

La pleurésie, sèche ou sérofibrineuse, s'observe fréquemment, surtout à droite.

b. *Histologie*. — La sclérose n'est pas disséminée au hasard dans le tissu du foie ; elle y forme de larges bandes annulaires, circonscrivant des ilots de parenchyme hépatique, qui comprennent ordinairement plusieurs lobules. La démarcation est nette entre le tissu conjonctif et le tissu hépatique ; les lobules ne sont pas très dissociés sur leurs bords par le tissu de sclérose. On résume ces divers caractères en disant que la cirrhose atrophique est *annulaire*, *multilobulaire* et *extralobulaire*. La sclérose débute dans les espaces portes, autour des ramifications de la veine porte, ce qui s'explique bien puisque le poison, cause de la sclérose, est puisé dans l'intestin et apporté au foie par ce vaisseau. En produisant chez les animaux une intoxication alcoolique expérimentale, STRAUSS et BLOCQ[1] ont aussi constaté cette sclérose périportale. Dans les espaces portes on trouve des pseudo-canalicules biliaires.

Les recherches de SABOURIN[2] ont modifié depuis quelques années les données classiques sur la topographie de la sclérose ; pour cet auteur, elle atteint son maximum autour des veines sushépatiques ; de là en allant rejoindre celle qui entoure les veines sushépatiques voisines, elle formerait des anneaux scléreux comprenant dans leur intérieur des fragments de lobule. On assisterait ainsi à une sorte de remaniement du parenchyme, dont les lobules ne se trouvent plus ordonnés par rapport aux veines sus-hépatiques, mais aux espaces portes. La sclérose périportale existerait bien aussi, mais elle ne ferait que se développer en longueur, le long du vaisseau (*sclérose columnaire*) ; elle ne participerait nullement à la formation des anneaux qui enserrent les lobules (*sclérose annulaire*). Sclérose sushépatique et sclérose périportale seraient réunies par des traînées de tissu conjonctif. La cirrhose atrophique devient ainsi une *cirrhose biveineuse*.

Au début, les bandes de sclérose sont formées d'un tissu conjonctif jeune, parsemé de cellules rondes ou de cellules fusiformes ; à mesure que la lésion vieillit, ce tissu conjonctif devient plus résistant, plus dense et riche en fibres élastiques.

[1] STRAUSS et BLOCQ, *Arch. de phys.*, 1887.
[2] SABOURIN, *Lésions du parenchyme hépatique dans la cirrhose.* Th. de Paris, 1881, et *la Glande biliaire de l'homme.*

3° Symptômes. — Nous étudierons successivement les symptômes prémonitoires, ceux de la période d'état, et la cachexie terminale.

A. Période de début. — La période de début ou période préascitique comprend une série de troubles relatifs à l'état du tube digestif, de la cellule hépatique ou du système circulatoire. D'après Hanot[1], ce sont :

1° Les *troubles dyspeptiques :* le dégoût de la viande et des matières grasses s'observe d'ailleurs chez tous les hépatiques ; quant à l'anorexie, l'alcoolisme ne lui est certainement pas étranger.

2° La *constipation* habituelle et opiniâtre, probablement parce que la bile, modifiée, ne joue plus son rôle normal dans l'évacuation des matières fécales.

3° Le *météorisme*, dû probablement à la même cause.

4° L'*urobilinurie*, qu'on peut reconnaitre :

a. Par la fluorescence de l'urine additionnée de chlorure de zinc ammoniacal.

b. Par l'examen spectroscopique, qui montre une bande d'absorption entre le vert et le bleu. Pour que la réaction ne soit pas masquée par celle des pigments biliaires normaux qui éteindraient toute la partie droite du spectre, il convient d'ajouter doucement de l'eau au-dessus de l'urine : l'urobiline plus diffusible s'y dissout et on peut mettre en évidence sa réaction en examinant la partie supérieure du liquide. L'urobiline est le pigment du foie malade. Sa présence en excès communique aux téguments une teinte jaune, qu'il ne faut pas confondre avec la teinte subictérique.

5° L'*acholie pigmentaire :* la bile sécrétée est privée de ses pigments et les matières fécales sont décolorées.

6° La *glycosurie alimentaire* (voy. p. 536).

7° Le *prurit* avec ou sans éruption cutanée. Il ne résulte pas, comme on l'a prétendu, d'un ictère passé inaperçu : les urines ne contiennent pas de pigment biliaire ; aussi ne doit-il pas être non plus confondu avec le prurit qui précède l'ictère.

---

[1] Hanot, *Sem. méd.*, 1893, p. 209.

8° Les *hémorragies*, épistaxis, purpura, hémorragies gingivales, hématémèses, mélœnas ; elles sont dues, les unes à l'altération du sang et des vaisseaux par suite du fonctionnement défectueux de la cellule hépatique, les autres à une gêne commençante de la circulation porte (voy. p. 557).

9° Les *œdèmes localisés* à la face, aux malléoles, etc., sans albuminurie. Il y a un œdème hépatique, comme un œdème rénal.

10° Des *crises de diarrhée* abondante alternant avec la constipation ; elles traduisent vraisemblablement l'hypertension sanguine dans le système porte.

Ces signes n'existent pas au complet dans la période préascitique, et leur importance est d'ailleurs inégale. Parmi eux les hémorragies constituent un symptôme de la plus haute valeur diagnostique, et qui attire immédiatement l'attention. De plus, il n'est pas rare de voir, après une hématémèse par exemple, s'affirmer rapidement tous les signes classiques d'une cirrhose jusque-là latente.

B. Période d'état. — La maladie se complète par l'apparition des symptômes suivants, presque tous objectifs, et beaucoup plus constants que les précédents : ascite, œdème des membres inférieurs, développement de la circulation complémentaire abdominale, hémorragies gastro-intestinales, atrophie du foie, hypertrophie de la rate.

1° L'*ascite* est un des meilleurs signes de la cirrhose atrophique. A l'inspection l'abdomen est distendu, étalé (*ventre de batracien*), sillonné d'arborisations veineuses ; la dépression ombilicale est remplacée par une saillie en doigt de gant. La percussion met en évidence la *matité* des flancs, alors que le centre de l'abdomen reste sonore. Cet épanchement est très mobile ; sa matité se déplace facilement par les changements de position du malade et on peut rendre alternativement sonore et mate l'une et l'autre fosse iliaque. Enfin la palpation fait percevoir la *sensation de flot* (voy. p. 528, *Ascite*).

La mobilité de cette ascite, l'absence de cloisonnement de la cavité péritonéale ou de masses caséeuses, sont de bons signes permettant de la distinguer de celle qui est quelquefois sympto-matique de la péritonite tuberculeuse.

Sa principale *cause* est toute mécanique ; c'est la gêne de la circulation dans la veine porte, par oblitération de ses terminaisons intrahépatiques (FRERICHS) ; mais les lésions généralisées de la séreuse péritonéale sous l'influence de l'alcoolisme (LEUDET), ses lésions circonscrites (*périhépatite*), la phlébite et la périphlébite des branches d'origine de la veine porte dans l'estomac, l'intestin ou le mésentère (DIEULAFOY et GIRAUDEAU), en sont des facteurs importants.

Le liquide ascitique est limpide ; il est à peu près privé de tout élément figuré, en dehors de toute poussée de péritonite, mais il est riche en albumine (10 p. 1000) et en sels.

2° L'*œdème des membres inférieurs* accompagne fréquemment l'ascite ; bien que la compression de la veine cave inférieure et la gêne de la circulation dans les veines crurales joue un grand rôle dans sa production, on ne saurait lui attribuer une origine exclusivement mécanique, car il peut précéder l'ascite.

3° La simple inspection de l'abdomen le montre *sillonné de veines*. Ces veinosités sont surtout marquées autour de l'ombilic où elles forment un lacis désigné sous le nom de *tête de Méduse*. Elles reconnaissent pour cause la gêne circulatoire dans le système porte et constituent autant de voies détournées par lesquelles se rétablit la circulation abdominale.

4° Les *hémorragies* ont pu survenir dès la période préascitique (hémorragies précoces) ; on a même considéré l'absence d'ascite, et par conséquent de contre-pression due à l'épanchement intrapéritonéal, comme une condition favorable à la production d'hémorragies gastro-intestinales. Ce sont ordinairement des hémorragies abondantes avec tintements d'oreille, pâleur, nausées, lipothymies et rejet d'une grande quantité de sang par la bouche ou l'anus. Dans les cas mortels, l'autopsie fait constater des dilatations variqueuses des veines de la partie inférieure de l'œsophage et des veines gastriques ; mais on ne retrouve pas toujours le point où s'est faite la rupture. La *gêne de la circulation porte* est leur cause la plus importante, mais non unique, ainsi qu'en témoignent d'ailleurs les hémorragies généralisées (purpura, hémorragies gingivales, épistaxis), qui ne peuvent reconnaître qu'une origine humorale (*altérations du sang ou des vaisseaux*).

5° L'*atrophie du foie* s'apprécie à la percussion. La matité verticale de l'organe est très réduite, mais il est quelquefois difficile de préciser sa limite inférieure à cause de l'ascite ou du météorisme.

6° La *rate* est ordinairement augmentée de volume ; la percussion fait constater cette hypertrophie — : à l'auscultation on perçoit un souffle doux, systolique (souffle splénique de BOUCHARD).

C. TROUBLES DE LA NUTRITION, CACHEXIE CIRRHOTIQUE. — En même temps qu'on constate ces signes physiques qui affirment le diagnostic de cirrhose alcoolique, la nutrition du cirrhotique souffre profondément et il arrive progressivement à la cachexie terminale.

Les urines sont rares, foncées, pauvres en urée, riches en urobiline et en acide urique. Ces caractères, auxquels il faut ajouter la présence de la glycosurie alimentaire, traduisent l'insuffisance de la cellule hépatique.

Elle ne peut plus transformer ou détruire les produits toxiques élaborés dans le tube digestif ; aussi l'organisme est-il sous le coup d'une auto-intoxication. Cet état se traduit, tant que le rein reste perméable, par une augmentation de la toxicité urinaire. La bile, diminuée dans sa quantité et modifiée qualitativement, ne peut plus jouer son rôle antifermentescible, ni son rôle dans la digestion des aliments, d'où constipation et fétidité des selles. La sécrétion gastrique est elle-même modifiée ; il y a de l'hypopepsie ou de l'apepsie absolue ; la fonction glycogénique s'accomplit imparfaitement. La digestion et l'assimilation sont donc profondément troublées[1].

Le teint est terreux, l'amaigrissement et l'œdème font des progrès, les mouvements sont difficiles ; le cœur faiblit, l'hé-

---

[1] RENDU, *Du mécanisme de la cachexie et de la mort dans la cirrhose.* Sem. méd., 1892, p. 218.

matose est entravée par la stase pulmonaire, par la gêne des mouvements du diaphragme et souvent par un épanchement pleural séreux ou hémorragique ; les téguments se couvrent de pétéchies, les gencives deviennent saignantes et fongueuses.

4° Évolution et pronostic. — La durée de la maladie est en moyenne de deux années. La mort peut survenir soit par suite de la cachexie progressive, soit au milieu des symptômes de l'ictère grave, soit à une période moins avancée du fait d'une abondante hémorragie. D'autres fois, le malade succombe à une affection intercurrente des voies respiratoires (pneumonie, broncho-pneumonie, congestion hypostatique) ou à la tuberculose pulmonaire et péritonéale.

Le pronostic est *très grave* : il est cependant des cas exceptionnels, surtout lorsque la cirrhose ne s'accompagne pas d'atrophie (GILBERT), où après quelques ponctions le liquide ascitique ne se reproduit plus. Il ne s'agit pas, bien entendu, d'une guérison de la cirrhose, car si le malade succombe à une affection intercurrente, l'autopsie montre la persistance des lésions hépatiques, mais d'une rétrocession des symptômes, notamment de l'ascite et de la circulation veineuse complémentaire.

5° Diagnostic. — Le diagnostic de la cirrhose atrophique doit être fait avec la plupart des affections qui s'accompagnent d'ascite : péritonites chroniques, péritonite tuberculeuse, cancer du péritoine, foie cardiaque. — La cirrhose atrophique se diagnostiquera surtout par l'absence des signes propres à ces diverses affections, par l'*atrophie du foie*, l'*hypertrophie de la rate* et le développement du réseau veineux abdominal. Enfin il ne faut pas oublier que les cirrhoses des calculeux, des saturnins ou des paludéens sont quelquefois atrophiques.

6° Traitement. — On s'adressera à la *révulsion* répétée sur la région hépatique (ventouses, pointes de feu), et à l'administration de l'iodure de potassium à petites doses longtemps prolongée.

Comme la cirrhose atrophique est, le plus souvent, le résultat d'une intoxication par l'alcool, il faudra le supprimer d'une façon absolue. Le *régime lacté* aura le triple avantage de remédier à l'insuffisance hépatique relative (voy. p. 536), de ménager les fonctions digestives et de faciliter la diurèse.

Lorsque l'*ascite* devient gênante par son abondance et surtout par la gêne qu'elle apporte aux mouvements du diaphragme, il faut recourir à la ponction. Elle se fera sans aspiration, avec un simple trocart, sur le milieu d'une ligne allant de l'ombilic à l'épine iliaque antéro-supérieure, de préférence à gauche. Il faut éviter que l'écoulement du liquide soit trop rapide : une hémorragie péritonéale ou une syncope pourraient en résulter, de même son évacuation complète expose à des accidents congestifs du côté du rein et à l'anurie. A la fin de l'opération faite aseptiquement, l'orifice de la ponction saupoudré d'iodoforme est recouvert de collodion iodoformé et d'un carré de gaze. Un bandage de corps est appliqué et le malade reste couché sur le côté opposé à la ponction pour éviter l'écoulement du liquide. Si cet écoulement se produisait, on l'arrêterait à coup sûr en embrochant avec une aiguille les lèvres de l'orifice et en les rapprochant par un fil entortillé plusieurs fois en 8 de chiffre. Généralement, au bout de quelque temps, le liquide s'est reproduit et une nouvelle ponction est devenue nécessaire, mais les ponctions répétées ont le grave inconvénient d'appauvrir l'organisme en albumine et en sels : à plus forte raison ne doit-on pas en abuser dans les épanchements hémorragiques.

ARTICLE V

CIRRHOSE BILIAIRE HYPERTROPHIQUE

Cette affection, isolée par HANOT (1875), est encore désignée sous le nom de *cirrhose hypertrophique avec ictère chronique* ou *maladie de Hanot.*

1° Étiologie. — La cirrhose biliaire hypertrophique atteint les hommes avec une prédominance très marquée, et surtout entre vingt et trente ans. On a incriminé sans preuves suffisantes l'alcoolisme, l'impaludisme, le séjour dans les climats chauds. L'étiologie de l'affection est en somme très obscure.

2º Symptômes. — Le *début* est marqué par des douleurs sourdes dans l'hypocondre droit et par un ictère qui se développe rapidement. Il n'est pas rare que ces premiers symptômes soient accompagnés de malaise général, d'anorexie, de constipation, de perte de forces et d'élévation de la température dépassant quelquefois 39° (JACCOUD).

A sa période d'état, la maladie est caractérisée par les symptômes suivants, dont les principaux sont : l'ictère chronique et l'hypertrophie du foie.

a. *Ictère.* — La coloration jaune de la peau et des sclérotiques est très accusée, mais sujette à des variations, bien qu'elle ne se borne jamais à une simple teinte subictérique. Assez étroitement liée à l'évolution de la maladie et à ses exacerbations, elle se fonce quand la fièvre reparaît et quand les douleurs redoublent, pour diminuer ensuite dans les périodes d'accalmie relative.

Cet ictère s'accompagne d'un prurit intense, de sécheresse de la peau, de xanthélasma, et souvent d'une éruption lichenoïde ou papuleuse.

L'urine est toujours foncée, mais sujette aux mêmes variations que l'ictère ; elle donne la réaction de GMELIN (voy. p. 621). Contrairement à ce qu'on voit dans l'ictère par rétention, les matières fécales ne sont pas décolorées ; bien plus, l'intestin contient une grande quantité de bile.

b. *Hypertrophie du foie.* — L'inspection apprécie nettement la voussure de l'hypocondre droit et même la distension de l'abdomen qui s'étend jusqu'à l'ombilic.

La percussion et la palpation, douloureuses seulement pendant les poussées actives de la maladie, permettent d'apprécier plus exactement cette hypertrophie qui est *énorme*. On sent que l'organe est d'une dureté ligneuse, mais lisse, régulière, sans bosselures ; exceptionellement la périhépatite et les adhérences qui en résultent peuvent donner des bosselures.

Cette hypertrophie du foie subit les mêmes variations que l'ictère ; son accroissement n'est pas continu, mais elle s'établit peu à peu et par poussées. Dans quelques cas elle s'atténue un peu dans les phases ultimes de la maladie (JACCOUD, HANOT).

c. *Hypertrophie de la rate*. — Elle est constante ici, plus encore que dans la cirrhose atrophique. Notons en passant qu'elle ne peut s'expliquer par la gêne de la circulation portale intrahépatique comme dans cette affection.

d. *Absence d'ascite et de développement du réseau veineux abdominal*. — Une ascite modérée peut exceptionnellement se montrer dans deux circonstances : à l'occasion des poussées de péritonite qui accompagnent les phases aiguës de la maladie et dans sa phase terminale.

e. *Troubles digestifs*. — Ils sont assez habituels dès le début de l'affection, caractérisés par de l'anorexie (plus rarement par de la boulimie), par des alternatives de constipation et de diarrhée, des nausées, des vomissements.

f. *Sang et appareil circulatoire*. — Le pouls n'est pas ralenti comme dans l'ictère par rétention. On perçoit quelquefois des souffles cardiaques de siège varié, attribuables à l'anémie, à l'imprégnation biliaire et peut-être au refoulement du cœur par le foie hypertrophié. Les épistaxis ne sont pas rares, mais on ne retrouve pas, au début de la période d'état, les hémorragies gastro-intestinales si communes dans la cirrhose atrophique.

g. *Examen des urines*. — Il n'y a ni sucre, ni albumine. L'urée est peu diminuée (entre 11 et 24 grammes d'après HANOT, la normale étant 21 grammes), la toxicité urinaire est faible (SURMONT) ; la glycosurie alimentaire (voy. p. 536) fait défaut. Ces constatations sont fort intéressantes ; elles nous renseignent en effet sur l'état de la cellule hépatique et nous montrent qu'elle n'est pas insuffisante (voy. p. 536).

h. *État général*. — Aussi n'y a-t-il pas à s'étonner que l'état général se conserve bon pendant de longs mois, que la perte des forces et l'amaigrissement ne soient pas trop prononcés, que le malade puisse vaquer à ses occupations.

3° Évolution. — La durée moyenne de l'affection est de quatre années (HANOT), avec un pronostic fatal. L'affection procède par *poussées*, dans l'intervalle desquelles elle ne se traduit que par l'ictère et par l'hypertrophie du foie et de la rate. Pendant ces poussées, l'ictère et les urines se foncent, le foie augmente passagèrement de volume, devient douloureux, l'abdomen est ballonné et sensible spontanément et à la pression, les troubles digestifs du début reparaissent, la fièvre et l'amaigrissement s'accentuent. Le plus souvent ces poussées ne sont que transitoires, et sont destinées à se renouveler nombre de fois : elles peuvent cependant aboutir à la mort.

Dans la majorité des cas, la mort survient au milieu du complexus symptomatique de l'ictère grave : fièvre, hémorragies multiples et profuses, gingivales, nasales, gastro-intestinales, purpura, ictère intense, ataxo-adynamie, délire, prostration et coma.

4° Diagnostic. — Les signes cardinaux de l'affection sont l'*ictère chronique sans décoloration des fèces*, l'*hypertrophie énorme du foie*, la *mégalosplénie* fréquente, l'absence ou le *faible degré de l'ascite* et de la circulation veineuse abdominale complémentaire.

On aura donc à faire le diagnostic avec les affections hépatiques où l'ictère s'accompagne d'un gros foie :

Le cancer du foie se distinguera par l'absence d'hypertrophie de la rate, par l'apyrexie, par sa rapide évolution, par la cachexie précoce.

Les abcès du foie, par leur étiologie bien spéciale (dysenterie, séjour dans les pays chauds) par leur évolution plus rapide.

La syphilis hépatique par l'hypertrophie inconstante du foie, par les déformations et les bosselures qu'on perçoit à la palpation et enfin par la recherche des antécédents spécifiques.

La lithiase biliaire, par l'intensité des phénomènes douloureux ; si elle s'accompagne d'angiocholite, le développement rapide de l'affection, la gravité de l'état général, l'intensité de la fièvre bilioseptique, l'absence de l'énorme hypertrophie hépatique, feront le diagnostic.

La cirrhose atrophique de LAENNEC se distinguera par l'atrophie du foie, l'absence d'ictère, l'ascite et la dilatation des veines abdominales.

5° Anatomie pathologique. — Le *foie* est énorme ; son poids varie de 2.200 à 4.000 grammes (HANOT), le poids normal étant 1.400. Cette hypertrophie est généralisée, régulière, sans bosselures ; mais la surface de l'organe ne reste pas absolument lisse, elle est parsemée de petites granulations, qui lui donnent un aspect chagriné. Sa coloration est jaune verdâtre plus ou moins prononcé.

A la coupe il est dur, ligneux, élastique et résistant ; il présente l'aspect d'une *mosaïque* (HANOT). « De larges bandes grises de tissu conjonctif le parcourent dans tous les sens, renfermant dans leurs mailles des lobules jaunâtres ou verdâtres qui ne font pas saillie. »

La vésicule, les canaux biliaires et les vaisseaux du hile du foie sont absolument indemnes ; la circulation du sang et l'écoulement de la bile peuvent se faire librement.

Le *péritoine* est presque toujours tapissé de fausses membranes fibrineuses, qui finissent par s'organiser et former des adhérences fibreuses, parsemées de vaisseaux friables, dont la rupture détermine des hémorragies limitées. L'ascite est peu abondante et trouble. Ces altérations péritonéales sont surtout prononcées au voisinage du foie (périhépatite) et de la rate.

La *rate*, en dehors de ces lésions de périsplénite qui lui forment comme une capsule adhérente et épaisse, est très hypertrophiée ; sa consistance est variable.

Le système veineux de l'abdomen et le tube digestif ne présentent pas les altérations étudiées à propos de la cirrhose atrophique.

Les *lésions histologiques* sont étudiées en détail page 489.

6° Traitement. — On a préconisé le calomel à doses fractionnées. La révulsion sur la région hépatique et les purgatifs sont à employer pendant les poussées ; dans leur intervalle, l'iodure de sodium à doses faibles et longtemps continuées, le *régime lacté*, l'antisepsie intestinale. L'alcool devra être supprimé.

ARTICLE VI

DES CIRRHOSES HYPERTROPHIQUES

La *cirrhose hypertrophique biliaire de Hanot*, que nous venons de décrire dans le précédent article, n'est pas la seule cirrhose hypertrophique.

Des intoxications ou des auto-intoxications, par exemple l'alcoolisme, les dyspepsies, la goutte, le diabète, des infections comme le paludisme, la syphilis, la tuberculose sont capables de provoquer des cirrhoses avec hypertrophie du foie dont nous allons résumer les caractères dans le présent article et dans ceux consacrés à la tuberculose et à la syphilis hépatiques.

1° Cirrhose alcoolique hypertrophique. — L'alcoolisme ne produit pas seulement la cirrhose atrophique de Laennec : il peut aussi provoquer une cirrhose hypertrophique (HANOT et GILBERT, 1890).

Le foie pèse 2 ou 3 kilos : il est lisse, presque sans granulations, dur à la coupe. La rate est hypertrophiée. Le microscope montre que la sclérose a la même disposition topographique que dans la cirrhose de Laennec, mais « les anneaux y sont moins épais et moins rétractiles », et les cellules hépatiques s'hypertrophient au lieu d'être complètement étouffées par le tissu scléreux.

Cliniquement la maladie se distingue de la cirrhose de Laennec par l'hypertrophie du foie, par une moindre diminution du taux de l'urée, par l'inconstance de l'urobilinurie et de la glycosurie alimentaire, bref par une insuffisance hépatique beaucoup moins prononcée ; aussi la guérison n'est-elle pas exceptionnelle.

2° Cirrhoses hypertrophiques des goutteux et des dys-

peptiques. — Ces cirrhoses sont caractérisées *anatomiquement* par une hypertrophie uniforme du foie, qui est lisse et très dur; il n'y a ni ascite, ni hypertrophie de la rate.

Le processus histologique de la cirrhose des dyspeptiques consiste, d'après Hanot et Boix, dans une sclérose porto-biliaire discrète; de la périphérie du lobule elle s'insinue peu à peu entre les rangées de cellules hépatiques qu'elle dissocie. Les éléments cellulaires sont peu altérés : tout au plus trouve-t-on à la périphérie du lobule quelques cellules infiltrées de graisse.

Cliniquement le foie paraît être le siège de poussées congestives : son volume reste d'abord normal dans l'intervalle de ces poussées, puis l'hypertrophie finit par devenir permanente. Elle est uniforme, lisse, très dure et absolument indolore.

Il n'y a ni hypertrophie de la rate, ni ascite, ni ictère, ni développement de la circulation complémentaire abdominale. Les seuls troubles fonctionnels sont des troubles dyspeptiques.

3° Cirrhoses des diabétiques. — Diabète bronzé. — Le foie serait atteint chez les diabétiques dans près de la moitié des cas d'après Glénard : la palpation fait sentir un foie hypertrophié, dur et douloureux. L'autopsie montre assez fréquemment des lésions diverses de cirrhose atrophique et surtout hypertrophique ; mais on ne sait si elles relèvent directement du diabète.

Il n'en est plus de même pour la *cirrhose pigmentaire* des diabétiques ou diabète bronzé (Hanot et Chauffard), complication assez rare, mais qui a une symptomatologie et une anatomie pathologique bien nettes.

Après un début généralement insidieux, la maladie atteint rapidement sa période d'état. Elle est alors caractérisée, outre les signes du diabète, par une asthénie et une cachexie progressives, par une mélanodermie généralisée et par l'augmentation de volume du foie et de la rate.

Les signes du diabète sont la polyurie (3-4 litres par jour), une glycosurie d'intensité moyenne (200 grammes de sucre en vingt-quatre heures), de la polydipsie et de la polyphagie. Celle-ci fait bientôt place à de l'anorexie avec crises diarrhéiques. En même temps le malade maigrit rapidement et perd complètement ses forces.

La peau se pigmente en quelques semaines et devient aussi foncée que dans la maladie d'Addison, mais les muqueuses gardent leur coloration normale.

La durée de la maladie ne dépasse guère six mois : la mort survient généralement dans la cachexie.

A l'autopsie on voit que le foie, augmenté de volume, a une coloration fauve ou rouillée ; il est induré (*cirrhose pigmentaire*). La rate est également hypertrophiée et le pancréas sclérosé.

Les cellules des divers organes, surtout les cellules glandulaires, sont infiltrées de pigment ocre, au même titre que celles du foie ; la cirrhose est surtout prononcée autour des espaces portes.

4° Cirrhoses paludéennes. — Les deux formes les plus intéressantes sont les cirrhoses avec hépatite et la cirrhose hypertrophique pigmentaire.

a. *Cirrhoses avec hépatite parenchymateuse.* — Le paludisme chronique s'accompagne souvent de lésions du foie portant sur le tissu conjonctif et sur le parenchyme glandulaire : ce sont des *cirrhoses avec hépatite parenchymateuse*. Tantôt l'hépatite parenchymateuse est *diffuse* : on assiste à une prolifération générale des cellules hépatiques, qui présentent des figures de karyokinèse, et les trabécules hépatiques sont deux ou trois fois plus épaisses qu'à l'état normal. Tantôt l'hépatite parenchymateuse est *nodulaire* : le foie est alors parsemé de granulations peu résistantes, formées par la prolifération des cellules hépatiques autour d'un espace porte ; ces granulations ou nodules ont d'abord une teinte gris rosé ; plus tard ils sont envahis par la dégénérescence graisseuse, ou par l'infiltration pigmentaire qui leur donne une teinte jaune d'or (KELSCH et KIENER).

Comme dans la cirrhose de Laennec, le ventre est ballonné et distendu par l'ascite, l'abdomen sillonné de veinosités, mais le foie est généralement hypertrophié ; l'atrophie s'observe plus rarement. Il n'y a pas d'autres troubles fonctionnels que des troubles digestifs, mais l'état général est mauvais, l'urée très diminuée, le teint terreux comme chez tous les vieux paludéens. Les malades succombent dans leur affaiblissement progressif dû en grande partie à la cachexie paludéenne, ou avec des symptômes d'insuffisance hépatique.

b. *Cirrhose hypertrophique pigmentaire*. — Dans des cas beaucoup plus rares le paludisme peut déterminer une cirrhose hypertrophique pigmentaire (KELSCH et KIENER). On trouve le foie augmenté de volume, lisse, dur à la coupe. Il a une coloration jaune chamois et sa capsule est épaissie. Outre une cirrhose diffuse et irrégulière, le microscope montre une surcharge des cellules hépatiques par le *pigment ocre* : il y a aussi des lésions pigmentaires d'autres organes (rate, moelle osseuse, ganglions lymphatiques).

La maladie se caractérise par l'ictère, sans ascite, par la coloration bronzée de la peau, par l'hypertrophie douloureuse du foie, par la cachexie et l'amaigrissement progressifs, par les divers signes du paludisme chronique, tels que l'anémie, les œdèmes et l'hypertrophie de la rate. La mort, causée par l'insuffisance hépatique, survient au milieu de symptômes rappelant l'ictère grave (hémorragies et coma).

5° Cirrhoses par obstruction. — Ces cirrhoses sont encore appelées cirrhoses calculeuses, parce que la lithiase est presque toujours la cause de l'obstruction.

Il ne se produit de cirrhose que lorsque la rétention s'accompagne d'infection ascendante des voies biliaires : la rétention aseptique en effet ne s'accompagne que d'une simple dilatation des voies biliaires, avec atrophie du parenchyme hépatique.

a. *Caratères anatomiques*. — Le foie est modérément hypertrophié (dans des cas très anciens cette hypertrophie peut faire place à l'atrophie) ; sa surface est lisse, à peine granuleuse ; sa coupe de teinte verdâtre montre des canaux biliaires dilatés remplis de bile ou de sable biliaire. La cirrhose occupe les espaces portes ; elle débute autour des canaux biliaires et pousse des prolongements dans l'intérieur des lobules. Il y a de nombreux canalicules biliaires néoformés. Le processus rappelle donc beaucoup celui de la cirrhose de Hanot, toutefois les lésions sont moins marquées autour de l'origine des canalicules et les cellules hépatiques sont partiellement dégénérées au lieu d'être hyperplasiées.

b. *Caractères cliniques.* — Cette cirrhose qui survient presque toujours chez un lithiasique se caractérise par une hypertrophie modérée du foie et de la rate, par l'ictère chronique avec décoloration plus ou moins complète des matières fécales et généralement sans ascite, par des accès fébriles et une déchéance progressive de l'état général. La mort survient par ictère grave.

6° Cirrhose hypertrophique graisseuse. — Cette cirrhose, isolée par Hutinel et Sabourin (1881), peut être produite soit par la tuberculose, soit par l'alcoolisme, mais le plus souvent elle est due à l'association de ces deux facteurs. Elle est remarquable par la rapidité de son évolution.

a. *Caractères anatomiques.* — Le foie est hypertrophié : sa surface est lisse ou à peu près, sa coloration pâle. Le microscope montre les espaces portes occupés par une sclérose qui tend à pénétrer les lobules et à les dissocier ; mais cette sclérose est remarquable par l'abondance d'éléments embryonnaires qui indiquent un processus aigu. Les cellules hépatiques ont subi la dégénérescence graisseuse.

b. *Caractères cliniques.* — La cirrhose hypertrophique graisseuse a une *marche très rapide* ; elle évolue en quelques semaines. Après avoir débuté insidieusement par de l'anorexie, de la pesanteur de la région hépatique, par un affaiblissement progressif, elle se manifeste au bout de deux ou trois semaines par l'hypertrophie douloureuse du foie. Elle ne s'accompagne ni d'ascite, ni de développement de la circulation veineuse abdominale, car il n'y a pas de sclérose des ramifications terminales de la veine porte dans le foie. L'hypertrophie de la rate est modérée. L'ictère est inconstant, variable et toujours peu marqué. En même temps apparaissent progressivement les symptômes de l'ictère grave : troubles digestifs, fièvre, hémorragies, dyspnée, délire, urobilinurie et albuminurie. La mort

survient au milieu de ces symptômes dans le coma avec hypothermie.

7° Traitement des cirrhoses hypertrophiques. — Ce traitement se résume dans la suppression de l'alcool, ennemi du
foie, dans le régime lacté, dans l'emploi régulier des purgatifs
et des antiseptiques intestinaux, dans les applications répétées
de pointes de feu sur la région du foie, dans la ponction des
épanchements ascitiques lorsqu'elle devient nécessaire. Les cirrhoses des dyspeptiques, des diabétiques, des paludéens, des calculeux et des syphilitiques comportent en outre chacune des
indications spéciales pour lesquelles je renvoie à l'affection causale.

ARTICLE VII

FOIE AMYLOÏDE

Le dépôt de substance amyloïde dans le foie constitue rarement une localisation isolée ; il coexiste habituellement avec
une infiltration amyloïde de la rate, des reins et de l'intestin.
Cependant, comme le foie est l'organe le plus souvent atteint,
nous plaçons ici une étude générale des lésions amyloïdes qu'on
complétera par l'étude de celles du rein (voy. p. 671).

1° Etiologie. — Le foie amyloïde reconnaît pour causes
habituelles les *suppurations* et les *cachexies*. Ce sont les suppurations prolongées, surtout celles dont le foyer, communiquant
avec l'extérieur, est exposé à l'air, qui amènent cette complication : suppurations et fistules osseuses, tuberculose articulaire
ou ganglionnaire, ulcères variqueux, dilatation des bronches,
empyème, phtisie pulmonaire. Les maladies du sang ou de la
nutrition, leucémie, rachitisme, ostéomalacie, syphilis, cancers
sont infiniment plus rares.

2° Anatomie pathologique. — Le foie présente une hypertrophie en masse, uniforme ; ses bords sont émoussés. A la coupe sa consistance est ferme, *lardacée* (ROKITANSKI), quelquefois même ligneuse. Son aspect est cireux, gris ou couleur saumon, translucide ; de plus, le tissu est exsangue et homogène, la lobulation est en partie effacée. La teinture d'iode lui donne par places une coloration brun acajou ou même violette (VIRCHOW), les parties saines gardant leur coloration normale. Les vaisseaux et les voies biliaires restent perméables.

Au *microscope*, on constate que l'infiltration amyloïde occupe la partie moyenne des lobules hépatiques, du moins à son début ; la partie périphérique est plutôt graisseuse. La topographie de ces lésions est facilitée par la coloration des coupes au violet de méthyle (JÜRGENS) ; sous l'influence de ce réactif les parties malades se colorent en rouge, les parties saines en bleu. On voit aussi que le dépôt de substance amyloïde se fait dans la *paroi des vaisseaux*, à la surface externe de l'endothélium ; la paroi vasculaire est métamorphosée en une substance homogène, vitreuse, fissurée. Les cellules hépatiques peuvent être, elles aussi, envahies par l'amyloïde (BÖTTCHER), mais cette transformation est exceptionnelle d'après ZIEGLER ; le plus souvent elles ne sont qu'aplaties, refoulées et atrophiées, ou bien elles ont subi la dégénérescence graisseuse.

Les lésions hépatiques ne sont point isolées ; l'infiltration amyloïde envahit aussi la rate, surtout son système trabéculaire, les reins (vaisseaux et glomérules), l'intestin, les muscles, le cœur (LETULLE).

Qu'est-ce donc que la substance amyloïde qui constitue ces blocs vitreux, homogènes et brillants ? VIRCHOW, se basant sur la réaction de l'iode, la considérait comme une substance ternaire analogue à l'amidon, d'où son nom d'amyloïde. FRIEDREICH et KÉKULÉ démontrèrent que c'est une substance azotée ; d'ailleurs par son dédoublement elle donne de la leucine et de la tyrosine, tout comme les albuminoïdes. Sur son mode de formation il ne règne que des hypothèses contradictoires : tout ce qu'on sait, c'est qu'elle n'existe pas préformée dans le sang et qu'elle constitue vraisemblablement une métamorphose spéciale des substances albuminoïdes. Ce qu'il faut retenir, c'est sa prédilection pour les vaisseaux et le tissu conjonctif, la rareté de la transformation amyloïde des cellules glandulaires et, par contre, la fréquence de leurs altérations dégénératives, consécutives, banales.

On trouve parfois, disséminés au milieu de lésions banales du foie, des dépôts amyloïdes circonscrits.

3° Symptômes. — Le principal est l'hypertrophie du foie, souvent accompagnée d'hypertrophie de la rate. Le foie est uniformément gros, lisse et dur, à bord inférieur émoussé. Les symptômes fonctionnels traduisent autant la dégénérescence amyloïde des divers organes (intestin, reins, etc.) que celle du foie : vomissements et diarrhée, albuminurie, anémie et pâleur de la face, œdème, ascite, perte des forces. La mort survient dans l'adynamie par suite des progrès de la cachexie. L'insuffisance hépatique paraît exceptionnelle (CHAUFFARD) ; en tout cas il n'y a pas d'urobilinurie (PARMENTIER).

4° Diagnostic. — Le diagnostic doit être fait avec toutes les hypertrophies du foie ; la notion causale, présence d'une suppuration prolongée, joue un grand rôle dans ce diagnostic. Le pronostic est fort grave.

5° Traitement. — Le traitement doit s'adresser d'abord à la suppuration, surtout lorsque c'est une suppuration osseuse (traitement chirurgical). Les ferrugineux, les toniques, le biphosphate de chaux, le traitement spécifique devront être employés suivant les différentes causes.

ARTICLE VIII

TUBERCULOSE DU FOIE

Les tubercules du foie sont très anciennement connus ; mais l'étude des autres manifestations de la tuberculose hépatique n'a été complétée que récemment, surtout depuis les travaux d'Hanot et Gilbert (1889).

1° Anatomie pathologique et pathogénie. — La tuberculose peut se propager au foie par diverses voies :

a. *Par contiguïté* et de proche en proche, à la suite d'une affection tuberculeuse pleurale ou péritonéale ; expérimentalement, Strauss et Gamaléia ont pu reproduire la tuberculose hépatique en injectant des cultures de bacille de Koch dans le péritoine du cobaye.

b. *Par la veine porte :* le bacille est alors puisé par cette veine dans l'intestin ou les parois intestinales. Il n'est pas nécessaire pour cela qu'il y ait des ulcérations comme dans la tuberculose intestinale ; le bacille de Koch, apporté dans l'intestin par les crachats déglutis, peut parfaitement traverser ses tuniques saines sans laisser de traces de son passage (Dobroklonsky).

c. *Par l'artère hépatique,* comme dans la granulie et dans tous les cas où le bacille se trouve dans la circulation générale ; on a pu d'ailleurs reproduire la tuberculose hépatique par des injections intraveineuses de bacille de Koch.

d. *Par la veine ombilicale :* Sabouraud a pu observer ce mode de pénétration, d'ailleurs tout à fait exceptionnel ; l'enfant né d'une mère tuberculeuse présentait de grosses lésions hépatiques.

Il est douteux que le bacille puisse remonter au foie en suivant les voies biliaires ; les ensemencements de bile ont été à peu près toujours négatifs à ce point de vue (Dupré).

En résumé, la tuberculose peut atteindre l'organe hépatique par plusieurs voies : les conditions prédisposantes qui nous expliquent cette localisation sont, chez l'enfant, la plus grande activité physiologique du foie, et, chez l'adulte, l'alcoolisme.

La tuberculose peut se manifester dans le foie par trois ordres de lésions : des tubercules, des lésions dégénératives (dégénérescence graisseuse ou amyloïde) et une cirrhose spéciale.

Les lésions de la cirrhose hypertrophique graisseuse ont été diversement interprétées : on les a attribuées soit à l'alcoolisme, soit à la tuberculose, soit d'une façon plus générale à l'influence combinée de ces deux causes. Il est incontestable que l'alcoolisme dans la plupart des cas joue un très grand rôle, mais son action n'est pas indispensable : LAURE a en effet montré qu'on pouvait observer la cirrhose hypertrophique graisseuse chez les *enfants* tuberculeux.

On peut également se demander comment la tuberculose peut produire cette double série de lésions souvent concomitantes : sclérose du tissu conjonctif et stéatose de la cellule hépatique. HANOT et LAUTH ne les attribuent pas à la présence du bacille, mais à ses toxines.

2° Symptômes. — Lorsqu'il y a des *tubercules* disséminés dans le foie, cette complication demeure absolument latente. Au contraire, l'*hépatite graisseuse hypertrophique* se traduit par l'augmentation de volume du foie, qui dépasse les fausses côtes, qui est douloureux à la pression et provoque une continuelle sensation de pesanteur dans l'hypocondre droit. L'ascite, le météorisme, l'hypertrophie de la rate, le développement de la circulation complémentaire sont peu marqués, mais on trouve de bonne heure tous les signes de l'insuffisance hépatique avec des hémorragies variées. L'évolution de la maladie est rapide ; elle se termine au bout de quelques mois par ictère grave. La cirrhose hypertrophique graisseuse (voy. p. 569) évolue encore plus rapidement, en 4 ou 6 semaines.

Les *formes subaiguës* ne s'accompagnent pas de douleurs, ni de tension dont la région hépatique ; mais, par contre, la gêne de la circulation porte est plus marquée, la rate est hypertrophiée. Le syndrome de l'insuffisance hépatique n'existe qu'à l'état d'ébauche.

Dans sa *forme chronique* la tuberculose du foie revêt les symptômes du foie gras, du foie amyloïde ou de la cirrhose atrophique de Laënnec.

3° Evolution, traitement. — La tuberculose du foie survient à peu près uniquement chez des tuberculeux avancés, aussi est-elle fatalement mortelle. — On se bornera à supprimer l'alcool, ennemi du foie, à mettre le malade au régime lacté et à administrer des antiseptiques intestinaux.

ARTICLE IX

SYPHILIS DU FOIE

La syphilis du foie comprend la syphilis acquise et la syphilis héréditaire.

§ 1. — SYPHILIS ACQUISE

Elle est habituellement tertiaire ; mais quelquefois très précoce. Cette affection est plus fréquente chez l'homme que chez la femme ; l'alcoolisme favorise certainement son apparition.

1º Anatomie pathologique. — Les lésions se présentent sous deux formes : *gommeuse* et *sclérogommeuse*. Dans la première on trouve disséminées dans le parenchyme hépatique des nodosités jaunâtres, sèches à la coupe, « circonscrites par une paroi fibreuse, grisâtre, vasculaire, qui les enkyste et dont il est parfois possible de les énucléer » (LANCEREAUX). Dans la deuxième forme il y a combinaison de sclérose interstitielle et de périhépatite : le foie est uni par des adhérences solides aux organes voisins ; sa surface, surtout sa face convexe, est sillonnée de cicatrices profondes, linéaires ou étoilées : l'aspect de l'organe est alors caractéristique ; on lui donne le nom de *foie ficelé*. Les cicatrices s'enfoncent dans la profondeur du parenchyme, qui est ainsi traversé par des cloisons fibreuses, très denses, comme tendineuses. Le volume du foie est augmenté par une première phase, mais cette hypertrophie n'est que passagère et l'organe revient à peu près à son volume normal. — La dégénérescence amyloïde se surajoute souvent à ces lésions scléreuses ou gommeuses.

2º Symptômes. — Très souvent la syphilis hépatique demeure absolument latente ; elle se manifeste d'autres fois par des troubles digestifs, des vomissements, de la diarrhée, par du météorisme et de l'amaigrissement. Les douleurs constituent un symptôme très inconstant ; elles se bornent à une sensation de pesanteur dans l'hypocondre droit ; l'ictère est très rare, à moins qu'une gomme ou une cicatrice ne produise une obstruction biliaire. L'urobilinurie, la glycosurie alimentaire et l'abaissement du taux de l'urée traduisent l'insuffisance hépatique.

Les symptômes les plus importants sont l'*ascite*, l'*hypertrophie de la rate*, et les modifications de la surface du foie perceptibles à la palpation. L'ascite, aussi abondante que dans la cirrhose de Laënnec, s'accompagne de dilatation des veines de la paroi abdominale et résiste aux ponctions répétées. La palpation fait sentir la surface du foie irrégulière, mamelonnée et profondément modifiée dans sa configuration.

3º Évolution. — La maladie procède habituellement par poussées, et, abandonnée à elle-même, entraîne la mort soit par cachexie progressive, soit par suite des lésions syphilitiques des autres organes, soit par ictère grave. La maladie dure un an ou deux, mais son évolution peut être beaucoup plus rapide et se borner à quelques mois ou quelques semaines.

On a décrit à la période *secondaire* de la syphilis une hépatite caractérisée par l'augmentation de volume du foie et de la rate, la douleur, l'ictère et les troubles digestifs (MAURIAC, DELAVARENNE). — Elle peut se terminer par l'ictère grave (ROQUE et DEVIC).

4º Diagnostic. — Il doit être fait avec la plupart des hypertrophies modérées du foie, avec le cancer et la cirrhose de Laënnec. Il se base surtout sur l'aveu des malades ou la constatation des stigmates de la syphilis ; en cas de doute, il faut instituer le traitement spécifique qui confirmerait le diagnostic.

5º Traitement. — Iodure de potassium (6 grammes) et mercure ou frictions mercurielles ; il faut le prolonger pendant plusieurs semaines.

§ 2. — SYPHILIS HÉRÉDITAIRE

Les lésions revêtent des aspects fort différents, tantôt simple congestion, tantôt gommes disséminées, tantôt enfin sclérose généralisée ; c'est à cette dernière forme que GUBLER donnait le nom de *foie silex,* à cause de la coloration jaune de l'organe qui est en même temps induré et crie sous le scalpel. Le microscope

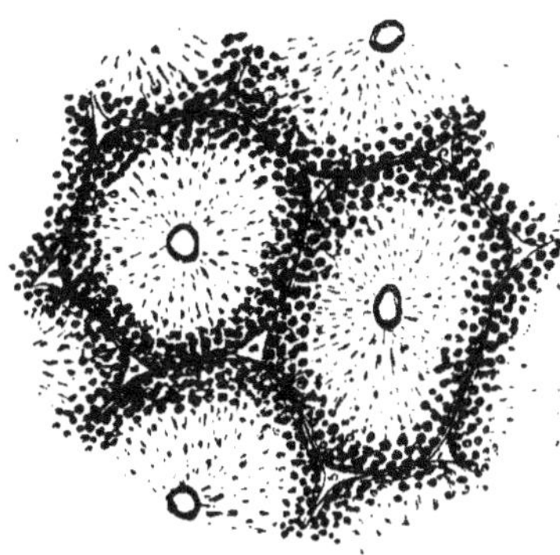

Fig. 76.
Dégénérescence graisseuse
du foie.

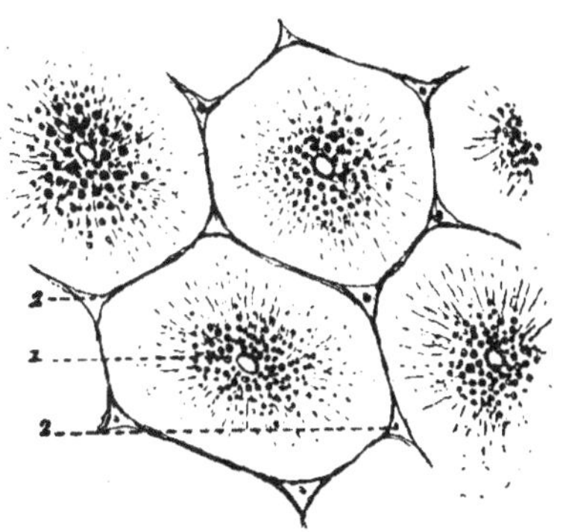

Fig. 77.
Foie gras pendant la période
digestive ou chez la femme
en lactation.

montre une sclérose interstitielle diffuse, et dans d'autres cas de l'infiltration embryonnaire.

Le plus souvent l'enfant naît avant terme ou est mort né. S'il survit, les symptômes sont l'augmentation de volume du foie, l'ictère fréquemment, les troubles digestifs (anorexie, diarrhée) et un dépérissement rapide. Ces symptômes joints aux autres signes de la syphilis héréditaire (éruptions pemphygoïdes des fesses, des talons et de la paume de la main) font faire le diagnostic. La mort survient en quelques semaines dans la cachexie, précédée de symptômes de péritonite (douleurs et ballonnement de l'abdomen, vomissements, etc.).

Le foie peut être aussi frappé par la syphilis héréditaire tardive (Fournier) : les stigmates de l'hérédosyphilis, dents crenelées, kératite, surdité, en facilitent le diagnostic. Ici encore il faut s'adresser au traitement spécifique ; le mercure administré à la mère pendant la grossesse préviendra les lésions hépatiques.

ARTICLE X

FOIE GRAS

La dégénérescence graisseuse du foie s'observe dans les intoxications (phosphore, arsenic, alcool), dans les maladies infectieuses (fièvre typhoïde, diphtérie, septicémie, variole, érysipèle, tuberculose), dans l'éclampsie puerpérale, dans les anémies, dans l'obésité. Une alimentation riche en graisses ou trop abondante, et la lactation favorisent aussi le développement de la graisse dans le foie. Il faut faire une différence entre ces deux ordres de faits. Tantôt il y a simplement surcharge graisseuse des cellules, tantôt dégénérescence granulo-graisseuse ; c'est le cas surtout pour les intoxications et les infections. Ces dernières d'ailleurs agissent comme les intoxications, c'est-à-dire par les toxines microbiennes.

1° Anatomie pathologique. — Le foie gras est quelquefois diminué de volume, mais il est plus souvent aussi volumineux qu'à l'état normal ou même plus. Il conserve l'empreinte du doigt, sa coloration est pâle et jaunâtre, sa consistance pâteuse, et le couteau garde à sa surface un enduit gras ; les vaisseaux contiennent moins de sang ; la coupe du foie est exsangue.

Au *microscope*, les gouttelettes graisseuses, teintées en noir par l'acide osmique, masquent le noyau des cellules. Dans le foie gras de cause pathologique, les gouttelettes graisseuses sont accumulées vers la périphérie du lobule ; au contraire, dans le foie gras dû à l'allaitement, elles occupent le centre du lobule au voisinage de la veine sus-hépatique.

2° Symptomatologie. — Elle est très variable avec la maladie causale (intoxication phosphorée, tuberculose, maladie infectieuse, etc.). On peut quelquefois sentir l'hypertrophie du foie et sa consistance molle au-dessous du record costal ; les troubles digestifs, la perte des forces, la décoloration des matières fécales sont des symptômes habituels ; l'abaissement du taux de l'urée, l'urobiline, la glycosurie alimentaire témoignent d'un certain degré d'insuffisance hépatique.

C'est surtout la notion de la maladie causale et l'absence des symptômes habituels dans les autres maladies du foie : ictère, ascite, circulation veineuse complémentaire, douleurs, splénomégalie qui font faire le diagnostic.

3° Diagnostic. — C'est chez les alcooliques en particulier et chez les tuberculeux qu'il faut penser à la dégénérescence graisseuse du foie.

4° Pronostic. — Il est bien différent pour la surcharge graisseuse et pour la dégénérescence ; dans le premier cas le retour à l'état normal est assuré par la consommation des réserves accumulées dans le foie ; dans le deuxième cas, il y a lésion et insuffisance de la cellule hépatique, le pronostic emprunte sa gravité à ce fait et à sa cause, intoxication ou toxi-infection.

5° Traitement. — Il se réduit aux précautions usitées contre les troubles du fonctionnement hépatique : abstention des irritants, antisepsie intestinale, régime lacté.

ARTICLE XI

KYSTES HYDATIQUES DU FOIE

Cette étude comprend celle du kyste uniloculaire et celle du kyste alvéolaire longtemps considéré comme un cancer.

1° Étiologie : origine et évolution des kystes hydatiques en général. — Les kystes hydatiques que l'on peut rencontrer chez l'homme dans nombre d'organes, même dans les muscles et les os, mais surtout au niveau du foie, représentent en réalité la phase embryonnaire ou vésiculaire d'un *tænia* le *T. echinococcus* ou *T. nana*, qui à l'état adulte vit dans l'intestin du loup et du chien. Il est long de quelques millimètres seulement et ne se compose que de trois ou quatre anneaux. Les œufs de cette espèce, que l'on trouve en grand nombre dans les matières fécales de ces animaux, peuvent être entraînés dans les eaux potables ou arriver au contact des plantes potagères, et être ainsi ingérés par l'homme.

Une fois dans l'estomac humain, la coque de l'œuf est ramollie par l'action du suc gastrique et met en liberté le parasite embryonnaire, l'*embryon hexacanthe*, muni de ventouses, de rostre et de crochets. Ainsi libre, celui-ci émigre hors du tube digestif et gagne plus ou moins directement le point de l'organisme où il ira se fixer définitivement. C'est le plus souvent au foie qu'il arrive ainsi, soit par la veine porte, soit directement du duodénum par contiguïté. Une fois dans le milieu qui lui est favorable, le parasite ne tarde pas à s'y greffer ; il perd ses crochets, tandis que sa partie postérieure donne naissance à une vésicule séreuse dans laquelle il s'invagine et qui devient l'origine du kyste.

Ce kyste ne tarde pas à être constitué par une membrane particulière, dite membrane hydatique, qui lui sert à proliférer. Sa prolifération s'effectue de deux manières, soit par sa surface interne (ce sont les *vésicules filles endogènes*), soit par sa surface externe (ce sont les *vésicules filles exogènes*).

2° Anatomie pathologique. — Le kyste hydatique du foie peut affecter deux formes : il est *uniloculaire* ou *multiloculaire* :

a. *Kyste uniloculaire.* — Le kyste hydatique uniloculaire est une poche arrondie qui occupe le plus souvent le lobe droit du foie. Tantôt elle siège dans la profondeur de l'organe, tantôt elle se rapproche de sa superficie et peut même se développer sous le péritoine qui présente à ce niveau de l'épaississement ou des adhérences avec les organes voisins.

La paroi du kyste est formée par une membrane propre, d'aspect gélatineux, qu'on a encore comparée à du blanc d'œuf coagulé. Incisée ou découpée en fragments, elle se recroqueville et s'enroule vers l'intérieur ; elle est stratifiée, c'est-à-dire composée d'une série de couches superposées comme les feuillets d'un livre. C'est une membrane anhiste : le microscope n'y montre aucun élément anatomique. Sur sa face externe le parenchyme du foie se condense et s'atrophie ; les cellules hépatiques s'aplatissent et il se forme enfin tout autour de la membrane propre une enveloppe conjonctive, fibreuse, sillonnée de vaisseaux : c'est la membrane adventice. Sur sa face interne au contraire se développent une infinité de granulations dont l'ensemble forme la couche proligère ou germinative ; ce sont des scolex ou têtes d'échinocoques, qui présentent quatre ventouses et une double couronne d'une trentaine de *crochets* reconnaissables au microscope. Leur développement donnera naissance aux hydatides filles et aux échinocoques — Ainsi donc le kyste hydatique comprend de dehors en dedans trois membranes d'enveloppe : la membrane fibreuse ou adventice, la membrane propre stratifiée, la membrane germinative. — Étudions maintenant son contenu.

Le kyste contient un liquide limpide, incolore comme l'*eau de roche* : ce liquide est privé d'albumine, du moins tant que l'hydatide est encore vivante ; il contient par contre de l'acide succinique qui se colore en brun par le perchlorure de fer. Il tient en suspension des crochets d'échinocoques et très souvent des vésicules filles renfermant dans leur intérieur des vésicules petites-filles : échinocoques et hydatides filles dérivent du développement de la membrane granuleuse germinative.

Le kyste hydatique peut s'accroître dans des proportions énormes, déformer complètement le foie, refouler et comprimer les organes abdominaux ou thoraciques. D'autres fois, les hydatides meurent, soit spontanément, soit sous l'influence d'un épanchement de bile ; le liquide du kyste devient albumineux puis se résorbe en partie, ne laissant qu'une masse boueuse

analogue à du mastic de vitrier et susceptible même de se cal-
cifier. Le contenu du kyste peut aussi suppurer ou s'ouvrir dans
les organes voisins. Les causes de cette suppuration ont été
récemment étudiées par CHAUFFARD et WIDAL, qui sont arrivés
aux conclusions suivantes.

Le liquide eau de roche des kystes hydatiques est *normalement aseptique* ; cela ne tient pas à ce qu'il jouit d'un pouvoir
bactéricide ; tout au contraire les microbes s'y développent parfaitement. Si ce liquide est aseptique c'est à cause de l'imperméabilité absolue de la membrane hydatique vis-à-vis des
microbes qu'elle arrête comme un filtre parfait ; elle laisse
passer comme un dyaliseur les substances cristalloïdes et colloïdes et les produits solubles d'origine microbienne (CHAUFFARD
et WIDAL), mais s'oppose absolument au passage des microbes.
L'infection de la cavité kystique est donc toujours secondaire ;
elle ne peut s'expliquer que par le fendillement de la paroi du
kyste : cette périkystite permet le passage des microbes (DUPRÉ).
Les microbes pyogènes, très divers, sont amenés au voisinage
du kyste par la voie biliaire ou sanguine.

b. *Kyste alvéolaire ou multiloculaire.* — Le kyste hydatique
multiloculaire, considéré comme un cancer jusqu'au jour où
VIRCHOW a démontré sa véritable nature, reconnaît la même
origine que le kyste uniloculaire, avec cette différence que les
vésicules filles, au lieu de se développer à l'intérieur du kyste,
se développent au dehors. Quelques auteurs toutefois pensent
que ces kystes multiloculaires dérivent d'une autre espèce de
ténia. La tumeur est formée d'une coque fibreuse, à nombreuses loges, dont chacune correspond à une vésicule hydatique ; ces loges, de dimensions très variées, sont remplies
d'un liquide gélatineux où le microscope montre quelquefois des
crochets.

3° Symptômes. — Le kyste hydatique du foie reste absolument latent pendant une longue période de son évolution.

A. SIGNES PRÉMONITOIRES. — Ils peuvent précéder pendant
fort longtemps les signes physiques : bien avant que le kyste

devienne accessible à la palpation ou produise des déformations du thorax :

1° L'*urticaire*, assez fréquent après la ponction du kyste, peut aussi se produire spontanément à une phase encore peu avancée de son évolution et mettre sur la voie du diagnostic.

2° Le *dégoût des matières grasses* (DIEULAFOY) et leur régurgitation existent aussi chez quelques malades.

Lorsque le kyste se développe vers la face convexe du foie, de façon à atteindre le diaphragme, il donne lieu aux deux symptômes suivants :

3° La *douleur* dans la région de *l'épaule droite*, fréquente d'ailleurs dans d'autres affections du foie, et expliquée par les relations du nerf phrénique et des autres nerfs du plexus cervical ;

4° La *pleurésie droite*, sèche ou avec épanchement.

B. SIGNES PHYSIQUES. — A mesure que le kyste se développe, son augmentation de volume finit par donner lieu à des signes physiques, variables avec la direction dans laquelle se fait cet accroissement.

S'il se dirige vers la *face convexe du foie*, il refoule le diaphragme en masse et pénètre petit à petit dans le thorax. Les espaces intercostaux sont dilatés, les côtes élevées ; il y a une voussure généralisée de toute la moitié droite du thorax, accompagnée de matité et d'abolition des vibrations vocales ; ces symptômes simulent un épanchement pleurétique. — Souvent même il y a en réalité une pleurésie sèche ou avec épanchement.

Si le kyste se développe vers la *face inférieure du foie* il fait saillie dans l'abdomen. On sent alors une tuméfaction lisse, arrondie, rénitente, qui, comme toutes les tumeurs du foie, suit les mouvements du diaphragme pendant la respiration. Les mouvements respiratoires cessent cependant de l'influencer lorsqu'elle a acquis un volume considérable. Cette tumeur peut envahir la plus grande partie de la cavité abdominale et atteindre jusqu'au bassin dans des cas exceptionnels. A la percussion du kyste on peut quelquefois percevoir le *frémissement hydatique* (PIORRY) : le doigt éprouve alors une sensation spéciale, rappelant celle que donnerait la percussion d'une masse gélatineuse tremblotante ou l'écrasement d'une boule de neige. Pour que ce phénomène se produise, il faut que le kyste contienne des vésicules filles et que la tension du liquide ne soit pas trop considérable : c'est un symptôme inconstant, et de plus infidèle, car on le rencontre aussi dans certains cas d'ascite ou de kyste de l'ovaire.

Le kyste hydatique évolue sans douleur et sans fièvre, à moins qu'il ne se produise de la périhépatite ou de la suppuration ; il s'accompagne seulement d'une sensation de tiraillement dans l'hypocondre. L'ascite et l'ictère sont exceptionnels.

4° Évolution. — Le kyste hydatique, après une durée de plusieurs mois, aboutit à une des terminaisons suivantes :

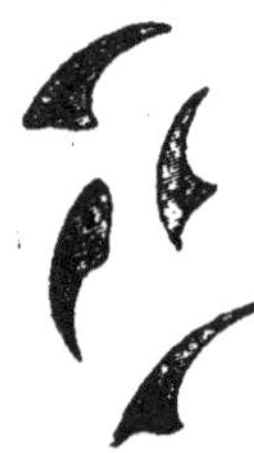

a. *Guérison spontanée*. — Les hydatides meurent et le contenu du kyste se transforme en une masse boueuse, puis calcaire.

b. *Suppuration*. — Elle s'annonce par des frissons répétés ; puis apparaissent tous les symptômes de la fièvre hectique comme dans les abcès du foie (amaigrissement, sueurs, diarrhée).

Fig. 78.
Crochets de kystes hydatiques.

c. *Ouverture spontanée*. — Elle est souvent consécutive à la suppuration et l'ouverture est alors précédée de manifestations fébriles (frisson, température à grandes oscillations, chaleur de la peau, gravité de l'état général). Tantôt l'ouverture se fait *à travers la paroi abdominale ou costale*, dont la peau rougit et se soulève ; tantôt elle s'opère dans un viscère voisin, dans la plèvre, le péricarde, la veine cave, etc. ; dans ce dernier cas la mort survient par embolie pulmonaire au milieu de symptômes asphyxiques.

L'ouverture dans *le poumon*, ordinairement consécutive à la suppuration, est surtout fréquente dans les kystes de la face convexe ; ils provoquent des adhérences péritonéales et pleurales.

perforent le diaphragme et s'évacuent dans les bronches à grand fracas. Dans le pus de cette *vomique* on trouve des débris de membrane hydatique, des crochets d'échinocoques reconnaissables seulement au microscope, et des cristaux d'hématoïdine ou de bilirubine (Virchow, Leyden). La fistule bronchique peut se fermer, mais le plus souvent elle persiste ; une expectoration fétide devient continuelle, et le malade finit par succomber à la gangrène pulmonaire ou à l'hecticité.

Souvent aussi consécutivement à la suppuration, l'ouverture peut se faire *dans l'estomac* (elle est alors rapidement mortelle) ou *dans le côlon*. Dans ce dernier cas, il se produit une douleur abdominale intense et des coliques ; et la tumeur s'affaisse pendant que le contenu du kyste s'évacue par l'anus. La guérison spontanée par oblitération du foyer et de la fistule est la plus fréquente ; quelquefois persiste une diarrhée fétide qui finit par emporter le malade.

L'ouverture *dans les voies biliaires* se traduit par l'ictère, et tous les symptômes de la colique hépatique ; car les hydatides s'engagent dans ces canaux et peuvent même en produire l'obstruction définitive. Lorsque la bile pénètre simplement dans le kyste elle amène la mort des échinocoques et, par suite, la guérison du kyste.

L'ouverture *dans le péritoine* n'est fatale que si le kyste a suppuré ; le péritoine tolère quelquefois fort bien le liquide hydatique pur ou mélangé à de la bile aseptique.

5° Pronostic. — Le pronostic toujours grave des kystes hydatiques du foie est rendu plus défavorable encore par leur ouverture spontanée ; ces terminaisons se classent ainsi par ordre de gravité croissante : ouverture dans l'intestin, dans l'estomac, dans les bronches, dans la plèvre.

6° Diagnostic. — Les principaux symptômes du kyste hydatique du foie sont :

L'apparition d'une tumeur lisse, arrondie, rénitente et indolore, à évolution lente et apyrétique, l'urticaire et accessoirement la douleur à l'épaule droite et le frémissement hydatique.

La constatation des crochets ou de lambeaux de membrane hydatique dans le liquide rendu par vomique, ou dans le liquide eau de roche retiré par ponction, lèvent tous les doutes.

Le *diagnostic différentiel* doit être fait avec la plupart des maladies s'accompagnant d'une hypertrophie du foie : cancer, cirrhose hypertrophique, impaludisme, leucocythémie, — et avec la pleurésie droite qui est d'ailleurs susceptible de venir compliquer un kyste hydatique.

7° Traitement. — Il consiste dans l'ouverture du kyste après avoir favorisé l'établissement d'adhérences péritonéales, ou dans la ponction aspiratrice (DIEULAFOY) suivie ou non de l'injection d'un liquide antiseptique destiné à amener la mort des hydatides. — La ponction est quelquefois suivie de l'apparition d'un urticaire, dû à une intoxication par le liquide hydatique (DEBOVE); elle a pu aussi déterminer la suppuration du kyste. Cette suppuration ne nécessite pas toujours la large ouverture du kyste : on l'a vu guérir, même suppuré, après une simple ponction (DIEULAFOY [1]).

ARTICLE XII

CANCER DU FOIE

Le cancer du foie est *primitif* ou *secondaire* ; dans ce dernier cas il peut être consécutif au cancer de n'importe quel organe : cancer du testicule, de l'utérus, du sein, de l'ovaire, des os ou de la choroïde ; mais il succède le plus souvent à la carcinose des *viscères tributaires de la veine porte*, l'estomac, l'intestin, le rectum, le pancréas. — Dans quelques rares cas un cancer de la vésicule se propage par contiguïté au parenchyme hépatique voisin.

1° Anatomie pathologique. — Le cancer secondaire est de beaucoup le plus fréquent.

[1] DIEULAFOY. *Manuel de pathologie interne*, t. II, p. 309.

a. *Autopsie.* — Dans le *cancer secondaire*, le foie, augmenté de volume, est irrégulièrement parsemé de nodosités néoplasiques, de dimensions très variées, pouvant atteindre le volume d'un marron ou même d'une orange. Elles sont grossièrement sphériques ; celles de la surface du foie sont aplaties ou déprimées en cupule. Leur teinte est blanchâtre ou jaunâtre, avec des stries rouges répondant à des vaisseaux ou à des hémorragies interstitielles. Lorsqu'elles sont nombreuses et minuscules, elles forment à la surface du foie des taches blanches circulaires et aplaties qu'on a comparées à des taches de bougie. Leur consistance est molle ; la pression en fait sourdre un suc laiteux. Ces nodosités peuvent même se ramollir par leur centre et leur contenu devenir déliquescent (*abcès cancéreux* de CRUVEILHIER). Elles ne s'enkystent pas, mais tranchent nettement sur le parenchyme hépatique.

Leur nombre est aussi variable que leurs dimensions ; quelquefois discrètes, elles peuvent d'autres fois devenir confluentes et envahir la presque totalité du parenchyme hépatique.

Les branches de la veine porte sont souvent oblitérées par des bourgeons cancéreux qui végètent dans leur cavité et provoquent la formation de thromboses étendues ; ces bourgeons sont dus à la perforation du vaisseau par une masse cancéreuse voisine ou à l'implantation de cellules cancéreuses venues de l'estomac. Les veines sus-hépatiques en sont habituellement indemnes.

Les canaux biliaires sont fréquemment comprimés et obstrués avec ou sans lésions d'angiocholite.

Le péritoine est rarement sain : il présente soit de la périhépatite, soit un semis de petits nodules cancéreux. Quelquefois enfin, il y a de la péritonite généralisée ou de la pleurésie droite.

Le *cancer primitif* n'affecte presque jamais cette forme nodulaire propre au cancer secondaire. Le plus souvent il affecte la forme de *cancer massif*. Caractérisé par une augmentation considérable du volume du foie, il atteint alors tout un lobe ou la plus grande partie d'un lobe ; au tissu hépatique se substitue une masse blanchâtre ou jaunâtre, de consistance molle ou lar-

dacée, de surface lisse, unie, sans bosselures. La bile contenue
dans la vésicule est souvent incolore ; cette acholie résulte de
la suppression des fonctions hépatiques dans une assez grande
étendue. Les voies biliaires et les gros troncs vasculaires sont
habituellement respectés. Les ganglions du hile sont envahis
par le cancer, mais la propagation aux organes abdominaux
(rein, péritoine, poumon) est assez rare ou tardive. Parfois il se
développe au centre même de l'organe dont il détermine l'hypertrophie progressive, sans atteindre sa surface ; il reste entouré
d'une zone de parenchyme hépatique normal qui lui forme
comme une sorte de coque : c'est ce qu'on appelle le *cancer en
amande*. Enfin l'*adénome*, ou *cancer avec cirrhose*, se caractérise
par une hypertrophie modérée du foie ; c'est « un foie clouté
dans lequel certains grains de cirrhose, parfois uniquement situés
dans la profondeur de l'organe, seraient remplacés par des nodules cancéreux, de volume très inégal, quelques-uns formant
de véritables tumeurs, d'autres très petits [1]. » Ces nodules jaunes,
fermes au début, se ramollissent plus tard. Le cancer avec
cirrhose respecte les ganglions lymphatiques, mais il s'accompagne de périhépatite, d'ascite, et envahit assez rapidement
les ramifications de la veine porte et des veines sus-hépatiques.

b. *Histologie* — Le *cancer secondaire* du foie est un épithéliome
cylindrique ou glandulaire ; dans l'un et dans l'autre cas, son
stroma peut lui donner une forme alvéolaire ou tubulée. Ce
stroma est lui-même formé de cloisons de tissu conjonctif parcourues de capillaires ectasiés. Dans les cavités interceptées
par ces cloisons s'entassent des cellules cancéreuses. Les travées de cellules cancéreuses ne sont pas en continuité directe avec
les travées de cellules hépatiques, elles s'insinuent dans leur intervalle, « la néoplasie se développe dans le calibre des capillaires
eux-mêmes, en distend les parois et amène l'atrophie et la disparition totale des trabécules de cellules hépatiques, et le stroma
des nodosités néoplasiques est uniquement formé au début par

---

[1] GILBERT et SURMONT, in *Traité de médecine et de thérapeutique*
de BROUARDEL et GILBERT, t. V, p. 286.

la paroi des capillaires normaux du foie » (HANOT et GILBERT [1]). Le cancer secondaire est dû à la greffe, à l'implantation des cellules cancéreuses venues de l'estomac ou de l'intestin et apportées au foie par la veine porte ; là, elles se disséminent dans ses diverses branches terminales, puis dans les capillaires, et leur pullulation donne naissance à autant de nodules cancéreux disséminés ; la réalité de ce mode de développement est prouvée par les embolies cancéreuses qu'on rencontre quelquefois dans les capillaires radiés des lobules.

Ce mode de développement est donc bien différent de celui du *cancer primitif*, où la néoplasie prend directement naissance aux dépens des travées normales du foie, repoussant la paroi des capillaires dont la lumière est plus ou moins effacée. Tantôt le cancer primitif revêt la forme *alvéolaire*, c'est-à-dire qu'il est constitué par un stroma de tissu conjonctif, formant des alvéoles dans lesquels s'empilent les cellules cancéreuses polyédriques ou polymorphes. Tantôt il revêt la forme *trabéculaire*, à peu près spéciale au cancer avec cirrhose ; dans ce dernier cas, le stroma conjonctif, très mince, circonscrit les travées épithéliales formées de cellules très analogues aux cellules hépatiques normales ; c'est en raison de cette ressemblance avec les cellules de la glande hépatique que cette forme est désignée sous le nom d'adénome.

2° Symptômes. — Nous prendrons pour type de notre description le cancer secondaire, le plus fréquent de beaucoup. Nous étudierons ensuite les deux types habituels de cancer primitif: cancer massif et adénome. Quant au cancer nodulaire qui constitue la troisième variété, très rare, du cancer primitif, sa symptomatologie se confond absolument avec celle du cancer secondaire (GILBERT) qui est d'ailleurs lui-même nodulaire.

A. CANCER SECONDAIRE. — Ce sont les *troubles digestifs* qui ouvrent la scène, et ils n'ont rien de caractéristique, mais

---

[1] HANOT et GILBERT. *Études sur les maladies du foie*, p. 175.

bientôt les malades se plaignent d'une *tension pénible* dans l'hypocondre droit, ou même d'une douleur intense. La palpation fait alors sentir l'*hypertrophie du foie*, qui est inégal, marronné ; cette constatation lève tous les doutes. Le cancer primitif du foie ne montre pas ces bosselures : il ne présente qu'une hypertrophie lisse à la palpation.

Étudions successivement les principaux symptômes :

1° Le *foie* est augmenté de volume ; la palpation, d'ailleurs douloureuse, fait sentir au-dessous du rebord costal sa surface hérissée de nodosités inégales (*foie marronné*). On perçoit quelquefois des frottements, indices de la périhépatite.

2° L'*ictère* existe dans les deux tiers des cas (HANOT et GILBERT) ; il est dû à la compression des canaux biliaires ; aussi, en raison du siège de cette compression, on comprend qu'il soit excessivement variable dans son intensité ou l'époque de son apparition ; mais, une fois apparu, il ne subit guère de modifications.

3° L'*ascite* qui existe dans la moitié des cas est tantôt simple, tantôt hémorragique ; elle résulte de la péritonite cancéreuse, mais la compression d'une branche importante de la veine porte et l'hydrémie, conséquence de la cachexie, peuvent jouer un rôle dans sa production (FRERICHS). — La percussion fait constater souvent du tympanisme simultanément.

Dans un cas de FRERICHS, la cavité abdominale était à moitié remplie de sang pur, versé par un fongus cancéreux à travers une déchirure de l'enveloppe du foie.

4° La *pleurésie droite* s'observe assez souvent : elle est due à une généralisation pleurale à travers le diaphragme, dans lequel on trouve parfois des noyaux cancéreux.

5° La *rate* n'est pas augmentée de volume ; ce caractère permet de distinguer le cancer de la plupart des cirrhoses.

6° La *douleur* est variable : les malades accusent des douleurs spontanées dans l'hypocondre droit avec irradiations vers l'épaule, celles-ci dues à la périhépatite et à l'irritation du nerf phrénique ; tantôt c'est une douleur sourde, une simple tension, tantôt une douleur atroce, qui peut être continue, intermittente ou paroxystique. La palpation la réveille ; là percussoin également, dans des cas où la palpation ne la faisait pas apparaître.

7° Les *troubles digestifs* sont précoces et fréquents alors même que le cancer qui a été le point de départ de la généralisation n'occupe pas le tube digestif. L'appétit est rapidement perdu, surtout pour la viande et les matières grasses ; les digestions sont lentes et pénibles, accompagnées d'une sensation de barrement épigastrique, d'éructations et de malaise général ; la constipation, les flatulences, le ballonnement du ventre, les vomissements, la décoloration des matières fécales, sont des phénomènes habituels.

8° Les *urines* sont rares, à mesure que la cachexie augmente, et souvent colorées par les pigments biliaires ; l'urée est diminuée.

9° L'*état général* est rapidement mauvais, il y a parfois (Murchison, Dieulafoy et Gilbert) des élévations thermiques qui font songer à la pyohémie (*forme fébrile*).

En même temps que ces signes s'établissent, on constate, dans les phases avancées de la maladie, un trouble profond de la nutrition, qui aboutit à la cachexie. L'aspect général du malade est celui d'un cancéreux ; son teint est jaune paille ou terreux, quand il n'est pas ictérique ; la perte des forces et l'émaciation s'accentuent. A cette période surviennent les œdèmes cachectiques et la phlegmatia alba dolens.

La mort survient par suite des progrès de la cachexie, par hémorragie ou par ictère grave.

B. Cancer massif. — Le cancer massif s'annonce en général par les mêmes troubles digestifs que le cancer secondaire, par une anémie intense et une *cachexie rapide* avec ou sans fièvre. La constipation est habituelle ; les matières fécales sont fétides et décolorées, à cause de l'atteinte profonde de la sécrétion biliaire ; cette acholie explique également l'absence d'ictère, remplacé par une pâleur cireuse.

L'analyse des urines fait constater le syndrome révélateur de l'*insuffisance hépatique* : abaissement du taux de l'urée, augmentation de la toxicité urinaire, urobilinurie et parfois glycosurie alimentaire. Tout cela dénote une suppression rapide des fonctions hépatiques.

Le foie s'hypertrophie rapidement : à la palpation il est immobilisé, *lisse* et de consistance ligneuse ; cette hypertrophie lisse, sans bosselures, l'absence de douleurs, d'ascite et d'ictère distinguent le cancer massif du cancer secondaire. Il évolue en trois ou quatre mois : la mort survient par suite des progrès de la cachexie ou dans le délire et le coma provoqués par l'insuffisance hépatique.

C. Adénome. — L'adéno-cancer avec cirrhose se traduit par la combinaison de signes de cancer et de signes de cirrhose (épistaxis, ascite, dilatation des veines sous-cutanées abdominales), aussi est-il généralement confondu avec l'une ou l'autre de ces affections suivant les symptômes prédominants.

3° Diagnostic. — Le cancer du foie se présente sous des aspects cliniques variés. Ou bien il reste *latent*, ne se traduisant que par de l'anorexie, de la constipation, de la perte des forces de l'amaigrissement aboutissant à la cachexie. Ou bien ce sont les signes du cancer gastrique, dont le néoplasme hépatique n'est qu'une conséquence, qui absorbent exclusivement l'attention et font méconnaître la généralisation au foie. Ou bien enfin un épiphénomène, dépendant du cancer hépatique, détourne l'attention et masque complètement ses symptômes (ascite, pleurésie cancéreuse séreuse ou hémorragique, etc.). Le plus souvent cependant, le cancer hépatique, se reconnaît à des signes appréciables.

Le cancer secondaire du foie peut être confondu :

1° Avec le *cancer de l'épiploon* (Frerichs) ; dans ce cas, la tumeur est située beaucoup plus bas, mais il existe cependant des cancers du foie tellement volumineux qu'ils remplissent toute la cavité abdominale ;

2° Avec le *cancer du rein droit* qui s'en distingue par son immobilité pendant les mouvements respiratoires et par la présence habituelle d'une zone de sonorité entre le foie et la tumeur, due à la présence du côlon ;

3° Avec le *foie syphilitique* lorsque celui-ci est bosselé et sillonné de dépressions fibreuses ;

On ne prendra pas pour un cancer du foie des matières fécales accumulées dans le côlon transverse ; au besoin un purgatif lèverait tous les doutes.

Les affections suivantes pourraient être confondues avec le cancer primitif ; cependant la *cirrhose hypertrophique* de HANOT s'en distinguera par la présence de l'ictère, le *gros foie leucémique* par les altérations du sang, la *cirrhose hypertrophique graisseuse* par la teinte subictérique des téguments, par la notion étiologique de l'alcoolisme et de la tuberculose, le *mélanome* du foie par la constatation d'une ou plusieurs tumeurs mélaniques cutanées, d'un sarcome de la choroïde et enfin par la mélanurie (abandonnées à elles-mêmes au contact de l'air ou additionnées d'acide nitrique, les urines prennent une teinte noirâtre).

4° Traitement. — Il faut se contenter de combattre l'anorexie et les troubles digestifs au moyen des amers ou de l'acide chlorhydrique, et de lutter contre l'anémie. L'ascite peut nécessiter la ponction.

ARTICLE XIII

LITHIASE BILIAIRE

On désigne sous ce nom la formation de sable ou de calculs dans les voies biliaires et tous les accidents qui en dérivent.

§ 1. — ÉTIOLOGIE

La lithiase biliaire survient rarement avant trente ans. PORTAL, CRUVEILHIER ont cependant cité des cas exceptionnels où elle s'était développée dans le cours de la première année.

Les professions sédentaires constituent une prédisposition : la grossesse, les longues maladies, la fièvre typhoïde, les affections

50.

intestinales, les affections hépatiques sont aussi des facteurs étiologiques importants. C'est une maladie diathésique, souvent héréditaire, frappant surtout les arthritiques et souvent attribuable à un ralentissement de la nutrition (BOUCHARD).

Elle est plus fréquente chez les femmes, probablement à cause de la grossesse, du corset et du genre de vie plus sédentaire.

§ 2. — ANATOMIE PATHOLOGIQUE

Elle comprend l'étude des calculs et des lésions des voies biliaires qui les accompagnent.

1° Siège des calculs. — C'est dans la *vésicule* que les calculs se rencontrent en plus grand nombre, puisque c'est d'ailleurs le lieu de leur formation. On les rencontre encore dans le canal cystique ou cholédoque, dans l'intestin, etc. Ceux du canal hépatique ou du foie sont exceptionnels. Dans un chapitre spécial nous étudierons leurs diverses migrations : elles ne s'opèrent pas uniquement par les voies naturelles (canaux biliaires et intestin), mais encore par des fistules réunissant les voies biliaires aux organes voisins, à la suite d'un travail ulcératif, circonscrit par des adhérences. Des lésions inflammatoires de la paroi de la vésicule (*cholécystite*) ou des voies biliaires (*angiocholite*) s'établissent fréquemment à la suite d'une lithiase ancienne ; elles peuvent être catarrhales ou purulentes.

2° Caractères des calculs. — Les *calculs* sont de dimensions fort variables. Ils peuvent atteindre le volume d'un œuf ; dans d'autres cas, **la** vésicule ne renfermera que du sable biliaire ; entre ces degrés extrêmes tous les intermédiaires s'observent. Les calculs sont habituellement *multiples ;* par suite de leur contact et de leur usure réciproque, ils arrivent à perdre leur forme ovoïde pour devenir anguleux ou même *grossièrement cubiques.* Leur coloration est jaune ou noirâtre. A la coupe ils se montrent formés d'une écorce et d'un noyau :

celui-ci a pour centre un amas de cellules épithéliales ou de pigments biliaires. La cholestérine, les pigments biliaires, les sels calcaires entrent dans la composition des calculs ; ils sont mixtes le plus souvent, mais ces éléments participent à leur formation dans des proportions différentes. Les uns ou les autres prédominent suivant les cas ; toutefois, c'est la cholestérine qui est la plus abondante. Les calculs de cholestérine se reconnaissent à leur éclat gras et à leur solubilité dans l'éther.

3° Formation des calculs. — Boerhaave et van Swieten l'expliquaient par la stagnation et l'épaississement de la bile. Les théories admises aujourd'hui n'attribuent à la stagnation qu'un rôle accessoire et accordent la première place aux modifications de la bile, qui laisserait précipiter ses éléments constituants. Mais cette modification de la bile dépend-elle d'une altération de l'*état général* (Bouchard) ou d'une *modification des parois* de la vésicule ?

La première théorie peut se résumer ainsi : la cholestérine produite en excès se précipite. Elle n'est d'ailleurs tenue en dissolution dans la bile que grâce à l'alcalinité de ce liquide ; sous l'influence d'une acidité anormale des humeurs, la bile devient acide, ce qui entraîne la précipitation de la *cholestérine*. D'autre part, les tissus perdant une partie de leur chaux, celle-ci s'élimine par la bile et amène le dédoublement des taurocholates et glycocholates alcalins qui se transforment en *sels de chaux* insolubles et se précipitent également. La diminution des glycocholates et taurocholates de soude entraîne à son tour la précipitation du *pigment biliaire*. En somme, l'augmentation des acides organiques dans certains états diasthésiques nous explique la formation de calculs biliaires de diverse composition.

La théorie du *catarrhe lithogène*, de Meckel, attribue la plus grande importance aux lésions cystiques c'est-à-dire aux lésions de la muqueuse de la vésicule. D'après Naunyn, qui l'a récemment rajeunie, le noyau des calculs serait formé de détritus épithéliaux. La sécrétion muqueuse des parois de la vésicule, en excès, contient de la chaux et de l'*albumine :* sous l'influence de cette dernière, la chaux et la bilirubine se précipitent et forment une coque au noyau ; puis se déposent des couches successives de matière colorante et de cholestérine : l'abondance de celle-ci n'est pas en rapport avec l'alimentation, mais c'est un produit de sécrétion des parois de la vésicule et des canaux biliaires. Bien plus, par de fins canaux, découverts par NAUNYN, la cholestérine traverserait le calcul et irait se déposer dans son centre (*canalicules d'infiltration*).

Cette théorie explique les cas où la lithiase survient consécutivement à une infection, la fièvre typhoïde par exemple (DUFOURT, DUPRÉ) ; celle-ci n'agirait que par l'intermédiaire de la cholécystite. GILBERT et FOURNIER sont arrivés à produire des calculs biliaires chez le lapin par injection de cultures de bacille d'Eberth dans la vésicule (1897).

Disons cependant qu'on a vu expérimentalement que des calculs de cholestérine diminuaient, introduits dans une vésicule enflammée.

§ 3. — Étude clinique

La lithiase biliaire s'accompagne d'une série de symptômes et d'accidents qu'on ne peut étudier séparément. L'étude qu'on va lire portera sur les points suivants : 1° migration du calcul dans les voies biliaires ou colique hépatique ; 2° migration des calculs dans l'intestin ; 3° arrêt du calcul dans les voies biliaires et rétention biliaire prolongée ; 4° migration du calcul hors des voies naturelles.

SYMPTOMES ET ACCIDENTS DE LA LITHIASE BILIAIRE

1° Migration dans les voies biliaires (colique hépatique).	normale (description de la colique hépatique).	
	avec complications	locales. nerveuses. cardiopulmonaires.
2° Migration dans l'intestin.	normale.	
	avec complications	occlusion intestinale. perforation intestinale.
3° Arrêt du calcul.	obstruction prolongée du canal cystique.	
	obstruction prolongée du cholédoque.	angiocholite. pyléphlébite. sténose pylorique.

4° Migration hors des voies naturelles. { ruptures des voies biliaires. / fistules biliaires.

Le tableau ci-dessus qui résume les diverses étapes, habituelles ou exceptionnelles, de la migration du calcul, résume donc en même temps les symptômes et accidents de la lithiase biliaire.

1° Colique hépatique. — On désigne sous le nom de colique hépatique le syndrome douloureux qui accompagne la migration des calculs à travers les voies biliaires.

A. SYMPTÔMES. — En voici les principaux éléments :

1° La *douleur* est violente ; elle a son maximum dans l'hypocondre droit et présente des irradiations habituelles vers l'épigastre, l'ombilic, l'épaule droite. Les irradiations vers le bassin ou le pli de l'aine, susceptibles de simuler la colique néphrétique, sont beaucoup plus rares. L'intensité de la douleur est quelquefois telle que le plus léger contact, ou le poids même des couvertures l'exaspèrent, et que le malade, couché sur le côté et replié sur lui-même, garde l'immobilité la plus absolue ; le plus souvent, elle est diminuée par une pression douce et profonde.

Quelques *phénomènes nerveux* l'accompagnent, notamment dans les cas où elle est particulièrement intense : hyperesthésie généralisée ou limitée à la paroi abdominale, crampes, convulsions, parésie du bras droit, frissons, refroidissement des extrémités, palpitations, défaillances, syncopes, etc. La plupart d'entre eux sont très rares.

La douleur peut manquer, notamment chez les vieillards, et les cas sont nombreux où l'on trouve à l'autopsie des calculs des voies biliaires sans qu'il y ait eu de crises douloureuses. D'autres fois, il y a une sensation continue de pesanteur dans l'hypocondre droit ou à l'épigastre ; ou bien de simples crampes d'estomac. Mais dans la grande majorité des cas, la migration du calcul se traduit par un paroxysme douloureux.

2° Les *vomissements* se produisent fréquemment ; ils sont d'abord alimentaires, puis bilieux ou porracés.

3° La *vésicule* biliaire est le plus souvent distendue et forme une tumeur douloureuse, appréciable à la palpation, en dehors du muscle droit abdominal du côté droit, au-dessous du rebord costal. Le *foie* est augmenté de volume.

4° La *température* est normale dans la plupart des cas, mais une brusque élévation thermique au-dessus de 39° accompagne parfois le paroxysme douloureux (*fièvre hépatalgique*). Cet accès est tout à fait semblable à l'accès urineux franc, qui se produit

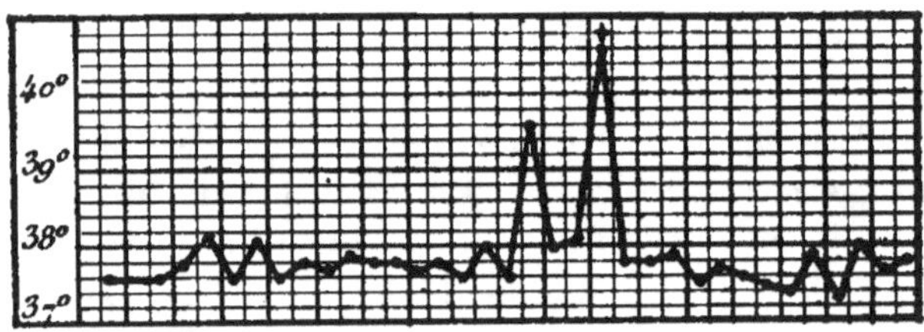

Fig. 79.
Élévations de température dans la colique hépatique
(femme de 50 ans).

— Colique à partir de 10 heures du matin.
+ Colique à partir de 6 heures du matin.

après le cathétérisme de l'urèthre. — La *température locale*, prise avec un thermomètre à cuvette plate sur l'hypocondre droit, est augmentée (PETER).

5° L'*état général* n'est grave que dans les coliques particulièrement intenses : la prostration, le facies grippé, le pouls petit et serré, le collapsus ne sont pas alors sans analogie avec ce qu'on observe dans la péritonite.

Peu à peu la symptomatologie de la colique hépatique se complète par l'apparition des signes suivants, toujours plus tardifs.

6° Les *urines*, qui ont d'abord les caractères des urines nerveuses, pâles et abondantes, deviennent de plus en plus foncées, prennent enfin une teinte ictérique et donnent par l'acide nitrique la réaction de GMELIN (voy. p. 621).

7° Les *fèces* sont décolorés, blanc grisâtre ; on les a comparés à du mastic.

8° L'*ictère* apparaît d'abord sur les conjonctives, puis sur les téguments qui jaunissent progressivement ; il ne survient que le surlendemain de la crise douloureuse.

Ces trois derniers symptômes ne se produisent que lorsque l'obstruction des voies biliaires porte sur le canal cholédoque ; ils manquent lorsqu'elle est limitée au canal cystique, car il n'y a pas, dans ce dernier cas, de gêne de l'écoulement de la bile hépatique dans le duodénum et, par conséquent, pas de résorption biliaire.

9° Les *calculs* se retrouvent ordinairement dans les fèces un ou deux jours après la cessation de la crise. Ajoutons qu'ils sont quelquefois perceptibles à travers la paroi abdominale, lorsqu'on palpe la vésicule, et produisent un bruit caractéristique en se heurtant les uns contre les autres ; cette constatation est rare et ne saurait en tout cas être tentée pendant la crise douloureuse.

B. Évolution. — La colique hépatique dure ordinairement de six à douze heures, mais peut persister beaucoup plus longtemps ; elle cesse brusquement, au moment où le calcul passe dans l'intestin. A mesure que la maladie est plus ancienne, les accès se répètent et se prolongent. Lorsque le calcul ne peut franchir le cholédoque ou reste enchâtonné, les symptômes d'obstruction persistent (urines et téguments ictériques, décoloration des matières fécales).

C. Complications. — Les complications *immédiates* de la colique hépatique sont :

a. *Des complications nerveuses*, dont quelques-unes déjà signalées plus haut : vertiges, lipothymies, convulsions, refroidissement des extrémités, collapsus, syncope et quelquefois, mais très rarement, la mort subite.

b. *Des complications cardiopulmonaires* : congestion pulmonaire du côté droit, souffle mitral traduisant la dilatation du cœur gauche (Gangolphe), souffle tricuspidien lié à la dilatation du cœur droit (Potain), dyspnée intense, etc.

c. *La perforation des canaux biliaires* entraînant à sa suite une mort rapide, soit par péritonite suraiguë, soit par pénétration du calcul dans la veine porte.

Les complications éloignées seront étudiées plus loin.

Le pronostic est intimement lié à ces diverses complications.

D. DIAGNOSTIC. — Dans la *colique néphrétique* le foie et la région de la vésicule ne sont ni tuméfiés, ni douloureux. La douleur n'est pas la même ; elle siège dans la région lombaire, suit le trajet de l'uretère et s'irradie jusqu'à l'hypogastre ou jusqu'au testicule, qui est souvent rétracté vers l'anneau inguinal ; l'irradiation vers l'épaule droite, si fréquente dans la colique hépatique, fait défaut. Il n'y a ni ictère, ni décoloration des matières fécales, mais souvent des urines rares ou même de l'anurie. La fin de la crise est marquée par le rejet de sable ou de gravier urinaire.

Dans la *colique saturnine* le pouls est dur, tendu, le foie petit, la douleur abdominale est généralisée ; il y a de la constipation et tous les signes du saturnisme (teint blafard, liséré gingival, etc.). La profession du malade fournit une indication utile.

La *gastralgie* se distingue par le siège de la douleur limitée à l'épigastre et cessant d'une façon plus progressive ; les modifications de l'urine, de la couleur des téguments et des matières fécales font défaut.

L'*étranglement interne* et la *péritonite aiguë*, qui sont d'ailleurs susceptibles de compliquer la colique hépatique, se reconnaissent à leurs signes propres (vomissements fécaloïdes ou porracés, énorme ballonnement du ventre, gravité extrême de l'état général, etc.).

E. TRAITEMENT. — La première indication consiste à *calmer la douleur*. Une injection sous-cutanée de 1 ou 2 centigrammes de morphine, une potion avec 2 ou 4 grammes d'antipyrine, des lavements de chloral, des applications de glace ou de cataplasmes laudanisés sur l'abdomen, des onctions belladonées, de grands bains tièdes prolongés, tels sont les moyens parmi lesquels on peut choisir : l'injection de morphine a l'avantage d'agir promptement. Enfin l'huile d'olives, préconisée dans le traitement de la lithiase biliaire, agit aussi sur la colique elle-même ; la dose d'un ou deux verres à Bordeaux est ordinairement suffisante. — Tous ces médicaments ne calment pas seulement la douleur, mais contribuent aussi à favoriser l'expulsion du calcul, en faisant cesser le spasme du cholédoque.

Dans l'intervalle des accès douloureux on prévient la formation de nouveaux calculs par les divers cholagogues : eaux alcalines de Vichy et de Carlsbad, huile d'olives, essence de térébenthine, etc. L'huile n'agit pas, comme on le croyait, en amenant l'expulsion de nombreux calculs ; les concrétions qu'on retrouve dans les selles au cours du traitement ne sont que des concrétions graisseuses.

2° Migration des calculs dans l'intestin. — Peu de jours après la cessation de la colique hépatique, des calculs biliaires sont rejetés par l'anus ; mais ils peuvent s'arrêter dans l'intestin et y déterminer des accidents. Pour que pareil phénomène se produise, il faut que le calcul soit volumineux, aussi cet accident n'est-il pas déterminé le plus souvent par des calculs qui ont traversé les voies biliaires, mais par ceux qui ont pénétré directement de la vésicule dans le duodénum à la faveur d'une perforation rendue inoffensive par la péritonite adhésive qui la circonscrit (fistule biliaire).

Quelle que soit la voie par laquelle un calcul volumineux arrive dans l'intestin, il est susceptible d'y produire divers accidents :

a. L'occlusion intestinale siégeant sur l'intestin grêle ;

b. L'ulcération et la perforation des parois intestinales, suivie d'une péritonite mortelle à bref délai.

3° Arrêt du calcul et rétention biliaire prolongée. — Pendant son passage à travers le canal cystique et le cholédoque, le calcul produit une obstruction *passagère* de ces conduits, que nous avons étudiée à propos de la colique hépatique. Mais lorsque le calcul est arrêté dans sa migration, il se produit une obstruction *permanente,* qui se révèle par une série de symptômes ou complications.

A. OBSTRUCTION PROLONGÉE DU CANAL CYSTIQUE. — Lorsqu'un calcul s'arrête et s'enclave dans le canal cystique, l'écoulement de la bile dans l'intestin n'est pas entravé et l'ictère fait défaut; mais la vésicule se trouve complètement isolée du reste des voies biliaires. Son contenu se résorbe, s'épaissit; elle se rétracte et s'atrophie. Dans d'autres cas, elle est distendue par un liquide muqueux, clair et filant, sans analogie avec la bile, ou bien par du pus. Elle est susceptible de se rompre dans le péritoine, ou de s'ouvrir dans un organe voisin (*fistule biliaire*), de préférence dans le duodénum.

B. OBSTRUCTION PROLONGÉE DU CANAL CHOLÉDOQUE. — Lorsqu'un calcul s'enclave dans le canal cholédoque, son premier effet est la suppression de l'écoulement de la bile dans l'intestin. Elle est résorbée et ses éléments passent dans la circulation; l'ictère par rétention en est la conséquence : coloration des urines et des téguments, décoloration des matières fécales, stéatorrhée, état poisseux du sang, troubles digestifs, etc. (voy. ces symptômes, p. 564).

Mais cette obstruction a en outre des conséquences locales, c'est-à-dire un retentissement sur les voies biliaires et les organes voisins.

a. *Lésions du foie et des voies biliaires*. — La vésicule se laisse distendre, les canaux biliaires extra et intrahépatiques subissent une *dilatation progressive*, qui donne à la coupe du foie un aspect caverneux. Enfin ces canaux biliaires, dilatés, dans lesquels la bile est stagnante, se laissent envahir par les agents microbiens venus de l'intestin, notamment par le colibacille; l'*angiocholite* est alors constituée avec ses grands accès fébriles (voy. p. 610). L'infection gagne de proche en proche le parenchyme hépatique, bientôt parsemé d'*abcès* disséminés, formés surtout dans le voisinage immédiat des canaux biliaires (*périangiocholite*). Elle peut même se généraliser et produire à distance des accidents septiques, comme l'endocardite ulcéreuse (NETTER et MARTHA).

Dans les cas où l'évolution des lésions est moins précipitée, cette inflammation diffuse aboutit à la formation d'un tissu de sclérose débutant dans les espaces portes autour des canaux biliaires et circonscrivant de ses travées fibreuses le lobule hépatique. Cette sclérose a pour point de départ l'infiltration embryonnaire provoquée par l'infection des canaux (DUPRÉ). Ainsi se développe, petit à petit, une atrophie du foie envahi par le tissu conjonctif scléreux: c'est la *cirrhose biliaire*, que

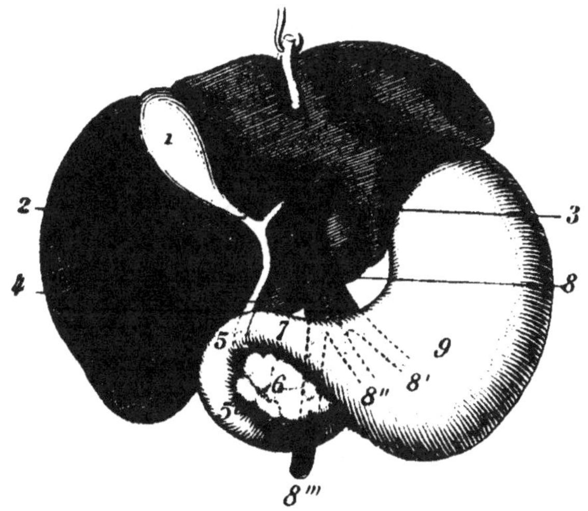

Fig. 80.

Rapports des voies biliaires.

1, vésicule. — 2, canal cystique. — 3, canal hépatique. — 4, canal cholédoque. — 5, duodénum. — 6, pancréas. — 7, pylore. — 8, veine porte et ses branches (8', 8'', 8'''). — 9, estomac.

CHARCOT et GOMBAULT ont pu reproduire expérimentalement par la ligature du cholédoque.

L'obstruction du cholédoque ne retentit pas seulement sur les voies biliaires, mais aussi sur les organes voisins.

b. *Pyléphlébite.* — La veine porte qui côtoie le canal cholédoque et dont les ramifications sont parallèles à celles des canaux biliaires intrahépatiques, est facilement intéressée dans le cas d'angiocholite. Cette pyléphlébite est adhésive ou suppurée. Dans le premier cas, l'oblitération de la veine se traduit par l'ascite, le développement de la circulation complémentaire abdominale, l'hypertrophie de la rate ; dans le second cas, sa suppuration se manifeste par une fièvre à grandes oscillations et des abcès disséminés dans le foie.

c. *Sténose pylorique*[1]. — Elle est presque toujours causée par des calculs qui pénètrent dans le duodénum à la faveur d'une fistule de la vésicule ; tantôt c'est le calcul lui-même qui produit l'obstruction du pylore, tantôt la sténose s'opère par rétraction cicatricielle, entraînant la formation de brides entre la vésicule et le grand épiploon, ou la coudure du duodénum par déplacement du pylore. Les cas mixtes, où l'obstruction calculeuse combine ses effets avec ceux de l'étranglement par rétraction cicatricielle sont les plus fréquents. Consécutivement à cette sténose pylorique, l'estomac se dilate, ses parois subissent la dégénérescence graisseuse, pendant que l'intestin, revenu sur lui-même, se rétrécit concentriquement et prend les caractères d'un intestin fœtal. — Les symptômes sont ceux de l'obstruction pylorique, mais précédée de phénomènes de cholécystite et de rétention biliaire.

Lorsque la sténose est constituée, elle se traduit par la dilatation de l'estomac, les vomissements bilieux, le péristaltisme gastrique. Il existe presque toujours de l'hyperchlorhydrie. A cette période la maladie peut être confondue avec le cancer du pylore, un ulcère de l'estomac avec périgastrite, l'obstruction intestinale. Le diagnostic ne peut se faire que par un interrogatoire minutieux, qui révèle des antécédents lithiasiques.

4° Migration hors des voies naturelles. — Nous avons à étudier successivement : 1° la rupture des voies biliaires ; 2° les fistules établissant une communication entre la vésicule ou les voies biliaires et les organes voisins (*fistules biliaires*).

a. *Rupture des voies biliaires.* — La rupture porte le plus souvent sur la vésicule. Elle est provoquée par des traumatismes (chute, coup porté à l'épigastre), par des efforts physiologiques (vomissements, parturition) ou par l'augmentation considérable

---

[1] BOUVERET. *Revue de médecine*. 1896.

de la tension de son contenu (Mossé). Elle survient quelquefois à l'occasion d'une colique hépatique. Une péritonite suraiguë avec ses symptômes caractéristiques (douleur, vomissements, prostration, pouls incomptable, facies grippé) en est la conséquence habituelle. Des recherches récentes tendent à prouver l'innocuité de l'épanchement de bile aseptique dans le péritoine (Schwartz, Dupré); la péritonite est due à une bile préalablement infectée.

b. *Fistules biliaires.* — Les fistules biliaires réunissent ordinairement les voies biliaires à un segment du *tube digestif*; c'est ce qui explique comment on peut retrouver dans les selles des calculs énormes qui n'auraient pu franchir le cholédoque. S'ils tombent dans l'estomac, les calculs peuvent être rejetés par vomissement ou passer dans l'intestin. Plus souvent la fistule fait communiquer directement les voies biliaires avec le duodénum ou le côlon. Une fois parvenus dans l'intestin, les calculs s'éliminent par les selles ou bien déterminent des accidents d'obstruction avec dilatation intestinale en amont de l'obstacle pouvant aboutir à la perforation et à la péritonite consécutive.

Dans des cas tout à fait exceptionnels on a retrouvé des calculs biliaires dans le parenchyme hépatique, dans la veine porte, dans le bassinet, dans la vessie, dans la plèvre ou le poumon ; on les a vus s'éliminer par l'urètre, par une fistule cutanée et même par le vagin (J. Franck) après avoir perforé l'utérus gravide.

§ 4. — Traitement

Le traitement de la colique hépatique a été exposé plus haut, ainsi que le traitement de la lithiase.

L'obstruction prolongée des voies biliaires, la sténose pylorique, l'obstruction intestinale réclament souvent l'intervention chirurgicale. Dans le premier cas on peut réséquer la vésicule (cholécystectomie), enlever un calcul d'elle ou du cholédoque (cholécystotomie, cholédocotomie), enfin drainer la bile par abouchement de la vésicule.

51.

La rupture des voies biliaires, presque toujours mortelle, nécessite le même traitement que les péritonites aiguës.

ARTICLE XIV

DES ANGIOCHOLITES

On appelle ainsi, depuis LUTON, toute *inflammation des voies biliaires*. Dans une première période, *anatomique*, les lésions de l'angiocholite ont été étudiées par CRUVEILHIER, FRERICHS, LUTON ; le mémoire de CHARCOT et GOMBAULT a inauguré la deuxième période, *expérimentale ;* la période contemporaine, *bactériologique,* commence avec le mémoire de NETTER et MARTHA sur les endocardites d'origine biliaire, elle se continue par les travaux de DUCLAUX, NETTER, GILBERT, LION, GIRODE par les thèses de DUPRÉ et de DOMINICI.

1º Étiologie. — Deux séries de causes, locales et générales sont susceptibles de provoquer l'angiocholite.

a. *Causes locales.* — Ce sont toutes celles qui provoquent l'obstruction des voies biliaires ; avant tout, la *lithiase*, grâce à la migration répétée des calculs, beaucoup plus rarement le cancer de l'ampoule de Vater et des voies biliaires, les ganglions hypertrophiés ou dégénérés susceptibles de comprimer ces canaux, les lésions tuberculeuses, enfin les parasites d'origine hépatique ou intestinale.

b. *Causes générales.* — Ce sont les maladies microbiennes, qui retentissent sur tout l'organisme : la fièvre typhoïde, le choléra, la pneumonie, enfin ces infections mal définies connues sous le nom d'ictères infectieux.

2º Pathogénie. *Par quel mécanisme ces causes locales ou générales produisent-elles l'angiocholite ?* — Pour en comprendre la pathogénie, il est indispensable de se représenter les connexions des canaux biliaires ; par leur extrémité supérieure ils sont en rapport avec la cellule hépatique qui produit la bile ; par leur extrémité inférieure avec le tube intestinal, où elle se déverse. Ils pourront donc être lésés par *voie descendante*, sous l'influence de toutes les causes qui agissent sur la cellule hépatique ; ce sont des causes toxiques (l'angiocholite de l'intoxication phosphorée en est l'exemple le plus démonstratif) ; ce sont peut-être encore des causes infectieuses. — Mais beaucoup plus souvent l'invasion microbienne des canaux biliaires se réalise par *voie ascendante*. Le canal cholédoque va en effet s'aboucher dans le duodénum dont la flore microbienne est très riche : des staphylocoques, des streptocoques, et surtout le colibacille, qu'on a trop longtemps considéré comme un saprophyte inoffensif s'y trouvent chez l'homme sain ; dans les infections, nombre de microbes pathogènes peuvent y apparaître (bacille du choléra, bacille d'Eberth, etc.). Certains d'entre eux sont mobiles et à cils vibratiles.

D'autre part, les voies biliaires (DUCLAUX, NETTER) sont parfaitement aseptiques ; seule, la portion terminale du cholédoque, celle qui est la plus voisine de l'intestin, est normalement infectée. Entre le microbisme normal du duodénum et l'asepsie normale des voies biliaires il y a donc une sorte de zone limite : celles-ci sont toujours en imminence d'infection. Quelle est la cause qui empêche cette infection de se réaliser et l'angiocholite de se constituer ?

Les voies biliaires se défendent constamment contre cette invasion par l'action de la bile et la résistance de leur épithélium. On croyait autrefois que la bile était antiseptique et s'opposait dans une certaine mesure aux putréfactions intestinales ; cette opinion était accréditée par l'odeur infecte des excréments des animaux porteurs d'une fistule biliaire. HANOT et LÉTIENNE ont fait justice de cette manière de voir en montrant que le colibacille et les staphylocoques pouvaient se développer dans la bile, ou que l'addition de bile à une culture n'entravait pas son développement. La bile normale est donc aseptique (ainsi qu'en témoigne l'innocuité des épanchements biliaires dans le péritoine), mais non antiseptique. Si elle protège les canaux biliaires contre l'invasion microbienne duodénale, c'est par une simple action mécanique, en les balayant incessamment sur son passage. Le mucus dont on connaît les propriétés bactéricides, sécrété par ces canaux eux-mêmes, doit remplir un rôle analogue.

Dès lors, le rôle des causes locales et générales de l'angiocholite énumérées plus haut nous devient compréhensible.

a. Les *causes locales* agissent par le mécanisme de l'obstruction : ainsi les calculs gênent l'écoulement de la bile qui ne jouera plus mécaniquement son rôle protecteur, ils forcent le sphincter duodénal du cholédoque, ils traumatisent le revêtement épithélial des canaux biliaires et le rendent ainsi plus accessible à l'infection. C'est l'angiocholite réalisée expérimentalement par CHARCOT et GOMBAULT par la ligature du canal cholédoque. Les parasites émigrés de l'intestin (helminthes) qui remontent les voies biliaires, jouent un rôle plus direct encore, puisqu'ils apportent avec eux les microbes jusque dans celles-ci.

b. *Dans les maladies générales* infectieuses, l'altération de la bile et du mucus, le ralentissement de la sécrétion biliaire dû à la fièvre (expériences de PISENTI), l'atonie du cholédoque sous l'influence de l'adynamie générale sont autant de facteurs qui favorisent l'ascension des microbes spécifiques ou des hôtes normaux du duodénum.

C'est ainsi que dans la lithiase biliaire le colibacille a été retrouvé sur le cadavre ou sur le vivant par ponction de la vésicule ; dans la dothiénentérie, DUPRÉ, GILBERT, y ont découvert le bacille d'EBERTH et le colibacille. L'angiocholite a pu être reproduite expérimentalement par l'injection dans le cholédoque de cultures microbiennes et même de cultures filtrées, ce qui prouve que la toxine est capable à elle seule de produire l'angiocholite.

3° Anatomie pathologique. — Les lésions des canaux biliaires offrent toute une gamme d'intensité croissante : elles sont d'abord épithéliales, puis conjonctives. Elles varient depuis la simple injection de la paroi et la suppuration en nappe jusqu'aux ulcérations profondes et aux perforations. Elles intéressent les gros canaux (angiocholite tronculaire du canal cystique ou cholédoque), la vésicule (cholécystite), les canaux intrahépatiques (abcès aréolaires du foie).

a. *Dans les angiocholites par obstruction*, le caractère le plus frappant est la dilatation des canaux. A la coupe, le foie est parsemé d'abcès miliaires, périangiocholitiques : on l'a comparé à une « éponge purulente », d'où la pression fait sourdre un mélange de pus et de bile. Par leur réunion, ces foyers purulents forment des abcès cloisonnés, séparés par des cloisons de parenchyme moins désintégré (*abcès aréolaires*) ; le microscope y montre des leucocytes, des globules de pus, des cellules hépatiques plus ou moins dégénérées, des cristaux de pigments biliaires et les microbes pathogènes.

La vésicule, remplie de bile et de pus, dilatée ou d'autres fois revenue sur elle-même, a perdu ses aréoles normales ; sa paroi est épaissie et elle présente des lésions de péricholécystite.

L'infection ne se limite pas aux voies biliaires, elle se propage de proche en proche à la veine porte (pyléphlébite), à la séreuse péritonéale (péritonite avec adhérences ou généralisée), au pancréas à cause de l'abouchement commun du canal de Wirsung et du cholédoque dans l'ampoule de Vater. Par l'intermédiaire de la circulation sanguine, elle se diffuse au loin en produisant des abcès de la rate, de la péricardite ou de la méningite purulente, de l'endocardite mitrale favorisée par des lésions valvulaires antérieures.

b. *Dans les angiocholites compliquant une maladie générale infectieuse,* on ne retrouve pas la même dilatation des voies biliaires, et elles offrent quelques caractères particuliers. L'angiocholite à bacille d'Eberth est remarquable par ses rapides ulcérations ; celle du choléra (ODDO, GIRODE), suppurée ou non, s'accompagne d'ecchymoses, de tuméfaction transparente des cellules (HANOT et GILBERT) ; celle de la pneumonie, en raison des aptitudes biologiques spéciales du pneumocoque, aboutit à la formation de bouchons muqueux, sans ulcérations, bien capables d'expliquer par l'obstruction qui en résulte, l'ictère des pneumoniques.

4° Symptomatologie. — L'angiocholite est une complication obscure, dont les symptômes ne sont pas toujours en rapport avec l'intensité des lésions.

a. *Chez un malade qui a déjà des antécédents lithiasiques,* au cours d'une colique hépatique, on voit la température monter, la vésicule se distendre, mais tous ces phénomènes se dissipent rapidement et ne survivent pas à la migration du calcul. Il y a eu une simple *fièvre hépatalgique* analogue à l'*accès urineux franc* déterminé par un cathétérisme de l'urèthre. Mais à la suite de coliques hépatiques répétées produisant une occlusion plus prolongée des voies biliaires, apparaissent, fugaces d'abord, puis persistants, les signes de l'angiocholite suppurée.

1° La *fièvre* (*fièvre bilioseptique*) peut affecter des types différents : *a*) fièvre intermittente hépatique, avec ses trois stades, de frisson, de chaleur et de sueur, comme dans un accès d'impaludisme. Ces accès sont séparés par des intervalles d'apyrexie complète ; *b*) fièvre rémittente hépatique, dans laquelle l'apyrexie n'est jamais complète dans l'intervalle des accès : il n'y a que de simples rémissions; *c*) enfin fièvre continue, dans laquelle la température se maintient assez uniformément à un degré.élevé.

Les accès de fièvre bilioseptique pourraient être confondus avec ceux de l'impaludisme ou de n'importe quelle infection. Ils en diffèrent par ce fait qu'ils s'accompagnent non d'une augmentation, mais d'une diminution de l'urée.

Cette élévation de la température, qui peut cependant manquer, notamment dans l'angiocholite colibacillaire (HANOT), traduit la réaction de l'organisme vis-à-vis de l'infection. L'examen bactériologique du sang digital et du sang de la rate montre en effet que l'infection sanguine existe pendant les accès, mais cesse dans leur intervalle, alors que l'infection splénique persiste dans les périodes interpyrétiques, ce qui montre bien que la fièvre biliaire n'a pas une autre pathogénie que les fièvres septicémiques d'autre origine (BRIEGER et NETTER, DUPRÉ).

2° L'*ictère*, d'intermittent est devenu continu; il s'accompagne de coloration des urines, de ralentissement du pouls, de décoloration des fèces, d'augmentation de volume du foie.

3° Les *troubles digestifs* s'accentuent. La langue est sèche, la soif vive, l'anorexie absolue.

La mort peut survenir par une des complications énumérées plus haut, et notamment la péritonite par perforation.

b. *Au milieu des bruyants symptômes des maladies générales infectieuses*, l'angiocholite qui les complique passe plus souvent inaperçue.

Ainsi dans la fièvre typhoïde, elle ne se traduira que par un peu de douleur ou de rénitence dans la région de la vésicule, sans ictère jusqu'au moment où se produira une péritonite par perforation.

Bien plus, l'invasion des voies biliaires pourra rester absolument latente et produire, longtemps après la guérison de la fièvre typhoïde, des accidents graves d'angiocholite, comme dans un cas de Dupré où le bacille d'Eberth fut retrouvé dans la vésicule six mois après la fièvre typhoïde, à tel point qu'on s'est demandé si ce réservoir ne jouait pas un rôle dans la production des rechutes de la fièvre typhoïde en emmagasinant pour un temps des germes qui iraient ensuite réinfecter l'intestin.

Nous avons déjà signalé (voy. p. 596. *Lithiase biliaire*) le rôle présumé de la fièvre typhoïde dans l'étiologie de la lithiase biliaire.

L'angiocholite du choléra est plus latente encore.

Celle de la pneumonie s'accompagne plus souvent d'ictère à cause de l'obstruction muqueuse des fins canalicules biliaires (Lépine).

5° Traitement. — Il faudra surtout s'efforcer de prévenir l'apparition de l'angiocholite ; par le régime lacté, par les antiseptiques intestinaux ou biliaires en tête desquels se place le salicylate de soude à cause de son élimination par le foie.

L'angiocholite une fois établie, on luttera contre ses symptômes par la quinine et par un traitement général tonique. L'intervention chirurgicale souvent indiquée consiste dans la cholécystostomie, c'est-à-dire l'établissement d'une fistule biliaire.

ARTICLE XV

ABCÈS DU FOIE

On divise les abcès du foie en *grands abcès* et *petits abcès*. Les lignes suivantes montreront la raison d'être de cette distinction.

1° Etiologie. — Les agents pathogènes de la suppuration peuvent être apportés au foie par des voies multiples ; par l'artère hépatique, par la veine porte, par les canaux biliaires. Ceux-ci jouent dans ce transport un rôle aussi important que les connexions vasculaires ; il ne faut pas oublier qu'ils débouchent dans un milieu normalement septique, le duodénum.

Quoi qu'il en soit de ces portes d'entrée, et en ne considérant que les organes avec lesquels le foie est en rapport, l'abcès du foie peut se présenter :

a. Sous les apparences d'une affection primitive (abcès dits idiopathiques; grands abcès des pays chauds). Ce sont les plus fréquents. D'après Kelsch et Kiener cette spontanéité n'est qu'apparente : ces grands abcès sont des abcès dysentériques. Laveran est plus éclectique.

b. Comme une affection consécutive à une maladie générale : abcès métastatiques des plaies infectées, des septicémies, de la pyohémie, de l'endocardite ulcéreuse.

c. Consécutivement à une maladie de l'intestin et des annexes du tube digestif : dysenterie, ulcérations intestinales, entérites, maladies de la rate, pyléphlébite suppurative.

d. Enfin, dans une dernière catégorie de cas une lésion d'abord aseptique du foie (lithiase biliaire, kyste hydatique), évoluant depuis des mois ou des années, s'infecte secondairement : le kyste hydatique devient suppuré, la lithiase biliaire se complique de *périangiocholite*.

2° Bactériologie, pathogénie. — Quel est le mécanisme de l'infection dans ces différents cas.

a. Les *grands abcès des pays chauds* ont une origine très obscure. Leur pus est le plus souvent stérile (Netter, Kartulis, Laveran). On y a signalé la présence d'amibes, quelquefois celle des staphylocoques blanc et doré. Laveran [1], qui divise les abcès des pays chauds en idiopathiques et dysentériques et n'a jamais trouvé d'amibes dans leur contenu, établit une distinction entre les abcès anciens à marche lente et les abcès récents ou à marche

---

[1] Laveran, *Bactériologie des abcès du foie*, Soc. méd. des hôp. de Paris, 1893.

rapide. Les seconds seuls renferment des microbes. Si on ne trouve pas de microbes dans les premiers, c'est qu'ils ont probablement disparu. Cette stérilité du pus des grands abcès du foie a son importance en chirurgie, puisqu'elle diminue les chances de péritonite au cours, d'une intervention opératoire (PEYROT).

b. Les *abcès consécutifs à une maladie générale* renferment des microbes variés (streptocoques, staphylocoques, bacille d'Eberth, pneumocoque, etc.). Ce sont pour la plupart des abcès métastatiques : les agents infectieux déversés par le foyer infectant dans le système veineux, passent par le cœur droit, la circulation pulmonaire, le cœur gauche et les artères dans l'*artère hépatique*; c'est par elle que se fait l'infection ; elle débute donc au niveau des espaces portes. Toutefois cette voie n'est pas exclusive : la pneumonie, la dothiénentérie peuvent se compliquer d'angiocholites à pneumocoque ou à bacille d'Eberth ; on peut en conclure que l'infection du foie dans les maladies générales s'opère quelquefois par le cholédoque.

c. Les *abcès consécutifs à une affection de l'intestin* reconnaissent presque toujours comme porte d'entrée la *veine porte* dont les radicules vont pour ainsi dire puiser les microbes dans l'intestin. Ces microbes peuvent traverser les tuniques intestinales voisines ou passer à la faveur des ulcérations intestinales. Il y a quelquefois simultanément une pyléphlébite suppurative qui se propage jusqu'aux espaces portes. Les microbes trouvés dans ce cas sont le *colibacille*, les streptocoques et staphylocoques, le bacille d'Eberth, etc.

Ceux de ces abcès qui sont consécutifs à la dysenterie et constituent la deuxième classe des grands abcès des pays chauds sont souvent stériles comme ceux dits idiopathiques. Les staphylocoques, le bacillus pyogenes fœtidus, des amibes ont été rencontrés cependant dans ce pus. D'après KARTULIS, pour mettre l'amibe pathogène en évidence, il faut injecter le pus dans le rectum du chat et l'on voit alors se produire les lésions de la dysenterie.

d. *Dans la lithiase biliaire,* c'est par le mécanisme de l'angiocholite, c'est-à-dire par le duodénum et le *cholédoque,*

que se fait l'infection du foie. Le *B. coli* y joue le plus grand rôle.

Les kystes hydatiques s'infectent par un mécanisme tout spécial étudié par Chauffard et Vidal et que nous avons indiqué plus haut (voy. p. 579, *Kystes hydatiques*).

En résumé, on n'est pas absolument fixé sur la voie suivie par tous les agents infectieux ; mais leur migration est connue dans les principaux cas. La rareté des microbes dans le pus, ou leur absence, ne sont point un argument contre l'origine infectieuse de tous ces abcès : dans des abcès tuberculeux qu'il a obtenus expérimentalement chez le cobaye au moyen de cultures de tuberculose aviaire, Gilbert a constaté le très petit nombre des bacilles ; il est donc certain qu'ils sont détruits et disparaissent.

3° Anatomie pathologique. — L'abcès des pays chauds forme ordinairement une grande cavité, unique. Au contraire, les abcès d'origine intestinale ou biliaire et les abcès métastatiques sont ordinairement multiples. On donne le nom d'*abcès aréolaires* à de grands abcès cloisonnés ; ils reconnaissent presque toujours une origine biliaire. Enfin la suppuration est quelquefois diffuse, c'est une véritable *infiltration purulente*.

En même temps que la collection purulente, l'autopsie montre encore les lésions de l'angiocholite ou de la pyléphlébite, des lésions intestinales ou abdominales.

Les microbes trouvés dans le pus sont le colibacille, le streptocoque et les staphylocoques, le pneumocoque, le bacille d'Eberth ; mais nous avons dit que dans la majorité des cas, le pus des abcès du foie est stérile ou ne contient que des amibes.

4° Symptomatologie. — Nous devons nous borner à décrire ici le grand abcès du foie, l'abcès des pays chauds, car les autres suppurations hépatiques n'ont pas une histoire clinique qui leur soit propre. Leur symptomatologie, d'ailleurs obscure, se confond avec celle de l'affection causale, angiocholite, pyléphlébite, kyste hydatique, infection purulente, dont elles ne sont que la complication. On voudra bien s'y reporter.

L'hépatite suppurée est ordinairement précédée d'une première phase, ou *phase congestive*, qui peut d'ailleurs manquer. Un point douloureux dans la région du foie, une fièvre modérée, de l'anorexie, de l'état saburral des premières voies digestives, en sont les principaux symptômes. Dès cette période, le foie est augmenté de volume et douloureux à la pression ; au bout de quelques jours la fièvre, la douleur et la tuméfaction du foie diminuent ; l'hépatite aiguë s'est terminée par la résolution.

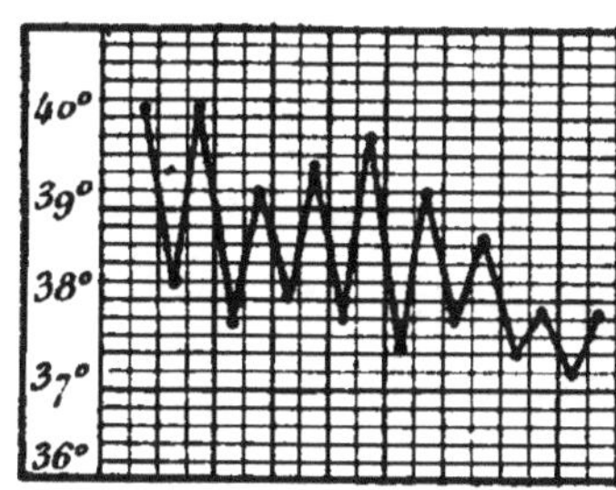

Fig. 78.
Dysenterie. Congestion du foie.

Ces poussées congestives se répètent un certain nombre de fois jusqu'au moment où apparaît la suppuration.

Elle s'annonce par des frissons, des nausées, des vomissements, une douleur vive à l'hypocondre droit ou à l'épigastre avec irradiations dans l'épaule droite, le cou et le membre supérieur droit.

1° La *douleur* siège dans la région du foie, à l'épigastre ou dans l'hypocondre droit. Son siège est assez en rapport avec celui de la collection purulente : « faible, vague, sans siège précis, elle relève plutôt d'un abcès central ; violente et irradiée à la partie supérieure de l'abdomen, elle implique d'ordinaire un foyer superficiel en contact avec le péritoine » (KELSCH et KIENER) ; à l'épigastre elle indique un abcès du lobe gauche ; sur le rebord costal un abcès de la face concave du foie ; dans un espace intercostal un abcès de la face convexe ; dans les lombes un abcès du bord postérieur. Parfois très violente et généralisée à tout l'abdomen, elle se borne d'autres fois à une simple sensation de tension ; elle est plutôt intermittente que continue.

Ses *irradiations* s'opèrent vers l'épaule droite, plus rarement vers la moitié droite du cou, la clavicule et le membre supérieur ; elles sont dues aux ramifications sous-diaphragmatiques du nerf phrénique droit, né du plexus cervical, qui fournit des fibres sensitives à la région de l'épaule et du cou.

2° L'*augmentation de volume du foie* se traduit par une plus grande étendue de la matité, par une voussure de l'hypocondre droit, un élargissement des espaces intercostaux correspon-

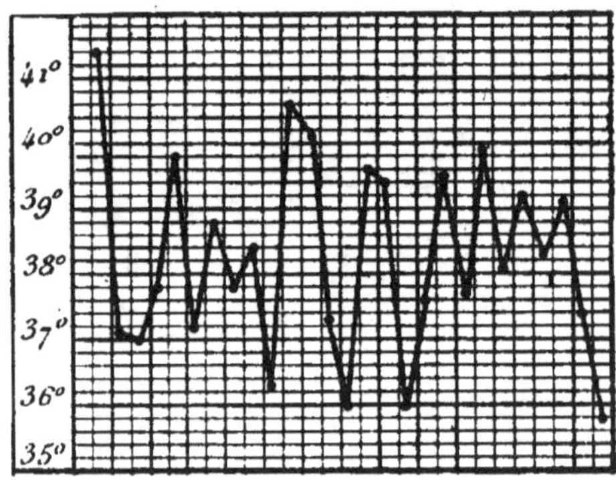

Fig: 79.
Abcès du foie (homme de 39 ans).

dants, un développement exagéré du réseau veineux sous-cutané. Enfin la palpation fait sentir le foie débordant les fausses côtes parfois rénitent comme un ballon de caoutchouc (HASSLER et BOISSON). Il est douloureux et sensible à la pression et même à la percussion. Cette tuméfaction douloureuse modifie les mouvements respiratoires ; du côté droit le diaphragme s'immobilise et la respiration est purement costale. Le malade est couché sur le dos ou le côté droit. Enfin l'auscultation fait entendre surtout à l'inspiration une fine crépitation, sorte de frottement dû probablement à l'inflammation du péritoine périhépatique.

3° La *fièvre* s'annonce d'abord par des frissons suivis de chaleur : une fois intallée, elle est ordinairement rémittente à exacerbations vespérales ayant les caractères de la fièvre hectique. Elle constitue parfois le seul symptôme d'un abcès du foie (voy. fig. 79).

4° Les *troubles digestifs* consistent en anorexie, nausées, vomissements bilieux et constipation ; ils n'ont rien de caractéristique.

5° L'*ictère* ne s'observe que dans un sixième des cas ; il est rarement très prononcé ; — le plus souvent il n'y a qu'une teinte subictérique des conjonctives et des téguments.

6° L'*état général* est rapidement atteint ; on observe de l'amaigrissement et une cachexie progressive.

5° Evolution. — Dans la forme aiguë, ces symptômes, très rapidement apparus, font place au bout de cinq ou six jours à une détente passagère qui ne dure que quelques heures. Bientôt les grands accès fébriles, les sueurs, la prostration ne laissent aucun doute sur l'existence de la suppuration. Le malade succombe dans l'adynamie, ou bien le pus s'ouvre une voie, soit au dehors, soit dans un organe voisin.

Dans la forme subaiguë la rémission, au lieu d'être passagère, peut se prolonger pendant plusieurs mois ; cette période· de calme est entrecoupée de poussées aiguës qui finissent par aboutir à la suppuration et à l'évacuation spontanée. — Il existe une forme chronique d'emblée.

6° Formes anormales. — KELSCH et KIENER décrivent :

a. Une *forme latente* à marche lente et silencieuse (qui s'observe une fois sur sept) et surviendrait surtout chez les sujets surmenés ou épuisés par une affection chronique ;

b. Une *forme typhoïde* caractérisée par « le délire, la prostration, la stupeur, l'adynamie, les soubresauts tendineux », une fièvre intense et une évolution rapide.

7° Terminaison. — Lorsque le pus est formé, il se produit une détente de l'état général, puis la collection purulente finit par se faire jour :

a. A l'extérieur : au point où elle doit s'ouvrir se forme une petite tuméfaction œdémateuse, plus tard fluctuante, qui finit par s'ouvrir spontanément.

b. Dans les bronches : cette terminaison s'observe surtout dans les abcès de la face convexe du foie. Elle est souvent précédée

52.

des signes d'une pleurésie diaphragmatique droite, puis tout d'un coup, à la faveur des adhérences qui fixent le diaphragme à la base du poumon droit, le pus fait irruption dans les bronches et il est rejeté à flots par *vomique* (voy. t. II).

c. *Dans la plèvre* : lorsque la cavité pleurale n'a pas été protégée par des adhérences fixant le diaphragme à la base du poumon droit, le pus s'écoule peu à peu dans la cavité pleurale ; il en résulte un empyème. Souvent latent, il s'accompagne d'autres fois de tous les signes de la pleurésie purulente et finit par s'évacuer spontanément à travers la paroi thoracique (*empyème de nécessité*) si on ne pratique pas la pleurotomie.

d. *Dans le péritoine* : ce sont surtout les abcès de la face concave qui ont ce mode de terminaison. Si l'irruption du pus est brusque, elle donne lieu à tous les symptômes d'une péritonite aiguë ; si elle s'opère lentement, des adhérences protègent la séreuse, et il n'y a qu'une péritonite circonscrite.

e. *Dans le péricarde :* une angoisse extrême, l'assourdissement des bruits du cœur, le pouls filiforme, les syncopes et tous les symptômes de la péricardite aiguë annoncent alors cette terminaison.

f. *Dans le tube digestif :* le soulagement brusque, l'évacuation du pus par les vomissements ou sa présence dans les matières en sont les seuls symptômes.

g. *Dans le rein droit* (ANNESLEY) : cette terminaison rare ne se révèle que par la pyurie et quelques douleurs rénales.

h. *Dans la veine cave inférieure* (COLIN).

La moitié des cas d'ouverture dans les organes thoraciques ou abdominaux se termine par la mort.

Dans des cas tout à fait exceptionnels un abcès du foie s'est résorbé, ne laissant à sa place qu'une cicatrice. L'enkystement est moins rare. Beaucoup plus souvent, lorsque la collection n'est pas évacuée au dehors, le malade succombe dans l'épuisement et l'hecticité : une fièvre à grandes exacerbations vespérales, la cachexie progressive, les sueurs profuses, l'œdème des membres inférieurs annoncent cette terminaison. Il peut encore être enlevé au milieu des symptômes de l'hépatite aiguë.

8° Traitement. — Il est médical et chirurgical.

a. *Traitement médical.* — Les émissions sanguines, les purgatifs, l'ipéca, les révulsifs ne trouvent leur indication que lorsque le pus n'est pas encore formé. Les reconstituants, l'opium forment la base du traitement symptomatique dirigé contre la douleur ou l'anémie.

b. *Traitement chirurgical.* — Dès qu'on s'est assuré de la présence du pus, il faut intervenir pour l'évacuer. La ponction exploratrice a l'avantage de renseigner sans danger sur l'*existence* et le *siège* de l'abcès ; mais elle ne suffit pas dans tous les cas : il faut glisser un bistouri le long du trocart, ouvrir largement l'abcès, le drainer et pratiquer des lavages antiseptiques de sa cavité avec l'acide phénique à $\frac{10}{1\,000}$ (méthode de Little). Il est nécessaire de garantir la séreuse péritonéale du contact du pus ; aussi beaucoup de chirurgiens conseillent-ils d'opérer en deux temps : on incise d'abord la paroi abdominale jusqu'au voisinage du péritoine (Kelsch et Kiener) ; puis, quarante-huit heures après, quand les adhérences se sont formées, on ponctionne et on incise le parenchyme hépatique.

ARTICLE XVI

ICTÈRE

On donne le nom d'ictère à la coloration jaune de la peau produite par le dépôt du pigment biliaire. Toutefois il n'y a pas à envisager seulement les effets de ce pigment sur la peau, mais encore sur le sang, sur les urines, sur le cœur, etc., etc.

Nous aurons à étudier successivement : 1° la physiologie pathologique de l'ictère et l'origine des pigments biliaires ; 2° les effets de leur résorption.

1° Origine des pigments biliaires. — Depuis Gubler, on admettait deux grandes catégories d'ictère : l'ictère *biliphéique*, produit par la résorption de la bile, et l'ictère *hémaphéique*, qui aurait été produit par une transformation de l'hémoglobine dans le sang circulant. Dans le premier cas, les urines donnaient par l'acide nitrique une coloration verte ; dans le second, une coloration acajou. Au premier groupe ressortissaient les ictères par rétention : calculs, parasites, compression du cholédoque, cancer du pancréas ; la bile refluait alors dans le sang et produisait ainsi l'ictère. Le second groupe comprenait l'ictère de la fièvre jaune, du foie gras, et les ictères fébriles relevant d'une maladie générale.

Les travaux de HAYEM et de ses élèves ont montré que cette division pouvait subsister au point de vue clinique, mais qu'elle n'était plus admissible au point de vue pathogénique ; d'après cet auteur, en effet, *ictère est toujours synonyme de résorption* des pigments biliaires, mais ces pigments peuvent être normaux ou modifiés.

Tout le monde admet que les pigments biliaires proviennent des hématies détruites ; cette transformation de l'hémoglobine en bilirubine se fait *dans le foie :* il n'y a qu'un pigment biliaire normal, c'est la bilirubine, Ce pigment biliaire est versé dans l'intestin où il subit des transformations diverses et colore les matières fécales. — A l'état normal les urines ne contiennent pas d'urobiline, mais souvent son chromogène, c'est-à-dire une substance incolore qui, laissée à l'air peut donner l'urobiline.

Il est donc admis que la transformation de l'hémoglobine en pigment biliaire se fait dans le foie ; mais peut-elle aussi s'opérer, en dehors de lui, dans certaines maladies? — Les recherches de HAYEM tranchent cette question par la négative ; pour lui, il n'y a pas d'ictère hémaphéique au sens propre du mot. Lorsque, au cours d'une maladie fébrile, les urines se colorent en rouge acajou par l'acide nitrique, cette coloration est due à la présence de pigments pathologiques (le pigment rouge-brun et l'urobiline résorbée au niveau du foie).

L'urobiline peut même exister seule, sans pigment rouge brun : c'est un pigment biliaire modifié, élaboré par le foie malade : elle indique la lésion de la cellule hépatique. Ictère est donc toujours synonyme de résorption des pigments biliaires, normaux (ictère biliphéique) ou pathologiques (ictère dit hémaphéique par GUBLER).

2° Effets de la résorption des pigments biliaires (symptomatologie de l'ictère). — L'ictère ne consiste pas seulement dans une coloration anormale des téguments et des urines. La résorption biliaire produit une série de troubles circulatoires ou nerveux par une véritable intoxication de l'organisme.

a. *Peau et muqueuses.* — La peau est colorée en jaune. Cette coloration ictérique des téguments est bien plus tardive que celle des urines; mais, par contre, elle persiste beaucoup plus longtemps après la disparition de la cause; il est nécessaire que les couches épidermiques aient desquamé pour qu'elle disparaisse.

La teinte ictérique débute au niveau des sclérotiques, elle atteint successivement le pourtour des yeux, des lèvres, le nez, le front, le menton et les joues; ce n'est que plus tard qu'elle s'étend aux membres supérieurs, au tronc et enfin aux membres inférieurs. Elle s'accompagne souvent d'une vive démangeaison, de sécheresse et de desquamation furfuracée de la peau : — le prurit est quelquefois tel que les malades sont couverts d'excoriations produites par le grattage. L'intensité de l'ictère est très variable; entre l'ictère léger ou teinte subictérique et l'ictère jaune foncé, vert, bronzé, il y a tous les intermédiaires.

Les muqueuses sont également colorées; nous avons vu que sur les sclérotiques l'ictère était facilement appréciable; il l'est aussi sur le voile du palais, la face inférieure de la langue, les cordes vocales, etc.

Les sueurs sont quelquefois colorées en jaune et communiquent au linge cette teinte.

b. *Urines.* — Les urines sont jaune foncé et prennent, abandonnées à elles-mêmes au contact de l'air, une teinte verdâtre. Leur coloration est due à la présence des pigments biliaires (bilirubine et biliverdine). Par contre, les sels biliaires ne pénètrent presque jamais dans l'urine : la réaction de PETTEN-KOFER est donc exceptionnelle.

Les pigments biliaires sont mis en évidence par la *réaction de Gmelin*, qui consiste à verser lentement de l'acide azotique le long des parois d'un verre conique contenant l'urine; l'acide azotique plus dense gagne le fond du vase et à la surface de séparation des deux liquides apparaît un disque de coloration verdâtre.

Ces pigments biliaires normaux sont les seuls que contienne l'urine dans les cas d'ictère par rétention, par exemple lorsqu'un calcul oblitère le canal cholédoque et s'oppose absolument à l'écoulement de la bile ; au contraire, lorsqu'il y a une lésion de la cellule hépatique, l'urine contient en même temps des pigments biliaires modifiés ou anormaux : ce sont le pigment rouge-brun, l'urobiline et son chromogène.

c. *Matières fécales*. — Les matières fécales sont décolorées dans l'ictère par rétention ; elles ont alors une coloration grisâtre comparable à celle du mastic. Lorsque la décoloration est moins prononcée, elles sont seulement jaune pâle. Leur fétidité est considérable. Les troubles digestifs et l'anorexie sont habituels ; la bouche est amère et pâteuse, la salive épaisse, l'appétit nul, la soif augmentée, le goût perverti ; il y a de la constipation et du météorisme.

d. *Pouls*. — Le pouls est ordinairement *ralenti*. Au cœur il y a souvent un souffle systolique de la pointe dont l'interprétation diffère suivant les auteurs. Le sang est poisseux, les globules rouges sont diminués de nombre, des hémorragies se produisent fréquemment sur la peau et les muqueuses. Le sérum contient les pigments qu'on retrouve dans l'urine.

e. *Xanthopsie*. — La xanthopsie (ξανθός, jaune), connue depuis HIPPOCRATE et GALIEN, consiste en ce que les malades voient les objets colorés en jaune ; ce phénomène est d'ailleurs assez rare. MORGAGNI l'attribuait à l'imprégnation des humeurs de l'œil par la bile, ELLIOTSON à la présence de pigment biliaire dans les vaisseaux les plus ténus de la cornée ; mais la coloration des humeurs de l'œil peut rester normale chez les sujets présentant de la xanthopsie (PORTAL) et d'autre part l'histologie nous apprend que la cornée ne contient pas de vaisseaux. — On considère actuellement la xanthopsie comme un trouble nerveux.

3° Diagnostic. — On ne confondra pas l'ictère avec le teint jaune paille des cancéreux qui laisse d'ailleurs les sclérotiques intactes, avec la pâleur de la chlorose, avec la teinte terreuse et pâle des paludéens, des saturnins et de certains anémiques.

Dans ces différents cas, les *urines* ne donnent pas par l'acide azotique la réaction de GMELIN qu'elles donnent dans l'ictère.

Le *pronostic* et le *traitement* de l'ictère sont intimement liés à l'affection causale.

ARTICLE XVII

DES ICTÈRES

Longtemps on a divisé simplement les ictères en *ictères bénins* et *ictères graves*. Cette division, excellente au point de vue clinique mérite d'être maintenue ; mais nous allons présenter tout d'abord une classification pathogénique des ictères que nous diviserons en ictères *mécaniques, infectieux* et *toxiques*. Il ne faut pas oublier toutefois que la pathogénie de certaines formes est encore discutable et que plus d'une variété d'ictère rentre à la fois dans l'un et l'autre de ces groupes.

I. — *Ictères mécaniques.*
- Ligature du cholédoque.
- Compression du cholédoque par voisinage.
- Cancer de la tête du pancréas.
- Cancer des voies biliaires.
- Lithiase biliaire (v. p. 593).
- Angiocholites (v. p. 606).

II. — *Ictères toxiques* . .
- *Par le phosphore* blanc.
- Par la morille rouge.
- Par l'extrait éthéré de fougère mâle.
- Par la lactophénine.

III. — *Ictères infectieux* .
- *Ictère catarrhal* (voy. p. 629).
- *Ictère grave* (voy. p. 632).
- Maladie de Hanot (cirrhose hypertrophique biliaire (voy. p. 560).
- Ictère syphilitique.

Il ne saurait entrer dans notre plan d'étudier ici tous les ictères : nombre d'entre eux sont décrits dans les divers chapitres de ce précis, à propos des affections où on les rencontre.

§ 1. — ICTÈRES MÉCANIQUES

Il y a plus d'un siècle, SAUNDERS, par son expérience classique de la ligature du cholédoque, établissait d'une façon indiscutable le fait même de l'ictère mécanique, de l'ictère par rétention. Le mode de production de cet ictère a été définitivement fixé, le jour où CLAUDE BERNARD affirmait que les glandes peuvent être des organes aussi actifs pour la résorption que pour la sécrétion. Ainsi donc, dans cette classe d'ictères, le symptôme jaunisse ne se produit que parce que *la bile retenue dans le foie est résorbée par lui.* La voie de cette résorption est double : elle se fait par les veines sus-hépatiques et les lymphatiques.

Tout obstacle au cours de la bile donnera mécaniquement de l'ictère ; une obstruction *partielle* des voies biliaires est d'ailleurs bien suffisante.

Rappelons que ces causes d'obstruction peuvent être **intrinsèques** ou **extrinsèques**.

1º Dans le premier groupe citons : la *lithiase biliaire,* une des causes d'ictère certainement les plus fréquentes, le *cancer des voies biliaires,* le foie cardiaque, quelques *corps étrangers* ou *parasites* engagés bien accidentellement à ce niveau. Les *angiocholites* agissent à la fois comme cause mécanique et comme cause infectieuse.

2º Parmi les causes extrinsèques, qui agissent en produisant la compression des voies biliaires, mentionnons avant tout le *cancer de la tête du pancréas* et, beaucoup plus rarement, les *ganglions lymphatiques* du voisinage pathologiquement hypertrophiés, les *anévrismes de l'aorte,* les *tumeurs du rein,* le *rein flottant,* les *brides péritonéales.*

Rappelons enfin que le spasme des canaux excréteurs est le plus souvent admis comme cause de *l'ictère émotif*

qui doit ainsi rentrer dans le groupe des ictères mécaniques.

§ 2. — ICTÈRES TOXIQUES

Depuis que la doctrine des toxines microbiennes a acquis en pathologie l'importance qu'elle possède à l'heure actuelle, et surtout depuis que l'on sait qu'un microbe n'agit guère sur la cellule hépatique que par les poisons qu'il sécrète, la distance qui sépare les ictères toxiques des ictères infectieux est singulièrement diminuée, et, peut-être même, serait-il plus logique de décrire en un seul groupe ces deux modalités cliniques. On sait que l'intoxication par le *phosphore* offre le tableau de l'ictère grave ; rappelons ici que le phosphore blanc seul est en cause et que les recherches de M. Noé[1] ont établi que le véritable mécanisme de sa toxicité est la production au contact de la matière vivante d'hydrogène phosphoré doué de propriétés réductrices extrêmement puissantes. A côté du phosphore, citons comme agents capables de produire un ictère toxique : la *toluylendiamine* surtout étudiée par SCHMIEDEBERG, la *morille rouge* (PONFICK), l'*extrait éthéré de fougère mâle* (GRAWITZ, MORI), la *lactophénine* (WENZEL), l'*arsenic*, l'*antimoine*.

Le tableau de ces divers groupes d'ictères est très variable ; mais il est souvent plus en rapport avec un état hépatique antérieur, qu'avec l'intensité même de l'intoxication. N'oublions pas d'ailleurs, parmi les agents toxiques influençant très défavorablement le foie, le plomb et l'alcool. Sans produire l'ictère, ils contribuent souvent à en accroître singulièrement la gravité.

§ 3. — ICTÈRES INFECTIEUX

Tandis que dans les ictères par rétention, il y a simplement, avons-nous vu, une résorption de la bile normale, qu'un obstacle retient dans le foie, dans la grande classe des ictères infectieux, au contraire, la cause première de la maladie est un *fonctionne-*

---

[1] NOE, *Société de biologie*, 5 mai 1894.

ment défectueux de la cellule hépatique, sous l'influence d'un agent microbien ou de ses toxines.

1° Physiologie pathologique. — Dans de telles conditions l'ictère se produit :

a. Soit par sécrétion d'une *quantité* exagérée de bile normale : *hypercholie simple ;*

b. Soit par sécrétion d'une bile de *qualité anormale* : α) que cette anomalie porte sur la *quantité trop grande de pigments d'ailleurs normaux* (*hypercholie pigmentaire* ou ictère pleiochromique de STADELMANN); β) ou qu'elle consiste, au contraire, dans la sécrétion de *pigments anormaux;* c'est l'ictère par dyshépatie, l'*ictère métapigmentaire*, suivant l'heureuse expression de BOIX [1].

Comme l'indique son nom, toute cette classe d'ictères est d'origine microbienne, et nous verrons qu'après avoir essayé, tour à tour, de trouver à chacune des formes cliniques qui la composent un agent spécial, on tend aujourd'hui à arriver à cette conclusion que *tous les germes pathogènes* peuvent plus ou moins fréquemment produire un ictère infectieux. Mais *cinq voies d'infection différentes* s'offrent à un microbe pour arriver jusqu'à la cellule hépatique : ce sont les voies biliaires, la veine-porte, l'artère hépatique, les lymphatiques et le tissu conjonctif qui, surtout au niveau des divers ligaments, met directement le foie en rapport avec les organes du voisinage.

Les deux dernières de ces voies sont exceptionnelles : la voie porte et surtout la voie biliaire [2] sont au contraire de beaucoup les plus suivies.

Rappelons enfin que l'état d'infériorité antérieure de la cellule hépatique contribuera pour beaucoup à rendre efficace l'arrivée du microbe; la prédisposition est ici, dit HANOT, le tiers d'une étiologie.

2° Allures cliniques des ictères infectieux. — Peu d'affec-

---

[1] BOIX, in *Manuel de médecine* de DEBOVE et ACHARD, t. VI. 1895.

[2] Ernest DUPRÉ, *les Infections biliaires*, Thèse de Paris, 1891.

tions offrent autant de types cliniques différents que la longue série des ictères infectieux ; et, en réalité, depuis la légère teinte jaunâtre des conjonctives, à peine appréciable, dans le cours d'un embarras gastrique, jusqu'aux cas les plus rapidement mortels de la « fatal jaundice » de BUDD, existe une graduation ininterrompue. Tracer une esquisse exacte de l'allure clinique générale des ictères infectieux est donc impossible et, pour en présenter une vue d'ensemble, il faut revenir à l'ancienne division des pathologistes et décrire d'une part les *ictères infectieux bénins*, dont le degré le plus faible est l'ictère catarrhal, et d'autre part les *ictères infectieux malins* que l'on désigne habituellement sous le nom d'*ictère grave*. Ces deux formes ne sont, nous ne saurions trop le répéter, que les degrés extrêmes d'une longue échelle. C'est le cas de redire avec TROUSSEAU : « Il en est de l'ictère comme de la pleurésie : on ne peut savoir quelle en sera la terminaison [1]. »

A) ICTÈRES INFECTIEUX BÉNINS

Par ce terme nous entendrons toute la série des degrés inférieurs de l'échelle des ictères infectieux.

1° Étiologie. — On sait depuis fort longtemps que les ictères infectieux bénins sont consécutifs à ce mauvais état de l'estomac et de l'intestin connu sous le nom d'*embarras gastrique*. Leurs conditions étiologiques sont, avant tout :

1° Les *écarts de régime* de toute sorte, et en particulier les *excès alcooliques*, (ictère *a crapula*).

2° Le *refroidissement* et en particulier les conditions météorologiques très variables et un peu spéciales du *printemps* et de l'*automne* qui avaient amené la description de types saisonniers, sévissant le plus souvent, de ce fait, sous forme de petites épidémies locales, surtout dans l'armée (KELSCH).

3° *Certaines professions* : bouchers, tanneurs, égoutiers.

4° Les *mauvaises conditions hygiéniques*, spécialement la sta-

[1] TROUSSEAU, *Clin. méd.*, t. III, p. 300, édit. de 1873.

gnation des eaux ménagères (Russel, Rizet, Eudes), l'usage
d'eaux contaminées, en bains (Pfuhl) ou en boissons (Haas).

Les cas d'ictère émotif doivent être distingués de l'ictère catarrhal et étudiés, comme nous l'avons vu, dans le groupe des
ictères mécaniques; l'émotion semble n'avoir qu'une influence
limitée dans la production de l'ictère catarrhal vrai.

2° Pathogénie. — *Quel est donc l'agent microbien allant
infecter les voies biliaires et quelle est la voie qu'il va suivre ?* On a
accusé un grand nombre de microbes : ce sont le B. coli, le
streptocoque, les staphylocoques, les divers proteus de l'intestin
et la spirille d'Obermeier. Aucun n'est vraiment spécifique; tous
peuvent être accusés suivant les cas.

Le plus souvent, comme nous l'avons dit, l'agent microbien
remonte la voie biliaire jusqu'à son origine même. Mais, fait
remarquer Chauffard, l'action antiseptique de la bile et le rôle
mécanique de balayage qu'elle exerce d'une façon si complète
diminuent de beaucoup la fréquence théorique de ces cas. Souvent l'agent microbien intestinal n'agit que par ses toxines qui
gagnent le foie par la veine-porte, ou bien il est lui-même
répandu dans l'économie tout entière.

Le mécanisme de la production du symptôme jaunisse tient
le plus souvent à une turgescence de la muqueuse des voies
biliaires avec sécrétion visqueuse et adhérente amenant ainsi
par gêne du cours de la bile un véritable ictère par rétention. Cette conception, on le voit, n'est qu'un degré atténué
de la fameuse théorie du *bouchon muqueux* du cholédoque
dont Virchow, Frerichs, Vulpian, ont constaté des cas typiques.

Dans les cas terminés par la mort on a encore constaté l'hypertrophie de la rate, l'augmentation de volume du foie, son
infiltration par des cellules embryonnaires (nodules infectieux),
la dégénérescence graisseuse des cellules hépatiques et de l'épithélium rénal. Des lésions de gastro-entérite s'observent aussi
même dans le simple ictère catarrhal, qui est la forme la plus
bénigne d'ictère infectieux, mais dans ce dernier cas il y a intégrité de la cellule hépatique (Vulpian).

3° Symptomatologie. — Nous décrirons quatre formes dont la plus bénigne et la plus commune est l'ictère catarrhal.

a. *Forme catarrhale.* — Nous nous trouvons en présence d'une *affection dont le symptôme prédominant est l'ictère*, et dont la cause essentielle est une *infection ascendante des voies biliaires* consécutive à un mauvais état gastro-duodénal, mais *assez légère pour ne pas léser profondément la cellule hépatique ni retentir sur le filtre rénal.*

L'ictère catarrhal *débute* en général par la *phase pré-ictérique* de CHAUFFARD, qui offre ordinairement au complet les symptômes de l'embarras gastrique : anorexie, langue saburrale, pesanteur et douleur à l'épigastre, quelques nausées ou vomissements, constipation légère alternant parfois avec un peu de diarrhée, courbature générale, poussée fébrile souvent à peine appréciable. Cette période prémonitoire manque rarement.

Après quelques jours de tels prodomes, *l'ictère apparaît brusquement;* en général c'est un matin, au réveil, que le malade s'en aperçoit. L'ictère se présente ici avec tous les symptômes habituels qui nous sont connus; il existe dans l'*urine* des pigments biliaires normaux et anormaux, et la teinte acajou est souvent typique. L'albuminurie manque dans la grande majorité des cas, il y a parfois de la glycosurie alimentaire.

Les *matières fécales* sont décolorées, souvent même remarquablement plus blanches et contenant beaucoup plus de graisses non émulsionnées que dans l'ictère accompagnant la colique hépatique; on a pu dans ce cas.(FRED. MULLER) invoquer la rétention du suc pancréatique par un bouchon muqueux obturant l'ampoule de Vater.

Le *foie* est augmenté de volume, ordinairement un peu douloureux à la pression. La rate n'est pas hypertrophiée.

Le *prurit cutané* et le *ralentissement du pouls* sont habituels.

Les *troubles digestifs* de la phase de début persistent plus ou moins accrus; l'*inappétence* surtout est souvent assez prononcée.

La *fièvre* est nulle ou peu élevée et l'état général à peine influencé.

De tels symptômes ne durent ordinairement que quelques jours. La coloration jaune des téguments ne tarde pas à s'at-

53.

ténuer, l'appétit revient peu à peu. Seuls persistent un peu d'amaigrissement et une teinte subictérique des conjonctives.

b. *Forme infectieuse*. — Les phénomènes infectieux du début sont plus marqués : frissons, fièvre, céphalalgie, courbature et lassitude. Les troubles digestifs et la diarrhée existent comme dans l'ictère catarrhal, mais il s'y ajoute des troubles nerveux, de l'agitation, des vertiges, une température fébrile oscillant entre 38° et 40°, de l'hypertrophie du foie et de la rate, des épistaxis et souvent de l'herpès labial ; les urines sont rares, foncées et même albumineuses.

Au bout de cinq ou six jours apparaît l'ictère, avec ou sans décoloration des matières fécales. L'acide azotique met en évidence dans les urines les pigments biliaires ; à ces pigments normaux s'ajoute plus tard l'urobiline ; les urines sont peu toxiques et pauvres en urée.

La maladie se termine en peu de jours par une *crise urinaire* : il se fait une abondante diurèse, le taux de l'urée se relève et les urines deviennent hypertoxiques. En même temps que se produisent ces phénomènes de décharge la température s'abaisse brusquement et les troubles de l'état général disparaissent. L'ictère ne s'efface que lentement. L'urobilinurie et la glycosurie alimentaire (Girode, Chauffard), persistent encore quelque temps, témoignant de l'atteinte de la cellule hépatique.

c. *Forme typhoïde*. — Cette forme débute comme la précédente et s'accompagne d'ictère au bout de cinq ou six jours, mais il y a une atteinte plus grave de l'état général avec prostration et stupeur comme dans la fièvre typhoïde, épistaxis, purpura et quelquefois hémorragies viscérales, tuméfaction douloureuse du foie et de la rate. Après une ou deux semaines cet état typhoïde cesse brusquement ; la guérison s'annonce par une crise urinaire avec sueurs profuses et hypothermie.

d. *Forme à rechute*. — *Maladie de Weil*. — Cette forme, décrite par Mathieu et par Weil (d'Heidelberg), diffère de la précédente en ce que la guérison n'est qu'apparente et constitue une simple rémission. La chute de la température est moins complète, il n'y a ni crise urinaire, ni transpiration, ni diminution du gonflement du foie et de la rate. Au bout de quelques jours la température remonte et tous les symptômes se reproduisent, puis disparaissent définitivement après un laps de temps à peu près égal. Rapprochant cette rechute de celle si fréquente dans la dothiénentérie, quelques auteurs ont conclu qu'il s'agissait d'un type spécial abortif et à détermination hépatique, de la fièvre typhoïde.

A côté de ce type à rechute, il existe une *forme prolongée*, surtout connue depuis les recherches de FRERICHS, de DIEULAFOY et de son élève Mlle HERZENSTEIN [1].

4° Diagnostic. — La *lithiase biliaire* sera facilement éliminée par la colique hépatique classique qui, dans ce cas, précède l'ictère et dont les manifestations douloureuses ne sont atténuées que chez le vieillard. D'ailleurs, dans les cas douteux, la recherche des calculs dans les matières fécales fournira souvent un appoint important au diagnostic.

On éliminera aisément de par l'interrogatoire et les symptômes concomitants les *ictères toxiques* et l'*ictère post-hémorragique*.

Le diagnostic ne deviendra vraiment délicat que dans les cas d'ictère catarrhal prolongé, car alors la *cirrhose hypertrophique de Hanot*, le *foie paludéen*, le *cancer de la tête du pancréas* devront se présenter, suivant les cas, à l'esprit du clinicien, et souvent c'est l'évolution seule qui tranchera la difficulté..

Il importe de ne pas méconnaître, au point de vue du diagnostic, certaines formes un peu particulières d'ictère infectieux bénin, telles que l'*ictère syphilitique* et l'*ictère des nouveau-nés*.

A la période secondaire de la syphilis, on voit assez souvent apparaître un ictère ayant absolument l'allure du type catarrhal pur que nous avons décrit. L'hypertrophie du foie, seule, est constante, et on admet en général que c'est là une condition indispensable pour attribuer l'ictère à la syphilis.

Chez le nouveau-né, l'ictère se présente avec quelques modifications spéciales tenant à cet âge de la vie, et qui seront étudiées dans un autre précis de cette collection : d'après bon nombre d'auteurs, cette forme aurait également une pathogénie spéciale.

---

[1] HERZENSTEIN, Thèse de Paris, 1890.

5° Pronostic. — Rien n'est aussi délicat que d'affirmer au début ce que sera un ictère infectieux, et si même, ce qui n'est pas rare, il ne se transformera pas en ictère grave. Dans les cas un peu suspects, le pronostic habituellement bénin devra être réservé jusqu'à ce que se produise la *crise urinaire* terminale.

6° Traitement. — Deux grandes indications thérapeutiques sont à remplir :

a. Empêcher la production et l'accumulation des toxines dans l'organisme ;

b. Rétablir la perméabilité rénale.

On réalise la première indication par le régime lacté, les purgatifs (calomel, sels de soude, podophyllin, évonymine, huile de ricin), les antiseptiques intestinaux, surtout le salicylate de naphtol et le salol associés.

La seconde indication réclame le salicylate de soude, et les alcalins, particulièrement sous forme d'eau de Vichy ou d'eau de Vals. Parfois, on s'est bien trouvé du massage de la région hépatique et surtout de l'administration de grands lavements froids d'un litre à un litre et demi d'eau à 15°, suivant la méthode de KRULL, dont l'efficacité peut être remarquablement rapide.

Contre le prurit, dont souvent se plaignent les malades, les bains alcalins, les lotions de sublimé et, à l'intérieur, l'antipyrine ont rendu de véritables services.

B) ICTÈRE GRAVE

On doit entendre sous la rubrique générale d'ictères graves les cas où, à côté du symptôme jaunisse et de la série habituelle des phénomènes communs à toute infection légère, apparaissent des troubles sérieux dus à une lésion vitale de la cellule hépatique et à une dépuration rénale insuffisante. C'est, suivant l'expression de BOIX, le plus haut degré de l'action novice infectieuse sur le foie et par lui sur l'organisme tout entier.

La connaissance précise de l'ictère grave ne remonte pas à plus d'un demi-siècle.

Presque simultanément, Rokitansky, Budd et Ozanam décrivirent, vers 1845, le premier, l'atrophie jaune aiguë du foie, le second la « fatal jaundice », le troisième « la forme grave de l'ictère essentiel ».

Depuis lors, les travaux de Lebert, Bamberger, Frerichs, Monneret, la thèse de Genouville, celle de Mossé, les articles récents enfin de Chauffard, Hanot, Boix ont tour à tour apporté d'importants documents sur la question.

1º Étiologie. — L'ictère grave n'est pas une entité morbide, c'est-à-dire une maladie essentielle et toujours une, comme le soutenaient Rokitanski et Frerichs frappés de l'aspect de la lésion habituelle, l'atrophie jaune aiguë du foie. Il n'est qu'un syndrome anatomo-clinique. Cette notion capitale ressort'tant de son allure clinique que des conditions étiologiques qui peuvent lui donner naissance. Il y a en effet des ictères graves toxiques et des ictères infectieux. L'intoxication par l'arsenic, l'antimoine et surtout le phosphore, réalisent des exemples du premier groupe ; dans le second groupe il y a lieu de distinguer avec Chauffard, un ictère grave primitif survenant chez un sujet en pleine santé et un ictère grave secondaire à une affection hépatique antérieure (*ictère aggravé*).

a. L'*ictère grave primitif* ne reconnaît pas de causes bien précises à l'heure actuelle : tout ce qui prédispose aux infections, surtout en retentissant fâcheusement sur le foie, peut en favoriser l'apparition. Citons particulièrement le surmenage, la misère, une hygiène défavorable, l'alcoolisme, les excès de tout genre, l'état gravidique et puerpéral. Ce sont là des notions banales, et, il faut l'avouer, d'une importance pathogénique bien mal précisée encore.

b. L'*ictère grave secondaire* survient :

1º *Au cours d'un ictère préexistant*, rarement dans l'ictère lithiasique, parfois dans une jaunisse que l'on croyait catarrhale simple, plus souvent comme terminaison de l'ictère de la cirrhose biliaire hypertrophique.

2º *Dans les affections hépatiques sans ictère* : cirrhose de Laënnec, cancer du foie, foie cardiaque : Rendu se basant sur ces faits, regarde l'ictère grave comme un syndrome terminal commun aux affections hépatiques, étant au foie ce que l'asystolie est au cœur.

3° *Comme terminaison d'une maladie générale :* c'est le cas de la *fièvre jaune,* de la pneumonie, du typhus et même de la fièvre typhoïde.

2° Pathogénie. — Ces diverses notions étiologiques nous éclairent peu sur la nature vraie de l'ictère grave. Elles nous montrent cependant que l'affection se présente sous les deux formes bien différentes de maladie primitive essentielle et de syndrome terminal ; mais que, d'autre part, ces deux formes offrent le même tableau symptomatique et les mêmes altérations générales d'organes.

La théorie de la *nature microbienne* de l'ictère grave paraît à l'heure actuelle à peu près définitivement établie, si l'on élimine les cas d'intoxication phosphorée ou autre. L'ictère grave doit donc rentrer en grande partie dans le groupe des ictères infectieux ou plutôt toxi-infectieux, en tenant compte du rôle des toxines microbiennes. Quel est donc son agent pathogène ?

On s'est trop longtemps arrêté à la recherche d'un agent spécifique. A côté des microcoques, des protées, des spirilles, que l'on a tour à tour incriminés, Boinet et Boy-Tessier ont découvert un diplocoque, Ranglaret et Mahen, une bactérie particulière voisine du coli.

On sait aujourd'hui qu'il n'existe *pas d'agent spécifique* constant de la maladie. Les travaux de Girode, Vincent, Babes, Hanot et Boix ont démontré que trois microbes devaient être incriminés suivant les cas : ce sont le *staphylocoque*, le *streptocoque* et le *bacterium coli commune*. Ces divers agents, nous le verrons, donnent des types un peu différents d'ictère grave, surtout au point de vue de la marche de la température. Pour qu'ils agissent d'ailleurs, il faut la plupart du temps que la cellule hépatique soit déjà compromise par un passé pathologique.

Le rôle du microbe étant certain, sa nature étant connue, il reste à savoir *comment il agit sur la cellule hépatique, comment il produit et le symptôme ictère et les phénomènes graves qui l'ac-*

compagnent. On sait que le foie a contre les agents pathogènes un double moyen de défense ; il détruit le bacille par son endothélium capillaire et ses leucocytes ; il détruit les toxines microbiennes par la cellule hépatique elle-même. Mais celle-ci, lorsque l'élément infectieux arrive à l'emporter, se laisse vaincre par les poisons qui l'imprègnent et contre lesquels elle devient impuissante à lutter. Le rôle de barrière du foie se trouve compromis, les pepto-toxines sont absorbées et passent dans le courant sanguin : l'*insuffisance hépatique* est réalisée[1]. Il ne se fait presque plus d'urée, mais seulement des substances extractives moins oxydées et plus toxiques. En même temps, sous l'influence de la dislocation de la travée hépatique, l'ictère apparaît et c'est là une nouvelle cause d'intoxication pour l'organisme.

La seule voie de défense reste donc l'émonctoire rénal, et la crise urinaire et toxique peut assurer la guérison du malade ; mais si le rein à son tour faillit à sa tâche, l'économie tout entière succombera à cette toxi-infection, et toute la série des phénomènes de l'ictère grave devra rapidement apparaître.

3° Anatomie pathologique. — Les lésions atteignent presque tous les organes.

Le *foie* est toujours diminué de volume, son poids descend à 1 000 ou même (QUINQUAUD) à 500 grammes. Dans les cas types, c'est l'*atrophie jaune aiguë* de FRERICHS : le parenchyme s'affaisse, il devient mollasse et fané, rappelant une vessie demi-pleine, se laissant déprimer et déchirer par le doigt. Sa teinte est jaune d'ocre, analogue à celle de la rhubarbe. Il peut être réduit à une véritable boue diffluente ; ou, au contraire, s'il y a eu une évolution très rapide, conserver, ou peu s'en faut, un aspect presque normal. A la coupe on constate des ecchymoses et plus fréquemment des îlots rougeâtres, dus à l'accumulation de l'hématoïdine, où les lésions sont très avancées (*atrophie rouge*). Il ne s'écoule pas de bile à la coupe du foie ; on constate aisément cette *acholie* à l'ouverture de la vésicule qui ne contient qu'un liquide muqueux et incolore.

---

[1] JEANSELME, *Gazette des Hôpitaux*, 1888.

Les *cellules hépatiques* sont déformées, infiltrées de graisse ou de pigments biliaires ; nombre d'entre elles sont complètement détruites et remplacées par des granulations jaunâtres ou rougeâtres. Les travées sont disloquées. Là où la nécrose est moins avancée les cellules présentent de la tuméfaction trouble.

Tantôt le *tissu conjonctif* est normal, tantôt il présente une infiltration embryonnaire aboutissant à la formation des nodules infectieux ; les cas où il y a hypertrophie du tissu conjonctif ont valu à la maladie le nom d'hépatite parenchymateuse diffuse (Frerichs).

Quand aux *voies biliaires*, on observe le plus souvent une obstruction de quelques-uns de leurs canalicules terminaux par un épithélium boursouflé et desquamé ; la formation de néocanalicules s'observe quelquefois.

Enfin, Robin et Frerichs ont signalé au point de vue chimique, la présence de matériaux de désassimilation dans le foie : ce sont des agrégats de leucine et des aiguilles de tyrosine.

La *rate* est diffluente. Les *reins* sont souvent le siège, comme l'a fait observer Frerichs, de lésions très importantes. Leur volume est augmenté, avec une teinte jaunâtre et des ecchymoses sous-capsulaires. A la coupe, les pyramides congestionnées se détachent en rouge sur un fond jaune verdâtre, qui doit sa coloration tant à l'ictère qui atteint le rein comme les autres organes qu'à la dégénérescence graisseuse de la substance corticale. Ce qui domine au microscope, ce sont les altérations des néphrites épithéliales infectieuses, surtout la tuméfaction trouble, l'oblitération des tubes contournés et la glomérulite catarrhale.

Le *cœur* offre à la coupe la teinte feuille morte si caractéristique des myocardites infectieuses, l'*estomac* et l'*intestin* sont souvent le siège de vastes ecchymoses.

Du côté du *système nerveux*, en outre de quelques suffusions sanguines sous les méninges, Smith aurait rencontré une atrophie très marquée des cellules nerveuses des ganglions sympathiques cervicaux.

Le *sang* offre le type de sang dissous des maladies infectieuses, caractérisé microscopiquement par la disparition d'une partie des hématies dans le sérum, et, à première vue, par une couleur brunâtre et une consistance poisseuse au toucher.

4° Symptomatologie. — Les symptômes sont à étudier au début et à la période d'état.

A. Début. — Le début de l'ictère grave peut affecter deux formes principales : l'une brusque, l'autre insidieuse ; mais naturellement il existe entre ces deux cas extrêmes toute une gradation.

1° S'il est *brusque*, sauf le point de côté qui est remplacé ici par de la rachialgie, tout se passe comme dans la pneumonie classique. Frissons, courbature intense, fièvre élevée, prostration complète, céphalalgie, vomissement, tels sont alors les grands traits du tableau clinique. Rapidement l'ictère apparaît, d'abord peu marqué, puis bientôt va s'accentuant de jour en jour. Ce mode de début aussi foudroyant est rare; le plus souvent la brusquerie en est atténuée et ce n'est qu'après deux ou trois jours d'un état nauséeux persistant que l'ictère fait son apparition.

2° Si le début est *insidieux*, au contraire, on se trouve en présence d'une période pré-ictérique rappelant à s'y méprendre la phase prodromique de la fièvre typhoïde, avec son mauvais état gastro-intestinal, son abattement, son insomnie, ses épistaxis.

Nous ne ferons que mentionner les cas, très fréquents, où le début est masqué par un état hépatique antérieur, qui seul, naturellement, domine la scène (*ictères aggravés*).

B. Période d'état. — Une fois l'ictère installé, la maladie ne tarde pas en général à prendre rapidement une allure extrêmement dramatique. Le plus souvent les symptômes essentiels pourraient être résumés dans la définition suivante : *état infectieux avec ictère, hémorragies et troubles nerveux.* Cette triade symptomatique est pathognomonique dans l'affection qui nous occupe.

a. *État général.* — L'état général est celui d'une *maladie infectieuse*; la langue, saburrale au début, devient plus tard comme dans la fièvre typhoïde rouge et rôtie. L'haleine fétide, les fuliginosités de la langue et des dents, l'anorexie, les nausées, les vomissements bilieux et les hématémèses, sont des symptômes habituels.

La *température* n'est pas toujours élevée, contrairement à ce qu'on observe dans la plupart des maladies infectieuses : il est même des cas, — et c'est là, peut-être, un des points les plus intéressants de l'histoire de cette affection, — où la courbe thermique tombe au-dessous de la normale. Mossé[1] admet que pouls et température suivent, en thèse générale, une marche parallèle, et, lorsque ce parallélisme est détruit dans un sens ou dans l'autre, il croit qu'un danger sérieux doit être à craindre à brève échéance. D'autre part, Hanot[2] a, avec raison, distingué au point de vue de la température deux types bien différents d'ictère grave : l'un *hyperthermique*, se rapprochant de la fièvre jaune et, l'autre *hypothermique*, rappelant l'intoxication phosphorée. Il a pu poser avec Marfan et Boix l'importante loi suivante : *L'hyperthermie se rencontre dans les infections staphylococcique ou streptococcique, alors que l'hypothermie est caractéristique de l'infection coli-bacillaire.* Il semble probable que les toxines sécrétées par le coli-bacille jouissent comme l'hydrogène phosphoré d'une propriété réductrice sur l'hémoglobine pouvant expliquer cette hypothermie.

b. *Ictère.* — L'ictère est, en règle générale, assez peu foncé, et même on sait depuis Jaccoud qu'il peut disparaître dans le cours de l'évolution morbide par suite d'acholie sécrétoire. *Les matières fécales* sont le plus souvent non argileuses, mais ont surtout la couleur rousse que donnent les pigments anormaux.

c. *Troubles nerveux.* — Les troubles nerveux comprennent des phénomènes d'*excitation* d'une part et des symptômes de *dépression* de l'autre. Dans le premier groupe, mentionnons le *délire* rappelant celui de la fièvre typhoïde, en général tranquille, parfois bruyant ou furieux, et les *convulsions* dont le type épileptiforme n'est point très rare et dont l'allure tétanique a pu être signalée. Parmi les phénomènes du second groupe, une place à part doit être réservée au *coma* qui peut apparaître dès

---

[1] Mossé, Thèse de Paris, 1879.
[2] Hanot, *Sem. méd.*, 5 août 1893. *Gaz. Hôp.*, 23 avril 1896.

le début des accidents graves, et durer ainsi jusqu'à la mort; d'après Ozanam il s'annoncerait surtout par l'immobilité pupillaire. N'oublions pas enfin parmi les symptômes nerveux la céphalalgie à peu près constante, l'amblyopie et la photophobie au contraire rares.

De l'état du système nerveux, avons-nous dit, dépendent les deux grands types de la maladie : ataxique si les phénomènes d'excitation dominent; adynamique, si ce sont les symptômes de dépression.

d. *Hémorragies*. — Les hémorragies sont dues soit à des ruptures capillaires, soit plutôt à un état particulier de fluidité et de dissolution du sang; elles n'apparaissent en général qu'à une période assez avancée et peuvent se faire par toutes les voies. Leur abondance est très variable. Les plus fréquentes sont les épistaxis, puis viennent les hématémèses, dont le vomito negro de la fièvre jaune est le cas le plus typique, et enfin les métrorrhagies. Le melœna, les hémoptysies, les hémorragies méningées sont plus rares. Outre le *purpura* on peut observer du côté de la peau toute la série des érythèmes des maladies infectieuses.

e. *Sécrétion urinaire*. — La diminution des urines est habituelle : elle peut aller même jusqu'à l'anurie presque complète. Leur réaction est acide, leur densité légèrement accrue. L'albuminurie est constante : c'est une albumine dense et rétractile. L'urée est légèrement augmentée au début, d'après Brouardel et Bouchard, mais cette augmentation n'est que très passagère, et l'on arrive bientôt à une hypoazoturie fort remarquable; Quinquaud a constaté dans un cas 20 centigrammes éliminée en vingt-quatre heures (au lieu de 20 grammes chiffre normal). La plupart des auteurs n'ont pas signalé la glycosurie; Gils et Bernay en ont observé un cas remarquable absolument indépendant de toute glycosurie alimentaire. L'examen microscopique des sédiments urinaires, surtout à l'aide de la centrifugation, montre quelquefois des cylindres hyalins ou granuleux, presque toujours des cristaux de tyrosine et des amas globulaires de leucine.

f. *Troubles des divers organes*. — La région du *foie* est parfois le siège d'une douleur spontanée, le plus souvent d'une simple sensibilité douloureuse à la pression. A la percussion on constate une diminution de la matité hépatique tant dans le sens transversal que dans le sens vertical.

La *rate* est ordinairement hypertrophiée, souvent douloureuse à la palpation.

Le *myocarde* profondément intoxiqué devient impuissant à soutenir la tension artérielle qui faiblit. Au lieu de la bradycardie ictérique, le *pouls* sous l'influence de l'infection se montre bientôt rapide, irrégulier et inégal.

Le malade présente en général une *dyspnée* indépendante de toute lésion pulmonaire ; elle est de nature toxique et due à ce fait démontré par QUINQUAUD que dans l'ictère grave l'hémoglobine altérée offre une diminution de son affinité pour l'oxygène.

Tels sont les symptômes de l'ictère grave : ils se groupent plus ou moins pour former un tableau variable avec chaque cas. Suivant la rapidité de l'évolution, on a décrit une forme foudroyante, une forme lente, entre laquelle se placent tous les intermédiaires ; de même, suivant la prédominance de certains symptômes, on décrit une forme hémorragique, une forme nerveuse, une forme toxique rappelant l'empoisonnement phosphoré par l'intensité des vomissements.

5° Évolution et pronostic. — La durée de la période d'état est assez courte ; il ne se passe jamais plus d'une semaine à partir du moment de l'aggravation des symptômes jusqu'à l'heure où la terminaison se dessine. Celle-ci peut être *soit la mort, soit l'entrée en convalescence* : ictère grave en effet est loin de vouloir dire ictère fatalement mortel. Et, si l'on a pu décrire les cas de guérison sous la dénomination d'*ictère pseudo-grave*[1], RENDU et MOSSÉ ont démontré qu'il ne s'agissait que de terminaison heureuse de la même maladie.

Lorsque la mort doit survenir, elle arrive en général peu à peu dans le coma. Dans le cas contraire, la température revient insensiblement à la normale ; le foie, s'il était atrophié, augmente de volume, une crise urinaire polyurique et azoturique

[1] GRELLETY-BOSVIEL, Thèse de Paris, 1873.

apparaît et le malade entre dans une longue convalescence.

L'ictère grave peut donc guérir, et quoique son pronostic soit dans la grande majorité des cas bien sombre, nous le répétons, il n'est point fatal.

Boix a posé à ce sujet deux lois intéressantes :

a. L'ictère grave hypothermique est plus souvent fatal que l'ictère grave fébrile.

b. L'ictère grave à gros foie guérit plus souvent que l'ictère grave avec atrophie hépatique.

6° Diagnostic. — Il est difficile de prévoir un ictère grave avant la période d'état : les causes qui aggravent un ictère en apparence simple sont bien souvent trop délicates pour tomber sous le coup de l'investigation clinique ; les petits signes de HANOT, urobilinurie, glycosurie alimentaire, n'ont qu'une valeur relative, et les *ictères aggravés* seront souvent de pénibles surprises pour le médecin.

Mais quand, à côté du symptôme ictère, les hémorragies et les troubles nerveux font leur apparition, le diagnostic s'impose.

Rappelons cependant que l'*intoxication phosphorée aiguë* n'est qu'un ictère grave toxique ; un seul point la différencie vraiment : c'est une période prémonitoire de gastro-entérite douloureuse, avec odeur alliacée de l'haleine et vomissements phosphorescents, cette période étant suivie d'une rémission trompeuse de trois à quatre jours qui précède immédiatement l'apparition de l'ictère.

D'autre part, le tableau de la *fièvre jaune* à un certain moment de son évolution est absolument celui de l'ictère grave et le diagnostic ne peut se faire que par la provenance du malade et la notion d'épidémie.

La *fièvre bilieuse hématurique* ne survient que chez d'anciens paludéens ; dans cette affection l'ictère est très précoce, il apparaît avant le frisson.

Nous ne mentionnerons que pour mémoire la *pyohémie*, l'*endocardite ulcéreuse* où l'examen attentif du malade devra toujours trancher le diagnostic. Il en serait de même des cas de *pneumonie* ou de *fièvre typhoïde* compliquées d'ictère grave.

54.

7° Traitement. — Comment prévenir chez un hépatique ou en face d'un ictère l'apparition d'accidents aussi sérieux ? et que faire, s'ils ont apparu, pour en atténuer la gravité ?

a. *Traitement prophylactique.* — Il consiste surtout en un régime diététique fatiguant le moins possible le foie. Suivant les conseils de Haxot, il faudra proscrire toute boisson alcoolique, particulièrement le vin rouge, toute viande noire, tout aliment épicé ou de conserve, se méfier des graisses, n'ordonner le lait qu'avec modération, le réservant pour les cas aigus, où il rendra d'immenses services si le malade n'est pas habitué à lui.

On devra également songer à maintenir une antisepsie intestinale relative par l'emploi des purgatifs, du benzonaphtol, (0.50 par jour) et du calomel, que l'on peut continuer longtemps à la dose de 1 à 2 centigrammes chaque matin.

b. *Traitement curatif.* — L'intensité des phénomènes de l'ictère grave dépendant particulièrement du défaut de la perméabilité rénale, on doit surtout penser ici à l'administration des *diurétiques :* le régime lacté, la théobromine, les lavements froids, la lactose seront souvent fort utiles.

On devra également chercher *à augmenter l'oxydation organique*, pour relever le taux de l'urée. Les benzoates de soude et de lithine, les inhalations d'oxygène, les injections sous-cutanées d'essence de térébenthine ozônisée et diluée ont pu tour à tour être préconisés à ce point de vue.

On ne saurait trop songer à l'*antisepsie intestinale* et *surtout générale :* celle-ci s'obtiendra, avant tout, par le sulfate de quinine ou le salicylate de soude.

Contre l'*état typhoïde*, les bains froids et les lavements froids, ont pu rendre de véritables services ; il faudra employer l'alcool, sous forme de thé au rhum, de potion de Todd, de champagne frappé.

Comme indications particulières, les diverses *hémorragies* réclameront leur traitement habituel, qui devra parfois aller jusqu'aux injections de sérum artificiel.

LIVRE III

MALADIES DE L'APPAREIL URINAIRE

Dans le présent livre, consacré à la pathologie médicale de l'appareil urinaire, nous étudierons successivement :

1° Les maladies du rein lui-même (congestion, néphrites aiguës et chroniques, tuberculose, syphilis et cancer);

2° Les maladies communes aux reins et aux voies urinaires supérieures (lithiase, kystes, hydronéphrose, suppurations);

3° L'hémoglobinurie, l'albuminurie et l'urémie, syndromes liés à la pathologie de l'appareil urinaire;

ARTICLE PREMIER

CONGESTION RÉNALE

Le rein est prédisposé aux congestions et aux hémorragies par son abondante vascularisation.

1° Étiologie. — On a coutume de diviser les congestions rénales en actives et passives.

A. CONGESTION PASSIVE. — La *stase veineuse*, c'est-à-dire la gêne prolongée de la circulation de retour, est la principale cause de congestion rénale; c'est celle qui s'observe dans diverses maladies du cœur, surtout dans les affections mitrales, dans l'insuffisance tricuspidienne, dans l'asystolie, dans la compression de la veine cave inférieure; on la désigne encore sous le nom de congestion passive ou *rein cardiaque*.

B. CONGESTIONS DITES ACTIVES. — Les autres congestions, dites actives, peuvent se grouper de la façon suivante :

a. *Intoxications*. — Toutes les intoxications peuvent retentir sur le rein. Les poisons s'éliminent partiellement au moins par le filtre rénal et le lèsent au passage. L'empoisonnement par la cantharide nous représente le type expérimental de ces congestions, et aussi quelquefois leur type clinique à la suite de l'application prolongée d'un vésicatoire, chez certains sujets particulièrement susceptibles.

b. *Infections*. — Parmi elles signalons en premier lieu la scarlatine, la pneumonie, la tuberculose, plus rarement la diphtérie et la dothiénentérie, exceptionnellement la syphilis secondaire. L'infection n'agit souvent que par le mécanisme de l'intoxication : les produits solubles de la diphtérie, la tuberculine de Koch, peuvent produire de la dilatation vasculaire indépendamment de toute action microbienne.

Ces congestions rénales infectieuses, de même que celles d'origine toxique, ne sont généralement que le stade initial d'une néphrite aiguë. On en peut dire autant de la congestion rénale aiguë à frigore. — Toutefois une exception doit être faite pour les fièvres paludéennes pernicieuses à forme hématurique ou hémoglobinurique (KELSCH et KIENER).

c. *Causes nerveuses*. — Le rein a une innervation vasomotrice spéciale, comme le démontre par exemple la polyurie émotive. Des lésions anciennes de la prostate ou de la vessie peuvent produire, par vasodilatation réflexe, des poussées de congestion rénale (GUYON). BALLET a observé des hémorragies rénales après des attaques épileptiformes; OLLIVIER, BROWN-SÉQUARD ont vu des foyers hémorragiques dans les reins comme dans le poumon après certaines lésions cérébrales.

d. *Corps étrangers*. — La congestion rénale avec hémorragie accompagne souvent les kystes hydatiques, les calculs rénaux, les tubercules disséminés dans le rein et le cancer.

e. *Mal de Bright*. — Le mal de Bright s'accompagne parfois à son début, ou pendant son évolution, d'une congestion rénale intense qui peut se traduire par une abondante hématurie (DIEU-

LAFOY) : elle est parfois le premier signe d'une néphrite interstitielle jusque-là méconnue.

2° Anatomie pathologique. — a. *Anat. macroscopique*. —
Les reins sont rouges, congestionnés, et présentent à leur surface
des **bigarrures rouges**, de très petites suffusions sanguines, suivant les étoiles de Verheyen. Ils sont augmentés de volume; le
rein cardiaque est cependant susceptible à la longue d'aboutir
à la rétraction scléreuse et à l'atrophie.

Lorsqu'il y a des tubercules, on voit, tout autour d'eux, une
zone congestive; quand le tubercule s'est ramolli et a laissé à
sa place une cavernule on voit quelquefois un vaisseau s'ouvrir
dans sa cavité; la même disposition s'observe dans les cancers
qui jouent ainsi le rôle d'épine inflammatoire.

b. *Anat. microscopique*. — Les capillaires sont dilatés, surtout
ceux du *bouquet glomérulaire* qui n'est pas soutenu par les tissus
voisins. Cette dilatation va jusqu'à la rupture; dans certaines
maladies infectieuses les microbes contenus dans le sang passent à la faveur de cette solution de continuité : c'est ce qui
nous explique pourquoi, dans le charbon notamment, les urines
sont virulentes. Le sang épanché dans les glomérules passe de
là dans les tubes contournés. D'autres fois l'hémorragie est
interstitielle; elle se fait par rupture des capillaires intertubulaires; mais il est fort probable que des lésions interstitielles
antérieures jouent un rôle dans cette localisation. — Indépendamment de ces lésions le rein peut présenter celles de la
néphrite aiguë.

3° Symptômes. — Dans le *rein cardiaque*, les urines sont
rares; de 1200 grammes chiffre normal, leur quantité tombe à
600, 500 grammes et même bien au-dessous. Elles sont foncées,
hautes en couleur, et leur densité est augmentée. L'albuminurie est habituelle et ordinairement abondante ; elle n'est
pas due à l'augmentation de la pression sanguine, mais au
ralentissement de la circulation dans le rein. La quantité
d'urée est diminuée; les urates et l'acide urique sont augmentés; la perméabilité rénale (voy. p. 670) reste normale au

moins pendant longtemps (Achard et Castaigne), aussi l[es]
accidents urémiques sont-ils assez rares ou en tout cas tr[ès]
tardifs.

On est très exposé à confondre le rein cardiaque avec l[es]
néphrites chroniques arrivées à la période des troubles circul[a]
toires. La polyurie et l'hypertension artérielle ont alors fa[it]
place à l'hypotension, mais le bruit de galop, la faible densi[té]
de l'urine, la diminution de la perméabilité rénale, les acc[i]
dents urémiques facilitent le diagnostic de néphrite. De plus [il]
y a assez souvent de l'intolérance pour la digitale, qui provoq[ue]
des vomissements; le rein cardiaque est au contraire assez rap[ide]
ment amélioré par les toniques du cœur.

La symptomatologie de la *congestion rénale active* se confo[nd]
dans la plupart des cas avec celle de la néphrite aiguë qui l'a[c]
compagne; douleurs lombaires, polyurie ou pollakiurie, alb[u]
minurie transitoire, hématurie. Cette hémorragie rénale quan[d]
elle existe, n'est pas toujours cliniquement appréciable et néce[s]
site souvent l'emploi du microscope, qui montre alors, dans l[es]
sédiments, des globules sanguins. Lorsque le sang est abonda[nt]
les urines sont brunes, presque noires. Il ne faut pas con[fondre]
fondre cette coloration avec celle qui résulte de l'ingestio[n]
de salol, de rhubarbe ou d'acide phénique, ou avec l'hémoglo[bi]
binurie : dans cette dernière affection la matière colorante d[u]
sang, *seule*, passe dans l'urine; les globules ne s'y trouven[t]
pas. — Au point de vue des symptômes généraux, A. Rob[in]
distingue deux formes, l'une simple, l'autre infectieuse, o[u]
typhoïde.

Lorsque les divers symptômes que nous venons d'énuméro[r]
ne durent que quelques jours on a coutume de diagnostique[r]
une congestion rénale; on admet la néphrite lorsqu'ils se pro[]
longent. Cette distinction est bien artificielle et il est en réalit[é]
fort difficile de distinguer les congestions de la néphrite ou d[e]
dire ce qui revient à chacune d'elles.

4° Traitement. — Le traitement est celui de l'affection cau[]
sale. La congestion passive est justiciable des toniques cardiaque[s]
(digitale et surtout caféine) : on y joindra le régime lacté et au[]

besoin l'application de sangsues ou de ventouses scarifiées dans le triangle de J.-L. Petit. Le traitement des congestions actives se confond avec celui des néphrites aigues.

ARTICLE II

NÉPHRITES AIGUËS

On appelle néphrite aiguë l'inflammation aiguë du parenchyme rénal.

1° Étiologie. — Les principales causes des néphrites aiguës sont :

1° Des maladies infectieuses et des intoxications. Parmi les infections figurent la scarlatine, les angines aiguës, la diphtérie, la pneumonie, le choléra, la dothiénentérie, les septicémies ; parmi les substances toxiques, la cantharide, le phosphore, l'arsenic, le mercure et les balsamiques ;

2° La grossesse et l'état puerpéral ;

3° Les dermatoses et les brûlures étendues.

On a beaucoup incriminé le traumatisme ou le froid ; on s'accorde aujourd'hui pour restreindre l'importance des néphrites à frigore, et pour considérer le froid comme une *cause occasionnelle* venant ajouter son action à celle plus importante de l'infection ou de l'intoxication, par exemple dans la néphrite scarlatineuse, qui se produit le plus souvent à l'occasion d'un refroidissement. Il n'en est pas moins vrai que la néphrite à frigore doit être cliniquement maintenue, dans un certain nombre de cas où l'infection nous échappe. — Enfin, assez souvent, la néphrite aiguë vient se greffer sur une néphrite chronique évoluant insidieusement depuis plus ou moins longtemps.

2° Pathogénie. — Nous allons donc au point de vue pathogénique diviser les néphrites aiguës en néphrites toxiques et néphrites infectieuses ou microbiennes.

a. Néphrites toxiques. — Le type de la néphrite toxique est la néphrite cantharidienne réalisée cliniquement par l'application prolongée de vésicatoires et très bien étudiée expérimentalement par CORNIL et BRAULT.

b. Néphrites infectieuses. — Les néphrites infectieuses peuvent être dues soit à la propagation des germes le long des uretères par voie ascendante (ce sont des néphrites aiguës chirurgicales que nous n'avons pas à étudier ici), soit à l'élimination des microbes par le rein dans les maladies infectieuses. Mais comment agit le microbe dans ce dernier cas? Est-ce par lui-même? Est-ce par ses produits solubles?

1° Nous savons que les microbes traversent les épithéliums. Dans certaines maladies infectieuses on les voit par périodes pulluler dans l'urine constituant de véritables *decharges bactériennes* (BOUCHARD). Dans les septicémies, notamment dans la septicémie charbonneuse, on a vu des embolies des tubes contournés par des microbes qui avaient franchi le filtre glomérulaire. Dans la maladie pyocyanique on n'est pas arrivé à produire la néphrite par les produits solubles seuls, sans microbes.

Au cours de certaines infections la présence du microbe est donc nécessaire pour produire la néphrite; mais on admet volontiers que ce sont les toxines qui lui ouvrent la voie.

2° Il existe d'autre part des néphrites aiguës par les seuls produits solubles. A certaines périodes des infections la toxicité urinaire s'élève dans des proportions considérales (*décharges toxiques*). Dans la diphtérie, infection locale, où le microbe ne quitte pas les fausses membranes ainsi que l'ont démontré ROUX et YERSIN, il y a cependant des néphrites : elles ne peuvent donc être dues qu'aux toxines, et forment une classe tout à fait spéciale de néphrites toxiques. En somme la notion de toxicité domine absolument la pathogénie des néphrites aiguës.

3° Anatomie pathologique. — Les reins sont volumineux, leur capsule est distendue. La substance corticale est tuméfiée grisâtre et congestionnée, parsemée de petites hémorragies punctiformes. La substance médullaire est très congestionnée, d'une teinte vineuse.

Histologiquement les lésions sont complexes : comprenant : 1° la glomérulonéphrite; 2° la néphrite épithéliale; 3° une réaction rapide du tissu conjonctif.

a. *Glomérulo-néphrite*. — Le bouquet vasculaire de chaque glomérule a ses anses vasculaires fortement dilatées, et elles sont le siège d'une active diapédèse. La cavité glomérulaire est remplie d'un épanchement albumineux, qui contient une forte proportion de globules blancs et parfois même de globules rouges : ainsi s'expliquent les urines sanglantes et la présence des hématies dans le sédiment qu'elles laissent par le repos. Cet épanchement se présente sur les coupes sous la forme d'un croissant qui aplatit et refoule le bouquet glomérulaire; les noyaux des cellules interposées aux anses vasculaires de ce bouquet sont en voie de multiplication.

b. *Néphrite épithéliale*. — Les cellules épithéliales des tubes contournés sont granuleuses et tuméfiées (*tuméfaction trouble*) : leur noyau se colore mal par les réactifs, et les contours de chaque cellule sont indécis ou même complètement effacés; elles se soudent et forment par leur réunion un bloc vitreux et homogène, parfois creusé de vacuoles. Il se forme dans leur intérieur des boules sarcodiques qui s'éliminent à travers le bord libre des cellules et tombent dans la lumière des tubes contournés : tel est, d'après Cornil, le mode de formation des cylindres colloïdes. En même temps le bord libre des cellules devient dentelé. Les branches montantes des anses de Henle présentent des altérations analogues : leur structure est en effet identique à celle des tubes contournés; elles possèdent un épithélium strié.

Les canaux collecteurs de l'urine offrent tous les caractères de l'inflammation catarrhale : prolifération et desquamation des cellules.

c. *Réaction du tissu conjonctif*. — Le tissu conjonctif intertubulaire s'infiltre de cellules rondes (cellules embryonnaires et globules blancs émigrés des vaisseaux par diapédèse); leur organisation en tissu fibreux nous explique comment la néphrite aiguë est souvent susceptible de passer à l'état chronique et de laisser après elle des lésions indélébiles.

Les trois ordres de lésions que nous venons de décrire se trouvent habituellement combinés, et la néphrite aiguë longtemps considérée comme exclusivement parenchymateuse ou interstitielle est en réalité une néphrite mixte, une néphrite diffuse, mais telle ou telle altération est prédominante suivant la maladie. Ainsi dans la fièvre typhoïde, la diphtérie ou le choléra c'est l'élément dégénératif qui prédomine : les cellules sont envahies par des granulations protéiques, elles se fusionnent, leur striation disparaît, la lumière des tubes est remplie, obstruée par des boules sarcodiques. Dans la scarlatine, ce qui prédomine, c'est un œdème aigu du rein (RENAUT) : il y a une *diapédèse* intense des globules blancs, dans le glomérule, dans les espaces lymphatiques, autour des tubuli, etc. La néphrite de la pneumonie se distingue par l'importance de l'élément *congestif;* les hémorragies sont disséminées sous la capsule, dans les glomérules, dans les tubes contournés, et les épithéliums sont envahis par des granulations de pigment sanguin.

4° Symptômes. — Le *début* est brusque dans les intoxications, ou dans la néphrite dite à frigore; dans les maladies infectieuses, il est plus insidieux et se produit d'ordinaire au moment de la défervescence. Les frissons et la fièvre, la bouffissure des téguments et de la face, du prépuce, quelquefois même l'œdème généralisé, la douleur rénale, la diminution de la quantité des urines, foncées en couleur, sont les premiers signes de l'affection.

A la période d'état, voici ses principaux symptômes :

Les *urines* diminuent de quantité, tombent à 500 grammes et quelquefois bien au-dessous; c'est une sorte d'anurie aiguë. Leur teneur en urée est très diminuée, en même temps elles deviennent plus denses, plus colorées, brunâtres, parfois même sanglantes et troubles. Un examen sommaire par l'acide nitrique y montre un gros disque d'albumine. Cette albuminurie massive atteint parfois les chiffres énormes de 25 à 30 grammes. L'albuminurie peut cependant manquer exceptionnellement.

Le sédiment, isolé par le simple repos dans un verre conique ou par centrifugation, est composé de globules rouges en grande partie, de cylindres fibrineux ou épithéliaux caractéristiques de la néphrite, de cristaux d'hématine, etc.

Les *œdèmes* des téguments sont très variables. Quelquefois ils manquent, d'autres fois on a de l'anasarque généralisée : alors les yeux sont à demi fermés par la bouffissure des paupières, la face est pâle et tuméfiée ; l'infiltration œdémateuse du tissu cellulaire du larynx produit l'asphyxie, aussi les premiers symptômes de la néphrite aiguë sont parfois les accès de suffocation de l'œdème glottique ; l'hydrothorax, l'ascite, la péricardite traduisent l'envahissement des séreuses. La *vue* se trouble et l'examen ophtalmoscopique montre des hémorragies rétiniennes et des exsudats en forme de flammèches.

La *dyspnée* est un symptôme fréquent des néphrites aiguës ; son intensité est quelquefois extrême, rappelant celle de la bronchite capillaire : en même temps l'auscultation fait entendre une pluie de râles fins disséminés dans toute l'étendue de la poitrine.

Le *cœur* réagit aux néphrites aiguës. Sa faiblesse relative peut se traduire par un bruit de galop ou par des intermittences cardiaques pour peu que la maladie se prolonge.

Les *troubles digestifs* sont toujours marqués : langue sale, anorexie absolue, vomissements et parfois diarrhée fétide.

L'*état général* est profondément atteint, le malade présente un aspect anémique et blafard. Ses forces sont anéanties et il reste somnolent, la fièvre du début fait souvent place à l'hypothermie.

La céphalée, les nausées, les vomissements, sont les premières manifestations de l'*urémie* : plus tard elle se confirme par l'amblyopie, les convulsions épileptiformes et enfin le coma.

5° Évolution et pronostic. — Dans les cas favorables, au bout de quelques jours les urines perdent leur teinte sanglante, deviennent moins denses, plus abondantes, et plus claires ; mais l'albuminurie, quoique diminuée, persiste plus longtemps. Les œdèmes disparaissent et les autres symptômes s'atténuent progressivement. Le malade reste pâle, anémié, très faible, et la moindre fatigue, le moindre écart de régime est susceptible de faire augmenter ou reparaître l'albuminurie.

Les néphrites aiguës se terminent souvent par la guérison. Mais fréquemment aussi, dans les cas qui échappent à la mort par *urémie*, elles deviennent l'origine d'une néphrite chronique qui évoluera à plus ou moins longue échéance. Dans d'autres cas la mort est provoquée par l'œdème de la glotte, l'hydrothorax, la péricardite ou l'œdème pulmonaire. Le pronostic est donc toujours grave. Il est particulièrement assombri par la constatation des signes d'un mal de Bright évoluant antérieurement à la néphrite aiguë, par la présence de complications pulmonaires ou laryngées intenses, par la persistance des accidents urémiques avec urines rares, sanglantes et pauvres en urée. Ces trois derniers signes indiquent que le processus inflammatoire n'est pas terminé et que la perméabilité rénale tarde à se rétablir. La néphrite de la grossesse est grave à cause de l'éclampsie qu'elle provoque assez souvent.

6° Formes cliniques et diagnostic. — La néphrite aiguë ne se révèle pas toujours par de bruyants symptômes : elle a très souvent un début insidieux, surtout lorsqu'elle vient compliquer les maladies infectieuses.

Ainsi, au cours d'une pneumonie, d'un érysipèle ou d'une fièvre typhoïde elle se manifestera uniquement par de l'albuminurie, sans douleurs rénales, sans œdème, et sans aucune manifestation urémique : elle demande à être cherchée et seul l'examen systématique des urines la mettra en évidence.

Dans d'autres cas le malade présente quelques signes de néphrite aiguë, mais légers et fugaces jusqu'au moment où éclatent à l'improviste de formidables accidents urémiques : cela s'observe quelquefois au cours de la fièvre typhoïde.

Enfin la néphrite peut être à peu près complètement masquée par les symptômes de la maladie infectieuse qu'elle vient compliquer : c'est le cas pour la néphrite aiguë de la diphtérie.

Ces différents exemples montrent que le diagnostic de la néphrite aiguë repose avant tout sur l'examen des urines, pratiqué systématiquement : la diminution de la quantité d'urine rendue dans les vingt-quatre heures, l'albuminurie, l'abaissement du taux de l'urée, la présence de globules rouges ou de cylindres dans les sédiments sont de précieux indices qui empêcheront de *méconnaître la néphrite*.

La congestion rénale passive ou *rein cardiaque*, avec son albuminurie massive et l'œdème qui l'accompagne, pourrait simuler au premier abord la néphrite aiguë, mais elle a un début moins rapide et l'examen du cœur et du pouls permet de constater des troubles circulatoires prépondérants et les divers symptômes de l'asystolie dont le rein cardiaque n'est qu'une localisation.

Les *infarctus du rein* s'annoncent par le début subit des douleurs lombaires et de l'hématurie; il peut y avoir d'autres embolies et l'auscultation cardiaque fait percevoir les signes d'une endocardite ou d'un rétrécissement mitral. — Dans l'hématurie les urines sont plus sanglantes, ne sont pas forcément diminuées et laissent déposer des caillots.

L'*hémoglobinurie* se distingue par l'absence de globules sanguins dans l'urine : elle débute le plus souvent d'une façon brusque, après un refroidissement, et le malade présente les jours suivants une teinte subictérique.

Un *mal de Bright ancien* ayant donné lieu à une poussée de néphrite aiguë se reconnaîtra à l'hypertension artérielle et au bruit de galop; l'interrogatoire apprendra que le malade avait depuis une ou plusieurs années de la polyurie, de la pollakiurie, des épistaxis et divers autres signes ou accidents du brightisme.

Enfin on est exposé à méconnaître la néphrite aiguë en la confondant avec les symptômes de la maladie infectieuse qui lui a donné naissance, ou en ne voyant qu'une de ses complications (bronchite généralisée, œdème pulmonaire) qu'on ne sait rapporter à sa véritable cause : l'examen des urines permettra d'éviter ces erreurs.

7° Traitement. — Le traitement des néphrites aiguës est prophylactique et curatif.

a. *Traitement prophylactique.* — Il se réduit à proscrire l'abus des vésicatoires et les fortes doses de cantharides, à éviter les refroidissements dans la scarlatine et sa convalescence, et à surveiller les urines dans le décours des maladies infectieuses.

b. *Traitement curatif.* — Il faudra instituer le régime lacté absolu et exclusif, aussi précoce que possible, appliquer des sangsues sur la région lombaire ou dans le triangle de J.-L. Petit, pratiquer la saignée en cas de manifestations urémiques ou de menace d'urémie. Parmi les diurétiques, la caféine à doses modérées (0,50) est le plus recommandable.

ARTICLE III

MAL DE BRIGHT

On désigne sous ce nom l'ensemble des néphrites chroniques dont l'importance a été mise en lumière par BRIGHT (1827).

§ 1. — ÉTIOLOGIE

Le mal de Bright succède souvent à une *néphrite aiguë* (due au froid, à la *scarlatine*, à la fièvre typhoïde, à des amygdalites répétées) qui paraît guérir, mais laisse à sa suite des lésions qui évolueront insidieusement vers l'état chronique.

Dans un deuxième ordre de cas la néphrite, *chronique d'emblée*, du moins cliniquement, reconnaît pour cause une intoxication prolongée (*saturnisme*, alcoolisme); ou bien elle est la complication d'une maladie diathésique (tuberculose, syphilis, *goutte*, rhumatisme, artério-sclérose); or sous ce nom de diathèses on désigne soit une infection chronique, soit une auto-intoxication. La prédisposition héréditaire joue un rôle manifeste.

En somme une *infection* antérieure, la scarlatine surtout, l'*alcoolisme*, le *saturnisme*, l'artério-sclérose, telles sont les causes les plus fréquentes du mal de Bright.

La *pathogénie* de l'affection est discutée. Pour la plupart des auteurs ces diverses causes agissent directement sur le rein; pour d'autres elles n'agissent que par l'intermédiaire des lésions artérielles ; enfin Bright, Graves, Semmola ont soutenu qu'elles produisaient une dyscrasie dont les lésions rénales ne seraient que la conséquence.

§ 2. — Anatomie pathologique

L'étude anatomo-pathologique des néphrites chroniques comprendra la description de deux types fondamentaux : la forme dégénérative à prédominance épithéliale, la forme atrophique. Quoique se présentant rarement suivant un mode aussi schématique, nous pensons que leur opposition indiquera plus clairement au lecteur à quelles lésions fondamentales correspond le mal de Bright.

1° Néphrite chronique avec processus dégénératif. Gros rein blanc lisse. — Les reins augmentés de volume et de poids (300 grammes), ont une couleur blanchâtre, ils ne présentent pas de déformations. Si l'on sépare la capsule de la substance corticale, cette dernière n'est pas arrachée, car il n'existe pas d'adhérences entre ces deux tissus. On ne rencontre pas les petits kystes que nous verrons inclus dans la substance corticale du rein scléreux. Si l'on fait une section totale du rein suivant le bord convexe on voit que la substance corticale est trois fois plus abondante que sur un rein normal. Elle est régulièrement blanchâtre. Les veines sont fréquemment distendues par le sang, et les étoiles de Verheyen nettement apparentes.

Au microscope, à un très faible grossissement, on voit que les *tubes contournés* principalement, et même tous les canaux de la substance corticale, ont leur diamètre doublé, triplé ; cet élargissement est absolument caractéristique des néphrites à prédominance épithéliale. Les cellules, très volumineuses, occupent la plus grande partie de la lumière des tubes, les unes dispersées, les autres fixées aux parois, mais offrant des contours mal définis. Le protoplasma présente le plus souvent un aspect granuleux, avec ou sans vacuoles graisseuses ; plus rarement il est uniformément trouble (*tuméfaction trouble*). — Les noyaux sont mal colorés et parfois impossibles à différencier. On trouve dans la lumière des tubes des granulations protoplasmiques et graisseuses. Des cylindres hyalins occupent parfois une partie de la cavité du canal. L'accolement des granulations sur la substance amorphe de ces cylindres peut en faire des éléments mixtes. Les véritables cylindres granuleux sont plus rares. — Le tissu connectif dans le type que nous décrivons est normal : les espaces intertubulaires ne sont pas augmentés, les cellules conjonctives non proliférées; il n'existe pas de diapédèse. Dans le *glomérule*, le bouquet capillaire semble normal, la membrane de Bowmann non épaissie, mais son revêtement interne a proliféré et on voit des cellules en dégénérescence granulo-graisseuse. Les avis sont partagés au sujet de l'origine de ces cellules. Pour les uns (Renaut) ce sont des globules blancs ayant passé par diapédèse; pour d'autres il s'agit de la multiplication des cellules soit des parois capillaires soit du tissu conjonctif interposé (Cornil); une troisième opinion les rattache aux cellules épithéliales modifiées tapissant la face interne de la capsule,

2° Néphrites chroniques avec processus atrophique. — Le petit rein contracté sera décrit soigneusement, car il présente le type anatomique qui contraste le plus franchement avec le gros rein lisse et blanc.

a. *Petit rein rouge (rein goutteux, artério-sclérose du rein*, etc.). — L'organe est notablement diminué de volume et son atmosphère graisseuse très augmentée. Son poids est de 80 à 100 grammes. Sa coloration varie du rouge-brun au jaune foncé. Un certain nombre de *kystes* sont encapsulés dans la substance corticale; ils forment des saillies assez régulièrement rondes et variant de la grosseur d'un grain de mil à celle d'une très petite noisette; ils sont remplis d'une substance colloïde réfringente. Si l'on tente de détacher la capsule on rencontre une résistance assez grande et on enlève avec elle des lambeaux de substance corticale. — La surface du rein ainsi mise à nu est granuleuse, mamelonnée par de petites saillies ayant les dimensions d'une petite tête d'épingle. La section pratiquée suivant le mode indiqué plus haut, on éprouve une certaine résistance en traversant la substance corticale. Celle-ci est réduite à une bande d'une épaisseur variant entre 2 millimètres et 1 centimètre, contrairement à celle du gros rein blanc où sa largeur est triplée. Elle est uniformément granuleuse. La substance médullaire, moins atrophiée que l'écorce, entoure des calices et bassinets dilatés, à parois densifiées.

L'histologie va montrer quelle est la disposition de la sclérose rénale. *A un faible grossissement,* après coloration au picro-carmin, on voit de vastes nappes roses formées par une trame épaisse de tissu conjonctif dense, formant un anneau plus ou moins serré autour des glomérules, enveloppant les tubes et les vaisseaux. Par places ces glomérules ont à peu près leur aspect normal, d'autres au contraire atrophiés et étouffés par le tissu scléreux forment une tache rouge sombre: Les tubes, parfois dilatés, avec un revêtement épithélial plus ou moins aminci, sont dans certaines zones complètement écrasés par le tissu connectif et réduits à une tache, à une ligne sombre sans division cellulaire, ligne qui par sa couleur et son aspect granuleux tranche sur la teinte rose du tissu scléreux. — *Avec un objectif plus puissant* on distingue dans cette trame conjonctive des cellules petites, fusiformes, parfois étoilées, et des fibrilles serrées de beaucoup prédominantes. Formant des zones concentriques autour du glomérule, ce tissu enveloppe la capsule anhiste revenue sur elle-même. Les anses vasculaires, déformées, sont unies par des éléments connectifs dans lesquels existent des cellules et des fibres. Lorsque le glomérule est complètement envahi par eux il ne forme plus qu'un bloc serré où prédomine le tissu fibreux.

Les *tubes* pour Cornil et Ranvier forment le centre des granulations ; dans leur cavité on retrouve un revêtement épithélial, qui parfois est presque normal. Plus fréquemment les cellules atteintes de dégénérescence granulo-graisseuse desquament. Elles forment des granulations éparses dans la cavité du canal. Celle-ci contient en outre des cylindres hyalins ou colloïdes, mais ils sont plus rares que dans le gros rein blanc lisse; même atrophie des éléments de la substance médullaire, même envahissement par le tissu fibreux, mais à un bien moindre degré que dans l'écorce rénale.

Les *artères* présentent les altérations de l'artério-sclérose, avec endartérite et zone fibreuse périphérique.

Nous n'avons pas à indiquer ici quelle est l'histogénèse de ces lésions. On a beaucoup discuté sur la nature des kystes encapsulés dans la substance corticale. Ils possèdent une membrane hyaline périphérique et un revêtement de cellules cubiques ayant un noyau rond. Dans les kystes nettement colloïdes, les cellules sont plus nombreuses et plus aplaties. CORNIL et RANVIER et la majorité des auteurs les considèrent comme le résultat de la dilatation des tubes contournés entre des rétrécissements produits par le tissu fibreux néoformé.

On rencontre fréquemment, surtout dans le rein goutteux, des concrétions d'acide urique dans tout le tissu de l'organe, mais plus abondantes dans la substance corticale. Ces lésions rencontrées dans la majorité des cas de petit rein atrophique peuvent présenter différents degrés, depuis le simple épaississement du tissu conjonctif, sans atrophie ou lésions parenchymateuses, jusqu'aux reins complètement sclérosés dans lesquels les éléments anatomiques sont à peine reconnaissables dans le tissu fibreux qui a tout envahi. Si l'on rencontre à la fois des lésions parenchymateuses (tuméfaction trouble, glomérulite, dégénérescence granuleuse) et des lésions interstitielles, on est en présence d'une *néphrite mixte*. Nous avons suffisamment insisté sur les types extrêmes pour n'avoir pas à décrire cette forme intermédiaire quelle que soit sa fréquence. Nous indiquerons simplement quelques particularités anatomiques et histogéniques de certaines néphrites chroniques, possédant une étiologie spéciale.

b. *Petit rein blanc (néphrite chronique par atrophie secondaire à un processus infectieux).* — Forme rare, due à un processus cicatriciel par envahissement du tissu fibreux. Le rein possède un volume très variable depuis celui d'une prune jusqu'à celui d'une orange.

D'après LECORCHÉ et TALAMON, si les lésions dégénératives apparaissent à une époque rapprochée du début de l'inflammation, elles aboutissent au gros rein blanc, plus tard au petit rein blanc.

c. *Néphrite saturnine.* — Elle aboutit généralement à l'atrophie de l'organe. CHARCOT et GOMBAULT la reproduisant expérimenta-lement chez le cobaye, concluent à un processus primitivement épithélial ; les canaux urinifères s'atrophient systématiquement un à un ; autour de ces tubes se développe le tissu conjonctif. CORNIL et BRAULT par l'étude du rein humain arrivent aux mêmes conclusions. PAVIOT admet que les lésions rénales des saturnins n'ont pas de systématisation spéciale, que, comme les néphrites chroniques, elles sont caractérisées par une sclérose plus ou moins marquée, irrégulièrement répartie avec ou sans altéra-tions manifestes des épithéliums. L'intoxication lente chez le lapin produit une néphrite interstitielle.

§ 3. — SYMPTÔMES

Nous étudierons d'abord les symptômes du début à cause du grand intérêt qu'il y a à faire un diagnostic précoce.

1° Signes du début. — La néphrite chronique s'annonce quelquefois par un symptôme bruyant ou très apparent (œdème de la face, oppression, épistaxis, hématurie), mais beaucoup plus souvent elle a un début insidieux, et les premiers accidents n'apparaissent que lorsqu'elle évolue sournoisement depuis des mois ou des années.

A. PRINCIPAUX SYMPTÔMES DU DÉBUT. — Les principaux symp-tômes qui permettent de la dépister dès cette période latente sont :

1° *L'accélération habituelle du pouls*, qui donne 90 ou 100 pulsations, quelquefois même 120 ;

2° *L'exagération de la tension artérielle*, encore peu prononcée, mais appréciable au doigt mieux encore qu'au sphygmomano-mètre ; l'impulsion est plus forte qu'à l'état normal, et, pendant la diastole cardiaque, la paroi artérielle est moins dépressible que chez un sujet sain. La radiale roule sous le doigt ; elle paraît plus superficielle et plus volumineuse bien qu'elle ait conservé toute son élasticité et ne soit nullement rigide ;

3° Une *oppression modérée* ou *quelques palpitations* survenant à l'occasion des mouvements. Nous les verrons s'exagérer, de même que l'hypertension artérielle, dans la période suivante;

4° Des *râles sous-crépitants fins* aux deux bases, indices d'un léger œdème pulmonaire;

5° Une *sensation de lassitude habituelle*, qui augmente par le régime carné, par une alimentation substantielle et par l'usage de boissons alcooliques;

6° *Quelques modifications de l'urine.* Il n'y a encore ni polyurie, ni diminution de la densité : l'urine tient seulement en suspension quelques flocons dus à une légère desquamation épithéliale ; sa coloration, sa teneur en urée et en acide urique sont normales.

A ces symptômes du début (BOUVERET), il faut ajouter ceux que DIEULAFOY a minutieusement décrits sous le nom de *petits accidents du brightisme.*

B. PETITS ACCIDENTS DU BRIGHTISME. — 1° *Pollakiurie* (πολλακις, *souvent*), symptôme consistant dans la fréquence des mictions, indépendamment de la polyurie ou abondance des mictions (πολλυς, beaucoup);

2° *Sensation de doigt mort* avec ou sans fourmillements, en même temps que l'extrémité des doigts devient pâle et exsangue;

3° *Troubles auditifs*, consistant en bourdonnements d'oreille et dureté de l'ouïe;

4° *Démangeaisons* parfois intolérables, au point que les malades se grattent jusqu'au sang;

5° *Cryesthésie* (κρυος, *froid*), caractérisée par une impressionnabilité excessive au froid; même dans les saisons chaudes, certains brightiques ont froid aux pieds, aux jambes, aux genoux;

6° *Crampes aux mollets*, parfois douloureuses, survenant surtout la nuit;

7° *Secousses* comparables à une décharge électrique, réveillant le brightique dans son premier sommeil;

8° *Epistaxis* répétées, légères, matutinales;

9° *Signe de la temporale*, plus flexueuse et plus dilatée que normalement.

Ces petits accidents du brightisme ne sont pas seulement des signes du début : ce sont, pour la plupart, des manifestations urémiques légères, qui persistent au cours de la maladie, et permettent de la diagnostiquer quand l'albuminurie fait défaut, ce qui est relativement fréquent (DIEULAFOY).

2° Symptômes de la période d'état. — Les signes précédemment énumérés se compliquent alors des suivants : modifications de la sécrétion urinaire, hypertension artérielle et hypertrophie du cœur.

A. MODIFICATIONS DE LA SÉCRÉTION URINAIRE. — Ces modifications portent sur la quantité d'urine, sur ses caractères physiques, chimiques et histologiques et sur la toxicité urinaire.

a. *Polyurie.* — La quantité d'urine émise quotidiennement est augmentée. Cette *polyurie* qui oscille entre deux et trois litres, peut atteindre cinq litres dans des cas exceptionnels.

b. *Caractères physiques.* L'urine est *pâle*, mousseuse, de faible densité (1 005 à 1 012 au lieu de 1 020).

c. *Caratères chimiques.* — L'*albuminurie* (voy. p. 701) est habituelle, mais de degré très variable ; elle peut s'élever à 10 ou 15 grammes, ou être très minime et même manquer totalement.

Il y a diminution de l'urée, de l'acide urique, des matières extractives.

d. *Toxicité urinaire.* — La toxicité urinaire est diminuée ; 150 à 250 centimètres cubes au lieu de 100 (chiffre normal) sont nécessaires pour amener par injection intra-veineuse la mort d'un lapin de moyenne taille.

e. *Caractères microscopiques, cylindres.* — Le sédiment que laisse déposer l'urine au fond d'un verre conique, se compose de débris épithéliaux, de globules blancs et de *cylindres*.

L'étude des cylindres urinaires, véritable vérification anatomique des lésions rénales sur le vivant, constitue une partie importante de l'urologie des néphrites. Ces éléments, formés dans les tubes rénaux, puis entraînés par l'urine, peuvent être facilement examinés au microscope lorsque le liquide a déposé. Pour étudier les cylindres, on prend une goutte du dépôt urinaire, on l'étale sur une lame de verre et on l'examine directement, avec ou sans lamelle. Cette méthode bien simple permet de les distinguer assez facilement.

Nous distinguerons deux sortes de cylindres : 1° ceux qui possèdent une structure plus ou moins apparente ; 2° les cylindres amorphes.

α) *Cylindres ayant une structure*. — Ils se rencontrent dans les néphrites épithéliales, subaiguës ou chroniques; ils sont l'indice d'une desquamation du revêtement cellulaire des tubes rénaux. Suivant qu'ils possèdent ou nom des cellules, on les divise en *cylindres épithéliaux*, ou *cylindres granuleux*..

Les *cylindres épithéliaux* forment une masse protoplasmique allongée dans laquelle on reconnaît facilement des éléments cellulaires. Le picrocarmin en facilite l'étude. Ils peuvent contenir de nombreuses granulations graisseuses, des cellules lymphatiques et parfois des globules rouges. Ils se distinguent des suivants par la présence de ces éléments anatomiques et par leur parfaite coloration par la solution de Lugol.

Les *cylindres granuleux* peuvent être graisseux, ou granuleux purs. Larges et longs ils se couvrent de granulations noires par l'acide osmique, se dissolvent en partie dans l'éther, et se colorent mal par la solution de Lugol. Ce sont des cylindres épithéliaux ayant subi la dégénérescence granulo-graisseuse.

β) *Cylindres amorphes*. — Ces éléments correspondent généralement à des lésions en voie de guérison dans les néphrites subaiguës, ou bien ils indiquent une néphrite mixte chronique. Ce ne sont pas des facteurs de diagnostic très importants. On distingue les cylindres hyalins et les cylindres colloïdes.

Les *cylindres hyalins* ressemblent à des baguettes de verre dans le liquide qui les contient. Ils se colorent fort bien par le carmin.

Les *cylindres colloïdes*, tortueux, souvent chargés de granulations, sont gonflés, boursouflés par l'acide osmique.

Les cylindres amorphes peuvent contenir des éléments organisés ; on les dit alors mixtes. Ils coexistent souvent avec des cellules épithéliales ou des éléments sanguins libres dans l'urine. L'origine de ces cylindres amorphes, bien discutée, serait la suivante : les cylindres colloïdes sont dus à des sécrétions anormales des cellules malades (Lecorché et Talamon). Les cylindres hyalins proviennent par transsudation du plasma sanguin (Cornil et Brault, Lépine, Henle).

La valeur symptomatique et diagnostique des cylindres est grande. Abondants dans une néphrite aiguë, ils marquent une lésion profonde des cellules des tubes rénaux. La disparition des formes épithéliales et granuleuses fait prévoir la guérison. Si l'on ne rencontre que des cylindres amorphes, il est permis de

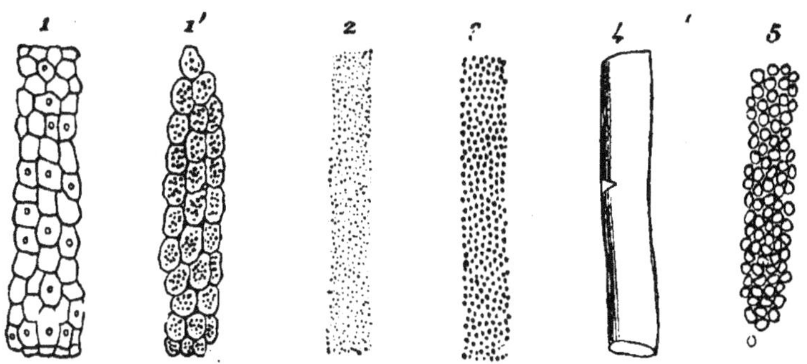

Fig. 83.
Cylindres urinaires.

1, cylindre épithélial (Cornil et Brault). — 1', cylindre épithélial provenant d'une néphrite aiguë, formé de cellules granuleuses des tubes contournés. — 2, cylindre granuleux. — 3, cylindre graisseux. — 4, cylindre hyalin. — 5, cylindre formé de globules rouges.

supposer qu'il s'agit d'un processus torpide, peu actif, mais que la lésion suit une marche progressive et lente.

L'absence complète de cylindres épithéliaux et granuleux, constatée après plusieurs examens, démontre, alors même que l'albumine persiste après une néphrite épithéliale, que le processus inflammatoire est éteint. S'ils sont, au contraire, abondants et larges, même si les symptômes cliniques sont atténués, le pronostic est sévère, et la lésion se trouve en pleine activité (Bard).

B. Hypertension artérielle. — Elle est beaucoup plus sensible que dans la période de début. Les artères sont dures, roulent sous le doigt qui ne les déprime pas complètement pendant la diastole cardiaque et qu'elles soulèvent fortement au moment de l'impulsion systolique. On a comparé cette forte impulsion à la sensation que donnerait une corde brusquement tendue. Cette dureté du pouls est caractéristique ; c'est un des bons signes de la néphrite chronique. L'hypertension n'est pas seulement perceptible à la radiale ; les artères superficielles sont dilatées et flexueuses (*signe de la temporale*), et leurs battements très

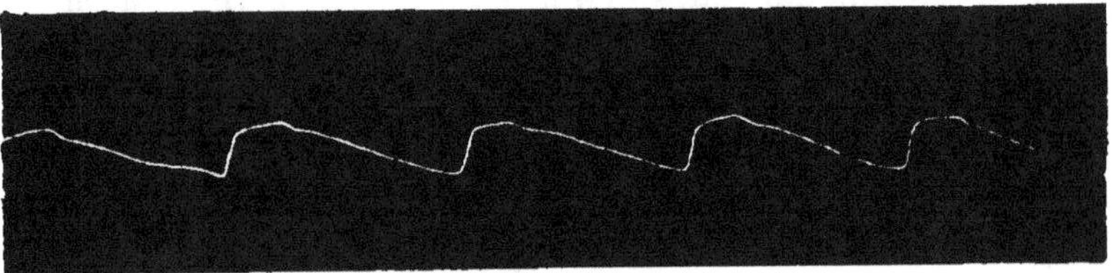

Fig. 84.
Pouls radial dans la néphrite interstitielle.

perceptibles à la vue. Le second bruit aortique (claquement des valvules sigmoïdes) est retentissant ; il est l'indice d'une forte pression du sang dans l'aorte.

Cette hypertension est généralement attribuée au spasme des vaisseaux périphériques et à l'obstacle à l'écoulement du sang dans les capillaires qui en résulte.

C. Hypertrophie du cœur. — Elle se traduit par des signes objectifs et fonctionnels.

a. *Signes objectifs.* — Ce sont l'abaissement de la pointe avec une forte impulsion systolique, l'élargissement de la matité précordiale, l'éclat du second bruit au foyer aortique (claquement sigmoïdien intense dans le deuxième espace intercostal droit déjà signalé) et le *bruit de galop* signalé par Potain.

On donne ce nom à un rythme spécial, qui rappelle assez le galop d'un cheval et qui est causé par l'adjonction aux deux bruits normaux du cœur d'un troisième bruit qui se produit au milieu ou à la fin de la diastole ; dans le premier cas le galop est dit *diastolique*, dans le second cas il précède immédiatement le premier bruit et le galop est dit alors *présystolique*. Le bruit de galop est en somme un rythme à trois temps qu'on a encore comparé à un anapeste (◡◡ —). Pour le percevoir il faut placer l'oreille ou le stéthoscope sur la région moyenne du cœur au niveau de la partie moyenne du ventricule. Le galop ne donne pas seulement une sensation auditive : il donne aussi à la main appliquée sur la région précordiale une sensation tactile.

C'est un excellent signe d'hypertension artérielle[1] et de faiblesse *relative* du cœur (LÉPINE) vis-à-vis de cette exagération de tension ; on a successivement attribué le bruit de galop à un défaut d'isochronisme dans la contraction des deux ventricules, à un effort prolongé du ventricule gauche dont la contraction se ferait en deux temps, à une contraction bruyante de l'oreillette hypertrophiée ; d'après POTAIN dont la théorie est généralement admise le bruit de galop est dû au choc diastolique de l'ondée sanguine venue des veines et de l'oreillette contre les parois rigides et inextensibles du ventricule gauche hypertrophié et sclérosé. C'est un bruit de *tension diastolique*.

b. *Signes fonctionnels*. — Fonctionnellement cette hypertrophie cardiaque se traduit par des palpitations, une gène rétrosternale et dans toute la région précordiale, de la dyspnée, une angoisse indéfinissable, des battements énergiques qui ébranlent toute la poitrine et troublent le repos du malade.

A l'autopsie on trouve un cœur énorme, pesant 600 grammes et quelquefois davantage au lieu de 300 chiffre normal (*cœur de Traube*). L'hypertrophie porte surtout sur le ventricule gauche. Le microscope montre des lésions de périartérite, la prolifération du tissu conjonctif, l'hypertrophie de l'élément musculaire cardiaque et son atrophie par places.

Quelle est donc la cause de cette hypertrophie cardiaque dans la néphrite chronique? Parmi les théories successivement proposées, les unes subordonnent l'hypertrophie cardiaque à la

---

[1] Dans les maladies qui s'accompagnent d'une hypertension considérable dans le domaine de la circulation pulmonaire, l'auscultation fait entendre un bruit de galop limité au *cœur droit* et un renforcement du claquement des valvules sigmoïdes pulmonaires (2ᵉ bruit).

lésion rénale et à l'hypertension [1], les autres considèrent les lésions rénales et cardiaques comme des effets d'une même cause, les lésions artérielles généralisées (GULL et SUTTON).

§ 4. — ACCIDENTS OU COMPLICATIONS

Il en est qui par leur fréquence s'élèvent au rang de véritables symptômes.

1° Troubles circulatoires. — Ils diffèrent suivant les périodes de la maladie : au début hypertrophie du cœur, puis dilatation progressive, aboutissant à l'*asystolie* avec tout son cortège symptomatique, faiblesse et irrégularités du pouls, œdème des membres inférieurs, etc.

L'*angine de poitrine* s'observe quelquefois (DIEULAFOY) ; elle est due à des altérations des vaisseaux coronaires entraînant l'ischémie du myocarde. La *péricardite* est sèche ou avec faible épanchement (t. II, p. 81).

Les *hémorragies* comptent parmi les symptômes fréquents du brightisme ; ainsi l'épistaxis, l'hématurie, l'hémoptysie, marquent souvent le début du brigtisme ; les hémorragies rétiniennes, les hémorragies intestinales ou gingivales s'observent à sa période d'état. L'hémorragie cérébrale est de beaucoup plus importante ; on sait qu'elle est due à une lésion toute spéciale des artérioles du cerveau, l'anévrysme miliaire (t. I, p. 158), lésion qui ne s'observe d'ailleurs pas exclusivement dans le mal de Bright. L'hypertension et les altérations vasculaires combinent leurs effets pour donner naissance à ces hémorragies.

Les *œdèmes* sont aussi très fréquents ; ce sont d'abord des œdèmes actifs, c'est-à-dire des œdèmes à localisations diverses, brusques dans leur apparition : œdème de la face ou des paupières, se montrant le matin au réveil, œdème pulmonaire, œdème de la glotte, hydrothorax, anasarque généralisée ; plus

---

[1] Cette hypertension serait, au moins au début, le résultat d'un spasme des vaisseaux périphériques sous l'influence des substances toxiques retenues dans le sang par la dépuration rénale insuffisante.

tard, lorsque le cœur faiblit les œdèmes brigtiques se montrent seulement aux membres inférieurs; ils sont alors persistants et surtout imputables à une gêne de la circulation (œdèmes passifs)

2° Troubles respiratoires. — Les brightiques présentent quelquefois des accès de dyspnée, surtout nocturnes, ne coïncidant avec aucun signe stéthoscopique; cette dyspnée n'est en somme qu'une manifestation urémique plus ou moins précoce (voy. p. 640) (dyspnée urémique). D'autres présentent de la bronchite tenace souvent localisée au sommet (c'est la bronchite albuminurique de Lasègue), un épanchement pleurétique ou un hydrothorax.

Les accidents aigus sont : l'œdème du larynx et l'œdème pulmonaire ; dans le second cas le malade est pris d'une dyspnée intense avec toux fréquente et abondante expectoration rosée et spumeuse , pendant que l'auscultation fait entendre des râles fins qui des bases s'élèvent progressivement jusqu'à l'omoplate.

3° Troubles digestifs et hépatiques. — L'anorexie, la difficulté des digestions, les vomissements, la pituite sont des symptômes assez fréquents chez les brightiques ; plus accentués ils constituent une forme d'urémie (*urémie gastro-intestinale*). L'ascite coexiste quelquefois avec des lésions cirrhotiques du foie, graisseux, hypertrophié et souvent cardiaque.

4° Troubles nerveux. — La céphalée est fréquente dans le mal de Bright ; comme certains autres symptômes du brightisme, tels que les crampes, les soubresauts musculaires, les spasmes vasculaires, elle doit être attribuée à une ébauche d'intoxication urémique.

5° Troubles des organes des sens. — Les *troubles auditifs*, dureté d'ouïe, bourdonnements d'oreille, peuvent constituer des manifestations urémiques précoces.

Les *troubles visuels* sont imputables à des altérations orga-

niques de la rétine (*rétinite albuminurique* [1]) ; l'examen ophtalmoscopique montre des hémorragies et des exsudats grisâtres
qui prennent la forme de *flammèches* par suite de la disposition
radiée des fibres nerveuses rétiniennes. Le champ visuel est
alors parsemé de lacunes ou stocomes. Si une hémorragie intéresse la macula, la vision est gravement compromise.

6° Troubles de l'état général. — La perte des forces constitue un symptôme des plus constants ; les malades sont fatigués, épuisés après le moindre travail. L'amaigrissement est
peu appréciable ; les brightiques ont plutôt la face bouffie et
pâle. L'anémie est habituelle : la quantité des globules et de
l'albumine du sérum est diminuée (*hydrémie*). La température
reste normale, à moins qu'elle ne soit abaissée par l'urémie
chronique ou rendue fébrile par une complication viscérale ou
par l'urémie aiguë.

<h2 style="text-align:center">§ 5. — FORMES CLINIQUES</h2>

Telle est l'énumération de tous les symptômes et de tous les
accidents *possibles* des néphrites chroniques. Généralement ils
sont loin d'exister au complet et se combinent suivant deux
grands types cliniques la néphrite parenchymateuse et la
néphrite interstitielle (voy. leur anatomie pathologique, p. 656).

La néphrite *parenchymateuse* se distingue par la moindre
quantité des urines (1/2 litre à un litre par jour), par leur teinte
brun sale, l'abondance de l'albuminurie, l'augmentation de la
perméabilité rénale, la précocité et l'importance des œdèmes, la
rétinite.

La néphrite *interstitielle* ou atrophique s'accompagne dès son
début des petits accidents brightiques d'origine circulatoire ; doigt
mort, signe de la temporale, épistaxis, bourdonnements d'oreille
Les urines sont *abondantes*, pâles, pauvres en urée, peu toxiques,
elles renferment peu d'albumine, la perméabilité rénale est

---

[1] L'urémie peut produire une amblyopie sans lésions.

diminuée. Le pouls est dur le cœur hypertrophié, le bruit de galop précoce.

§ 6. — ÉVOLUTION ET PRONOSTIC

Qu'il succède à une néphrite aiguë ou qu'il s'établisse d'emblée, le mal de Bright a toujours un début lent et insidieux : lorsque survient son premier symptôme quelquefois très bruyant (une hématurie ou un œdème pulmonaire aigu), la maladie est déjà constituée depuis longtemps. Sa marche est excessivement variable ; les cas les plus rapides évoluent en deux ans, les autres durent de longues années. La maladie n'est guère susceptible de guérir, mais peut présenter des rémissions prolongées.

Les modes de terminaisons habituels sont l'hémorragie cérébrale, l'urémie, l'asystolie, ou un des accidents aigus énumérés plus haut (péricardite, œdème pulmonaire, etc.).

§ 7. — DIAGNOSTIC

Les principaux signes du mal de Bright sont la *polyurie*, l'*albuminurie*, les *cylindres*, l'*hypertension artérielle*, le *bruit de galop*.

De plus certains symptômes tels que l'*anasarque* ou la bouffissure de la face, des *épistaxis répétées*, des accès de dyspnée, une *céphalée persistante*, une poussée d'*œdème pulmonaire* doivent faire songer à la possibilité d'un mal de Bright dont on devra rechercher méthodiquement les signes.

Cette recherche empêchera de confondre le mal de Bright avec une *pleurésie* ou une *cardiopathie* quelconque, avec les diverses albuminuries et notamment l'albuminurie physiologique qui est le plus souvent minime, transitoire ou intermittente et ne s'accompagne pas d'altération de l'état général. Le diagnostic du *rein amyloïde* repose sur la notion de suppurations prolongées et sur la présence de divers symptômes trahissant la dégénérescence amyloïde d'autres viscères (hypertrophie du foie et de la rate, troubles gastro-intestinaux). Les symptômes urémiques doivent également donner l'éveil. Les principaux symptômes et le diagnostic différentiel de l'urémie sont énumérées page 711.

Il est utile dans tous les cas de néphrite de chercher quel est l'état de la *perméabilité rénale* c'est-à-dire la facilité avec laquelle s'éliminent par le rein les diverses substances introduites dans l'économie. L'iodure de potassium a été employé dans ce but ; mais les matières colorantes sont d'un emploi beaucoup plus commode. ACHARD et CASTAIGNE se servent du bleu de méthylène, LÉPINE d'un rouge spécial, le rosaniline-trisulfonate de soude. Rien n'est plus simple que d'apprécier la coloration que prennent les urines pendant que la matière colorante s'élimine. Dans les cas de néphrite il y a plus souvent diminution de la perméabilité rénale, c'est-à-dire que l'élimination de la substance colorante est retardée et prolongée : elle débute *plus tard* que chez un sujet normal et dure beaucoup *plus longtemps*. Cela est surtout vrai pour la néphrite **interstitielle**, car, dans les néphrites épithéliales, la perméabilité au bleu de méthylène est souvent augmentée au contraire.

§ 8. — TRAITEMENT

La base du traitement des néphrites chroniques est le **régime lacté**.

Le régime lacté doit être *exclusif* lorsqu'il y a menace d'accidents urémiques ou lorsqu'il y a une albuminurie abondante, avec de grands œdèmes. Il peut être *mitigé* lorsque la néphrite chronique est bien tolérée, lorsque l'albuminurie et les œdèmes sont peu marqués ; on prescrira alors des purées maigres, des légumes, du laitage, mais peu de viande ; le gibier, la charcuterie, les viandes faisandées, les fromages, l'alcool seront sévèrement interdits. On étend généralement cette proscription au bouillon et aux œufs ; ces derniers ne sont nuisibles que lorsqu'ils sont crus et encore est-ce douteux.

L'iodure de sodium, des frictions sèches, quelques pointes de feu légères destinées à opérer de la révulsion sur la région rénale sont également à conseiller. La pilocarpine et le tanin ont donné quelques succès.

Lorsque le cœur faiblit et qu'il se produit de grands œdèmes, la digitale est absolument indiquée ; on sera quelquefois obligé d'appliquer des tubes de Southey. L'urémie réclame un traitement spécial (voy. p. 716).

ARTICLE IV

DÉGÉNÉRESCENCE AMYLOÏDE DES REINS

La dégénérescence amyloïde n'a rien de commun avec les inflammations du rein ou néphrites. Elle est subordonnée à une déchéance générale de l'organisme.

1° Etiologie et pathogénie. — On avait subordonné la dégénérescence amyloïde à la cachexie, mais toutes les cachexies n'y conduisent pas, telle la cachexie diabétique, telle encore la cachexie cancéreuse qui ne produit l'amyloïde qu'à la faveur de l'ulcération. Par contre elle survient chez des blessés.

Sa principale cause est la *suppuration*, surtout si le foyer communique avec l'air extérieur. Les suppurations osseuses viennent en premier lieu, puis les suppurations des viscères (abcès pulmonaires, pneumonies suppurées, pleurésies purulentes, dilatation des bronches), celles de la peau (ulcères de jambe), des muqueuses (entérites ulcéreuses), celles du rein lui-même. Enfin syphilis, scrofule, tuberculose, impaludisme, c'est-à-dire les causes qui provoquent ou entretiennent les suppurations sont parmi les causes de l'amyloïde.

La dégénérescence amyloïde est le dépôt dans le filtre rénal d'une substance homogène, transparente, se colorant en violet par la teinture d'iode. VIRCHOW la considérait comme une substance ternaire, d'où son nom d'amyloïde ; on la considère actuellement comme une substance quaternaire.

Pour DICKINSON le sang dépouillé de ses alcalis par le foyer purulent laisse précipiter son albumine qui se dépose dans le filtre rénal ; l'amyloïde serait de la fibrine dépouillée de ses alcalis.

Pour Neumann la cachexie amène un ralentissement des oxydations avec hyperproduction de graisse au niveau des cellules hépatiques ; celles-ci se fatiguent et finissent par ne plus transformer les amyloïdes, qui vont alors se déposer dans le rein.

2° Anatomie pathologique. — Le rein est légèrement augmenté de volume ; sa capsule s'enlève facilement. A la coupe il est *lardacé*, transparent, d'aspect vitreux : sa consistance est molle, onctueuse.

Les points atteints par la dégénérescence sont colorés en rouge-brun par la teinture d'iode iodurée, en violet par l'acide sulfurique, en vert par le sulfate d'indigo, en jaune-orangé par la safranine.

Le dépôt de la substance amyloïde qui constitue la lésion, se fait *par les artérioles* sous forme de petites plaques, disséminées d'abord, puis confluentes. C'est l'endothélium qui est le premier atteint, l'infiltration du vaisseau se faisant de dedans en dehors.

Les vaisseaux de la substance corticale sont plus fortement atteints que ceux de la substance médullaire (forme glomérulaire).

La dégénérescence amyloïde coexiste souvent avec des lésions de néphrite épithéliale ou interstitielle ; il ne faut pas toujours les considérer comme consécutives : l'amyloïde atteint plus facilement un rein déjà malade. Elle coexiste fréquemment avec de la dégénérescence amyloïde du foie, de la rate et de l'intestin.

3° Symptômes et diagnostic. — La polyurie est ordinaire, mais inconstante, et en tout cas légère. Les urines sont limpides, incolores ou jaune ambré. Leur densité est abaissée. L'urée et les sels sont diminués. L'albuminurie est notable.

Les œdèmes sont peu marqués. Les troubles digestifs et la diarrhée sont fréquents. La maladie ne se termine presque jamais par l'urémie : elle évolue lentement, mais comporte un pronostic très grave.

Pour diagnostiquer la dégénérescence amyloïde il faut tenir un grand compte de la cachexie générale et de la suppuration.

4º Traitement. — D'après Bartels, les principales indications sont les suivantes : supprimer autant que possible toute suppuration prolongée entretenant de l'albuminurie ; traiter la tuberculose et la syphilis ; ordonner, malgré l'albuminurie, un régime reconstituant et azoté.

ARTICLE V

TUBERCULOSE RÉNALE

Morgagni, puis Bayle avaient observé des cas de cette affection, mais c'est Rayer qui en a présenté la première étude d'ensemble.

1º Anatomie pathologique. — Diverses formes anatomo-pathologiques correspondent à des formes cliniques différentes.

a. *Tuberculose miliaire.* — Dans cette forme qui s'observe au cours de la granulie, le parenchyme rénal, dans sa substance corticale surtout, est comme criblé de granulations miliaires disséminées. Elles ont la même structure histologique que partout ailleurs (t. II, p. 309), et envahissent indifféremment glomérules, vaisseaux ou tubes contournés sans localisation spéciale. Une autre caractéristique de cette forme c'est que les lésions sont bilatérales. Enfin elles restent limitées au rein.

b. *Tubercules.* — Dans une deuxième forme le parenchyme rénal contient des tubercules, ramollis ou non, peu nombreux, comme enchatonnés dans la substance du rein. Les lésions ne restent pas ici limitées au parenchyme rénal ; elles ont une tendance à envahir *tout l'arbre urinaire*, à commencer par les calices et le bassinet sur lesquels on trouve des tubercules et des ulcérations. L'uretère est épaissi et infiltré, transformé en un cordon noueux. La vessie elle-même est intéressée et ses lésions prédominent vers l'embouchure d'un uretère, au niveau du trigone vésical. Les ulcérations prostatiques et uréthrales ne sont pas rares. Il y a donc pyélite et cystite tuberculeuses. Par opposition à la forme précédente celle-ci est unilatérale, ou tout au moins les lésions sont très inégalement réparties sur les deux reins. Le rein sain présente souvent une hypertrophie compensatrice, aussi les accidents urémiques sont-ils très rares.

c. *Cavernes.* — La troisième forme, ou *cavitaire*, est celle dans laquelle le rein est creusé de cavernes tuberculeuses. Le tissu rénal est caséifié sur une grande étendue ; dans son épaisseur se forment une série de loges, remplies de substance fréquemment caséeuse. Leur étendue est quelquefois telle qu'elles viennent faire saillie sous la capsule de l'organe en lui donnant un aspect kystique et qu'il ne reste presque rien de sa structure primitive. Ces cavernes peuvent s'ouvrir au dehors dans l'atmosphère celluleuse voisine et donner naissance à un abcès périnéphrétique avec fistules. Plus fréquemment leur ouverture se fait dans le bassinet et on les trouve alors remplies de pus et d'urine.

Leur contenu en s'échappant à travers l'uretère peut en déterminer l'obstruction. Celle-ci peut résulter des lésions propres de ses parois. La rétention de l'urine en amont de l'obstacle en est la conséquence. La tuberculose rénale se complique alors d'hydronéphrose : les cavernes et le bassinet sont très dilatés et remplis d'un liquide dans lequel on peut mettre en évidence le bacille de Koch. Consécutivement à cette tuberculose urinaire, ou en même temps qu'elle, peut se développer une tuberculose génitale partant de la prostate pour envahir les vésicules séminales et le testicule.

Indépendamment des lésions variées dues au développement des tubercules dans les reins, les tuberculeux peuvent encore présenter des lésions diffuses de néphrite. Il est difficile de dire, dans leur formation, la part qui revient au bacille, à ses sécrétions ou aux infections secondaires.

La part qui revient aux sécrétions du bacille de Koch, c'est-à-dire à ses toxines, doit être très importante, si l'on en juge par les expériences d'ARLOING, RODET et COURMONT qui par l'injection répétée de doses médicinales de tuberculine sont arrivés à reproduire les lésions de la néphrite parenchymateuse. A la suite de suppurations prolongées les tuberculeux peuvent présenter la dégénérescence amyloïde du rein (voy. p. 671).

2° Pathogénie. — Les recherches de Durand Fardel qui ont décelé le bacille de Koch dans les artérioles du rein ; celles de Baumgarten qui l'a vu dans l'épithélium des tubuli contorti, nous renseignent sur l'envahissement du rein par la tuberculose. Il est certain que dans un certain nombre de cas, et notamment dans la tuberculose miliaire, les bacilles sont charriés par le courant sanguin, qu'ils arrivent au rein par la voie artérielle. De là ils passent dans les glomérules et dans les tubuli qui leur font suite ; ou bien ils sortent des vaisseaux *portes* qui rampent entre les tubuli pour traverser l'épithélium de ceux-ci et passer dans leur lumière. Les recherches anatomo-pathologiques nous apprennent donc qu'il y a une tuberculose urinaire à marche descendante.

Reste à savoir si dans les autres cas, où la tuberculose intéresse tout l'arbre urinaire, rein, calices, bassinet, uretère, vessie, l'infection ne suit pas au contraire une marche ascendante. A cette opinion soutenue par Cruveilhier, puis par Guyon, on a objecté l'extrême rareté des cystites tuberculeuses sans lésions rénales concomitantes (la réciproque n'étant pas exacte), la prédominance des lésions vésicales autour de l'uretère correspondant au rein malade et en tout cas au niveau du trigone, les difficultés qu'on éprouve expérimentalement à tuberculiser le rein par voie ascendante en injectant des bacilles dans l'uretère. Il n'en est pas moins vrai qu'Albarran a pu réaliser cette tuberculisation par voie urétérale et que les recherches anatomo-pathologiques pratiquées chez l'homme en montrant le siège initial des lésions au niveau du sommet des pyramides, c'est-à-dire dans la partie du rein le plus voisin des uretères, démontrent bien la marche ascendante de cette tuberculose urinaire.

3° Symptomatologie. — Elle est aussi variée que les lésions. La forme miliaire, exclusivement rénale, ne donne ordinairement lieu à aucun symptôme, masquée d'ailleurs par les autres manifestations viscérales de la granulie, sur le poumon, le cerveau, etc.

Tant que les formations tuberculeuses restent limitées au rein, elles sont silencieuses. Cela est surtout vrai pour les tubercules de la substance corticale. Comme symptômes, inconstants d'ailleurs, on n'a noté qu'une douleur gravative dans la région lombaire, de la polyurie, et, surtout au début, des *hématuries* d'ordre congestif, analogues à l'hémoptysie qui signale le début de la tuberculose pulmonaire; elles peuvent se prolonger pendant la période d'état.. L'albuminurie est peu prononcée, inconstante, et, pour beaucoup d'auteurs, relève de la néphrite concomitante, dont les causes sont multiples et où l'infection bacillaire ne joue pas un rôle exclusif.

Il n'en est plus de même quand les lésions sont arrivées jusqu'au bassinet. Par suite de l'obstruction intermittente de l'uretère il y a des périodes de rétention et de débâcles. Les détritus ou les caillots sanguins, en s'engageant dans le canal excréteur, signalent leur passage par une douleur semblable à celle de la colique néphrétique, et relevant d'un mécanisme identique. L'hématurie est habituelle. Quant à la fréquence et à la douleur des mictions elles paraissent relever plutôt de la cystite tuberculeuse concomitante. Pendant les débâcles l'urine est peu colorée, trouble (*polyurie trouble* des pyélonéphrites : Guyon) et laisse déposer par le repos un sédiment contenant du pus, des grumeaux très importants pour le diagnostic et des globules sanguins. On y met facilement en évidence le bacille de Koch. L'urine, quoique purulente, garde une réaction acide. Pendant les périodes de rétention, et à mesure que la rétrodilatation fait des progrès, le rein augmente de volume, finit par devenir perceptible à la palpation de la région lombaire comme une masse bosselée. Il présente alors les caractères des tumeurs rénales. C'est le rein tuberculeux chirurgical.

4° Diagnostic. — Lorsqu'il donne lieu à une symptomatologie aussi bruyante, le rein tuberculeux ne peut guère être confondu qu'avec le cancer et la colique néphrétique.

Mais très souvent, faute de symptômes qui appellent l'attention sur elle, la tuberculose rénale passe inaperçue. Pour arriver à un diagnostic certain, il est nécessaire de pratiquer l'examen bactériologique du dépôt de l'urine, recueilli avec ou sans centrifugation (examen direct, inoculations). L'absence du bacille de Koch ne doit pas faire forcément rejeter le diagnostic de tuberculose rénale. Dans les cas douteux il ne faut pas négliger l'auscultation des poumons et le toucher rectal qui peut faire sentir la tuberculose des vésicules séminales bosselées et indurées.

5° Évolution. — La tuberculose rénale peut guérir ainsi que le montrent les cicatrices ou infiltrations calcaires, trouvailles d'autopsie. Bien souvent, surtout lorsqu'il y a pyélo-néphrite, la diarrhée et l'anorexie entraînent la cachexie et la mort.

L'affection peut se compliquer de tuberculose génitale, de collections purulentes dans le voisinage, etc. Il reste ordinairement assez de tissu rénal sain pour empêcher la mort par urémie ; mais il ne faut pas perdre de vue que, par suite de la dépuration rénale insuffisante, le sujet ressentira plus fortement l'atteinte de ses lésions pulmonaires.

6° Traitement. — Il n'y a d'autre traitement médical que le traitement général de la tuberculose. La pyélonéphrite peut nécessiter la néphrotomie ou la néphrectomie.

ARTICLE VI

SYPHILIS RÉNALE

On croyait que la néphrite des syphilitiques était due non à la syphilis, mais à l'abus du mercure. Elle a été bien étudiée par PERROUD, LANCEREAUX, CORNIL et BRAULT, MAURIAC (*Archives générales de médecine*, 1886).

1° Etiologie. — On peut l'observer dans la syphilis héréditaire précoce ou tardive. Dans cette dernière elle est rare ; on n'en cite que deux ou trois observations (BARTELS).

Dans la syphilis acquise on ne doit pas incriminer le traitement mercuriel, comme certains auteurs l'ont soutenu, mais des circonstances accessoires telles que le froid, l'alcoolisme, le traumatisme, l'hérédité brightique.

57.

2° Symptomatologie: — L'affection peut survenir à la période secondaire ou tertiaire de la vérole.

a. *Syphilis rénale de la période secondaire.* — Elle est quelquefois très précoce : on l'a vue survenir très peu de temps après le chancre, et même, dans un cas de BAUDOIN avant la roséole. *Elle a les allures cliniques d'une néphrite aiguë* avec œdèmes, urines rares, etc., et se caractérise par la facilité des rechutes. La mort peut survenir par urémie.

b. *Syphilis rénale tardive.* — Il y a peu de polyurie. Les urines sont limpides, avec dépôt de cylindres. Les gommes en s'ouvrant dans les calices ou le bassinet déterminent de la *pyurie*. Enfin on peut observer divers signes de néphrite chronique.

3° Anatomie pathologique. — La néphrite précoce, vraie néphrite aiguë, a des lésions généralisées et correspondant au gros rein blanc lisse. Dans les formes plus tardives, les lésions sont ordinairement partielles. Ce sont :

a. *La néphrite gommeuse :* les gommes se ramollissent, puis laissent des cicatrices visibles à la surface du rein ou sur sa coupe.

b. *La néphrite interstitielle :* ordinairement partielle, elle est quelquefois unilatérale ou limitée à la partie inférieure d'un rein.

c. *La dégénérescence amyloïde :* elle peut être associée avec la lésion précédente, et coexiste fréquemment avec de la dégénérescence amyloïde du foie et de la rate.

4° Traitement. — Il se résume dans le traitement habituel des néphrites et dans le traitement spécifique.

ARTICLE VII

CANCER DU REIN

Il existe deux espèces principales de tumeurs malignes du rein : l'épithéliome, plus fréquent chez l'adulte ayant dépassé l'âge moyen de la vie ; le sarcome, rencontré surtout chez l'enfant au-

dessous de cinq ans. Il y a aussi des tumeurs secondaires rappelant, ici, comme ailleurs, la néoplasie originelle.

1° Etiologie. — Nous devons signaler la plus grande fréquence de ces tumeurs chez l'homme, l'influence de l'hérédité,
l'influence de l'irritation du tissu rénal par la lithiase ou par les
inflammations chroniques, et enfin la transformation d'adénomes
en épithéliomes (Sabourin, OEttinger).

2° Anatomie pathologique. — Nous avons à étudier le cancer primitif de l'adulte, le cancer de l'enfant et les cancers secondaires.

a. *Cancer épithélial primitif de l'adulte.* — Unilatéral le plus
souvent, il se présente à l'autopsie sous la forme d'une tumeur
diffuse, ayant débuté par une des extrémités de l'organe. Lisse
ou faiblement lobulé, le néoplasme provoque un épaississement
de la capsule, qui est adhérente à la fois avec la tumeur et avec
les organes voisins. A la coupe le cancer est grisâtre, encéphaloïde, rarement squirrheux, richement vascularisé. Il infiltre la
plus grande partie du tissu rénal et pousse parfois des prolongements dans le calice et les bassinets. La généralisation, assez
fréquente, atteint surtout les organes abdominaux ; elle a lieu
soit par la voie sanguine soit par les lymphatiques. — Si la tumeur a pris naissance non pas aux dépens des cellules des tubes
contournés, mais aux dépens de l'épithélium des calices et du
bassinet, elle affecte le type villeux.

Histologiquement la tumeur est un épithéliome alvéolaire.
Des cavités limitées par un stroma conjonctif plus ou moins
développé contiennent des cellules épithéliales à type cylindrique, bordant la trame sur un ou plusieurs rangs. Par places
elles rompent les parois des tubes et se répandent dans le tissu
voisin. Les vaisseaux sont abondants, surtout au voisinage de la
capsule. Sur les limites du noyau, les boudins néoplasiques semblent se continuer avec les tubes normaux indices de leur origine.
Vues à un fort grossissement les cellules offrent en majorité le
type cylindrique ; protoplasma granuleux avec un noyau situé à
une extrémité de l'élément.

Les épithéliomes du bassinet sont constitués par des cellules cylindriques recouvrant des saillies rameuses de, tissu conjonctif.

b. *Sarcome de l'enfant.* — Ces tumeurs prennent parfois un développement considérable, elles occupent alors une grande partie de la cavité abdominale.

Nettement limitées elles refoulent la substance rénale que l'on arrive quelquefois à reconnaître sur les bords. *Histologiquement* elles sont formées de cellules rondes ou fusiformes ; ces éléments sont le plus souvent très embryonnaires.

c. *Cancers secondaires.* — Ils forment en général des noyaux isolés inclus dans la substance rénale normale. Les deux reins sont atteints.

Le type anatomique varie suivant la tumeur primitive.

3° Symptômes. — L'épithéliome ne se manifeste au clinicien qu'après une assez longue période de latence (RAYER). Puis apparaît un des trois symptômes fondamentaux du cancer rénal, soit l'hématurie, soit la douleur, soit la tumeur. Ils peuvent se rencontrer isolément ou simultanément ; l'absence complète de l'un d'eux est rare.

L'*hématurie* survient spontanément, elle s'accompagne d'un besoin impérieux d'uriner, et de douleurs rénales pouvant simuler la colique néphrétique. Les urines sont sanglantes pendant toute la miction, elles présentent en outre des caillots parfois vermiculaires. On n'y trouve qu'exceptionnellement les cellules cancéreuses. L'albuminurie est rare ; ces hématuries peuvent durer plusieurs jours, parfois des semaines ou des mois.

La *douleur* est un signe assez précoce chez l'adulte ; il est exceptionnel chez l'enfant. Lombaire ou abdominale elle peut s'irradier soit dans le domaine des nerfs intercostaux, soit dans celui du sciatique, du crural, des nerfs génitaux.

La *tumeur* chez l'enfant est rapidement constatée. Les sarcomes prennent parfois un développement considérable atteignant plusieurs kilogrammes. Les épithéliomes de l'adulte sont plus difficiles à percevoir. Si la palpation simple est négative il faut recourir à un artifice appelé par GUYON *palpation bimanuelle.*

L'index et le médius d'une main se placent dans l'angle costo-vertébral, l'autre main appuie sur les muscles droits. On les rapproche alors progressivement sans trop serrer. Il faut que le rein puisse se mouvoir. L'organe perçu on provoque par de légères secousses un *ballottement* analogue à celui du fœtus dans la cavité utérine. La tumeur subit très mal l'influence des mouvements respiratoires (TILLAUX).

La percussion donne une zone de matité traversée par une bande de sonorité antérieure, transversale, due à la présence du côlon.

L'inspection, souvent négative, peut parfois révéler une saillie lombaire, abdominale, ou un méplat lombaire dans la position genu pectorale (LEDENTU).

Le *varicocèle* est un très bon signe : ce varicocèle symptomatique (GUYON) est dû à la compression des veines spermatiques. L'ascite, les œdèmes, correspondent à la gêne de la circulation veineuse abdominale.

L'*état général* peut rester longtemps satisfaisant ; la cachexie est tardive surtout chez l'enfant. La *durée* moyenne de l'épithéliome est de trois ans. Le sarcome a une marche beaucoup plus rapide, parfois son évolution se fait en quelques mois.

Le *pronostic* est toujours fatal.

4° Diagnostic. — Il est souvent difficile ; lorsque la tumeur existe seule, il faut d'abord savoir si elle est rénale. Les néoplasmes de la paroi abdominale, du foie, de la rate, du mésentère, de l'épiploon, de l'ovaire, de l'utérus même en cas de fibrome pédiculé peuvent induire en erreur. S'il y a tumeur et hématurie, il faut songer à la tuberculose rénale, aux calculs, aux lésions vésicales. Si l'hématurie existe seule, les maladies précédentes et les tumeurs de la vessie sont à éliminer. Ces problèmes résolus on doit essayer de savoir quel rein est malade, si l'autre organe est sain, enfin quelle est la nature du cancer.

5° Traitement. — Il est le plus souvent palliatif, se résumant dans la morphine et les hémostatiques.

L'*intervention*, rarement utile chez l'enfant, ne peut s'adresser qu'à une tumeur unilatérale, non généralisée.

La méthode transpéritonéale est appliquée aux tumeurs moyennes, elle sera lombaire ou parapéritonéale dans les petits néoplasmes. L'ablation sous-capsulaire est presque toujours impossible.

ARTICLE VIII

REIN MOBILE

Normalement le rein est retenu et fixé dans la région lombaire par ses vaisseaux, par le péritoine pariétal qui passe au-devant de lui et par la tension des parois abdominales. Mais ces divers moyens de fixité agissent davantage sur le rein gauche, parce que la veine rénale gauche est plus courte, parce que la veine centrale de la capsule forme une sorte de ligament manquant du côté droit. Si l'on ajoute encore que le rein droit est en contact avec le côlon, et surtout avec le foie situé au-dessus de lui, on comprendra qu'il est beaucoup plus susceptible de se déplacer que le gauche.

1° Etiologie et pathogénie. — Le rein mobile est une affection fréquente surtout chez la *femme*. On l'y rencontrerait d'après KUFFNER une fois sur six. Il survient surtout chez les *multipares*, mais la grossesse n'est pas sa cause unique ; les traumatismes répétés, les tumeurs abdominales, la constriction, peuvent jouer un grand rôle dans sa production.

Pour plus de clarté on peut grouper sous quatre chefs les principales causes du déplacement du rein.

a. *Diminution de la capsule adipeuse du rein*. — Elle peut accompagner l'amaigrissement général surtout chez la femme où cette capsule adipeuse est très considérable, ou se produire isolément sous l'influence d'une inflammation du voisinage (entérocolite muco-membraneuse).

b. *Diminution de la tonicité des parois abdominales*. — Elles se relâchent sous l'influence de la grossesse et ne reprennent plus leur tonicité normale.

c. *Augmentation de la pression intra-abdominale*. — Les efforts prolongés, les alternatives de constriction et de relâchement de la ceinture (corset, ceinturon), la dilatation de l'estomac, amènent ce résultat. Peut-être n'est-il obtenu en grande partie que par l'intermédiaire du foie, sur lequel toutes ces causes agissent directement et qui agit ensuite sur le rein droit.

d. *Augmentation de volume du rein*. — Cette classe est représentée par les tumeurs, les hydronéphroses, les congestions répétées.

2° Anatomie pathologique. — La capsule surrénale reste en place ; elle ne suit pas le rein dans ses déplacements. L'organe se déplace par glissement ; il conserve donc son attitude normale ; son hile regarde en dedans. Plus rarement il bascule de telle façon que sa face antérieure devient inférieure. Cette *antéversion* (Potain) s'accompagne de troubles fonctionnels plus graves.

Le rein déplacé peut garder encore une immobilité relative, ou bien être complètement flottant dans l'abdomen (rein mobile ou flottant). Il ne s'abaisse jamais au delà du détroit supérieur : l'ectopie intrapelvienne est toujours congénitale.

Dans le déplacement congénital, le rein est fixe, modifié dans sa forme qui reste fœtale ou lobulaire ; ses artères et son canal excréteur présentent une origine anormale.

3° Symptômes. — Les symptômes de rein mobile se distinguent en physiques et fonctionnels :

A. Signes physiques. — L'*inspection* montre une dépression lombaire (Trousseau. Petit), qu'on ne peut apprécier que par comparaison avec le côté sain et qui est généralement peu apparente.

La *percussion* fait constater la disparition de la matité normale (Trousseau, Le Dentu).

La *palpation* donne les renseignements les plus précis : il faut recourir à la palpation bimanuelle ou à la palpation néphroleptique (GLÉNARD), qui fait sentir le rein, comme une masse lisse et arrondie, au moment où on le laisse échapper ; cette manœuvre est précieuse dans les cas de faible déplacement.

B. SYMPTÔMES FONCTIONNELS. — Il n'y a pas de relation absolue entre leur intensité et l'étendue du déplacement : le terrain hystérique ou névropathique joue le plus grand rôle dans leur production.

a. *La douleur* varie depuis une simple sensation vague de tension, de pesanteur, jusqu'à des crises douloureuses avec irradiations ; par leur intensité elles font songer à la péritonite dont elles se distinguent entre autres caractères par l'absence de température. Ces crises sont liées à des phénomènes congestifs et surtout à l'hydronéphrose intermittente (TERRIER et BAUDOUIN), ainsi qu'en témoignent l'augmentation de volume du rein, la diminution de la quantité des urines et la débâcle consécutive.

d. *Les troubles digestifs* (gastralgie, anorexie, pesanteur gastrique, éructations, nausées, vomissements) sont considérés par les uns comme l'expression d'une dyspepsie nerveuse (TUFFIER), par d'autres comme dus à la dilatation de l'estomac par compression du duodénum (LANDAU). Pour d'autres enfin, c'est la dilatation gastrique qui est le fait primitif, et le déplacement du rein le fait secondaire.

c. *Les troubles nerveux* sont très variés : irritabilité, crises de larmes, dépression nerveuse, inaptitude au travail, aboulie.

Suivant que ce sont les uns ou les autres de ces phénomènes qui prédominent on a décrit à la maladie une forme *douloureuse*, une forme *dyspeptique*, une forme *neurasthénique*.

4° Evolution. — La *marche* de l'affection est lente et progressive, avec des poussées aiguës. Les symptômes du rein mobile peuvent cependant disparaître, soit que l'organe revienne à sa position normale, soit qu'il s'immobilise dans une position anormale.

Les complications sont : l'entéroptose généralisée, l'occlusion intestinale, la compression de la veine cave inférieure, l'anurie, la pyélonéphrite.

5° Diagnostic. — Le rein mobile ne devra pas être confondu avec les tumeurs de la rate, du foie, du mésentère[1], avec la vésicule biliaire distendue, avec les tumeurs stercorales que fait disparaître un purgatif, avec celles de l'ovaire qui sont situées plus bas.

Il faut se rappeler enfin que le côlon donne à la percussion une bande de sonorité au-devant des tumeurs rénales.

6° Traitement. — Il consiste à ramener le rein dans sa position normale par le massage, à l'y maintenir par une ceinture hypogastrique avec pelote appropriée. Si ces moyens échouent et si les troubles fonctionnels l'exigent, on le fixe par suture à la paroi abdominale (néphropexie de HAHN) : si on se trouve en présence d'un rein dégénéré, on recourt plutôt à la néphrectomie.

ARTICLE IX

LITHIASE RÉNALE

On donne le nom de lithiase rénale à la formation de calculs dans le rein ; elle est habituellement suivie de migration des calculs dans l'uretère.

1° Etiologie. — La principale cause de la lithiase rénale est l'arthritisme et surtout la diathèse goutteuse ; on a même considéré l'accès de colique néphrétique comme l'équivalent d'un accès de goutte. Les excès de table, une existence trop sédentaire, l'abus du régime carné et des boissons alcooliques se retrouvent dans l'étiologie des deux maladies ; mais le plus souvent ces divers facteurs n'ont d'action réellement efficace que s'ils agissent sur un terrain préparé par l'hérédité : la migraine, l'asthme l'eczéma, l'obésité, le diabète, les hémorrhoïdes figurent fréquem-

---

[1] AUGAGNEUR, *Des tumeurs du mésentère*, Thèse d'agrégation, 1886.

ment dans les antécédents héréditaires ou personnels des lithiásiques.

Le mode de formation des calculs peut se résumer de la façon suivante :

L'acide urique formé en excès dans l'organisme sous l'influence du ralentissement de la nutrition ou d'une hygiène défectueuse, tend à se précipiter, parce qu'il est très peu soluble, surtout dans une urine acide et peu abondante, et parce qu'il est faiblement combiné (voy. t. II, *Goutte*). Ainsi se forment le sable uratique et les calculs.

L'acide oxalique se précipite dans les mêmes conditions, car il n'est qu'un produit d'oxydation de l'acide urique ; toutefois certains aliments (thé, café, chocolat, oseille, tomates) influent sur sa production et par conséquent facilitent sa précipitation.

Enfin les calculs phosphatiques se produisent surtout dans le lithiases infectées.

La précipitation de l'acide urique est favorisée par des lésions épithéliales de la muqueuse des calices et du bassinet (théorie du catarrhe lithogène de MECKEL); mais d'après EBSTEIN ces lésions ne sont pas primitives, elles sont consécutives à l'irritation produite par le passage de l'acide urique : autour des cellules desquamées, celui-ci viendrait se déposer comme autour d'un centre de cristallisation.

2° Anatomie pathologique. — On trouve dans les reins et les bassinets du sable ou des calculs ; tout autour des canalicules urinifères on trouve également des dépôts cristallins connus sous le nom d'infarctus uratiques.

Les calculs ou le sable urinaire sont formés d'acide urique ou d'urates le plus souvent; les calculs d'acide urique sont rouges, lisses et très durs ; les calculs oxaliques sont encore plus durs, et souvent mûriformes ; les calculs phosphatiques sont blanchâtres, friables, ramifiés, poussant des prolongements dans ses calices ou l'uretère. On trouve fréquemment des calculs à structure complexe, uratiques ou oxaliques au centre, phosphatiques à la périphérie.

L'autopsie montre encore les lésions de la néphrite interstitielle goutteuse et des lésions secondaires telles que la pyoné-phrose ou l'hydronéphrose, la dilatation du bassinet, la cys-tite, etc. Il n'est pas absolument rare de trouver en même temps un ou plusieurs calculs vésicaux.

3° Symptômes. — La lithiase rénale peut rester absolument latente ; toutefois elle se manifeste d'ordinaire par un ou plu-sieurs des symptômes suivants :

a. *L'expulsion et la présence dans les urines de sable urinaire ou de graviers d'acide urique.*

b. *Des troubles de la miction ;* polyurie, dysurie, fréquence exagérée des mictions.

c. *Des douleurs :* elles occupent d'ordinaire la région lombaire, s'accompagnent d'engourdissement des membres inférieurs, d'irradiations dans les cuisses au point de simuler dans quelques cas une sciatique rebelle. Quelquefois il s'agit de douleurs diffu-ses ou d'une simple pesanteur. La migration de calculs volumi-neux à travers l'uretère détermine le violent accès douloureux que nous étudions à part sous le nom de *colique néphrétique.*

d. *L'hématurie :* signe excellent, mais inconstant, et commun comme les deux précédents à d'autres affections rénales. Cette hématurie est provoquée par la fatigue, la marche, les cahots, l'équitation, et coïncide souvent avec les douleurs lombaires. Lorsque le sang est très abondant l'urine est sanglante ou res-semble à du sang pur ; lorsqu'il est en petite quantité, elle a la couleur du bouillon foncé (LE DENTU). Les caillots sont ordi-nairement fragmentés : ils ne sont longs et vermiculaires que lorsque le sang a pu séjourner un certain temps dans l'uretère et se mouler sur ses parois.

En somme aucun de ces signes, sauf le premier, n'est absolu-ment caractéristique de la gravelle, mais leur réunion a une grande importance diagnostique.

4° Accidents. — Nous diviserons les accidents de la lithiase rénale en deux catégories :

1° Accidents dus à la migration du calcul à travers l'uretère (*colique néphrétique* et ses complications) ;

2º Accidents dus à l'arrêt prolongé des calculs ou à leur migration répétée (oligurie, anurie, pyélonéphrite).

A. Colique néphrétique. — On nomme ainsi l'accès douloureux produit par la migration du calcul à travers l'uretère qui se contracte spasmodiquement sur lui.

Les *prodromes*, vagues, consistent dans une sensation de pesanteur à la région lombaire ou dans un malaise général avec insomnie et état nauséeux. Ils sont d'ailleurs inconstants et souvent l'accès éclate brusquement.

1º La *douleur*, très vive, en est le premier et principal symptôme : elle occupe la région lombaire, le flanc, se propage vers le pubis, le sacrum, le pli de l'aine ; le testicule est rétracté vers l'anneau inguinal. Elle peut intéresser la vessie et s'irradier vers le gland, sans qu'il y ait cependant de calcul vésical. Le malade est couché sur le côté et replié sur lui-même.

2º Les *troubles sympathiques*, appellation par laquelle on désigne les diverses manifestations nerveuses liées pour la plupart à la douleur, consistent en ténesme rectal, engourdissement et crampes dans les membres inférieurs, malaise, angoisse inexprimable, nausées, vomissements, altération des traits, refroidissement et cyanose des extrémités, frissons, petitesse du pouls.

3º Les *mictions* sont fréquentes, accompagnées d'un violent ténesme vésical, et quelquefois d'une sensation de chaleur, ou de brûlure ; elles sont peu abondantes et tous les efforts n'aboutissent qu'à l'issue de quelques gouttes d'urine rouge, foncée ou mêlée de sang et de mucus en suspension sous forme de grumeaux. L'hématurie peut être abondante et survivre à la cessation de la crise. La suppression des urines est parfois absolue pendant plusieurs heures (anurie) ; il s'agit dans ce cas tantôt de l'oblitération des deux uretères, tantôt de la suppression, par action réflexe, de la sécrétion urinaire dans le rein du côté opposé resté sain.

La colique néphrétique dure quelques heures ou quelques jours ; sa cessation est due soit au passage du calcul de l'uretère dans la vessie, soit à l'épuisement de la contractilité de l'uretère ; dans le premier cas elle s'opère brusquement, elle est suivie de l'émission d'urines abondantes, et pendant les mictions suivantes du gravier et des *calculs sont rendus par l'urèthre.*

B. Accidents dus a l'arrêt prolongé des calculs ou a leur migration répétée. — Lorsque les calculs s'engagent dans l'uretère sans pouvoir le franchir, ou que son obstruction est rendue presque permanente par le passage successif de nombreux calculs, il se produit des accidents d'un autre ordre.

a. *L'oligurie et même l'anurie absolue.* — Il est exceptionnel qu'il s'agisse d'une oblitération des deux uretères : plus souvent il s'agit d'une action réflexe qui suspend la sécrétion urinaire dans le rein dont l'uretère est resté libre, ou bien l'un des reins se trouve presque physiologiquement supprimé par des lésions étendues de son parenchyme (pyélonéphrite ancienne, atrophie rénale, etc.) : on comprend alors que si l'uretère du rein sain est tout d'un coup oblitéré par un calcul, une anurie complète doive s'en suivre. On la distingue facilement de la rétention d'urine de cause vésicale par la percussion de la vessie et le cathétérisme. Cette suppression de la sécrétion urinaire, à l'inverse de l'anurie scarlatineuse et de l'anurie des néphrites, n'est pas suivie d'accidents immédiats. Il s'écoule une période de plusieurs jours (période de latence ou de tolérance), après laquelle les accidents urémiques font leur apparition (vomissements, convulsions, coma).

b. *L'hydronéphrose* (voy. p. 693).

c. *La pyélonéphrite.* — En voici les principaux symptômes :

α. *Altérations de l'urine.* — Elle contient du pus qui lui est intimement mélangé. Par le repos elle en laisse déposer une partie, mais elle conserve toujours un aspect trouble, opalescent ; sa sécrétion est en même temps augmentée. C'est la *polyurie trouble* (Guyon) caractéristique de la pyélonéphrite. L'albuminurie est constante. L'hématurie n'est pas rare : elle survient ordinairement brusquement, ce sont les pyélites aiguës et la pyélite calculeuse qu'elle complique le plus souvent : dans ce dernier cas elle peut être précoce et due à une érosion du bassinet par un calcul, ou tardive lorsque les parois sont altérées et tapissées de vaisseaux friables.

β. *Signes locaux.* — La douleur est spontanée ou provoquée par la palpation et la percussion de la région rénale. On peut sentir l'augmentation du volume du rein sous forme d'une tumeur séparée de la paroi abdominale antérieure par des anses intestinales sonores à la percussion. Cette tuméfaction coïncide avec une diminution des urines qui deviennent limpides, jusqu'à ce que la poche rénale évacue son contenu en donnant lieu à une débâcle de plusieurs litres d'urines troubles.

γ. *Symptômes généraux.* — La sécheresse de la bouche, l'anorexie, les vomissements, la fièvre à grandes oscillations quotidiennes, accompagnent ordinairement la pyélonéphrite.

Le tableau ci-dessous résume les symptômes et accidents de la lithiase rénale :

Migration du calcul à travers l'uretère (colique néphrétique)	Douleur. Troubles sympathiques. Troubles de la miction. Hématurie. Emission des calculs.
Arrêt ou migration répétée du calcul.	Oligurie et anurie. Hydronéphrose. Pyélonéphrite.

5° Traitement. — Le traitement de la colique néphrétique consiste à calmer la douleur par une injection hypodermique de chlorhydrate de morphine, par des cataplasmes laudanisés et surtout par de *grands bains tièdes*. On donnera dans le même but l'antipyrine et le chloral.

Dans l'intervalle des accès il faudra surtout recourir aux prescriptions hygiéniques ; vie active, exercice, alimentation mixte, usage des alcalins, séjour aux eaux d'Evian ou de Contrexéville.

ARTICLE X

KYSTES DU REIN

On doit réserver le nom de kystes du rein aux cavités à poche différenciée et à contenu liquide développées en plein parenchyme rénal.

Cette simple définition exclut, d'une part l'hydronéphrose, qui se développe primitivement dans le bassinet, et, de l'autre, les kystes paranéphrétiques, qui sont le plus souvent d'origine embryonnaire.

Les kystes du rein doivent tout d'abord être divisés en deux grands groupes. dont l'appellation seule fixe le principal caractère : les *kystes isolés* et les *kystes conglomérés*. Dans le premier groupe, nous aurons à décrire les *kystes de la néphrite interstitielle*, les *kystes séreux* et les *kystes hydatiques ;* dans le second, nous ferons rentrer la *dégénérescence polykystique* du fœtus ou de l'adulte.

1° Kystes de la néphrite interstitielle. — A l'autopsie d'un brightique on observe parfois, dans la substance corticale du rein, de petites masses kystiques dont l'évolution ne s'était accompagnée d'aucun symptôme pendant la vie : ce sont en somme de simples trouvailles d'autopsie.

Leur contenu est tantôt un liquide se rapprochant plus ou moins de l'urine par sa composition, tantôt une matière colloïde ou gélatineuse. Dans le premier cas (*kystes urineux*), leur mode de production est, en général, la rétrodilatation d'un tube urinifère, surtout d'un tube contourné, en amont d'un rétrécisement lié à de la sclérose péricanaliculaire; ce n'est donc, suivant l'expression de BARD, qu'une petite hydronéphrose localisée. Dans le second cas (*kystes colloïdes*), on doit admettre avec CORNIL et BRAULT, que c'est la prolifération, puis la dégénérescence consécutive des cellules épithéliales, qui produit la dilatation du tube.

2° Kystes séreux. — On désigne sous ce nom des masses kystiques de volume variable, tantôt petites et multiples, tantôt volumineuses et uniques, se développant dans un tissu rénal *sain*, à l'exception d'une légère zone scléreuse tout autour de la production pathologique. Leur paroi est lisse et mince, et leur contenu en général citrin peut devenir *parfois hématique.* Leur étiologie est obscure et leur mode de production a été rapproché des précédents par plus d'un point. Ils ne s'accompagnent d'aucun symptôme, sauf dans le cas de tumeur volumineuse, où la chirurgie alors reprend ses droits.

3° Kystes hydatiques. — L'évolution de ces tumeurs parasitaires, qui sont rares dans le rein, est ici la même que pour les autres organes où elles se rencontrent plus fréquemment, comme par exemple le foie. C'est toujours à la suite de l'ingestion accidentelle d'un œuf du tænia échinocoque, qui, à l'état adulte, habite l'intestin du chien, que la maladie apparaît. Le seul point difficile à préciser est le mécanisme exact de l'arrivée de l'embryon hexacanthe jusque dans le rein.

Quoi qu'il en soit, une fois constituée, l'affection suit une marche très lente, et offre tous les caractères des tumeurs rénales, sonorité partielle antérieure, matité postérieure costo-lombaire, ballottement, etc.; son évolution reste le plus souvent silencieuse. En général cependant après une durée plus ou moins longue, on voit apparaître soit des phénomènes de suppuration de la poche, avec une température élevée et toute la série des accidents graves qui l'accompagne, soit brusquement une rupture de la cavité kystique se traduisant par une douleur vive, de la lipothymie et des symptômes généraux. Si le kyste s'ouvre dans le bassinet, on peut croire simplement à une colique néphrétique violente; s'il s'ouvre du côté du poumon, on aura une vomique; s'il fait issue enfin vers l'extérieur, ce sera le cortège habituel du phlegmon périnéphrétique pouvant aller jusqu'à la fistule lombaire.

4° Gros rein polykystique. — On désigne sous ce nom, ou sous celui de *dégénérescence kystique des reins*, une affection caractérisée par une malformation complète de l'organe rénal, altéré en totalité, méconnaissable et transformé en une grappe volumineuse de petites poches à contenu liquide, limpide et albumineux. Cette affection est presque toujours bilatérale, et elle s'accompagne assez fréquemment d'une lésion analogue dans le foie. Elle peut être acquise, mais elle est le plus souvent congénitale.

L'anatomie pathologique du rein polykystique fait voir entre

les poches morbides, un parenchyme intercalaire atrophié et scléreux : pour les uns, ce tissu fibreux préexisterait à l'évolution
du kyste et représenterait un reliquat d'anciennes inflammations, tandis que, pour d'autres (GOMBAULT et HOMMEY), l'épaississement de la charpente organique n'est qu'une sorte de
cirrhose accidentelle autour du kyste, jouant le rôle de corps
étranger. A part ce point de détail, la *pathogénie* de la dégénérescence polykystique a donné lieu à trois grandes hypothèses :
jadis, avec LICHTENSTEIN, on attribuait tout à l'oblitération des
tubes contournés et à leur distension par l'urine retenue; plus
tard, LEJARS, NEUWERT et HUFSCHMID, MALASSEZ, BRAULT son-
gèrent à une néoformation vraie, à une évolution épithéliale
particulière néoplasique; enfin, VIRCHOW, KLEBS et LINDEGGER [1]
admettent l'origine intra-utérine, fœtale, tératologique en quelque sorte, de tous les gros reins polykystiques qui seraient tous
ainsi *congénitaux*.

Nous ne saurions insister sur les *symptômes* de cette affection,
qui sont ceux d'une tumeur du rein accompagnée de signes de
néphrite chronique, interstitielle. Sa marche est d'ailleurs
rapide, surtout chez l'enfant, et la mort par urémie est la règle.

La thérapeutique est bien désarmée, l'intervention chirurgicale elle-même étant presque toujours contre-indiquée par la
fréquente bilatéralité de la lésion.

ARTICLE XI

HYDRONÉPHROSE

Sous le terme d'hydronéphrose, ou, comme tend à le dire
aujourd'hui l'école de GUYON, d'*uronéphrose*, nous entendrons la
distension du bassinet, puis du rein tout entier, par une urine
aseptique. On doit, en effet, réserver le nom d'uropyonéphrose
à la rétention rénale d'urine plus ou moins septique, et

---

[1] LINDEGGER, Thèse de Paris, 1896.

celui de pyonéphrose à la rétention de liquide purulent[1] (voy. p. 698).

1° Etiologie. — Toute cause d'oblitération partielle ou totale du conduit vecteur de l'urine peut, dit TUFFIER, produire une hydronéphrose.

Il est cependant un fait expérimental digne d'intérêt : c'est que, dans la grande majorité des cas, la ligature brusque de l'uretère est suivie d'atrophie et non de distension du rein. Cette donnée est des plus utiles à rappeler, car elle montre que, le plus souvent, la cause productrice de l'hydronéphrose sera un obstacle au cours de l'urine agissant progressivement et non d'une façon rapide. Cet obstacle lui-même peut siéger soit en dehors du conduit vecteur, soit dans sa paroi, soit enfin dans son intérieur.

1° Les agents de compression extérieure sont les tumeurs abdominales ou pelviennes quel qu'en ait été le point de départ; vu sa fréquence, le cancer de l'utérus entre, à ce sujet, en première ligne.

2° Parmi les obstacles siégeant dans la paroi même, il nous faut signaler les rétrécissements traumatiques, tuberculeux ou néoplasiques de l'uretère, et avant tout, la flexion de l'uretère au cours du *rein mobile :* on tend aujourd'hui, en effet, à regarder la ptose rénale comme la cause de beaucoup la plus fréquente de l'hydronéphrose. Que l'on admette avec LANDAU, TERRIER et BAUDOIN[2], TUFFIER[3] que le mécanisme de la rétention est la coudure de l'uretère, ou que l'on songe plutôt à incriminer, comme NAVARRO[4], la compression de ce conduit par le rein déplacé, la série des accidents est toujours la même : c'est la crise d'étranglement aigu du rein mobile, qui n'est tout d'abord que de l'*hydronéphrose intermittente;* puis, après une série d'accès douloureux de ce genre, peut arriver une irritation péripyélique par

[1] GUYON et ALBARRAN, *Annales des maladies génito-urinaires,* novembre 1892.

[2] TERRIER et BAUDOIN, *Revue de chirurgie,* 1891.

[3] TUFFIER, *Annales des maladies des org. génito-ur.,* janvier 1895.

[4] NAVARRO, Thèse de Paris, 1894.

géne circulatoire ou infection de la muqueuse du bassinet, d'où adhérences entre le sac de rétention et la partie supérieure de l'uretère, et finalement hydronéphrose fermée.

3° Mentionnons enfin, parmi les obstacles dans la lumière du canal, les caillots sanguins, ou plus fréquemment les calculs urinaires.

Un dernier point étiologique qu'il importe de préciser, c'est qu'à côté de ces hydronéphroses acquises, il en est de congénitales, presque toujours tératologiques.

2° Anatomie pathologique. — Le *sac* de la poche hydronéphrotique est au début le bassinet seul dilaté, plus tard le rein dont on reconnaît encore les éléments anatomiques, mais qui finalement se transforme, en partie ou en totalité, en une simple coque fibreuse. Quant au *liquide*, il est toujours bien moins riche en matériaux extractifs, surtout en urée et en phosphates, que l'urine sécrétée par le rein sain (GUYON et ALBARRAN). Au point de vue des rapports de la collection avec l'uretère, on distingue les trois types d'hydronéphrose : *ouverte, permanente* et *intermittente.*

3° Symptômes. — Souvent peu marqués au début, ils consistent essentiellement à la période d'état en des *douleurs* très variables, simplement gravatives et lombaires dans les moments de calme, lancinantes, intenses et abdominales au moment des accès aigus, et en une *tumeur* abdominale plus ou moins volumineuse. Cette tumeur a tous les caractères des néoplasmes du rein, mais elle a un siège plus antérieur, et, en général, une fluctuation nette.

On ne constate pas ordinairement de modifications bien nettes dans la quantité ni la qualité des *urines*, à moins que l'on ne prenne la précaution de pratiquer le cathétérisme uretéral, car, dans ce cas, l'urine émise par le rein malade aura toujours une composition différente, moins riche en urée et phosphates que celle venant du rein sain. Cependant, dans la forme intermittente, l'accès douloureux, accompagné d'un accroissement souvent net de la tuméfaction, le sera aussi parfois de la diminution des urines, puis, peu à peu ou brusquement, on aura, à la fin de la crise, une sensation de soulagement avec débâcle urinaire.

L'hydronéphrose a une *marche* chronique : elle peut coexister longtemps, dit TUFFIER, avec une santé relativement bonne : cependant son évolution est trop fréquemment grave, soit par son volume, soit par sa transformation en pyonéphrose secondaire.

4° Diagnostic. — On reconnaîtra, en général, l'hydronéphrose aux douleurs, surtout bien nettes dans les cas d'accès, et aux caractères de la tumeur. Celle-ci cependant dans les formes torpides, simule souvent le *kyste de l'ovaire* : ce dernier devra se reconnaître par le siège premier de la masse néoplasique et dans les cas extrêmes par la ponction qui donne dans l'hydronéphrose un liquide acide avec faible proportion d'urée et peu d'albumine.

Enfin, deux données diagnostiques seront très importantes à posséder : c'est la notion causale et la connaissance de l'état de l'uretère.

5° Traitement. — Dans l'hydronéphrose ouverte, malaxation de la tumeur ; dans l'hydronéphrose intermittente et par rein mobile, néphropexie ; dans l'hydronéphrose fermée, on devra, le plus souvent, avoir recours à la néphrotomie, à la néphrectomie, ou mieux encore au retournement de la poche à l'extérieur suivant la méthode dernièrement préconisée par JABOULAY.

ARTICLE XII

SUPPURATIONS DU REIN ET DU BASSINET

Les inflammations suppurées du rein doivent être, suivant leur mode de production, distinguées en deux types bien différents : cette diversité, d'ailleurs, se retrouve dans leur allure clinique. Le premier de ces deux groupes comprend les suppurations d'origine sanguine, par infection descendante : à eux seuls nous réserverons essentiellement le nom d'*abcès du rein*. Dans le second groupe doivent rentrer tous les cas de suppurations du rein d'origine urinaire, par infection ascendante : la lésion est dans ce cas toujours consécutive à de la cystite et de l'uretérite, et avant d'atteindre le rein lui-même, elle doit tout d'abord retentir sur le bassinet, c'est-à-dire, amener de la *pyélite* ou de la pyélo-néphrite : ce n'est qu'alors qu'elle produira ce type spécial de suppuration rénale, auquel nous réserverons le nom de *pyonéphrose*.

Suppuration rénale.
- d'origine ascendante ou vasculaire = abcès du rein.
- d'origine ascendante ou uretérale.
  - suppuration limitée au bassinet. { pyélite.
  - suppuration atteignant le rein. { pyonéphrose.

§ 1. — Abcès du rein

Sous ce titre, nous étudierons donc seulement les suppurations rénales d'origine hématogène. Ce sont les abcès *métastatiques* et *emboliques* des endocardites, des pyohémies, des septicémies ou autres maladies générales. ALBARRAN a démontré que ce mécanisme de suppuration pouvait également se rencontrer chez les urinaires, lorsque le coli-bacille a envahi le torrent circulatoire.

Leur *aspect anatomique* est assez variable : ordinairement nombreux, disséminés dans les reins, légèrement saillants, de coloration gris jaunâtre, atteignant au plus le volume d'un petit pois, ils peuvent parfois se conglomérer pour donner naissance à de vraies collections purulentes.

La *symptomatologie* de ces abcès hématogènes est très obscure : l'infection générale domine toute la scène, l'attention peut à peine être attirée du côté du rein par l'albuminurie, l'ischurie et quelques douleurs diffuses dans la région lombaire.

Aussi le *diagnostic* est-il à peu près impossible et l'abcès du rein sera le plus souvent une simple trouvaille d'autopsie. Son *pronostic* est en effet très grave, et la *thérapeutique*, il faut le reconnaître, ne semble avoir sur lui aucune action.

§ 2. — PYÉLITES ET PYONÉPHROSE

La pyélite est l'*inflammation du bassinet*; la pyonéphrose est la *suppuration du rein d'origine ascendante*. On peut donc, théoriquement, décrire séparément ces affections, mais il paraît plus clinique de les réunir en un tableau d'ensemble, leur association étant la règle, et le terme de *pyélo-néphrite* correspondant bien à la plupart des cas observés. Nous aurons d'ailleurs à insister ici, avec TUFFIER, sur un élément important qui peut venir ou non compliquer cette inflammation : nous voulons parler de la distension du rein, dont l'apparition modifie assez rapidement et la symptomatologie et le traitement de l'affection.

1° Etiologie. — Les pyélo-néphrites ascendantes sont, comme leur nom l'indique parfaitement, consécutives aux lésions inflammatoires de la vessie et de l'uretère. Elles sont naturellement beaucoup plus fréquentes dans le sexe masculin et l'on sait aujourd'hui qu'elles doivent être regardées comme la cause la plus habituelle de la mort chez les urinaires.

Les cystites avec rétention semblent particulièrement y prédisposer, surtout, comme l'a fait voir GUYON dans la thèse de LAUNOIS[1], chez les artério-scléreux.

L'*agent microbien* producteur de ces lésions peut être variable : c'est du moins l'opinion qui tend à prévaloir à l'heure actuelle. Il paraît cependant certain que le *gonocoque* de NEISSER et le *coli-bacille* doivent être le plus souvent incriminés. On a discuté pour savoir par quel mécanisme ces microorganismes remontaient le cours de l'urine : mais il semble que la rétention suffise à établir la stagnation du liquide urinaire depuis la vessie

[1] LAUNOIS, Thèse de Paris, 1885.

jusqu'au rein, constituant ainsi un milieu de culture dans lequel la prolifération microbienne pourra aisément s'effectuer, surtout si un accès congestif rend ce milieu albumineux ou si les contractions intenses d'une cystite douloureuse en facilitent le reflux.

2° Anatomie pathologique. — Le premier fait qui attire l'attention à l'examen *post mortem* d'une pyélo-néphrite est l'inflammation du tissu graisseux qui entoure tout l'appareil réno-uretéral. Souvent étonnamment hypertrophié, il peut être au contraire le siège d'une véritable sclérose.

L'uretère est malade dans toute son étendue : il peut présenter une série de dilatations plus ou moins volumineuses ; ou au contraire être réduit à l'état d'un cordon épais et induré ; son orifice vésical, quoique ordinairement sain microscopiquement, est altéré histologiquement, comme l'a démontré Tuffier, et devient incapable de jouer son rôle de sphincter défenseur.

Le bassinet offre une muqueuse nettement enflammée, soit rouge et tomenteuse dans les cas aigus, soit au contraire gris ardoisé dans les cas chroniques. Il peut d'ailleurs se laisser dilater à un degré variable.

Quant au rein lui-même, il présente soit de simples lésions de sclérose, soit au contraire une distension parfois énorme qui constitue les cas de pyonéphrose-type. A l'ouverture de cette tumeur dont le volume peut atteindre celui d'une tête d'adulte, on constate que le parenchyme rénal a presque totalement disparu, et que la masse entière n'est formée que d'une poche épaisse, fibreuse, contenant un litre et plus de liquide séropurulent à odeur infecte.

3° Symptomes. — Ce sont ordinairement les *symptômes généraux* qui permettent de penser qu'un malade atteint d'affection vésicale est sous le coup d'une néphrite ascendante. L'amaigrissement, la perte de l'appétit, les troubles gastriques, l'aspect terreux de la peau, un peu de fièvre mettent sur la voie du diagnostic. A peine les urines deviennent-elles vraiment plus troubles.

Ces symptômes peuvent d'ailleurs affecter une marche aiguë

ou une allure chronique. Dans le second type, les symptômes gastriques dominent la scène, souvent pendant une période relativement fort longue.

Quant aux *symptômes locaux*, ils varient suivant que la pyélonéphrite s'accompagne ou non d'une distension rénale. Dans le dernier cas, qui est heureusement le plus simple et le plus fréquent, on est frappé de l'existence d'un premier symptôme prémonitoire assez constant : c'est une polyurie limpide plus ou moins marquée ; mais, bientôt, les urines deviennent troubles et purulentes. Guyon a démontré que ces urines, qu'il appelle les urines rénales, se séparaient en deux couches : l'une formée d'un dépôt grisâtre et purulent, l'autre surnageant sous forme d'un liquide louche. On y constate une diminution du taux de l'urée, et la présence d'albumine rétractile. Parfois, il se produit une véritable hématurie. A l'exploration du rein, on constate une certaine douleur à la pression, mais il n'y a pas en général de douleur spontanée, constante tout au moins.

Dans les cas de pyélonéphrite avec distension ou pyonéphrose, on observe tout d'abord l'apparition d'une tumeur rénale souvent volumineuse avec tous les caractères que présentent de tels néoplasmes ; la fluctuation y est rare. Cette tuméfaction est souvent intermittente, et au moment où elle diminue on a une débâcle de pus dans l'urine.

Ainsi constituée, la pyélonéphrite dure souvent longtemps ; elle peut d'ailleurs se compliquer de calculs secondaires avec coliques néphrétiques, ou bien de périnéphrite.

4° Diagnostic. — Il est toujours délicat dans les cas où il n'y a pas distension ; la *cystite chronique* simule de par tous ses symptômes la pyélonéphrite, mais l'on doit retenir la grande règle suivante sur laquelle insiste justement Tuffier : toutes les fois que dans le cours d'une affection vésicale on voit l'état général faiblir, il faut craindre une lésion rénale. La *tuberculose du rein* peut, elle aussi, induire en erreur : on se rappellera cependant qu'elle présente des hématuries précoces ou répétées et que l'on trouve souvent des noyaux tuberculeux concomitants dans la prostate ou les vésicules séminales.

Le diagnostic est plus facile dans les cas où il y a distension : l'hydronéphrose, ne s'accompagnant pas de pyurie, est alors aisément éliminée.

Il importe enfin beaucoup, au point de vue opératoire, de savoir si les deux reins sont ou non intéressés : l'intermittence de la pyurie doit faire conclure à l'unilatéralité de la lésion, alors qu'une douleur bien localisée au niveau des deux reins autorise à craindre une pyélonéphrite bilatérale.

5° Pronostic. — Il est toujours sérieux ; mais il est cependant variable suivant la cause de la maladie, son siège unilatéral et son évolution. La forme avec distension est de beaucoup la plus grave.

6° Traitement. — Il se distingue en traitement préventif et traitement curatif :

a. *Traitement préventif.* — Il est indispensable dans le cours de toute infection vésicale, où un large et facile écoulement des produits septiques et l'emploi de tous les moyens sédatifs pourront souvent éviter de bien sérieuses complications.

b. *Traitement curatif.* — Un régime léger et diurétique sera tout d'abord institué, on pourra y joindre quelques antiseptiques pris par la voie stomacale, surtout le salol. L'application de ventouses scarifiées ou de sangsues dans la région lombaire rendra souvent d'appréciables services. Mais si la distension apparaît, l'intervention chirurgicale peut s'imposer rapidement : ce sera la ponction ou mieux l'incision du rein malade, ou dans quelques cas même, la néphrectomie.

ARTICLE XIII

ALBUMINURIE

L'albuminurie est, comme son nom l'indique, le passage dans les urines d'une ou plusieurs des albumines du sang. L'albuminurie n'est pas une maladie, mais un symptôme, dépendant de causes diverses. Au lit du malade on recherche très simplement l'albuminurie soit en chauffant l'urine, soit en y ajoutant quelques gouttes d'acide azotique. Dans le premier cas l'urine albumineuse se trouble ; dans le second il se forme un disque trouble à la surface de séparation de l'urine et de l'acide.

§ 1. — ALBUMINURIE PHYSIOLOGIQUE

L'albuminurie se rencontre parfois chez les gens sains ; c'est ce qu'on appelle l'albuminurie physiologique. POSNER trouve des traces d'albumine dans toute urine normale ; SENATOR fait la même constatation, en analysant l'urine plusieurs fois par jour ; CAPITAN, examinant l'urine de 98 soldats a noté 44 fois l'albuminurie. Dans les mêmes conditions LEUBE examinant l'urine des soldats a trouvé de l'albumine le matin dans 4 p. 100 des cas, le soir dans 16 p. 100. Quelles sont donc les conditions de cette albuminurie physiologique ?

On l'a observée chez les nouveau-nés, après des exercices violents, après un bain froid, sous l'influence de la digestion, des émotions morales, etc. Sa fréquence augmente avec l'âge.

Mais sur quoi se baser pour affirmer qu'une albuminurie est physiologique ? On s'accorde à lui assigner les caractères suivants qui n'ont toutefois rien d'absolu.

1° La quantité d'albumine est faible : lorsqu'elle dépasse $0^{gr},40$ à $0^{gr},50$ par jour, on considère l'albuminurie comme pathologique.

2° L'état général est bon ; ce qui s'observe souvent aussi dans l'albuminurie pathologique.

3° Il n'y a pas d'éléments figurés dans l'urine ; mais nous savons que les cylindres peuvent aussi manquer dans les albuminuries par néphrite.

4° L'albuminurie est intermittente ; ce qui est, il est vrai, le cas pour nombre d'albuminuries pathologiques. LÉPINE a vu un brightique qui ne présentait de l'albumine qu'après ses repas.

Ces caractères distinctifs n'ont donc rien d'absolu. Même incertitude au point de vue pathogénique. Si on écarte l'albuminurie symptomatique de la tuberculose, de la goutte, des anciennes lésions infectieuses, le cadre de l'albuminurie physiologique se rétrécit de plus en plus. Peut-être s'explique-t-elle dans certains cas par un trouble fonctionnel. Lécorché et Talamon ont émis l'opinion qu'elle constituait le reliquat de néphrites parcellaires, permettant en certains points, par une filtration défectueuse, la transsudation de l'albumine, le reste du rein étant indemne. Enfin on s'est demandé si les sujets qui la présentent ne devenaient pas fréquemment des brightiques dans la suite.

§ 2. — Albuminuries pathologiques

L'albuminurie se rencontre dans une série d'états pathologiques que nous ne pouvons qu'énumérer :

Pendant les maladies infectieuses ou à leur suite, dans la plupart des maladies générales chroniques, dans certaines intoxications, dans l'asphyxie, la grossesse, le travail, l'agonie, constituant alors le groupe des albuminuries dyscrasiques, dans les maladies du système nerveux, dans les lésions cutanées (éruptions et brûlures) mais surtout dans les maladies du cœur et dans les néphrites aiguës ou chroniques.

Dans ces différents cas, le passage de l'albumine dans l'urine ne résulte pas toujours d'une cause *unique* ; elles se combinent le plus souvent : ainsi le ralentissement circulatoire, les lésions rénales, etc., pourront se combiner pour produire l'albuminurie chez un cardiaque asystolique De même encore dans une albuminurie infectieuse, faudra-t-il peut-être tenir compte de la dyscrasie, aussi bien que de l'altération de l'épithélium rénal. Mais, physiologiquement, nous devons étudier isolément ces divers facteurs.

1° Rôle de la circulation. — Expérimentalement Munk, Stokvis ont provoqué l'albuminurie par la ligature des veines rénales ou celle de la veine cave inférieure ; aussi admit-on qu'elle était favorisée par l'*augmentation* de pression vasculaire. Plus tard, on constata que l'oblitération transitoire des artères rénales ou la compression de l'aorte au-dessus d'elles donnaient également de l'albuminurie : on incrimina alors la *diminution* de la pression sanguine. En réalité ce n'est pas la *pression* qui est en cause dans ces expériences : c'est la *vitesse* du courant sanguin. Qu'on pratique la ligature de l'artère ou de la veine rénale, on produit toujours une *diminution de la vitesse*. Ce ralentissement n'agit peut-être, ainsi que le veulent Leube et Heidenhain, qu'en apportant aux épithéliums du rein une quantité d'oxygène insuffisante à leur nutrition : fonctionnellement lésés ils laisseraient alors passer l'albumine.

Exemples cliniques : la période asystolique des maladies du cœur (la pression est faible, la circulation ralentie, les urines sont rares et contiennent beaucoup d'albumine) ; la compression de la veine cave inférieure.

2º Rôle du système nerveux. — Expérimentalement Cl. Bernard a produit l'albuminurie par la piqûre du plancher du 4e ventricule, Schiff par l'irritation de la moelle épinière, Vulpian et V. Wittich, par la section du grand splanchnique ou du plexus rénal ; on a pu encore la provoquer, probablement par voie réflexe, en irritant la peau, le péritoine, l'intestin ou les plexus abdominaux. Dans ces différents cas, il est probable que le système nerveux entre en jeu, surtout par ses vaso-moteurs, c'est-à-dire que cette albuminurie se produit par l'intermédiaire de la circulation : voilà pourquoi nous la plaçons immédiatement après l'albuminurie de cause circulatoire, bien que son importance soit beaucoup moindre.

Exemples cliniques : l'albuminurie des ataxiques, des hystériques (Lépine), des épileptiques, attribuée par Leube à un spasme de l'artère rénale ; celle qui accompagne les tumeurs du bulbe, l'hémorragie ou la commotion cérébrale ; peut-être enfin l'albuminurie qui accompagne les entérites, les péritonites, les lésions cutanées ou brûlures étendues.

3º Rôle des altérations du sang (albuminurie dyscrasique). — On a soutenu que l'albuminurie se produisait quand l'albumine existait en excès dans le sang, ou encore quand elle y subissait des modifications qui la rendaient dialysable, ou non assimilable. Cette dernière théorie a surtout été défendue par Semmola qui considérait le mal de Bright comme une dyscrasie, dans laquelle les lésions rénales n'étaient pas primitives, mais secondaires à la transsudation de l'albumine à travers le glomérule que son passage finissait par irriter.

Expérimentalement on produit en effet l'albuminurie en injectant de l'albumine dans les veines ; on la produit aussi en introduisant dans l'organisme diverses substances toxiques qui passent dans la circulation et de là dans le rein : la cantharide produit une glomérulite aiguë desquamative (Cornil), le phosphore une dégénérescence graisseuse des épithéliums, le plomb les atteint également. Les microbes, soit par eux-mêmes, soit par leurs produits solubles lèsent aussi l'épithélium rénal. Les poisons non microbiens fabriqués dans l'organisme et notamment dans le tube digestif, ceux qui résultent de la désassimilation cellulaire, surtout dans certaines maladies de la nutrition, agissent probablement de la même façon. Et dans tous ces cas il y a albuminurie concomitante.

L'albuminurie dyscrasique devient donc en fin de compte à peu près synonyme d'*albuminurie toxique* qu'il s'agisse d'une intoxication externe ou d'une auto-intoxication. Mais cette intoxication n'agit probablement qu'en déterminant une irritation de l'épithélium rénal qui réagit en laissant passer certaines substances et notamment l'albumine. Il est donc fort possible que la plupart des éléments de l'albuminurie dyscrasique rentrent, quant à leur mécanisme, dans la catégorie suivante :

4° Rôle des lésions du rein (albuminurie dans les néphrites). — C'est la cause la plus fréquente d'albuminurie. Nous venons de voir en effet que le ralentissement de la circulation, les lésions nerveuses, les modifications du liquide sanguin y compris celles des albumines urinaires, n'agissaient peut-être qu'en produisant une altération — plus ou moins palpable — de l'épithélium du rein, capable à l'état normal de laisser passer certaines substances (eau, sels), et de retenir certaines autres (albumine, etc.). Dans d'autres cas, la lésion du rein est beaucoup plus nette : elle résulte d'une néphrite *aiguë* ou *chronique*. Nous étudierons ces lésions à l'article néphrite, et nous verrons en même temps quelle est leur cause : infections agissant par le microbe ou les produits solubles, intoxication externe ou auto-intoxication.

L'albumine transsude au niveau du glomérule. Le fait a été prouvé expérimentalement par Posner, par Ribbert, en jetant des reins d'animaux albuminuriques dans l'eau bouillante ou dans l'alcool et en coagulant ainsi l'albumine au point même de sa transsudation. L'anatomie et la clinique nous apprennent aussi qu'une lésion limitée aux glomérules, ou prédominant à leur niveau (glomérulonéphrite scarlatineuse) s'accompagne d'une abondante albuminurie. Cornil et Browicz ont vu dans la néphrite cantharidienne l'albumine transsudée entre le glomérule et la capsule de Bowman [1].

ARTICLE XIV

HÉMOGLOBINURIE

L'hémoglobinurie est le passage dans l'urine de la matière colorante du sang : elle est donc bien distincte de l'hématurie, qui est le passage dans l'urine des globules rouges eux-mêmes.

1° Étiologie. — L'hémoglobinurie s'observe généralement dans les maladies qui s'accompagnent d'une destruction globulaire considérable ; ainsi, dans l'impaludisme, il y a une fièvre bilieuse hémoglobinurique ; le typhus exanthématique, la scarlatine, l'ictère grave, l'intoxication par le chlorate de potasse, par la toluylendiamine et la plupart des agents qui produisent une destruction massive des globules sont autant

---

[1] Litten a cependant vu de l'albumine entre la membrane propre des tubes contournés et leur épithélium.

de causes d'hémoglobinurie. Mais, indépendamment de ces hémoglobinuries symptomatiques, il paraît exister une hémoglobinurie essentielle survenant sous forme d'accès, provoqués par l'exposition au froid ; il faut reconnaître cependant que la plupart des sujets qui présentent cet accident sont entachés de syphilis ou d'impaludisme. C'est cette *hémoglobinurie paroxystique* ou *à frigore* que nous allons avoir en vue dans notre description.

2° Symptômes. — Après une fatigue ou après quelques instants d'exposition au froid le malade éprouve des frissons, du malaise, des vertiges et quelques douleurs lombaires ; il pâlit, se cyanose un peu, puis rapidement la température s'élève au-dessus de 39°. Au bout d'une demi-heure les urines présentent une coloration rouge clair, due à l'hémoglobine, teinte qui dans les heures suivantes se fonce progressivement, au point de rappeler la couleur du café, du malaga ou du vin de Porto. Additionnées de potasse elles prennent une coloration dichroïque, verte par transparence et rouge par réflexion. En même temps elles sont rares, albumineuses, et présentent un dépôt pulvérulent, mais le microscope n'y montre pas de globules sanguins. L'obstruction des tubes urinifères par les débris globulaires peut parfois aboutir à l'anurie complète.

Le foie et la rate sont quelquefois hypertrophiés et douloureux.

Le sérum, de même que l'urine, présente les caractères spectroscopiques de l'hémoglobine, c'est-à-dire deux bandes d'absorption entre les raies D et E du spectre ; le nombre des globules sanguins est diminué, mais cette diminution n'est que passagère (LÉPINE).

Au bout de plusieurs heures les urines perdent progressivement leur teinte foncée et leur albumine ; elles deviennent plus abondantes et absolument normales. Souvent l'accès se termine par des sueurs profuses. Après les accès intenses il persiste seulement de la courbature avec une teinte pâle et subictérique des téguments et l'auscultation du cœur fait entendre des souffles anémiques.

3° Pathogénie. — L'hémoglobinurie est *le plus souvent* précédée d'hémoglobinhémie ; c'est-à-dire que les globules sanguins, par suite d'une fragilité anormale, se détruisent dans le torrent circulatoire sous l'influence du froid, et cèdent au sérum leur hémoglobine (celle-ci à son tour passe dans l'urine). C'est ce que prouve l'expérience d'EHRLICH qui consiste à poser une ligature à la base d'un doigt chez un hémoglobinurique, à plonger ce doigt dans l'eau glacée pendant quelques minutes et à en piquer la pulpe : le sérum obtenu par la rétraction du caillot est alors rouge-cerise ; celui qui provient des doigts non refroidis, présente au contraire sa teinte normale. La diminution considérable du nombre des globules rouges a été constatée après l'accès par VAQUEZ et MARCANO.

L'ictère qu'on observe chez les hémoglobinuriques parle aussi en faveur d'une destruction globulaire dans le torrent circulatoire, d'une hémoglobinhémie, puisqu'il atteste une production exagérée de pigment biliaire, qui dérive, comme chacun sait, du pigment sanguin.

Les douleurs lombaires et l'albuminurie observées à la fin de la crise s'expliquent par l'élimination des globules fragmentés, et par l'irritation rénale qui en résulte, de même que l'anurie parfois observée s'explique par l'obstruction complète des tubes contournés du rein. L'autopsie montre que leurs cellules épithéliales striées et celles de la branche ascendante de l'anse de HENLE sont chargées d'hémoglobine sous forme de cristaux ou de poudre amorphe et que leur lumière est quelquefois obstruée de détritus cellulaires.

Reste à expliquer cette fragilité des globules sanguins : elle paraît provenir de causes générales, encore peu connues, notamment la syphilis et l'impaludisme. Telle est la pathogénie de l'hémoglobinurie paroxystique ou essentielle.

Dans les autres hémoglobinuries on fait jouer un certain rôle à la congestion rénale dans la production du phénomène, et on a admis des hémoglobinuries mixtes bien que l'amoindrissement de la vitalité des hématies soit le fait principal ; LÉPINE [1]

---

[1] LÉPINE, *Semaine médicale*, 1888, p. 328.

a même expérimentalement démontré que l'association de ces deux facteurs n'était pas toujours nécessaire, et que, en irritant et en congestionnant le rein, par exemple par le reflux d'urine ammoniacale, on pouvait « produire une hémoglobinurie de cause rénale, indépendamment de tout trouble préalable de la nutrition ». Les cas où l'hémoglobinurie survient au cours d'une néphrite chronique plaident également en faveur de la possibilité d'une hémoglobinurie d'origine rénale.

Le traitement de l'hémoglobinurie paroxystique se résume dans celui du paludisme et de la syphilis ; de plus, les malades doivent éviter de s'exposer au froid, cause provocatrice des accès.

ARTICLE XV

URÉMIE

L'urémie (de οὖρον, *urine* et αἷμα, *sang*) est l'intoxication de l'organisme par les éléments constitutifs de l'urine.

1° Etiologie. — La plupart des maladies du rein ou de l'appareil urinaire sont susceptibles d'aboutir à l'urémie : néphrites aiguës des maladies infectieuses, néphrite gravidique, mal de Bright chronique, infarctus emboliques étendus d'origine cardiaque, dégénérescences et néoplasmes du rein, obstruction ou compression des uretères (calculs, cancer de l'utérus), hypertrophie ou cancer de la prostate.

Dans la plupart des cas une cause occasionnelle vient ajouter son action à ces causes essentielles et déterminer brusquement l'apparition des accidents urémiques : ainsi agissent le froid, la fatigue, une indigestion, la suppression de vomissements ou d'une diarrhée chronique, qui servaient jusque-là d'émonctoires.

2° Pathogénie. — Les nombreuses théories de l'urémie peuvent être groupées en deux catégories : théories anatomiques et théories chimiques.

a. *Théories anatomiques*. — L'anémie ou la congestion cérébrales, l'inflammation des méninges, les altérations du sang, l'hydrocéphalie ventriculaire, l'œdème cérébral, ont été successivement incriminés. La théorie de l'œdème cérébral a été principalement soutenue par TRAUBE ; l'hydrémie et l'hypertension sanguine fréquentes chez les brightiques, la perméabilité plus grande de leurs vaisseaux permettraient la transsudation du sérum à travers les capillaires : il en résulterait une compression de la substance cérébrale produisant le coma ou les phénomènes convulsifs. On ne peut expliquer ainsi l'ensemble des phénomènes urémiques, mais RAYMOND, TENNESON et CHANTEMESSE ont plus récemment appliqué cette interprétation aux paralysies localisées des urémiques (voy. *Hémiplégie urémique*).

b. *Théories chimiques*. — Elles ont toutes eu le tort d'être trop exclusives et d'attribuer l'intoxication urémique à un poison unique, par exemple à l'urée (RAYER), au carbonate d'ammoniaque (FRERICHS), à la créatine (SCHOTTIN), aux sels de potasse (FELTZ et RITTER), à l'acide oxalique (BENCE JONES), à l'urochrome (THUDICUM). Toutes ces théories n'ont qu'un intérêt historique. L'urémie est un empoisonnement complexe (BOUCHARD) qui mériterait plutôt le nom d'*urinémie* et auquel contribuent toutes les substances toxiques élaborées dans l'organisme, lorsque leur élimination devient défectueuse par suite de l'imperméabilité du filtre rénal. Parmi ces poisons les uns sont introduits dans l'organisme par l'alimentation, les autres proviennent de la désassimilation des tissus, des putréfactions intestinales ou des sécrétions, notamment de la sécrétion biliaire, riche en pigments toxiques.

En pratiquant chez les animaux des injections intra-veineuses d'urine, BOUCHARD a pu reproduire expérimentalement la plupart des phénomènes urémiques : dyspnée, myosis, hypothermie, et édifier ainsi la théorie des *poisons multiples*.

3° Symptomatologie. — Quelquefois l'urémie éclate sans *prodromes* : souvent elle est annoncée par de la céphalalgie, des troubles de l'ouïe, des bourdonnements d'oreille, des troubles de la vue consistant en amblyopie ou en amaurose subite, des vomissements ou de la diarrhée, de l'obnubilation ou de la somnolence. En réalité ce sont là les premiers symptômes de l'intoxication urémique : ces phénomènes ne sont que le prélude de graves accidents. En même temps on observe quelques modifications de la sécrétion urinaire, notamment la diminution de l'urine excrétée, ou bien la diminution de sa densité et de sa toxicité.

L'urémie, constituée, revêt trois types cliniques principaux : l'urémie nerveuse, l'urémie dyspnéique, l'urémie gastro-intestinale.

A. Urémie nerveuse ou cérébrale. — Elle se manifeste par trois ordres de symptômes : les convulsions, le délire et le coma, qui, suivant leur prédominance, constituent autant de types de l'urémie (urémie convulsive, délirante, comateuse).

1° Les *convulsions* sont quelquefois localisées, plus souvent généralisées comme celles de l'épilepsie ; leur début est cependant moins soudain et elles ne s'accompagnent pas d'un cri initial ; elles se répètent, se rapprochent et finissent par aboutir au coma pendant lequel elles se prolongent. — Plus rarement il y a des convulsions toniques réalisant des accès de contractures (forme tétanique de Jaccoud).

2° Le *délire*, loquace et bruyant, a pu en imposer parfois pour un accès de manie aiguë, l'excitation est alors considérable. D'autres fois ce sont les hallucinations qui prédominent ; d'autres fois enfin le délire est plus calme, chronique au point de simuler une vésanie (*folie brightique* de Dieulafoy).

3° Le *coma* survient soit d'emblée, soit plus tardivement après les symptômes précédents et alterne avec eux dans la forme commune de l'urémie. La respiration est accélérée ou affecte le rythme de Cheyne-Stokes (voy. p. 713), les pupilles normales ou contractées sont à peu près insensibles à la lumière, les membres sont dans la résolution, la température est ordinairement abaissée, le pouls est faible, les extrémités se refroidissent. Parfois la peau se recouvre de cristaux microscopiques d'urée qui forment un dépôt pulvérulent (Hirschprung) et l'haleine exhale une odeur ammoniacale (Frerichs).

Lorsque le coma urémique s'installe brusquement, presque sans prodromes, on lui donne le nom d'urémie apoplectique ou d'apoplexie séreuse.

L'urémie peut aussi produire des *paralysies circonscrites* (monoplégie, hémiplégie), rappelant de tous points celles qui sont dues à une hémorragie ou à un ramollissement cérébral : on les a attribuées à un œdème localisé des régions motrices de l'écorce cérébrale (CHANTEMESSE), à la compression des vaisseaux par l'œdème, amenant l'anémie des régions corticales correspondantes (RAYMOND), à l'intoxication urémique agissant autour d'un ancien foyer hémorragique.

B. URÉMIE DYSPNÉIQUE. — La dyspnée s'explique quelquefois par des poussées d'œdème pulmonaire très étendu et l'auscultation fait alors percevoir des bouffées de râles fins disséminés dans toute l'étendue des poumons ou à leur base.

D'autres fois on ne trouve aucun signe stéthoscopique, et cette dyspnée intense a été attribuée à une diminution de la capacité respiratoire des globules sanguins, à un spasme vasculaire de la circulation pulmonaire, ou à l'intoxication des centres respiratoires (dyspnée nerveuse). Tantôt il s'agit d'une simple accélération des mouvements respiratoires, tantôt au contraire d'un ralentissement avec expiration difficile rappelant celle des asthmatiques (asthme urémique), tantôt enfin du rythme de Cheyne-Stokes dont nous placerons ici la description, bien qu'il ne soit pas absolument spécial à l'urémie et qu'on l'ait aussi constaté dans diverses lésions cérébrales.

Le *Cheyne-Stokes* [1], ainsi appelé par TRAUBE du nom des deux auteurs qui l'ont particulièrement étudié (CHEYNE en 1816 et STOKES en 1854) est un rythme respiratoire caractérisé par des périodes d'augmentation et de diminution successives de l'amplitude et de la fréquence des mouvements respiratoires, séparées par des périodes d'apnée (voy. fig. 85).

Le cycle complet ne dépasse guère une minute. Pendant la

---

[1] Consultez C. BIOT, Thèse de Paris, 1878, et SALOZ, Thèse de Genève, 1881.

phase d'apnée qui dure environ vingt-deux secondes, le thorax est immobilisé dans une position moyenne et non dans l'expiration forcée. Puis suit un léger mouvement respiratoire suivi d'un plus fort ; les mouvements respiratoires deviennent progressivement plus amples et plus fréquents, pour décroître ensuite progressivement et aboutir de nouveau à la phase d'apnée, après quoi le cycle recommence. La *phase respiratoire*, appelée encore *phase de dyspnée* ou d'hyperpnée, dure en moyenne trente-six secondes ; elle débute quelquefois par un léger mouvement expiratoire qui précède la première inspiration.

Le rythme de Cheyne-Stokes ne doit pas être confondu avec la respiration méningitique caractérisée par des alternatives

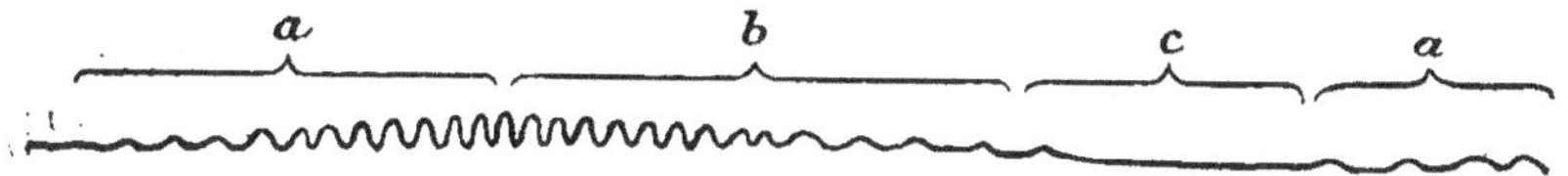

Fig. 85.

Schéma du Cheyne-Stokes.

a, phase d'accélération des mouvements respiratoires. — *b*, phase de ralentissement. *c*, pause.

d'apnée et de dyspnée, sans croissance et décroissance régulières.

L'apparition du Cheyne-Stokes est quelquefois précédée d'un *rythme intermédiaire* (SALOZ) consistant en alternatives régulières de ralentissement et d'accélération des mouvements respiratoires, mais sans période d'apnée.

Quelques phénomènes accessoires plus ou moins inconstants accompagnent le Cheyne-Stokes : ralentissement du pouls, augmentation de la pression artérielle, pâleur des téguments et des muqueuses, à la fin de la période d'apnée, surtout lorsqu'elle est très prolongée (TRAUBE, FILEHNE) ; somnolence, obnubilation intellectuelle, pendant la pause, contrastant avec de l'agitation et de l'angoisse pendant la période d'hyperpnée ; secousses convulsives dans la face, dans un membre, dans une moitié du corps à la fin de la phase d'apnée ; resserrement brusque de la pupille au début de la pause ; quand les mouvements respiratoires reprennent, elle se dilate et redevient sensible à la lumière.

La physiologie du Cheyne-Stokes est encore très obscure. On l'attribue généralement à une diminution de l'excitabilité du centre respiratoire, aboutissant à l'arrêt des mouvements du thorax : ce n'est que sous l'influence d'un excès d'acide carbonique qu'il est excité momentanément (hyperpnée), mais à cette excitation fait suite un rapide épuisement qui aboutit de nouveau à l'apnée. Dans l'intoxication par la morphine qui diminue l'excitabilité du centre respiratoire, on peut voir se produire le phénomène de Cheyne-Stokes. FILEHNE pense que l'acide carbonique accumulé dans le sang pendant la pause excite le centre vaso-moteur et que cette vaso-constriction généralisée détermine à son tour l'excitation du centre respiratoire et des divers centres nerveux ; ainsi se trouveraient expliqués du même coup et le rythme respiratoire et les phénomènes accssoires qui l'accompagnent. Le fait primordial paraît être en tout cas l'hypoexcitabilité du centre respiratoire.

C. Urémie digestive. — L'*urémie bucco-pharyngée* (Lancereaux) consiste dans la formation d'un mucus concret et adhérent assez analogue à celui de l'angine pultacée. La muqueuse sous-jacente est saine ou ne présente que des érosions superficielles

L'*urémie gastrique* est caractérisée par de l'anorexie, des vomissements muqueux ou bilieux, peu abondants, survenant sans efforts comme les vomissements nerveux, et se répétant deux ou trois fois par jour. On y a constaté de l'urée ou du carbonate d'ammoniaque. Ces vomissements cessent avec les autres phénomènes urémiques sous l'influence du régime lacté, pour se reproduire quelques jours ou quelques semaines plus tard. A l'autopsie on trouve la muqueuse gastrique recouverte d'un mucus très adhérent ; elle est pâle et rétractée. Les ulcérations sont très rares ; ce sont des érosions lenticulaires, en coup d'ongle, à fond rougâtre, peu profondes (Lancereaux).

L'*urémie intestinale* (Treitz) s'annonce par une diarrhée séreuse et fétide, abondante, sans coliques, riche en urée et en carbonate d'ammoniaque. Cette diarrhée salutaire qui prévient les accidents urémiques persiste pendant des semaines, quelquefois des mois, sans fatiguer le malade, puis elle fait place à une diarrhée sanguinolente, dysentériforme, accompagnée de ténesme et de coliques. Elle est due à des ulcérations siégeant à peu près uniquement sur le gros intestin, et intéressant les follicules clos.

Les symptômes de l'urémie n'affectent pas toujours une marche aiguë : souvent ses premières manifestations ne sont qu'ébauchées, presque latentes, et son début est très insidieux ; la céphalalgie, l'apathie intellectuelle, les bourdonnements d'oreille, les troubles de la vue, les crampes musculaires, le doigt mort, la somnolence ou l'insomnie, les accès de dyspnée nocturne, les vomissements sont autant de signes qui apparaissent d'une façon intermittente pendant des mois, pour aboutir tout d'un coup au coma terminal. On englobe ces divers phénomènes sous la dénomination d'urémie chronique : elle est assez habituelle dans la néphrite interstitielle à évolution très lente.

4º Diagnostic. — Les principaux signes du coma urémique sont la dyspnée avec ou sans Cheyne-Stokes, le myosis, l'hypothermie [1], l'absence habituelle de paralysies, l'odeur ammoniacale de l'haleine. La notion d'une scarlatine, d'une affection rénale antérieure, ou la constatation de quelques-uns des signes de la néphrite (bruit de galop, anasarque, face pâle et bouffie, albuminurie, cylindres urinaires, abaissement du taux de l'urée, oligurie ou anurie), concourent puissamment au diagnostic.

Ces symptômes empêcheront de confondre l'urémie avec les *états convulsifs* (hystérie, épilepsie, convulsions de l'enfance) et les divers *comas* : d'ailleurs le coma de l'apoplexie due à une lésion cérébrale se distingue par la déviation conjuguée de la tête et des yeux, la respiration stertoreuse, l'élévation de la température, et le refroidissement rapide des membres paralysés qui retombent inertes sur le plan du lit; le coma de

---

[1] L'hypothermie n'est pas constante dans l'urémie : elle peut manquer dans l'urémie aiguë (HUTINEL), notamment dans la forme convulsive et la forme apoplectique avec paralysies localisées.

l'alcoolisme aigu se reconnaît à l'odeur de l'haleine et des vomissements; le coma diabétique à l'odeur d'acétone, à la glycosurie et à la réaction des urines; le coma de l'encéphalopathie goutteuse aux tophi, aux lésions des articulations et aux antécédents : c'est d'ailleurs le plus souvent un coma urémique.

5° Traitement. — L'urémie chronique est justiciable du régime lacté.

Le traitement de l'urémie aiguë consiste surtout dans une saignée de 3 à 400 grammes; on pourra la faire suivre d'une transfusion de 100 ou 150 grammes (DIEULAFOY). Actuellement on s'adresse beaucoup aux injections salines hypodermiques ou intraveineuses précédées ou non de saignée; une injection de 5 à 600 grammes pratiquée aseptiquement et avec lenteur active la diurèse et a fait souvent disparaître les phénomènes toxiques [1].

La dyspnée vive est justiciable de la morphine, qu'il faut cependant éviter lorsqu'il y a du Cheyne-Stokes.

[1] La solution à injecter (chlorure de sodium à 7 p. 1000) est tiédie et placée dans un récipient à 1 m. ou 1 m., 50 au-dessus du malade et s'écoule par sa simple pression. On enfonce un trocart dans le tissu cellulaire du flanc, ou une canule de verre dans une veine préalablement dénudée.

TABLE DES MATIÈRES

LIVRE II

MALADIES DE L'APPAREIL DIGESTIF
ET SES ANNEXES

LIVRE III

MALADIES DE L'APPAREIL URINAIRE

ÉVREUX, IMPRIMERIE DE CHARLES HÉRISSEY